国家卫生和计划生育委员会"十三五"规划教材

全国高等中医药教育教材

供护理学等专业用

护理综合技能

主　编　陈　燕

副主编　毕怀梅　何桂娟　蔡益民　闫　力　黄　瑾

编　委（按姓氏笔画为序）

王　蓉（南华大学护理学院）	杨光静（重庆市中医院）
王丹文（南京中医药大学）	吴小婉（广州中医药大学）
邓丽金（福建中医药大学）	何桂娟（浙江中医药大学）
邢彩珍（湖北中医药大学）	陈　燕（湖南省中医药研究院）
毕怀梅（云南中医学院）	姚秋丽（北京中医药大学）
吕利明（山东中医药大学）	晋溶辰（湖南中医药大学）
刘红敏（齐齐哈尔医学院）	黄　瑾（上海中医药大学）
闫　力（长春中医药大学）	梁小利（成都中医药大学）
李连红（大连医科大学）	蒋新军（海南医学院）
李淑英（承德医学院）	蔡益民（湖南师范大学第一附属医院）

人民卫生出版社

图书在版编目（CIP）数据

护理综合技能/陈燕主编. —北京：人民卫生出版社，2016
ISBN 978-7-117-22520-5

Ⅰ. ①护…　Ⅱ. ①陈…　Ⅲ. ①护理学－医学院校－教材
Ⅳ. ①R47

中国版本图书馆 CIP 数据核字（2016）第 181755 号

护理综合技能

主　　编：陈　燕
出版发行：人民卫生出版社（中继线 010-59780011）
地　　址：北京市朝阳区潘家园南里 19 号
邮　　编：100021
E - mail：pmph @ pmph.com
购书热线：010-59787592　010-59787584　010-65264830
印　　刷：北京市艺辉印刷有限公司
经　　销：新华书店
开　　本：787×1092　1/16　　印张：32
字　　数：737 千字
版　　次：2016 年 8 月第 1 版　2020 年 12 月第 1 版第 2 次印刷
标准书号：ISBN 978-7-117-22520-5/R・22521
定　　价：60.00 元
打击盗版举报电话：010-59787491　E-mail：WQ @ pmph.com
（凡属印装质量问题请与本社市场营销中心联系退换）

修 订 说 明

为了更好地贯彻落实《国家中长期教育改革和发展规划纲要(2010-2020)》《医药卫生中长期人才发展规划(2011-2020)》《中医药发展战略规划纲要(2016-2030 年)》和《国务院办公厅关于深化高等学校创新创业教育改革的实施意见》精神,做好新一轮全国高等中医药教育教材建设工作,全国高等医药教材建设研究会、人民卫生出版社在教育部、国家卫生和计划生育委员会、国家中医药管理局的领导下,在上一轮教材建设的基础上,组织和规划了全国高等中医药教育本科国家卫生和计划生育委员会"十三五"规划教材的编写和修订工作。

本轮教材修订之时,正值我国高等中医药教育制度迎来 60 周年之际,为做好新一轮教材的出版工作,全国高等医药教材建设研究会、人民卫生出版社在教育部高等中医学本科教学指导委员会和第二届全国高等中医药教育教材建设指导委员会的大力支持下,先后成立了第三届全国高等中医药教育教材建设指导委员会、首届全国高等中医药教育数字教材建设指导委员会和相应的教材评审委员会,以指导和组织教材的遴选、评审和修订工作,确保教材编写质量。

根据"十三五"期间高等中医药教育教学改革和高等中医药人才培养目标,在上述工作的基础上,全国高等医药教材建设研究会和人民卫生出版社规划、确定了首批中医学(含骨伤方向)、针灸推拿学、中药学、护理学 4 个专业(方向)89 种国家卫生和计划生育委员会"十三五"规划教材。教材主编、副主编和编委的遴选按照公开、公平、公正的原则,在全国50 所高等院校 2400 余位专家和学者申报的基础上,2200 位申报者经教材建设指导委员会、教材评审委员会审定和全国高等医药教材建设研究会批准,聘任为主审、主编、副主编、编委。

本套教材主要特色包括以下九个方面:

1. **定位准确,面向实际** 教材的深度和广度符合各专业教学大纲的要求和特定学制、特定对象、特定层次的培养目标,紧扣教学活动和知识结构,以解决目前各院校教材使用中的突出问题为出发点和落脚点,对人才培养体系、课程体系、教材体系进行充分调研和论证,使之更加符合教改实际、适应中医药人才培养要求和市场需求。

2. **夯实基础,整体优化** 以培养高素质、复合型、创新型中医药人才为宗旨,以体现中医药基本理论、基本知识、基本思维、基本技能为指导,对课程体系进行充分调研和认真分析,以科学严谨的治学态度,对教材体系进行科学设计、整体优化,教材编写综合考虑学科的分化、交叉,既要充分体现不同学科自身特点,又应当注意各学科之间有机衔接;确保理论体系完善,知识点结合完备,内容精练、完整、概念准确,切合教学实际。

3. **注重衔接,详略得当** 严格界定本科教材与职业教育教材、研究生教材、毕业后教育教材的知识范畴,认真总结、详细讨论现阶段中医药本科各课程的知识和理论框架,使其在教材中得以凸显,既要相互联系,又要在编写思路、框架设计、内容取舍等方面有一定的区分度。

4. 注重传承，突出特色　本套教材是培养复合型、创新型中医药人才的重要工具，是中医药文明传承的重要载体，传统的中医药文化是国家软实力的重要体现。因此，教材既要反映原汁原味的中医药知识，培养学生的中医思维，又要使学生中西医学融会贯通，既要传承经典，又要创新发挥，体现本版教材"重传承、厚基础、强人文、宽应用"的特点。

5. 纸质数字，融合发展　教材编写充分体现与时代融合、与现代科技融合、与现代医学融合的特色和理念，适度增加新进展、新技术、新方法，充分培养学生的探索精神、创新精神；同时，将移动互联、网络增值、慕课、翻转课堂等新的教学理念和教学技术、学习方式融入教材建设之中，开发多媒体教材、数字教材等新媒体形式教材。

6. 创新形式，提高效用　教材仍将传承上版模块化编写的设计思路，同时图文并茂、版式精美；内容方面注重提高效用，将大量应用问题导入、案例教学、探究教学等教材编写理念，以提高学生的学习兴趣和学习效果。

7. 突出实用，注重技能　增设技能教材、实验实训内容及相关栏目，适当增加实践教学学时数，增强学生综合运用所学知识的能力和动手能力，体现医学生早临床、多临床、反复临床的特点，使教师好教、学生好学、临床好用。

8. 立足精品，树立标准　始终坚持中国特色的教材建设的机制和模式；编委会精心编写，出版社精心审校，全程全员坚持质量控制体系，把打造精品教材作为崇高的历史使命，严把各个环节质量关，力保教材的精品属性，通过教材建设推动和深化高等中医药教育教学改革，力争打造国内外高等中医药教育标准化教材。

9. 三点兼顾，有机结合　以基本知识点作为主体内容，适度增加新进展、新技术、新方法，并与劳动部门颁发的职业资格证书或技能鉴定标准和国家医师资格考试有效衔接，使知识点、创新点、执业点三点结合；紧密联系临床和科研实际情况，避免理论与实践脱节、教学与临床脱节。

本轮教材的修订编写，教育部、国家卫生和计划生育委员会、国家中医药管理局有关领导和教育部全国高等学校本科中医学教学指导委员会、中药学教学指导委员会等相关专家给予了大力支持和指导，得到了全国50所院校和部分医院、科研机构领导、专家和教师的积极支持和参与，在此，对有关单位和个人表示衷心的感谢！希望各院校在教学使用中以及在探索课程体系、课程标准和教材建设与改革的进程中，及时提出宝贵意见或建议，以便不断修订和完善，为下一轮教材的修订工作奠定坚实的基础。

全国高等医药教材建设研究会
人民卫生出版社有限公司
2016 年 3 月

全国高等中医药教育本科
国家卫生和计划生育委员会"十三五"规划教材
教材目录

61	实验针灸学(第2版)	主编	余曙光 徐 斌
62	推拿手法学(第3版)	主编	王之虹
63	*刺法灸法学(第2版)	主编	方剑乔 吴焕淦
64	推拿功法学(第2版)	主编	吕 明 顾一煌
65	针灸治疗学(第2版)	主编	杜元灏 董 勤
66	*推拿治疗学(第3版)	主编	宋柏林 于天源
67	小儿推拿学(第2版)	主编	廖品东
68	正常人体学(第2版)	主编	孙红梅 包怡敏
69	医用化学与生物化学(第2版)	主编	柯尊记
70	疾病学基础(第2版)	主编	王 易
71	护理学导论(第2版)	主编	杨巧菊
72	护理学基础(第2版)	主编	马小琴
73	健康评估(第2版)	主编	张雅丽
74	护理人文修养与沟通技术(第2版)	主编	张翠娣
75	护理心理学(第2版)	主编	李丽萍
76	中医护理学基础	主编	孙秋华 陈莉军
77	中医临床护理学	主编	胡 慧
78	内科护理学(第2版)	主编	沈翠珍 高 静
79	外科护理学(第2版)	主编	彭晓玲
80	妇产科护理学(第2版)	主编	单伟颖
81	儿科护理学(第2版)	主编	段红梅
82	*急救护理学(第2版)	主编	许 虹
83	传染病护理学(第2版)	主编	陈 璇
84	精神科护理学(第2版)	主编	余雨枫
85	护理管理学(第2版)	主编	胡艳宁
86	社区护理学(第2版)	主编	张先庚
87	康复护理学(第2版)	主编	陈锦秀
88	老年护理学	主编	徐桂华
89	护理综合技能	主编	陈 燕

注:①本套教材均配网络增值服务;②教材名称左上角标有"*"者为"十二五"普通高等教育本科国家级规划教材。

第三届全国高等中医药教育教材建设指导委员会名单

顾　　问	王永炎	陈可冀	石学敏	沈自尹	陈凯先	石鹏建	王启明
	秦怀金	王志勇	卢国慧	邓铁涛	张灿玾	张学文	张　琪
	周仲瑛	路志正	颜德馨	颜正华	严世芸	李今庸	施　杞
	晁恩祥	张炳厚	栗德林	高学敏	鲁兆麟	王　琦	孙树椿
	王和鸣	韩丽沙					

主任委员　张伯礼

副主任委员	徐安龙	徐建光	胡　刚	王省良	梁繁荣	匡海学	武继彪
	王　键						

常务委员（按姓氏笔画为序）

马存根	方剑乔	孔祥骊	吕文亮	刘旭光	许能贵	孙秋华
李金田	杨　柱	杨关林	谷晓红	宋柏林	陈立典	陈明人
周永学	周桂桐	郑玉玲	胡鸿毅	高树中	郭　娇	唐　农
黄桂成	廖端芳	熊　磊				

委　　员（按姓氏笔画为序）

王彦晖	车念聪	牛　阳	文绍敦	孔令义	田宜春	吕志平
安冬青	李永民	杨世忠	杨光华	杨思进	吴范武	陈利国
陈锦秀	徐桂华	殷　军	曹文富	董秋红		

秘 书 长　周桂桐（兼）　王　飞

秘　　书	唐德才	梁沛华	闫永红	何文忠	储全根

全国高等中医药教育本科
护理学专业教材评审委员会名单

顾　　问　韩丽沙

主 任 委 员　孙秋华

副主任委员　徐桂华　陈锦秀　张先庚

委　　员（按姓氏笔画为序）
　　　　　马小琴　刘兴山　池建淮　许　虹　李伊为　陈　燕　陈莉军
　　　　　郝玉芳　胡　慧

秘　　书　马小琴（兼）

前　言

护理学是一门实践性很强的应用学科。2011年3月，国务院学位委员会公布新修订的学科目录，护理学被确认为一级学科，这为护理学科的发展创造了更加广阔的空间。同时，随着优质护理服务的广泛开展，护理工作的内涵与外延得到进一步丰富和拓展，使护理学科更加具有独立性与先进性。护理界公认的21世纪护理人才应具备的首要核心能力就是实际操作能力。因此，如何将护理程序运用于操作过程，如何规范操作的流程，如何使临床操作达到预期的效果，一直是从事护理教育、护理临床及医院管理者面临的难题。同时在医学领域不断取得突破性成果、医学仪器设备高端化、电子化的趋势下，临床对护理人员的学科知识和综合实践能力提出了更高的挑战。正是在这样的背景下，全国高等医药教材建设研究会与人民卫生出版社组织相关高校进行了护理学专业"十三五"教学计划和课程设置的讨论，并研讨了国家卫生和计划生育委员会"十三五"规划教材建设指导原则，落实了《护理综合技能》教材编写的总体思路。

教材共由6章内容组成，在编写中以"全面、前沿、规范"为特色，概览中、西医护理技能及专科护理技能、健康评估、临床决策能力等。同时也更加关注临床实际不断更新的技术标准及正在应用的护理新技术。

教材由来自全国20所高等院校共20位护理专业教师及临床专家合力编写而成。在编写过程中，这支团队严谨、认真、敬业，为教材高质量的编写奠定了坚实的基础。同时，教材编写得到了各编委所在单位相关领导和同事的大力支持，借此机会表达对各位参与者深深的敬意。

尽管在本教材编写过程中付出了许多辛苦和汗水，但由于能力和学识有限，特别是临床技术革新快，旧标准不断完善，新标准陆续出台，教材中难免会有疏漏之处。我们真诚地希望所有使用本教材的教师、学生及临床护理人员及时给予批评指正，使我们不断进步，提高教材质量。

编者
2016年3月

目　录

第一章

绪　论

 学习目的

1. 掌握护理综合技能与护理基础技能和专科护理技能的区别。
2. 熟悉护理技术操作的一般原则和规范。
3. 了解护理技术操作的训练目标与任务。

学习要点

1. 护理综合技能的概念。
2. 护理技能训练的知识、能力、态度目标。
3. 护理技能操作的原则和一般规范。

第一节　概　述

　　"技术"一词源于古希腊语,有技艺、技能之意。泛指根据生产实践经验和自然科学原理而发展起来的各种工艺操作方法与技能以及与此相适应的生产工具、物质设备和生产的工艺过程或作业程序、方法。但随着人类认识和改造自然深度和广度的不断扩展,技术的含义早已超出了这个范围,以致现在已很难对技术做出一个为人们所共同认可的统一的定义。英国的布朗诺夫斯基将技术定义为"人类用以改变环境的各种不同技能的整体"。西德哲学家戴沙沃认为"技术是最终塑造定型的现实存在和对现实自然的改造"。日本在第二次世界大战前后围绕技术定义曾出现过两次大的学术争论,形成了关于技术定义的"体系说"(劳动手段的体系)和"应用说"(生产实践中对客观规律有意识地应用)。中国学术界有观点认为,技术活动涉及作为技术主体的人和客体的自然和社会,技术本身则作为人类在生产、文化及社会活动中主客体的中介而存在。

　　护理学作为一门古老而又年轻的学科,在长期的发展与实践中逐步形成了其独特的理论与技术体系。与我们通常所指的"技术"有所不同,护理技术活动涉及的技术主体和客体均为人,它是护理工作者为满足人类身心健康需求所必须掌握的一系列与护理相关的技术;是临床护理工作中常见的操作技术,是构成护理学科领域的重要组成部分。与之密切相关的另一个重要概念是护理技能,护理技能是指护理人员掌握和运用护理理论和护理技术的能力，是在医疗实践过程中所涉及的护理操作、护理技术、护理知识等的综合内容，也是护理职业能力中相当重要的一部分。护理技能有别于护理技术操作，前者的内涵和外延要大于后者，虽然目前在国内大部分专业书籍中尚存在着将护理技能与护理技术操作互通解释的现象，但仅从词语的定义上分析，"护理技能"比"护理技术"涵盖了更多的专业要求。

护理技能主要包括基础护理基本技能、专科护理技能、健康评估技能、语言沟通技能、心理护理技能、健康教育技能以及临床决策能力等。由于护理技术的客体即护理的服务对象是人，人自然成为护理活动中最为关注的因素，根据人的整体与系统理论思想，护理中我们认为人是生理、心理、社会、精神、文化的统一整体，同时人又是一个开放的系统，他无时无刻不在与周围环境发生着关系，因此，在护理活动中，护士不仅要着眼于局部或当前的病变，而且要更多地考虑到外部环境对人的影响以及疾病的动态变化。因此，临床护理活动实质是护士不断决策与综合运用各项护理技术的过程，基于这一指导思想，我们提出了护理综合技能的概念。护理综合技能以"全面、前沿、规范"为特色，概览中、西医护理基础技能及专科护理技能、健康评估、临床决策能力等。同时也关注临床实际不断更新的技术标准及正在应用的护理新技术，这是因为一方面临床护理发展迅速，新技术或新设备不断涌现，对护理技能提出了新的挑战；另一方面护理技术开始朝着规范化、标准化方向发展。2013 年，我国第一部护理技术标准"静脉输液"由中华护理学会颁布，预示我国护理技术管理将从"护士会做"向"护士按标准执行"转变。国家中医药管理局于 2014 年 6 月组织研究确立中医护理技术标准，中医护理技术规范即将颁布，这是未来护士必须遵循的中医护理技术规范。

广义地说，护理技术有着极为悠久的历史，其起源可以追溯到原始人类。远古人在与自然的搏斗中，经受了猛兽的伤害和恶劣自然环境的摧残，自我保护成为第一需要，比如在生活中通过观察动物疗伤的方法加以仿效，如用舌头舔伤口，或用溪水冲掉血污，防止伤情恶化。巴普洛夫说："有了人类就有了医疗活动"；同样的道理，也可以说，自从有了人类就有了护理活动和护理技术。原始人创造了"砭石"和"石针"，以之作为解除病痛的工具。北京猿人在火的应用中，逐步认识到烧热的石块、砂土不仅可以给局部供热，还可以消除疼痛。另外，在中国、印度、埃及、希腊等古老国家，很早就出现了泥敷、包扎、骨折固定等多项护理技术。被古希腊誉为"医学之父"的希波克拉底就很重视护理，他教患者漱洗口腔，指导精神病患者欣赏音乐，调节心脏病、肾脏病患者的饮食——从现代观点看，这些都是有益于患者康复的护理理论和技术。

中国自古就有丰富的针灸、推拿、拔罐、刮痧等防病治病的技术。虽然在历史上没有形成专门的学科，但是，一些护理理论和护理技术都散在记录于历代医学文献中。我国最早的医学经典著作《黄帝内经》中记载着"不治已病，治未病"的保健思想，以及"闭户塞牖系之病者，数问其情，以从其意"，强调了解、关心病人疾苦，进行针对性疏导的整体观点。《黄帝内经》中记载的中医护理技术很多，如针灸、推拿、刮痧、敷贴、热熨等。《内经》的九针是目前应用的各种注射针的雏形。东汉末年张仲景著述的《伤寒杂病论》记载了丰富的护理操作技术，首创了猪胆汁灌肠法，在急救护理方面提出了对自缢、溺水者的抢救措施。三国时期，名医华佗以发明麻醉剂而闻名于世，在医治疾病的同时，创造了模仿虎、鹿、猿、熊、鸟动作姿态的"五禽戏"，以活动关节，增强体质，预防疾病。晋朝葛洪所著《肘后方》中有筒吹导尿术的记载："小便不通，土瓜根捣汁，入少水解之，筒吹入下部（筒是导尿工具）。"唐代，孙思邈改进了筒吹导尿术，采用细葱管进行导尿，并首创了蜡疗法、热熨法等。明代中药学巨著《本草纲目》的作者李时珍，虽然是著名的药学家，也能医善护，为病人煎药、喂药，被传为佳话。明、清时代为防治瘟病而采用的燃烧艾叶、喷洒雄黄酒消毒空气和环境，用蒸汽消毒法处理传染病人的衣物等护理技术，至今仍不失其科学意义。随着社会的进步和医学科学的发展，中医护理经验也被不断挖掘和整理，总结和创新，并逐步系统化、规范化、理论化，形成了现有的中医护理技术，它历史悠久、内容丰富，具有疗效确切、简便易行、适用范围广泛的特点，除了常用的针法、灸法、罐法外，还有刮痧、中药外敷、药熨、熏洗、药浴等，至今仍普遍用于临床。

19世纪之前，世界各国都没有护理学专业。现代护理学是在中世纪之后生物医学发展的基础上起步的。比利时人维萨里（Vesalius，1514—1561年）医生解剖尸体，用直接观察法写出了第一部人体解剖学；英国医生维廉哈维（william Harver，1578—1675年）以实验法发现了血液循环；随之，细菌学、消毒法、麻醉术等一系列的医学发明和重大突破，为建立现代护理学奠定了理论基础，提供了实践发展的条件。19世纪中叶，南丁格尔（Florence Nightingale，1820—1910年）首创了科学的护理学专业，为护理学成为一门科学、一种专业，做出了重大贡献。此后护理学开始步入健康稳步发展的轨迹，护理技术也迎来了日新月异的变化，特别是19世纪70年代第二次工业革命以后。一方面，随着科学技术的发展，医疗器械更新换代加速，越来越多的护理新技术、新设备、新用品应用于临床，更加为护理人员提出了新的挑战。如血压、心、肺、脑等电子监护系统的临床应用，使临床病情观察和危重病人的监护技术向微细、精确的方向发展，促进了ICU的发展，使护理工作能及时准确地为疾病的诊断、治疗提供依据，改善了对危重病人抢救的质量；内镜技术的改进，大大减轻了呼吸、循环、消化和泌尿系统疾病患者诊疗时的痛苦，提高了诊断的精准度；血液透析、腹膜透析等血液净化技术的不断改进，心脏介入性诊断和治疗技术的进展，促进了相应的术前、术中、术后护理方案的完善。护理岗位的知识与技术含量大大增加。另一方面，护理新的工作领域需要开拓新技能。随着社会的进步，物质生活水平的提高，人类对健康的需求也日益提高，加之老年社会的到来，老年病、慢性疾病日益增多，人们对社区和家庭护理需求逐渐增多。未来护理工作必然向社区拓展，护理工作范围也将从医院走向社区、家庭，临床护士则应走出医院深入社区、家庭开展护理工作，使服务对象从患者扩展到正常人群，护理内容扩展到出院后的后续治疗、康复护理和正常人群的健康保健。为适应卫生改革与社会发展需要，专科护士应运而生。专科护士的概念最早由美国提出，是指特殊或专门的护理领域具有较高水平和专家型临床护士。美国现已在200多个专业领域培养了超过10万名专科护士，这些高素质人才在医疗机构、社区保健、家庭护理等方面发挥着重要的作用。如糖尿病专科护理、重症监护专科护士、伤口造口专科护士（ET）、静脉治疗专科护士（PICC）、急救专科护士、肿瘤专科护士等。一方面，护士专科化发展需要更多的掌握并能运用本专业成熟、规范护理技术的高素质护理人才，另一方面护理技术的发展是促进护士专科化发展的助动力。《中国护理事业发展规划纲要（2011-2015 年）》提出要建立专科护理岗位培训制度，并在"十二五"期间培养 2.5 万名专科护理骨干。护理人员要面临从传统医院科室到专科执业护理门诊、社区的转变，时代要求护理人员无论在知识上、技术上还是个人修养上都具有更高的素质，需要护士以临床工作任务为导向，按照临床护理岗位工作的要求，对病人实施整体的、连续的、科学的护理。护理工作范围的扩大，又需要护士提高专业临床判断和决策能力、处理复杂临床问题能力、评判性思维能力和自主学习能力等。护理界公认的 21 世纪护理人才应具备的首要核心能力就是实际操作能力。因此，如何将护理程序运用于操作过程，如何规范操作的流程，如何使临床操作达到预期的效果，一直是从事护理教育、护理临床及医院管理者面临的难题。同时在医学领域不断取得突破性成果的趋势下，对护理人员的学科知识和综合实践能力提出了更高的挑战。

（陈　燕　晋溶辰）

第二节　护理技能训练目标与任务

护理学是一门实践性很强的综合性应用学科，其以自然科学和社会科学理论为基础，主要研究维护、促进、恢复人类健康的护理理论、知识、技能及发展规律，因此在护理技能教学方面要注重培养学生的临床实践能力与岗位胜任力，应以培养学生的评估与干预能力、沟通能力、评判性思维能力、人际交往能力、知识综合能力、临床决策能力等为目标。其任务是搭建学校教育和临床实践之间的重要桥梁，培养适合社会需求的合格护理人才。护理综合技能课程是学生在初步掌握医学基础理论和护理基本知识的基础上，进行基本技能及综合能力训练的过程，是一门操作性很强的课程。它是学生学习临床专业课程的基础，也是护理专业的核心课程之一。依据技能应用目的一致性原理，按模块化构建技能知识体系，以模块设章，涵盖基础护理技能、健康评估技能、专科护理技能、中医护理技能及临床决策训练等几大模块，有利于发挥知识迁移影响、组织教学资源和教学管理。课程目标是培养学生临床应用能力，让学生掌握临床一线岗位基本技能，并为护理对象服务。主要读者对象为本科学生，建议学时为理论 / 实践：144/160 课时。编写原则以岗位能力需求为导向：以学生临床应用能力反求知识结构，构建知识与实用性融合和学生需求与认同的教材。区别大专学生技能浅、窄现象，突出本科学生"知识、能力"叠合结构。同时，紧扣临床、紧扣实用、紧扣国家相关标准，关注临床实际不断更新的技术标准及正在应用的护理新技术。其特色为：遵循学生学习规律，重点关注技能运用；采用模块化、流程图、口诀表等，帮助学生清晰记忆并能尽快实现熟练；增加案例分析，提高学生解决问题与技巧应用能力；内容从简单走向全面，从服务于理论教学到服务于学生临床能力发展；教材在内容编写和结构编排上力求做到既清楚介绍技术基本原理、原则，又能将重点放在技术流程规范上。

一、训练目标

护理综合技能有别于传统的《护理学基础》，本课程立足于培养学生循证护理的能力及强化其护理操作技能，有助于学生获得和提高技能实战经验。课程以"护理是诊断和处理对现存和潜在的健康问题的反应"这条主线，确立"以人为本"的整体护理思想，贯穿护理程序工作方法的应用，突出护理实践教学的科学性、人文性、社会性、综合性、整体性。在学生有一定医学基础课、护理专业课基础之后，通过护理综合技能训练，进一步培养学生动手技能、解决临床实际问题能力，树立良好的专业行为和职业态度。

(一)知识目标

在学习过程中，要求学生不仅要掌握护理操作技术，而且要理解每一操作步骤的理论基础和原理，用娴熟的基础护理操作技术，结合护理理论知识，为患者提供优质服务，满足病人的生理需求，提高其生活质量，帮助服务对象向最佳健康状态发展。

(二)能力目标

培养学生综合运用护理技术为患者解决临床专科实际问题的能力，在学习过程中，要求学生着重分析和研究患者的基本需要，掌握护理患者时所需要的基本知识和基本技能。在技能训练过程中强调学生要以患者为中心，以护理程序为主线，模拟临床真实情景对患者进行护理，培养学生发现问题、分析问题和解决问题的能力。设置综合实验或拓展实验，培训学生临床应用决策能力；设置实验流程与用具改革等活动，培养学生创新意识与创新能力。

(三)态度目标

1. 慎独意识　"慎独"是中国儒家的道德修养术语。《礼记·中庸》曾论及"莫见乎隐，莫显乎微，故君子慎其独也"。郑玄注："慎独者，慎其闲居之所为"，意谓在闲居独处时，对自己的行为尤其谨慎，自觉遵守儒家的伦理道德原则。《辞海》把慎独解释为"在独处无人注意时，自己的行为也要谨慎不苟"。作为医护人员经常有独立工作的机会，在独立进行护理操作时，时刻谨慎自己的行为，不做违反职业操守的事，是每位护士的基本行为规范。

2. 隐私保护意识　患者隐私是患者心中不愿意告诉他人的秘密，主要包括个人身体的秘密、身世及历史秘密、家庭生活秘密等。美国健康问题隐私机构指出，没有足够的隐私保护，患者在担心他们的健康信息被不合理使用的同时，健康指数也会受到明显的影响。目前在医疗卫生服务领域，患者的法律保护意识正在逐步增强，对个人隐私也有一定的认识，虽然医护人员对涉及患者病史的隐私有知晓的权利，但更应该强化对患者隐私保护的意识，避免因隐私泄露而对患者造成身心的伤害。虽然医学教学离不开临床实践观摩教学，但患者的隐私保护权利是应该首先被保护和满足的。

护士操作中应注意为患者保守医疗秘密，实行保护性医疗，不泄露患者的隐私。对异性患者实施隐私部位处置时，应有异性医护人员或家属陪伴。为患者处置时要拉帘或关闭治疗室的门。进行暴露性治疗、护理、处置等操作时，应加以遮挡或避免无关人员探视。

3. 安全防护意识 护理人员面临着严重的职业暴露危险,针刺伤、锐器伤和血液直接接触污染是医务人员感染血液传播疾病的主要途径,美国疾病与预防控制中心检测报道:每年至少发生 100 万次意外针刺伤,引起 20 余种血源性疾病的传播,每年因血源性传播疾病造成医护人员死亡人数达数百人。因此医护人员要安全处理已使用过的针头,防止和减少意外针刺伤的发生。在接触血液性传播疾病如乙肝、丙肝和艾滋病等患者的血液、分泌物时,一定要注意个人防护,戴手套,必要时穿隔离衣、戴护目镜。各种挥发性化学消毒剂如甲醛、过氧乙酸、84 消毒液等对人体的皮肤、黏膜、呼吸道均有一定程度的影响,轻者刺激皮肤,引起接触性皮炎、鼻炎、哮喘;重者中毒或致癌。护理人员接触此类消毒剂时也应戴口罩或手套。在护理工作中需加强职业安全防护教育,规范操作规程,增加自我防护意识,把职业暴露发生率降到最低限度。一旦发生,应及时干预,以降低职业暴露后发生职业感染的概率。

二、训练任务

护理操作能力通常指护士的动手能力,它是护理职业活动中不可缺少的重要能力。操作技能训练是提高护士动手能力的重要途径与保障。护理操作技能训练的常用方法有:模块化训练、流程图、口诀表、重点原则示意框等,帮助学生清晰记忆并能尽快熟练操作要领;增加案例分析,提高学生解决问题与技巧应用能力;制定标准化操作流程、拍摄操作视频、现场操作演示、集中培训、实施考核及结果反馈等动作记忆强化培训法。综合操作技能是基础操作技能在临床某专科方向上的高度发展,体现在操作技能上即为熟练的操作能力,同时也包括循证护理能力、临床决策能力和医护配合能力等多个方面。本课程训练任务具体要求如下:

1. 基础操作技能任务 以护理学基础训练为主,掌握每项实验的目的、用物准备、操作步骤和注意事项。能够在教师指导下完成基本技能的训练任务。

2. 专科理论知识及应用培养的能力 通过理论学习和操作训练,学生能够掌握内、外、妇、儿、急救、中医特色等临床专科最常用的技能。

3. 临床综合决策 模拟临床病案真实情景,在牢固掌握专科理论和技能下,能够实施以人为本的整体护理。巩固和丰富理论知识,做到理论联系实际。重视小组合作。

4. 职业素养培养任务 培养护理工作的严谨作风、慎独精神。

(陈 燕 晋溶辰)

第三节 护理技术操作原则与一般规范

一、操作原则

1. 查对原则 实施护理操作前后,应严格遵守查对制度。

(1)查对内容:做到"三查七对"。三查:指操作前、操作中、操作后均须进行查对;"七对":核对患者身份(床号、姓名、年龄、性别、ID 号 / 住院号等)、药名、剂量、浓度、时间、用法、有效期。

(2) 查对方式:如查姓名,需经两种以上的方式核对(如查看床头卡和患者腕带识别信息);询问患者姓名时要采用反问式。输血或查对毒麻药品时须经双人核对。

2. 知情同意原则 尊重患者的知情同意权,能有效地避免护患纠纷。执行护理操作前应向患者/家属解释实施护理操作的目的、程序、并发症和风险,操作中可能出现的不适及合作的方法等。在可能的情况下,征得患者/家属的同意,向患者提供实施护理技术的多种方法、材料。必要时与患者/家属签定知情同意书。

3. 无菌原则 医务人员必须时刻保持无菌观念,正确熟练掌握无菌技术,严格遵守无菌操作规程,以确保患者安全,防止医源性感染发生。

4. 动态观察原则 护理操作前、中、后均要严格观察患者的反应,发现异常应及时报告、处理和记录。尤其是危重患者,其病情瞬息万变,时刻都有可能发生变化而影响生命,作为患者的守护神,护士应该密切观察,能在第一时间发现病情变化,并采取合适的护理措施进行抢救。氧气吸入疗法、吸痰法、洗胃术等均为抢救危重患者时常用的技术。护士应熟练掌握相应的知识和抢救技术,以便面对危重患者时,能够无误地做出判断,提高抢救成功率。

5. 及时记录原则 病历是教学、科研、管理以及法律上的重要依据。护理记录作为护理病历的重要组成部分,是护士在护理活动中形成的文字、符号、图表等资料的总和,它记载了患者治疗护理的全过程,反映了患者病情的演变,是处理医疗纠纷的法律依据。护士应根据具体需要将护理及操作实施情况记载在相应的护理记录单上。

二、一般规范

1. 操作前
(1) 根据实验项目、内容和要求,复习相关知识。
(2) 认真预习临床护理实验教程及临床护理实验指导,了解实验的目的、用物和步骤,为实验做充分准备。
(3) 严格遵守实验室规章制度,保证实验课顺利进行。

2. 操作中
(1) 提前进入实验室,穿护士服,戴护士帽,穿护士鞋,保持室内安静。
(2) 认真检查护理操作器材、设备是否完好,了解器材的性能和用途,掌握正确的使用方法。
(4) 仔细观看教师演示,在教师指导下,按照护理操作程序进行护理操作。实验中不断思考,勇于创新。
(5) 爱护实验器材,节约实验用物,确保实验安全。

3. 操作后
(1) 对使用过的操作物品,应根据其性质和类别,及时清点和整理。
(2) 做好操作过程的有关记录,及时完成实验报告。
(3) 利用课余时间进行反复操作练习,直到熟练掌握。

学习小结

1. 学习内容

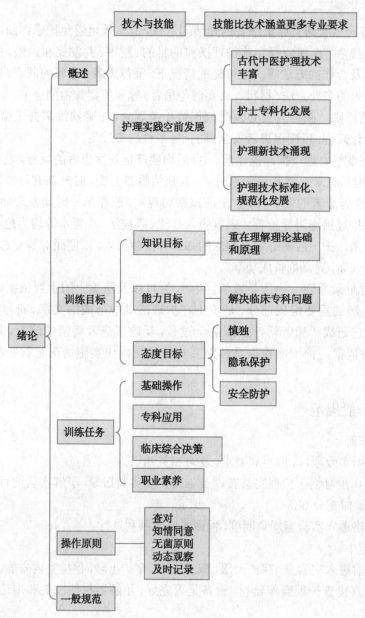

```
         ┌── 概述 ──┬── 技术与技能 ──── 技能比技术涵盖更多专业要求
         │          │
         │          └── 护理实践空前发展 ─┬── 古代中医护理技术丰富
         │                                ├── 护士专科化发展
         │                                ├── 护理新技术涌现
         │                                └── 护理技术标准化、规范化发展
         │
         │          ┌── 知识目标 ──── 重在理解理论基础和原理
         │          │
  绪论 ──┼── 训练目标 ─┼── 能力目标 ──── 解决临床专科问题
         │          │
         │          └── 态度目标 ─┬── 慎独
         │                        ├── 隐私保护
         │                        └── 安全防护
         │
         │          ┌── 基础操作
         │          ├── 专科应用
         ├── 训练任务 ─┤
         │          ├── 临床综合决策
         │          └── 职业素养
         │
         ├── 操作原则 ──── 查对
         │                知情同意
         │                无菌原则
         │                动态观察
         │                及时记录
         │
         └── 一般规范
```

2. 学习方法

（1）搜集文献，了解有关专科护理技术操作的新进展。

（2）熟记护理技术操作的原则与一般规范。

（陈　燕　晋溶辰）

笔记

第二章

基本护理技术

 学习目的

1. 掌握基础护理技术中各项操作的目的、适用范围、操作资源及操作程序,护理电子病历文书的规范要求。

2. 熟悉各项操作中的注意事项。

3. 了解各项操作所需用具的使用原理,护士工作站系统的概念和功能,电子医嘱处理和护理电子病历系统操作程序。

学习要点

1. 舒适与安全护理。

2. 无菌技术。

3. 经口、鼻、食道护理技术。

4. 排泄护理技术。

5. 注射技术。

6. 标本采集。

7. 护士工作站文书处理。

第一节 舒适与安全护理

学习基础

掌握促进患者舒适与安全的护理措施及基本要求,舒适与安全对患者的重要意义;明确变换卧位、维持清洁卫生、特殊情况下的制动与约束等对患者的意义;熟悉维持患者舒适与安全的意义和原则,医院环境中影响患者舒适与安全的常见因素,促进患者舒适与安全的各项护理操作的用物准备,影响冷热应用的因素;了解机体对冷热应用的反应。

舒适与安全是人类的基本需要,当个体处于最佳健康状态时,会通过自身不断的调节来满足这方面的需要。一旦患病,受生理、心理、精神、社会及环境等多种因素的影响,安全感消失,常处于不舒适的状态。因此,促进患者舒适与安全是临床护理

工作的重要内容,我国卫生部印发的《医院实施优质护理服务工作标准》中有许多护理措施必须首先满足患者舒适与安全的需要。护士应通过密切观察,发现、分析影响患者舒适与安全的各种因素,并提供适当的护理措施,满足患者舒适与安全的需要。

一、铺床法

 案例导入

李女士,今日下午行右下肢糖尿病足伤口清创术。

请问:病区主管护士接到通知后,应为患者准备哪种床单位?如何按需铺好橡胶单和中单?

患者床单位(patient's unit)是指医疗机构提供给患者使用的家具与设备。卧床患者的休息、饮食、运动、治疗、护理等几乎都在病床上进行。因此,病床必须舒适、安全。床单位要保持整洁,床上用物需定期更换。铺床法的基本要求是舒适、平整、紧扎、安全、实用。常用的铺床法有铺备用床(图2-1)、铺暂空床(图2-2)、铺麻醉床(图2-3)和卧床患者更换床单法(图2-4)。

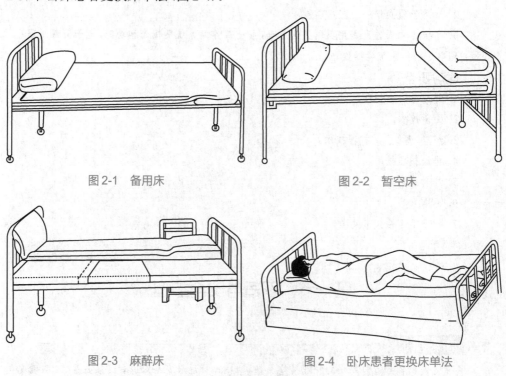

图2-1　备用床　　　　　　　　　　图2-2　暂空床

图2-3　麻醉床　　　　　图2-4　卧床患者更换床单法

实验 1　铺 备 用 床

【目的】

1. 保持病室整洁。

2. 准备接收新患者。

【操作资源】

1. 用物(以被套法为例)　治疗车、床、床垫、床褥、大单或床褥罩、被套、棉胎或毛毯、枕套、枕芯。

2.环境与设施 病室内无患者进行治疗或进餐,病室清洁、通风。

【操作程序】

1.操作前准备 评估病室环境是否符合铺床要求,病床及床旁设施是否完好;护士衣帽整洁,修剪指甲,洗手,戴口罩;备齐用物。

2.将用物按操作顺序放于治疗车上,推至患者床旁,移开床旁椅至床尾正中,离床约15cm,将用物放于椅面上。

3.移开床旁桌,距床约20cm。

4.检查床垫,根据需要翻转床垫。

5.将床褥齐床头平铺于床垫上。

6.铺大单或床褥罩。

▲大单法

(1)将大单的横、纵中线对齐床面横、纵中线,放于床褥上,分别向床头、床尾打开。

(2)将近侧大单下拉打开,将对侧大单向对侧展开。

(3)一手将床头的床垫托起,另一手伸过床头中线,将大单包塞入床垫下,用塞大单的手扶持床头角(图2-5A)。

(4)在距床头约30cm处向上提起大单边缘,使其同床边沿垂直,侧看呈等边三角形平铺于床面,将下半三角平整地塞于床垫下,再将上半三角拉下塞入床垫下(图2-5B~F)。

(5)移至床尾,同步骤(3)~(4)铺好近侧床尾。

(6)移至床中间,两手将中部下垂的大单拉紧平塞于床垫下(图2-5G)。

(7)转至床对侧,同法铺好对侧大单。

▲床褥罩法

(1)将床褥罩的横、纵中线对齐床面横、纵中线,放于床褥上展开。

(2)从床头向床尾依次将床褥罩四个角套在床褥及床垫的四个角上。

7.套被套

▲"S"式

(1)将被套的横、纵中线对齐床面横、纵中线,由床头向床尾展开平铺于床上,使被套上端距床头15cm。

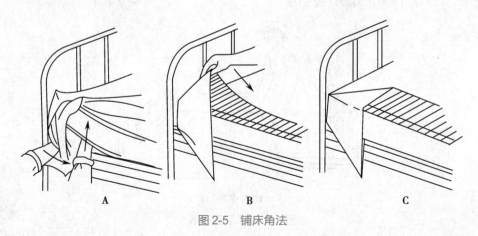

图2-5 铺床角法

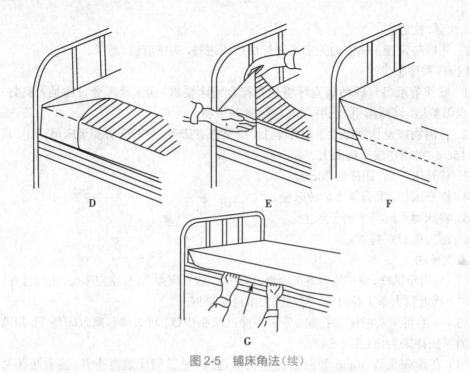

D　　　　　　　　E　　　　　　　　F

G

图2-5　铺床角法（续）

（2）将被套尾部开口端的上层打开至 1/3 处（图2-6A），再将"S"形折叠的棉胎放于被套开口处，棉胎尾端与被套开口边缘平齐（图2-6B）。

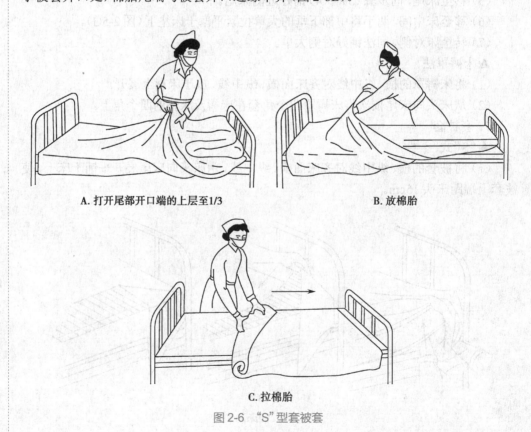

A. 打开尾部开口端的上层至1/3　　　　　　　　B. 放棉胎

C. 拉棉胎

图2-6　"S"型套被套

笔记

（3）拉棉胎上缘中部至被套被头中部，充实远侧棉胎角于被套顶角处，展开远侧棉胎，平铺于被套内。

（4）充实近侧棉胎角于被套顶角处，展开近侧棉胎，平铺于被套内（图2-6C）。

（5）移至床尾，逐层拉平盖被，系好盖被尾端开口处系带。

（6）将盖被左右两侧平齐两侧床缘向内折叠成被筒状，将尾端向内折叠，与床尾平齐（或塞于床垫下）。

▲卷筒式

（1）将被套正面向内平铺于床上，开口端向床尾。

（2）将棉胎平铺于被套上，上端与被套头端平齐。

（3）将棉胎同被套上层一并自床尾卷至床头，自被套尾端开口处翻转拉出。至床尾，拉平各层后系好系带；余同上（图2-7）。

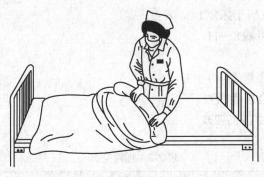

图2-7 卷筒式套被套

8. 于床尾处将枕套套于枕芯上，使四角充实，系带，开口端背门平放于床头。

9. 移回床旁桌、床旁椅。

10. 推治疗车离开病室。

11. 洗手。

【注意事项】

1. 符合铺床的实用、耐用、舒适、安全原则。铺床要求平整、美观。

2. 操作动作轻稳、流畅，注意省时、节力。正确运用人体力学原理，双下肢左右分开，双膝稍弯曲，保持身体平衡，减少来回走动。

3. 根据需要翻转床垫，避免床垫局部受压而凹陷；铺大单顺序：先床头，后床尾；先近侧，后对侧。在患者进餐或做治疗时应暂停铺床。

4. 掌握操作要领（表2-1）。

表2-1 铺备用床

易错环节	正确动作要点
1. 用物准备	铺床用物要按正确方法折叠、备齐，并按使用顺序放置（由下而上放置枕芯、枕套、棉胎、被套、大单、床褥），以方便操作
2. 铺床	床褥、大单、盖被中线要与床面中线对齐；大单四角要紧扎、平整；盖被两侧边缘向内折，与床沿平齐，被头距床头15cm；枕头开口端要背门放置

实验2　铺 暂 空 床

【目的】

1. 迎接新患者入院。

2. 供暂时离床活动的患者使用。

3. 维持病室的整洁、美观。

【操作资源】

1. 用物　同备用床，必要时备橡胶单、中单。

2. 环境与设施　病室内无患者进行治疗或进餐，病室清洁、通风。

【操作程序】

1. 同铺备用床步骤1～7。

2. 将备用床的盖被上端向内折1/4，然后扇形三折于床尾，并使之平齐（也可直接将备用床的盖被三折于床尾）。

3. 同铺备用床步骤8～11。

【注意事项】

1. 同铺备用床注意事项1～3。

2. 用物准备符合患者需要。

3. 掌握操作要领（表2-2）。

表2-2　铺暂空床

易错环节	正确动作要点
铺暂空床	如患者病情需要铺橡胶单和中单，则先铺近侧大单、橡胶单、中单，再同法铺对侧，盖被铺好后直接三折于床尾，以方便患者上下床活动

实验3　铺 麻 醉 床

【目的】

1. 便于接受和护理手术后的患者。

2. 使患者安全、舒适，预防并发症。

3. 避免床上用物被污染，便于更换。

【操作资源】

1. 用物

（1）床上用物：床褥、棉胎或毛毯、大单、橡胶单2条、中单2条、被套、枕套、枕芯，按顺序放于治疗车上。

（2）麻醉护理盘：①治疗盘内：开口器、舌钳、通气导管、牙垫、治疗碗、输氧管、吸痰管、压舌板、平镊、棉签、纱布；②治疗盘外：手电筒、心电监护仪（血压计、听诊器）、治疗巾、弯盘、胶布、护理记录单、笔。

（3）另备输液架，必要时备好吸痰装置、吸氧装置、胃肠减压器、热水袋等。

2. 环境与设施　病室内无患者进行治疗或进餐，病室清洁、通风。床旁设施（如供氧及负压吸引设备）完好。

【操作程序】

1．同铺备用床步骤1～6(6)，铺好近侧大单。

2．铺橡胶单和中单

(1)于床中部距床头45～50cm，约一臂长左右，铺一橡胶单和中单，边缘部分平整地塞入近侧床垫下。

(2)于床头铺另一橡胶单和中单，下端压在中部的橡胶单和中单上，边缘再平整地塞入近侧床垫下。

3．转至对侧，同法铺好大单、橡胶单和中单。

4．同铺备用床步骤7套好被套。

5．将盖被两侧内折与床边缘对齐，被尾内折与床尾平齐，然后将盖被三折叠于背门一侧。

6．套好枕套，将枕头横立于床头，开口背门。

7．移回床旁桌，将床旁椅放在接收患者对侧床尾(盖被折叠侧)。

8．将麻醉护理盘放置于床旁桌上，其他物品按需要放置。

9．推治疗车离开病室。

10．洗手。

【注意事项】

1．同备用床。

2．保证用物齐全，确保术后患者能及时得到抢救和护理。

3．掌握操作要领(表2-3)。

表2-3　铺麻醉床

易错环节	正确动作要点
1．铺橡胶单和中单	根据患者的麻醉方式和手术部位铺橡胶单和中单：腹部手术铺在床中部，下肢手术铺在床尾；若需铺在床中部，则橡胶单和中单的上缘应距床头45～50cm；非全麻手术患者，只需在床中部铺橡胶单和中单；中单应完全遮盖橡胶单；橡胶单和中单的纵中线与床单纵中线要对齐
2．盖被与枕头放置	盖被上端距床头15cm，三折叠于背门一侧，外侧齐床缘；枕头开口端背门，横立于床头

实验4　卧床患者更换床单法

患者因疾病或治疗的原因需长期卧床，为保持床单位清洁、平整、舒适，预防压疮等并发症，护士应定期更换床单，或根据患者被服的污染情况及时更换床单。

【目的】

1．保持床铺清洁、干燥、平整，使患者睡卧舒适，预防压疮等并发症。

2．保持病室整洁美观。

【适用指征】

因疾病原因或治疗需要(如石膏固定、牵引及应用夹板等)而导致长期卧床的患者。

【操作资源】

1．用物　护理车、大单、中单、被套、枕套、床刷及床刷套。需要时备清洁衣裤。

笔记

2. 环境与设施 同病室无患者进行治疗或进餐。酌情关闭门窗,按季节调节室温。必要时用屏风遮挡患者。

【操作程序】

1. 操作前准备 核对床号、姓名,评估病室环境及患者病情、意识状态、活动能力、配合程度等,向患者解释操作的目的、方法、注意事项及配合要点,取得患者的理解与配合;询问患者是否需要使用便器,酌情关闭门窗;护士衣帽整洁,修剪指甲,洗手,戴口罩;备齐用物。

2. 将用物按使用顺序放于护理车上,推至患者床旁,再次核对并解释。

3. 摇平床面,必要时安放对侧床档。

4. 移开床旁桌,距床20cm左右;床旁椅放于床旁桌旁,护理车放于床尾正中。

5. 松开床尾盖被,将患者枕头移向对侧,并协助患者身体移向对侧,翻身侧卧,背向护士。

6. 从床头至床尾松开近侧各层大单、中单,上卷中单至床中线处(污染面向内),塞于患者身下。

7. 扫净橡胶单上的渣屑,然后将橡胶单搭于患者身上。

8. 将大单污染面向内卷至床中线处,塞于患者身下,自床头至床尾扫净床褥。

9. 将清洁大单的纵中线与床的纵中线对齐,展开近侧半幅,将对侧半幅大单清洁面向内卷起塞于患者身下;按床头、床尾、中间顺序铺好近侧大单。

10. 放下橡胶单,铺清洁中单于橡胶单上,对齐床中线,近侧部分下拉至床缘,对侧部分清洁面向内卷至床中线处,塞于患者身下。将近侧橡胶单、中单边缘一同拉紧、拉平塞入床垫下。

11. 协助患者平卧,将枕头移向近侧,并协助患者移向近侧,面向护士,侧卧于已铺好床单的一侧。

12. 护士转至床对侧,自床头至床尾松开各层床单。将污中单内卷至中线处,取出污中单,放于护理车的污衣袋内(或治疗车下层)。

13. 扫净橡胶单,搭于患者身上。

14. 将污大单自床头污面向内卷至床尾处,取出污大单,放于护理车污衣袋内(或治疗车下层)。

15. 扫净床褥,从患者身下拉出清洁大单铺好。放平橡胶单,拉出患者身下的清洁中单铺于橡胶单上,将橡胶单和中单拉平、拉紧一并塞入床垫下。

16. 协助患者平卧,将枕头移向床中间。

17. 铺清洁被套于盖被上,打开被套尾端开口,从污被套内取出棉胎放于清洁被套内,套好被套,将污被套撤出,放于护理车的污衣袋内(或治疗车下层)。

18. 将棉胎展平,系好被尾系带,折成被筒,床尾余下部分塞入床垫下。

19. 更换枕套。

20. 移回床旁桌、椅,根据患者病情需要摇起床头和膝下支架,打开门窗。

21. 推护理车离开病室。

22. 洗手。

【注意事项】

1. 操作中注意观察和保护患者,使患者感觉安全、舒适。

2. 操作中应与患者进行有效沟通,了解并满足患者身心需要。

3. 掌握操作要领(表2-4)。

表2-4　卧床患者更换床单法

易错环节	正确动作要点
1. 更换中单和大单	更换顺序为先近侧再对侧;更换近侧脏污的中单、大单时,污染面向内翻卷塞入患者身下;铺近侧清洁的中单、大单时,清洁面向内翻卷塞入患者身下;协助患者侧卧时要注意卧位安全,防止坠床
2. 更换被套	被筒不可折得太紧,勿使患者足部受压,以防足下垂

二、卧位与约束

 案例导入

　　刘先生,58岁。因"意识障碍,腹胀4天"入院。患者4天前无明显诱因出现言语错乱,烦躁,腹胀明显。在当地诊所给予利尿消腹水、健胃等对症治疗,腹胀较前减轻,但意识障碍较前加重,口齿不清,言语片断,易激惹,门诊以"肝性脑病、肝硬化失代偿期"收入院。患者既往有"乙肝后肝硬化"病史5年余。护理评估资料:T 36.8℃,P 90次/分,R 22次/分,BP 130/90mmHg,患者意识模糊,不能正确回答问题,偶有躁动,扑翼样震颤,检查不合作。Norton压疮风险评估量表评估得分为8分。

　　请问:该患者存在哪些潜在的安全问题?护士可采取哪些措施保障患者的舒适与安全,并确保治疗、护理的顺利进行?

　　卧位(lying position)是指患者休息和适应医疗护理的需要时所采取的卧床姿势。正确的卧位对减少疲劳、增进舒适、治疗疾病、减轻症状、预防并发症等均能起到良好的作用。因此,护士在临床护理工作中应熟悉各种卧位的基本要求,协助或指导患者采取舒适、安全、正确的卧位。对于因疾病或治疗的限制而需长期卧床的患者,护士应定时为患者变换卧位,以预防压疮、坠积性肺炎等并发症的发生;对于意识模糊、躁动、行动不便等具有潜在安全隐患的患者,在严格掌握适应证的基础上,可采用必要的约束措施,以确保患者的安全。

实验5　变换卧位法

　　患者因疾病或治疗的限制需长期卧床,容易出现精神萎靡、消化不良、便秘、肌肉萎缩等症状;由于局部组织持续受压,血液循环障碍,容易发生压疮;呼吸道分泌物不易咳出,易发生坠积性肺炎。因此,护士应定时为患者变换卧位,以保持舒适与安全,预防并发症的发生。变换卧位法包括协助患者移向床头、协助患者翻身侧卧等。

(一)协助患者移向床头

【目的】

协助滑向床尾而不能自行移动的患者移向床头,恢复舒适而安全的卧位。

【适用指征】

适用于自理能力下降或完全不能自理的患者,如昏迷、危重、大手术后、年老体弱、活动受限等患者。

【操作资源】

1. 用物　根据病情准备好枕头等物品。

2. 环境与设施　病室环境整洁、安静，温度适宜，光线充足。

【操作程序】

1. 操作前准备　核对床号、姓名，评估患者年龄、体重、病情、治疗情况、心理状态及合作程度等，向患者及家属解释操作的目的、过程及配合事项，取得患者的理解与合作；护士衣帽整洁，洗手，视患者情况决定护士人数；备好用物。

2. 至患者床旁，再次核对床号、姓名并解释。

3. 固定床脚轮，将各种导管及输液装置安放妥当，必要时将盖被折叠至床尾或一侧。

4. 根据患者病情放平床头支架或靠背架，将枕头横立于床头，避免移动时撞伤患者。

5. 移动患者

▲一人协助患者移向床头法（图2-8）：适用于体重较轻，且生活可部分自理的患者。协助患者仰卧屈膝，双手握住床头栏杆，也可搭在护士肩部或抓住床沿；护士靠近床侧，两腿适当分开，一手托在患者肩背部，另一手托住臀部。护士在托起患者的同时，嘱患者双臂用力，双脚蹬床面，与护士同时用力向床头方向移动。

▲二人协助患者移向床头法：适用于生活不能自理的患者。协助患者仰卧屈膝，两名护士分别站在床的两侧，交叉托住患者颈肩部和臀部，或两人站于同侧，一人托住颈肩及腰部，另一人托住臀部及腘窝，两人同时用力，将患者抬起移向床头。

6. 放回枕头，视病情需要支起靠背架，协助患者取舒适卧位，整理床单位。

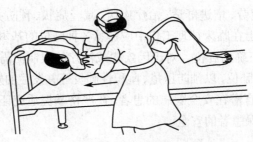

图2-8　一人协助移向床头法

【注意事项】

1. 护士动作要轻稳、协调，防止患者损伤。

2. 掌握操作要领（表2-5）。

表2-5　协助患者移向床头法

易错环节	正确动作要点
1. 移动前准备	固定好床脚轮防止病床滑动；妥当安置患者身上各种导管和输液装置以防脱落；枕头需横立于床头，以免移动时撞伤患者头部
2. 移动患者	移动时不可拖、拉，以免擦伤皮肤，注意保护患者的头部

（二）协助患者翻身侧卧法

【目的】

1. 变换卧位，增进患者舒适。

2. 便于更换床单或整理床单位。

3. 适应治疗护理的需要，如背部皮肤护理。

4. 预防压疮、坠积性肺炎等并发症。

【适用指征】

适用于不能自行变换卧位的患者。

【操作资源】

1. 用物　视病情准备好枕头、床档。

2. 环境与设施　整洁、安静，温度适宜，光线充足，必要时进行遮挡。

【操作程序】

1. 操作前准备　核对床号、姓名，评估患者年龄、体重、病情、治疗情况、心理状态及合作程度等，向患者及家属解释操作的目的及注意事项，取得理解与配合；护士衣帽整洁，洗手，视患者情况决定护士人数；备好用物。

2. 携用物至床旁，再次核对床号、姓名并解释。

3. 固定床脚轮，将各种导管及输液装置安置妥当，松开床尾盖被，必要时将盖被折叠至床尾或一侧。

4. 协助患者取仰卧位，两手放于腹部，两腿屈曲。

5. 翻身

▲一人协助患者翻身侧卧法（图2-9）：适用于体重较轻的患者。

（1）将患者肩、臀部移向护士侧床沿，再移近患者双下肢，协助或嘱患者屈膝。

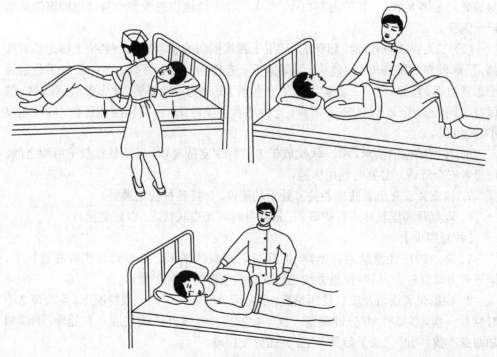

图2-9　一人协助翻身侧卧法

（2）护士一手托肩，一手扶腘窝处，轻轻将患者转向对侧，使其背向护士。

▲二人协助患者翻身侧卧法（图2-10）：适用于体重较重或病情较重的患者。

（1）两名护士站在床的同一侧，一人托住患者颈肩部和腰部，另一人托住臀部和腘窝处，两人同时抬起患者移向近侧。

（2）两人分别托扶患者的肩、腰、臀、膝等部位，轻轻将患者转向对侧。

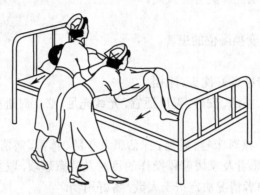

图2-10 二人协助翻身侧卧法

▲轴线翻身法

（1）二人协助患者轴线翻身法：适用于脊椎受损或脊椎手术后患者。①两名护士站于床的同侧，将大单置于患者身下，分别抓紧靠近患者肩、腰背、髋部、大腿等处的大单，将患者拉至近侧并拉起床档；②护士绕至对侧，将患者近侧手臂置于头侧，远侧手臂置于胸前，两膝间放一软枕；③护士二人双手分别抓紧患者肩、腰背、髋部、大腿等处的远侧大单，一名护士发口令，两人动作一致地将患者整个身体以圆滚轴式翻转至侧卧。

（2）三人协助患者轴线翻身法：适用于颈椎损伤的患者。①一名护士固定患者头部，沿纵轴向上略加牵引，使头、颈随躯干一起慢慢移动；②第二名护士双手分别置于患者肩部、背部；③第三名护士双手分别置于患者腰部、臀部，使患者头、颈、腰、髋保持在同一水平线上；④三人同步，先将患者移至近侧，再翻转至侧卧位，翻转角度不超过60°。

6. 按侧卧位的要求，将一软枕放于患者背部支持身体，另一软枕放于两膝之间，使患者安全舒适。必要时使用床档。

7. 检查并安置患者肢体各关节处于功能位，保持各种管道通畅。

8. 观察背部皮肤并进行护理，记录翻身时间及皮肤状况，做好交接班。

【注意事项】

1. 翻身时应注意节力原则，同时保持自身身体平衡。如尽量让患者靠近护士，缩短重力臂以省力，同时使重力线通过支撑面来保持自身平衡。

2. 根据患者病情及皮肤受压情况，确定翻身间隔时间。一般情况下，至少每2小时翻身一次，必要时30分钟翻身一次。如发现皮肤发红或破损应及时处理，酌情增加翻身次数，同时记录于翻身卡上，并做好交接班。

3. 掌握操作要领（表2-6）。

笔记

表2-6 协助患者翻身侧卧法

易错环节	正确动作要点
1. 翻身	移动患者时动作应轻稳,协调一致,避免拖、拉,以免擦伤皮肤;轴线翻身时应注意维持躯干的正常生理弯曲,勿让患者身体屈曲,以防加重脊柱骨折、脊髓损伤和关节脱位,翻身角度不可超过60°;颈椎和颅骨牵引的患者,翻身时不放松牵引,并使头、颈、躯干保持在同一水平位翻转
2. 翻身后的处理	检查并安置患者肢体各关节处于功能位;检查导管是否脱落、扭曲;检查伤口是否受压,颅脑手术者应卧于健侧或平卧;牵引者要检查牵引方向、位置及牵引力是否正确;石膏固定者要检查翻身后患处位置及局部肢体血运情况

实验6 制动约束法

临床护理工作中,经常遇到意识模糊、躁动、行动不便等具有潜在安全隐患的患者。为了保护患者的安全和进行正常的检查、治疗,护士应综合考虑患者及其家属的生理、心理、社会等因素,采用必要的安全措施,如床档、约束带等保护具,为患者提供全面的健康维护,提高患者的生活质量。

【目的】

1. 预防患者意外损伤,确保患者安全。

2. 确保治疗和护理工作的顺利进行。

【适用指征】

1. 坠床发生几率高的患者 如麻醉后未清醒者、意识不清、躁动不安、痉挛或年老体弱患者。

2. 儿科患者 因认知及自我保护能力尚未发育完善,尤其是未满6岁的儿童,易发生坠床、撞伤、抓伤或不配合治疗等行为。

3. 实施眼科手术的患者 如白内障摘除术后患者。

4. 精神病患者 如躁狂症、自我伤害者。

5. 皮肤瘙痒者 包括全身或局部瘙痒难忍的患者。

6. 长期卧床、极度消瘦、虚弱及其他压疮易发者。

【操作资源】

1. 用物 根据需要准备床档、约束带及棉垫等。

2. 环境与设施 必要时移开床旁桌椅。

【操作程序】

1. 核对床号、姓名,评估患者年龄、病情、意识状态、肢体活动度、约束部位皮肤色泽、温度及完整性等,评估需要使用保护具的种类和时间;向患者和家属解释约束的必要性,保护具作用及使用方法,取得配合;护士衣帽整齐,洗手,戴口罩;备齐用物。

2. 携用物至床旁,再次核对床号、姓名并解释。

3. 操作要点

(1)床档:主要用于预防患者坠床。

1)多功能床档(图2-11):平时插于床尾,使用时可插入两边床缘。

2）半自动床档（图2-12）：平时插于两侧床缘，可按需升降。

3）围栏式床档（图2-13）：使用时将床档稳妥固定于两侧床边。床档中间为活动门，操作时将门打开，平时关闭。

（2）约束带：主要用于保护躁动的患者，限制身体或肢体活动，防止患者自伤或坠床。

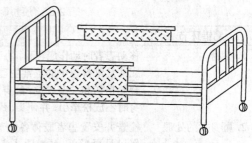

图2-11　多功能床档

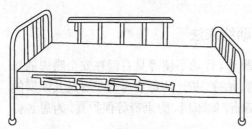

图2-12　半自动床档

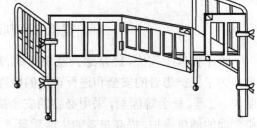

图2-13　围栏式床档

1）宽绷带：常用于固定手腕及踝部。使用时，先用棉垫包裹手腕或踝部，再用宽绷带打成双套结（图2-14），套在棉垫外，稍拉紧，确保肢体不脱出（图2-15），松紧以不影响血液循环为宜，然后将绷带系于床缘。

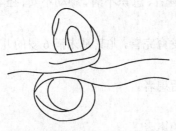

图2-14　双套结

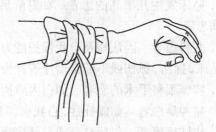

图2-15　宽绷带约束法

2）肩部约束带：用于固定肩部，限制患者坐起。肩部约束带用宽布制成，宽8cm，长120cm，一端制成袖筒（图2-16）。使用时，患者两侧肩部套上袖筒，腋窝衬棉垫，两袖筒上的细带在胸前打结固定，把两条较宽的长带尾端系于床头（图2-17），必要时将枕头横立于床头。亦可将大单斜折成长条，作肩部约束（图2-18）。

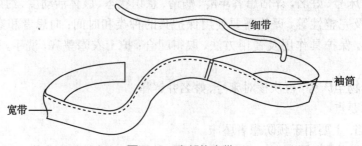

图2-16　肩部约束带

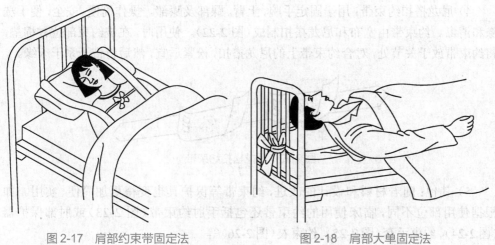

图 2-17　肩部约束带固定法　　　　　　　　图 2-18　肩部大单固定法

　　3）膝部约束带：用于固定膝部，限制患者下肢活动。膝部约束带用布制成，宽
10cm，长 250cm，宽带中部相距 15cm 分别钉两条两头带（图 2-19）。使用时，两膝衬
棉垫，将约束带横放于两膝上，两头带各缚住一侧膝关节，然后将宽带两端系于床缘
（图 2-20）。亦可用大单进行固定（图 2-21）。

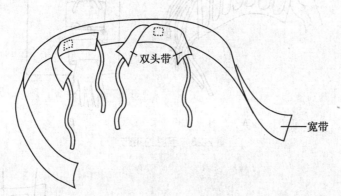

图 2-19　膝部约束带

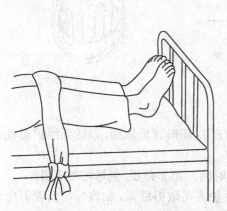

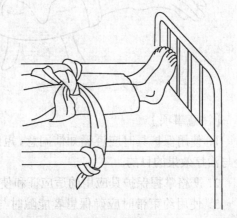

图 2-20　膝部约束带固定法　　　　　　　图 2-21　膝部大单固定法

4）尼龙搭扣约束带：用于固定手腕、上臂、踝部及膝部。操作简便、安全，便于洗涤和消毒。约束带由宽布和尼龙搭扣制成（图2-22）。使用时，在被约束部位衬棉垫，将约束带放于关节处，对合约束带上的尼龙搭扣，松紧适宜，然后将带子系于床缘。

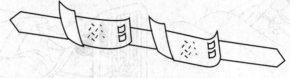

图 2-22　尼龙搭扣约束带

5）其他：随着材料和设计的改进，约束带等保护具也变得更加简便、实用。如根据使用部位不同，临床使用的约束带还包括手肘约束带（图2-23）或肘部保护器（图2-24）、约束手套（图2-25）、约束衣（图2-26）等。

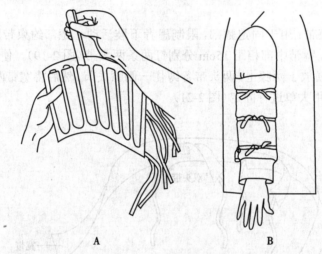

A　　　　　　　　　B

图 2-23　手肘约束带

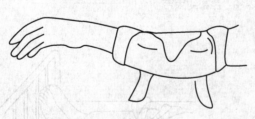

图 2-24　肘部保护器

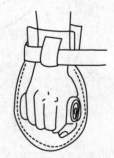

图 2-25　约束手套

【注意事项】

1. 使用保护具时应遵循知情同意、短期使用、随时评价原则，以达到维护患者安全与治疗效果的目的。

2. 严格掌握保护具应用的适应证和使用时间。如非必要，则尽可能不用。

3. 使用约束带时应确保患者能随时与医护人员取得联系，如将呼叫器置于患者手边，告知使用方法等，保障患者的安全。

笔记

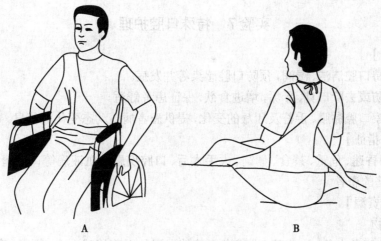

A   B

图 2-26 约束衣

4. 注意观察受约束部位的血液循环情况，每 15 分钟观察一次，必要时进行局部按摩以促进血液循环；发现肢端变冷、颜色苍白、麻木、皮肤肿胀、破损等异常情况，应及时报告医生处理。

5. 使用保护具的原因、时间、观察结果、相应的护理措施及解除约束的时间等应做好记录。

6. 掌握操作要领（表 2-7）。

表 2-7 制动约束法

易错环节	正确动作要点
使用约束带	应保持肢体及各关节处于功能位，并协助患者经常变换卧位；约束带下应垫衬垫，固定松紧适宜，并定时松解，每 2 小时放松一次

三、清洁护理

 案例导入

刘女士，70 岁。因"右侧肢体麻木 1 个月，不能活动伴嗜睡 2 小时"，门诊以"脑血栓形成，高血压 3 级"收入院。患者嗜睡状态，右侧上下肢肌力 0 级。

请问：该患者生活自理能力丧失，为保持患者舒适，预防感染、压疮等并发症，护士在为其制定护理计划时应考虑哪些原则？如何做好清洁护理？

良好的清洁卫生是人类基本的生理需要之一，维持个体清洁卫生是确保个体舒适、安全和健康的重要保证。患者因疾病原因导致自理能力降低，常常无法满足自身清洁的需要。因此，护士应及时评估患者的卫生状况，并结合患者个人习惯协助患者进行卫生护理，确保患者清洁和舒适，预防感染和并发症的发生。清洁护理内容包括口腔护理、头发护理、皮肤护理、会阴部护理等。护士在为患者提供清洁卫生护理时，应注意保护患者隐私，尊重患者并促进患者身心舒适。

实验 7　特殊口腔护理

【目的】

1. 保持口腔清洁、湿润,预防口腔感染等并发症。

2. 预防或去除口臭、牙垢,增进食欲,保证患者舒适。

3. 观察口腔黏膜、舌苔及牙龈的变化,提供患者病情动态变化的信息。

【适用指征】

高热、昏迷、危重、禁食、鼻饲、大手术后、口腔疾患及血液病等口腔清洁自理能力存在缺陷的患者。

【操作资源】

1. 用物

(1) 治疗盘内备:治疗碗(内盛漱口溶液浸湿的无菌棉球数个、镊子、弯血管钳、压舌板)、弯盘、纱布、水杯(或治疗碗)、吸水管、棉签、液体石蜡、手电筒、治疗巾。必要时备开口器。

(2) 治疗盘外备:漱口溶液(根据患者口腔状况和漱口液药理作用选用,常用漱口溶液见表 2-8)、口腔外用药(按需准备,常用的有口腔溃疡膏、西瓜霜、维生素 B_2 粉末、锡类散等)、手消毒液。治疗车下层备生活垃圾桶、医用垃圾桶。

2. 环境与设施　环境宽敞,光线充足或有足够的照明。

表 2-8　口腔护理常用溶液

溶液名称	浓度	作用及适用范围
生理盐水		清洁口腔,预防感染
复方硼砂溶液(朵贝尔溶液)		轻度抑菌、除臭作用
过氧化氢溶液	1%～3%	防腐、防臭,适用于口腔感染有溃烂、坏死组织者
碳酸氢钠溶液	1%～4%	属碱性溶液,适用于真菌感染
氯己定(洗必泰)溶液	0.02%	清洁口腔,广谱抗菌
呋喃西林溶液	0.02%	清洁口腔,广谱抗菌
醋酸溶液	0.1%	适用于铜绿假单胞菌感染
硼酸溶液	2%～3%	酸性防腐溶液,有抑制细菌作用
甲硝唑溶液	0.08%	适用于厌氧菌感染

【操作程序】

1. 操作前准备　核对床号、姓名,评估患者病情、意识、心理状态、配合程度及口腔卫生状况等,向患者及家属解释口腔护理的目的、方法、注意事项及配合要点,取得患者配合;护士衣帽整洁,修剪指甲,洗手,戴口罩;备齐用物。

2. 携用物至患者床旁,再次核对床号、姓名并解释。

3. 协助患者侧卧或仰卧,头偏向护士一侧。

4. 取治疗巾围于颈下,置弯盘于患者口角旁(图 2-27)。

5. 先用湿棉球湿润口唇,再协助患者漱口,将漱口水吐入弯盘内。

6. 嘱患者张口,护士一手持手电筒,一手持压舌板,观察口腔情况。昏迷患者可用开口器协助张口。

7．用弯血管钳夹取含有漱口溶液的棉球，拧干棉球，嘱患者咬合上、下齿，用压舌板轻轻撑开左侧颊部，擦洗左侧牙齿外面，沿牙齿纵向擦洗，按顺序由白齿擦向门齿。同法擦洗右侧牙齿的外面。

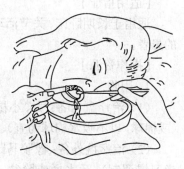

图 2-27 特殊口腔护理

8．嘱患者张开上、下齿，擦洗牙齿左上内侧面、左上咬合面、左下内侧面、左下咬合面，以弧形擦洗左侧颊部。同法擦洗右侧牙齿。

9．擦洗硬腭部、舌面及舌下。

10．协助患者用吸水管再次漱口，用纱布擦净口唇。

11．再次观察口腔情况，口腔黏膜如有溃疡，酌情涂抹药物；口唇干裂者涂液状石蜡或润唇膏。

12．撤去弯盘及治疗巾，协助患者取舒适卧位，整理床单位。

13．整理用物。

14．洗手，记录口腔卫生状况及护理效果。

【注意事项】

1．擦洗过程中动作应轻柔，特别是对凝血功能障碍的患者，应防止碰伤黏膜和牙龈。

2．有活动义齿者，擦洗前应取下义齿并用冷水刷洗，浸于冷水中备用。

3．昏迷患者禁止漱口，以免引起误吸；需用开口器协助张口时，开口器应从白齿处放入，牙关紧闭者不可使用暴力使其张口，以免造成损伤。

4．长期应用抗生素和激素者应观察其口腔内有无霉菌感染。

5．传染病患者的用物按消毒隔离原则进行处理。

6．掌握操作要领（表 2-9）。

表 2-9 特殊口腔护理

易错环节	正确动作要点
擦洗过程	棉球应包裹止血钳尖端，防止钳端直接触及口腔黏膜和牙龈；棉球不可过湿，以不能挤出液体为宜，防止因水分过多造成误吸；注意夹紧棉球勿遗留在口腔内；每次更换一个棉球，一个棉球只擦洗一个部位；擦洗舌面及硬腭部勿过深，以免触及咽部引起不适

实验 8 床 上 洗 头

头发护理是维持患者舒适的重要护理内容之一。对于病情较重、自我护理能力受限的患者，护士应予以适当协助。目前临床上采用的床上洗头法有马蹄形垫法、扣杯法或洗头车法等，护士可根据医院现有条件选择合适的床上洗头法。

【目的】

1．去除头皮屑及污物，清洁头发，减少感染机会。

2．按摩头皮，促进头部血液循环及头发的生长代谢。

3．促进患者舒适，增加身心健康。

笔记

【适用指征】

适用于长期卧床、关节活动受限、肌肉张力降低或共济失调等生活自理能力缺乏的患者。

【操作资源】

1. 用物

（1）治疗盘内备：大、小橡胶单各一张、浴巾、毛巾、别针、眼罩（或纱布）、耳塞（或棉球，以不吸水棉球为宜）、量杯、洗发液、梳子。

（2）治疗盘外备：橡胶马蹄形垫或自制马蹄形垫、水壶（盛43～45℃热水或按患者习惯调制）、污水桶或脸盆、手消毒液，需要时备电吹风。扣杯式洗头法另备搪瓷杯、橡胶管。

2. 环境与设施　移开床头桌、椅，关好门窗，调节好室温。

【操作程序】

1. 操作前准备　核对床号、姓名，评估患者的病情、意识、心理状态、配合程度及头发卫生状况，向患者及家属解释洗头的目的、方法、注意事项及配合要点，取得患者配合；护士衣帽整洁，修剪指甲，洗手，戴口罩；备齐用物。

2. 携用物至患者床旁，再次核对患者床号、姓名并解释。

3. 将衣领松开向内折，将毛巾围于颌下，用别针固定。

4. 铺小橡胶单和浴巾于枕上。

▲马蹄形垫床上洗头法（图2-28）

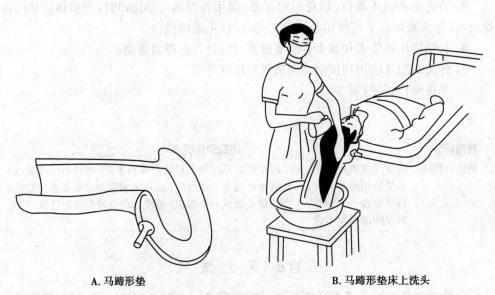

A. 马蹄形垫　　　　　　　　　　　　B. 马蹄形垫床上洗头

图2-28　马蹄形垫床上洗头法

协助患者取仰卧位，上半身斜向床边，将枕头垫于患者肩下。置马蹄形垫于患者后颈下，使患者头部置于马蹄形卷内。马蹄形垫下端置于脸盆或污水桶中。[如无马蹄形垫，可自制马蹄形卷（图2-29）替代：用大橡胶单包裹马蹄形卷置于患者头下，开口朝外，将大橡胶单下端放于污水桶内]。

▲扣杯式床上洗头法（图2-30）

协助患者取仰卧位,将枕头垫于患者肩下。铺大橡胶单和浴巾于患者头部位置。取脸盆一只,盆底放一条毛巾,倒扣搪瓷杯于盆底,杯上垫一折好的毛巾,将患者头部枕于毛巾上,脸盆内放一橡胶管,下接污水桶。

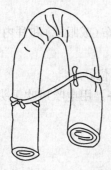

图 2-29 马蹄形卷

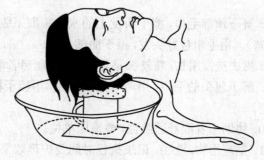

图 2-30 扣杯式床上洗头法

▲洗头车床上洗头法(图 2-31)

协助患者取仰卧位,上半身斜向床边。头部枕于洗头车的头托上,将接水盘置于患者头下。

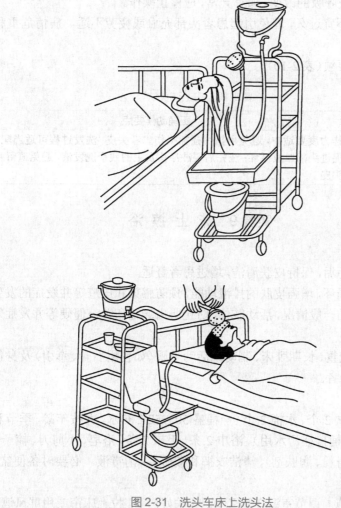

图 2-31 洗头车床上洗头法

5．用棉球（或耳塞）堵塞双耳，用纱布（或眼罩）遮盖双眼。

6．松开头发，手背试水温，用温水充分浸湿头发，取适量洗发液于掌心，均匀涂遍头发，由发际到后枕部反复揉搓，并用指腹轻轻按摩头皮。用温水冲洗头发，直至冲净。

7．解下颈部毛巾，擦干头发上的水分。取下眼部的纱布（或眼罩）和耳内的棉球（或耳塞）。用毛巾包好头发，擦干面部。

8．撤去洗发用物，将枕头移至床头，协助患者取舒适体位。

9．解下包头的毛巾，用浴巾擦干头发，用梳子梳理整齐。用电吹风吹干头发，梳理成型。

10．协助患者取舒适卧位，整理床单位。

11．整理用物，洗手，记录执行时间及护理效果。

【注意事项】

1．正确运用人体力学原理，身体尽量靠近床边，保持良好姿势，避免疲劳。

2．操作过程中注意调节水温和室温，避免打湿衣服和床铺，防止患者着凉；注意保持患者舒适体位，保护伤口及各种管路，防止水流入眼和耳；注意观察患者病情变化，如面色、脉搏及呼吸的改变，如有异常，应停止操作。

3．洗发时间不宜过久，避免引起患者头部充血或疲劳不适。病情危重和极度衰弱患者不宜洗发。

4．掌握操作要领（表2-10）。

表2-10 床上洗头法

易错环节	正确动作要点
洗发	揉搓力度要适中，避免用指甲搔抓损伤患者头皮；洗发过程可适当配合按摩，以促进头部血液循环；洗完后要冲净头发上的残余洗发液，避免遗留刺激头发和头皮

实验9 床 上 擦 浴

【目的】

1．去除皮肤污垢，保持皮肤清洁，增进患者舒适。

2．促进血液循环，增强皮肤的排泄功能，预防感染和压疮等并发症的发生。

3．观察患者的一般情况，活动肢体，防止肌肉挛缩和关节僵硬等并发症发生。

【适用指征】

适用于病情较重、长期卧床、制动或活动受限（如使用石膏、牵引）及身体衰弱而无法自行沐浴的患者。

【操作资源】

1．用物 脸盆2个、水桶2个（一桶盛50～52℃热水，并按年龄、季节和生活习惯调节水温；另一桶接盛污水用）、浴巾2条、毛巾2条、浴皂、小剪刀、梳子、50%乙醇、护肤用品（爽身粉、润肤剂）、清洁衣裤和被服、手消毒液。必要时备便盆、便盆巾及屏风。

2．环境与设施 调节室温在24℃以上，关好门窗，拉上床帘或用屏风遮挡。

【操作程序】

1. 操作前准备　核对床号、姓名，评估患者的病情、意识、心理状态、自理能力及皮肤卫生状况，向患者及家属解释床上擦浴的目的、方法、注意事项及配合要点，取得患者合作；护士衣帽整洁，修剪指甲，洗手，戴口罩；备齐用物。

2. 携用物至患者床旁，再次核对患者床号、姓名并解释。

3. 关好门窗，拉上床帘或用屏风遮挡患者；按需要给予便盆。

4. 根据病情放平床头及床尾支架，松开床尾盖被；协助患者移近床旁，尽量靠近护士，取舒适卧位，保持身体平衡。

5. 将脸盆和浴皂放于床旁桌上，脸盆内倒入热水约2/3满，测试水温。

6. 擦洗面部及颈部

（1）将一条浴巾铺于患者枕上，另一条浴巾盖于患者胸部。将小毛巾叠成手套状，包于护士手上（图2-32），将包好的毛巾放入水中，彻底浸湿。

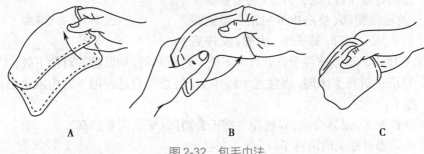

A　　　　　　　　B　　　　　　　　C

图 2-32　包毛巾法

（2）先由内眦到外眦擦洗眼部，使用毛巾不同部位轻轻擦干眼部。

（3）询问患者面部擦洗是否使用浴皂。按顺序洗净并擦干前额、面颊、鼻翼、耳后、下颌直至颈部。

7. 擦洗上肢和手

（1）为患者脱去上衣，将浴巾纵向铺于患者上肢下面。

（2）将毛巾涂上浴皂，擦洗患者上肢，由远心端向近心端，直至腋窝，然后用清水擦净皂液，并用大浴巾擦干。同法擦洗对侧上肢。

（3）将浴巾对折，放于患者床边，置脸盆于患者床边浴巾上，协助患者将双手浸于盆内热水中，洗净并擦干。

8. 擦洗胸、腹部

（1）根据需要换水，测试水温。

（2）将浴巾盖于患者胸、腹部，护士一手掀起浴巾，用另一包有毛巾的手依次擦洗患者胸部及腹部。擦洗女性患者乳房时应环形用力，注意擦净乳房下的皮肤皱褶处。最后用浴巾擦干胸、腹部皮肤。

9. 擦洗背部

（1）协助患者侧卧，背向护士，将浴巾纵向铺于患者身下，将盖被盖于患者肩和腿部。

（2）依次擦洗患者后颈、背部、臀部。

（3）擦洗后进行背部按摩（图2-33）：两手掌蘸少许50%乙醇，用手掌大、小鱼际以环形方式按摩。从骶尾部开始，沿脊柱两侧向上按摩至肩部，按摩肩胛部位时应用力稍轻；再从上臂沿背部两侧向下按摩至髂嵴部位，如此有节律地按摩数次；用拇指指腹蘸少许50%乙醇，由骶尾部开始沿脊柱旁按摩至肩部、颈部，再继续向下按摩至骶尾部；用手掌大小鱼际蘸50%乙醇紧贴皮肤按摩其他受压处，按向心方向按摩，由轻至重，再由重至轻；背部轻叩3分钟。

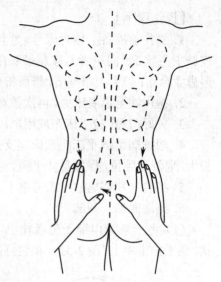

图2-33 背部按摩

（4）协助患者穿好清洁上衣。将盖被盖于患者胸、腹部。换水。

10. 擦洗下肢、足部及会阴部

（1）协助患者平卧，脱去裤子，将盖被盖于患者上身及远侧腿部，将浴巾纵向铺于近侧腿部下面，依次擦洗踝部、膝关节、大腿，洗净后用浴巾彻底擦干。移盖被盖于患者近侧下肢。转至对侧，同法擦洗对侧下肢。

（2）将浴巾折叠于床尾，将盆置于浴巾上，将患者双足浸泡于盆内温水中，浸泡后洗净、擦干。

（3）换盆换水，暴露会阴部，洗净并擦干会阴部（见会阴部护理）。

（4）协助患者穿上清洁裤子。

11. 协助患者取舒适体位，根据情况为患者梳头，修剪指（趾）甲，使用润肤剂。

12. 整理床单位，按需更换床单。整理用物，放回原处。

13. 洗手，记录执行时间及护理效果。

【注意事项】

1. 操作时应遵循人体力学原理，注意节时省力。

2. 操作时动作要轻柔、快捷，通常在15～30分钟内完成。

3. 擦浴过程中注意保暖，控制室温，随时调节水温，防止感冒；注意保护患者隐私，尽可能减少暴露；注意保护伤口和管路，避免伤口受压、管路打折或扭曲；注意观察患者病情变化，如出现寒战、面色苍白、脉速等征象，应立即停止擦洗，并给予适当处理。

4. 休克、心力衰竭、心肌梗死、重症脑外伤、大出血等危重患者禁止擦浴。

5. 掌握操作要领（表2-11）。

表2-11 床上擦浴法

易错环节	正确动作要点
1. 安置患者体位	靠近护士，并确保舒适，同时避免操作中护士身体过度伸展，减少肌肉紧张和疲劳
2. 擦洗	擦洗上肢和下肢时：由远心端向近心端擦洗；为患者脱、穿衣裤时：先脱近侧后脱远侧。如有肢体外伤或活动障碍，应先脱健侧，后脱患侧；穿时相反

笔记

实验10 会阴部清洁护理

会阴部易于致病菌滋生、繁殖,并且容易发生交叉感染。因此,做好会阴部的清洁护理十分必要。会阴部护理往往与沐浴操作结合进行,有自理能力的患者可自行完成会阴部的清洁护理。

【目的】

1. 去除会阴部异味,预防和减少感染。

2. 防止皮肤破损,促进伤口愈合。

3. 增进舒适。

【适用指征】

适用于泌尿生殖系统感染、大小便失禁、会阴部分泌物过多或尿液浓度过高导致皮肤刺激或破损、留置导尿、产后及各种会阴部术后的患者。

【操作资源】

1. 用物

(1)治疗盘内备:小毛巾、浴巾、清洁剂或呋喃西林浸湿的棉球、治疗碗、弯盘、镊子、一次性手套、卫生纸。

(2)治疗盘外备:橡胶单、治疗巾、水壶(内盛50～52℃的温水)、便盆及便盆巾、手消毒液、屏风。治疗车下层备生活垃圾桶、医用垃圾桶。

2. 环境与设施 调节室温至24℃左右。拉上床帘或使用屏风遮挡,减少暴露。

【操作程序】

1. 操作前准备 核对床号、姓名,评估患者的病情、意识、心理状态、自理能力,以及会阴部清洁程度、皮肤黏膜情况、有无伤口、流血及流液,有无尿失禁或留置导尿管情况;向患者及家属解释会阴部护理的目的、方法、注意事项及配合要点,取得患者合作;护士衣帽整洁,修剪指甲,洗手,戴口罩;备齐用物。

2. 携用物至患者床旁,再次核对患者床号、姓名并解释。

3. 关闭门窗,拉好床帘或使用屏风遮挡患者。

4. 协助患者脱去对侧裤腿盖在近侧腿部,并盖上浴巾,对侧腿用盖被遮盖。患者取仰卧屈膝位,两腿略外展,露出外阴。

5. 将橡胶单和治疗巾垫于患者臀下,治疗碗置于外阴旁。戴一次性手套。

6. 擦洗会阴部

▲男性:一手用纱布包住阴茎并提起,另一手用镊子夹取棉球由上而下、环形擦洗阴茎头部、下部和阴囊(图2-34);擦洗肛门时,可协助患者取侧卧位,一手将臀部分开,一手用毛巾或擦拭纸巾擦洗干净。

▲女性:右手用镊子夹取棉球由外向内、自上而下,依次擦拭阴阜、大阴唇(图2-35)。而后用左手分开大阴唇,同样顺序擦拭小阴唇、尿道口、阴道口和肛门,污棉球置弯盘内;如使用温水冲洗法,则置便盆于患者臀下,一手持水壶,另一手用镊子夹取棉球,按相同顺序边冲边擦洗。冲洗后擦干会阴部,撤去便盆。

7. 撤出患者臀下的橡胶单和治疗巾,放于治疗车下层。

8. 脱去一次性手套,协助患者穿好衣裤。

9. 协助患者取舒适卧位,整理床单位。

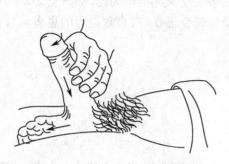
图 2-34 男性患者会阴部清洁护理

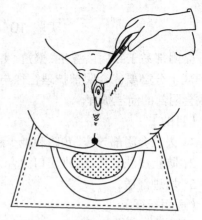
图 2-35 女性患者会阴部清洁护理

10. 整理用物,洗手,记录执行时间及护理效果。

【注意事项】

1. 操作时应符合人体力学原则,保持良好身体姿势,注意省时节力。

2. 操作中注意遮挡,减少暴露,保护患者的隐私;擦洗外阴时,动作应轻柔,并注意擦净皮肤皱褶处;如患者有会阴部或直肠手术,应使用无菌棉球擦净手术部位及会阴部周围。

3. 留置导尿管者,由尿道口处向远端依次用消毒棉球擦洗。

4. 女性患者月经期间宜采用会阴冲洗,冲洗时注意水温(低于擦洗温度)。

5. 掌握操作要领(表2-12)。

表 2-12 会阴部清洁护理

易错环节	正确动作要点
1. 安置患者体位	靠近护士,并确保舒适,同时避免操作中护士身体过度伸展,减少肌肉紧张和疲劳
2. 擦洗	擦洗男性阴茎头部时由尿道口向外环形擦洗,擦洗女性外阴部时从会阴部向肛门方向擦洗,防止细菌向尿道口传播;留置导尿管者,由尿道口处向远端依次用消毒棉球擦洗

四、运送患者法

案例导入

李先生,62岁,体重80kg。今晨起时发现右侧肢体无力,活动不利,口角歪斜,语言不清。2小时后来医院就诊。既往有高血压病史5年。护理评估资料:T 36℃,P 80次/分,R 18次/分,BP 160/80mmHg。为明确诊断,需要送 CT 室检查。

请问:护士可以采取的搬运方法有哪些?

在患者入院和出院护理过程中,常需搬运和护送患者。护士应掌握人体力学原理,并将其正确应用于操作中,保证患者的安全与舒适;减轻操作疲劳,提高工作效率。

实验 11 平 车 法

【目的】

运送不能起床的患者入院,做各种特殊检查、治疗、手术或转运。

【适用指征】

适用于运送不能自行下床活动的患者。

【操作资源】

1. 用物 平车,带套的毛毯或棉被。如为骨折患者,应准备木板垫于平车上,并将骨折部位固定稳妥;如为颈椎、腰椎骨折患者或病情较重的患者,应备有帆布中单或布中单。

2. 环境与设施 环境宽敞,便于操作。

【操作程序】

1. 洗手,检查平车性能是否良好,将平车推至患者床旁。

2. 核对患者床号、姓名,评估患者的体重、意识状态、病情与躯体活动能力,向患者或家属解释操作目的及过程,取得患者的配合。

3. 备齐用物,安置好患者身上的导管。

4. 搬运患者

▲挪动法:适用于病情许可、可以适当配合动作的患者。

(1)移开床旁桌椅,嘱患者自行移至床边。

(2)将平车与床平行并紧靠床缘,大轮靠近床头,将制动闸制动。

(3)协助患者将上身、臀部、下肢依次向平车移动,使患者的头部卧于大轮端,并根据病情需要给患者安置舒适卧位。

▲一人搬运法:适用于上肢活动自如,体重较轻的患者。

(1)推平车至床尾,使平车头端(大轮端)与床尾呈钝角,将制动闸制动。

(2)松开盖被,协助患者穿好衣服。

(3)搬运者一手自患者腋下插至对侧肩外侧,另一手插至对侧大腿下;屈曲手指,嘱患者双臂交叉依附于搬运者颈部,抱起患者(图 2-36),稳步移动将患者放于平车中央,盖好盖被。

▲二人或三人搬运法:适用于病情较轻但不能自行活动者。

(1)同一人搬运法(1)~(2)。

(2)搬运者二人或三人站于床的同侧,协助患者将上肢交叉于胸前。

1)二人法:搬运者甲一手托住患者头颈部及肩部,另一手托住腰部;搬运者乙一手托住患者臀部,另一手托住腘窝处(图 2-37)。

2)三人法:搬运者甲双手托住患者的头、肩胛部;搬运者乙双手托住患者背、臀部;搬运者丙双手托住患者腘窝及小腿处(图 2-38)。

(3)合力抬起,同时移步转向平车,将患者放于平车中央,盖好盖被。

▲四人搬运法:用于颈椎、腰椎骨折或病情较重的患者。

(1)同挪动法(1)~(2)。

(2)搬运者甲、乙分别站于床头和床尾;搬运者丙、丁分别站于病床和平车一侧。

(3)将中单放于患者腰、臀部下方。

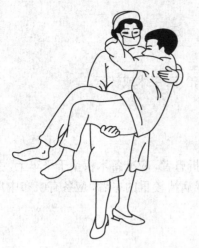

图 2-36　一人搬运法

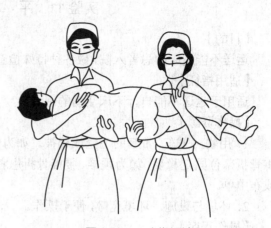

图 2-37　二人搬运法

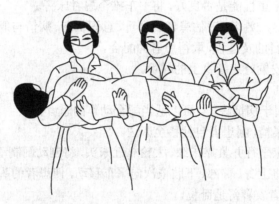

图 2-38　三人搬运法

（4）搬运者甲抬起患者的头、颈、肩；搬运者乙抬起患者的双足；搬运者丙、丁分别抓住中单四角，由一人喊口令，四人合力同时抬起患者（图 2-39），将患者放于平车中央，盖好盖被。

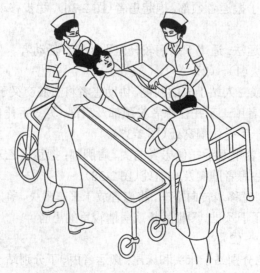

图 2-39　四人搬运法

5. 整理床单位,将床改铺成暂空床。

6. 松开平车制动闸,将平车两边护栏立起,将患者运送至目的地。

【注意事项】

1. 多名护士同时搬运患者时,应注意相互配合、动作轻稳、协调一致,确保患者安全。

2. 保持输液管道、引流管道通畅,保证患者的持续性治疗不受影响。

3. 推送患者时,护士应位于患者头部一侧,随时注意观察患者的病情变化。

4. 掌握操作要领(表2-13)。

表2-13　平车法

易错环节	正确动作要点
1. 搬运患者	挪动法协助患者离开平车回床上时,先移动下肢,再移动上肢;一人搬运时,搬运者双下肢前后分开站立,扩大支撑面;略屈膝、屈髋,降低重心,便于转身;二人、三人搬运时,甲应使患者头部处于较高位置,减轻不适;抬起患者时,应尽量使患者靠近搬运者身体,节力;搬运骨折患者,平车上应放置木板,固定好骨折部位;颅脑损伤、颌面部外伤以及昏迷患者,应将头偏向一侧;搬运颈椎损伤的患者时,头部应保持中立位
2. 运送患者	运送过程中,平车小轮端在前,转弯灵活;速度不可过快;上、下坡时,患者头部应位于高处,减轻患者不适,并嘱患者抓紧扶手,保证患者安全;进、出门时,避免碰撞房门

实验12　轮　椅　法

【目的】

1. 护送不能行走但能坐起的患者入院、出院、检查、治疗或室外活动。

2. 协助患者下床活动,促进血液循环和体力恢复。

【适用指征】

不能行走但能坐起的患者。

【操作资源】

1. 用物　轮椅(各部件性能良好),根据季节酌情准备毛毯。

2. 环境与设施　移开障碍物,保证环境宽敞,便于操作。

【操作程序】

1. 洗手,检查轮椅性能是否良好。

2. 核对患者床号、姓名,评估患者的体重、意识状态、病情与躯体活动能力,向患者或家属解释操作目的及过程,取得患者的配合。

3. 将轮椅推至床旁,将椅背与床尾平齐,椅面朝向床头,翻起脚踏板,将脚闸制动。

4. 患者上轮椅前的准备

(1)扶患者坐起,协助穿衣、鞋。

(2)嘱患者用手掌撑住床面以维持坐姿。

5. 协助患者上轮椅

(1)嘱患者将双手置于护士肩上,护士双手环抱患者腰部,协助患者下床。

（2）协助患者转身，嘱患者用手扶住轮椅把手，坐于轮椅中（图 2-40），嘱患者尽量向后坐，勿向前倾斜或自行下轮椅，根据季节采取保暖措施（图 2-41）。

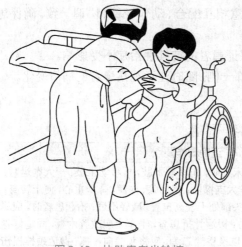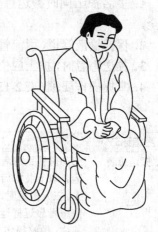

图 2-40　协助患者坐轮椅　　　　　　图 2-41　轮椅患者保暖法

（3）翻下脚踏板，协助患者将双足置于脚踏板上。

（4）整理床单位，铺暂空床。

（5）观察并询问患者，确定无不适后，放松制动闸，将患者运送至目的地。

6. 协助患者下轮椅

（1）将轮椅推至床尾，使椅背与床尾平齐，患者面向床头。

（2）扳制动闸将轮椅制动，翻起脚踏板，向患者解释下车过程。

（3）站在患者面前，两腿前后放置，并屈膝，让患者双手放于护士肩上，双手扶住患者腰部并最好用膝盖顶住患者的膝部，协助患者慢慢转向床沿，坐于床缘。

（4）协助患者脱去鞋子及保暖外衣，躺卧舒适，盖好盖被。

（5）整理床单位，观察病情。

7. 推轮椅至原处放置，必要时做记录。

【注意事项】

1. 保证患者安全，运送前仔细检查轮椅各部件性能。

2. 根据室外温度适当增加衣服、毛毯，以免患者着凉。

3. 患者进、出门口时，嘱患者双手放在胸前，以免碰撞。

4. 运送过程中系好安全带，应密切观察患者病情变化。

5. 掌握操作要领（表 2-14）。

表 2-14　轮椅法

易错环节	正确动作要点
1. 患者上轮椅前的准备	身体虚弱者，坐起后，应适应片刻，无特殊情况方可移动，以免发生直立性低血压
2. 运送患者	推轮椅过门槛时，翘起前轮，避免过大震动 下坡时，运送者在前，倒推轮椅，嘱患者抓紧扶手，保证患者安全

五、冷热应用技术

案例导入

　　张女士，42岁。因高温中暑入院。护理评估资料：T 41℃，P 124次/分，R 24次/分，BP 100/70mmHg。护士为其做乙醇擦浴。

　　请问：

　　1．乙醇擦浴的浓度和温度应为多少？

　　2．在实施乙醇擦浴时应注意哪些问题？

　　冷热疗法是临床常用的物理治疗方法。其作用原理是利用低于或高于人体温度的物质，作用于人体的局部或全身，达到止痛、止血、退热、消炎、增进舒适和减轻症状的目的。

实验13　冷　湿　敷

【目的】

消肿、止痛、止血、降温。

【适用指征】

高热患者头部降温、早期扭伤、挫伤的消肿、止痛。

【操作资源】

1．用物　脸盆、纱布、卵圆钳、橡胶单、凡士林、一次性治疗巾、干毛巾、棉签、屏风（必要时）。

2．环境与设施　室温适宜，酌情关闭门窗，必要时屏风或床帘遮挡。

【操作程序】

1．洗手，备齐用物，携用物至床旁。

2．核对患者床号、姓名，评估患者的年龄、病情、意识、体温、治疗情况、局部皮肤情况、活动能力、心理状态和合作程度，向患者或家属解释操作目的及过程，取得配合。

3．指导或协助患者取舒适卧位，必要时用屏风或床帘遮挡。暴露患处，铺橡胶单、治疗巾于受敷部位下方，用棉签在受敷部位涂上凡士林，再盖上一层纱布。

4．冷敷

（1）将敷布浸入冰水中浸透，再用长钳夹起拧至不滴水，抖开敷于患处（图2-42）；高热患者降温敷于前额部。

（2）每3～5分钟更换一次敷布，持续15～20分钟。

5．密切观察局部皮肤变化及患者反应。

6．操作后处理

（1）冷敷完毕，撤去纱布与敷布，擦掉凡士林，擦干冷敷部位，撤去橡胶单与治疗巾。

（2）协助患者穿好衣服，取舒适体位，整理床单位。

7．整理用物，洗手，记录冷敷的部位、时间、效果、患者的反应等。

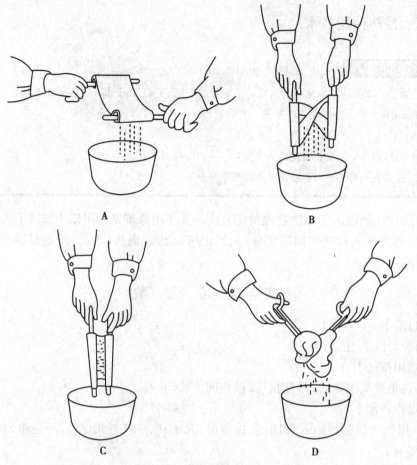

图 2-42　冷湿敷拧布法

【注意事项】

1. 注意检查敷布的温度变化，及时更换，同时密切观察局部皮肤情况及患者反应，防止冻伤。

2. 若为降温，应在冷湿敷 30 分钟后测量体温，并将体温记录在体温单上，降至 38℃以下，停用。

3. 掌握操作要领（表 2-15）。

表 2-15　冷湿敷

易错环节	正确动作要点
冷敷	涂凡士林范围大于冷敷面积，保护皮肤免受过冷刺激；若为开放性伤口，须按无菌技术处理 控制时间，每 3～5 分钟更换一次敷布，持续 15～20 分钟，既保证冷敷效果又防止产生继发效应

实验 14　乙醇擦浴

乙醇是一种挥发性的液体，拭浴时在皮肤上迅速蒸发，吸收和带走机体大量的热，同时乙醇又具有刺激皮肤血管扩张的作用，因而散热能力较强。

【目的】

为高热患者降温。

【适用指征】

应用于高热患者降温。

【操作资源】

1. 用物 30℃ 25%～35% 乙醇溶液 200～300ml,大毛巾、小毛巾、热水袋及套、冰袋及套,必要时备干净衣裤、屏风、便器。

2. 环境与设施 室温适宜,酌情关闭门窗,必要时屏风或床帘遮挡。

【操作程序】

1. 洗手,备齐用物,携用物至床旁。

2. 核对患者床号、姓名,评估患者的年龄、病情、意识、体温、治疗情况、有无乙醇过敏史、皮肤情况、活动能力、心理状态和合作程度,向患者或家属解释操作目的及过程,取得配合。

3. 用床帘或屏风遮挡患者,揭开盖被。

4. 置冰袋于患者头顶部,以助降温并防止头部充血而致头痛;置热水袋于足底部,以促进足底血管扩张而减轻头部充血。

5. 擦浴

(1)方法患者取仰卧位,协助患者脱去衣裤,将大毛巾垫于擦拭部位的下面,将小毛巾浸入乙醇溶液中,再拧至半干,缠于手上成手套状,按顺序以离心方向擦浴,擦浴毕,用大毛巾擦干皮肤。

(2)顺序

1)双上肢:协助患者脱去上衣,按顺序擦拭:①颈外侧→肩→上臂外侧→前臂外侧→手背;②侧胸→腋窝→上臂内侧→前臂内侧→手心。

2)腰背部:患者取侧卧位,从颈下肩部→臀部。擦拭毕,更换上衣。

3)双下肢:协助患者脱下裤子,患者取仰卧位,按顺序擦拭:①外侧:髂骨→下肢外侧→足背;②内侧:腹股沟→下肢内侧→内踝;③后侧:臀下→大腿后侧→腘窝→足跟。全部擦拭完毕,更换裤子。

(3)时间为每侧(四肢、背腰部)3分钟,全过程不超过20分钟。

6. 擦拭过程中,应注意观察患者的病情变化。

7. 操作后处理

(1)擦拭浴毕,取下热水袋,协助患者取舒适体位。

(2)整理床单位,拉开床帘或撤去屏风。

(3)用物清洁消毒后备用。

8. 洗手,记录擦浴时间、效果、患者的反应。

【注意事项】

1. 擦浴过程中,注意观察局部皮肤情况及患者反应,如出现寒战、面色苍白、脉搏、呼吸异常等情况,应立即停止擦浴,与医生联系,给予相应处理。

2. 胸前区、腹部、后颈、足底为擦拭浴的禁忌部位。新生儿及血液病高热患者禁用乙醇拭浴。

3. 擦浴后30分钟,测量体温并记录于体温单上;如果体温低于39℃,应取下头部冰袋。降温后体温记录在体温单上。

4．掌握操作要领（表2-16）。

表2-16　乙醇擦浴

易错环节	正确动作要点
擦浴	擦至腋窝、肘窝、手心、腹股沟、腘窝处稍用力并延长停留时间，以促进散热；全程不超过20分钟，防止产生继发效应

 知识链接

温水擦浴

　　温水擦浴（tepid water sponge bath）是使用低于患者皮肤温度的温水擦浴，可使机体的热量通过传导发散；另外皮肤接受冷刺激后，初期可使血管收缩，继之扩张，加之擦浴时应用按摩手法刺激血管被动扩张，更加促进了散热。温水擦浴适用于高热患者，以降低体温。

　　除脸盆内盛放32～34℃温水、2/3满外，其余同乙醇擦浴。

实验15　热　水　袋

【目的】

保暖、解痉、镇痛、舒适。

【操作资源】

1．用物　热水袋及套、水温计、毛巾、盛水容器、热水。

2．环境与设施　室温适宜，酌情关闭门窗，避免对流风直吹患者。

【操作程序】

1．洗手，准备用物，测量水温，并调节至所需温度。

2．将热水袋去塞、放平，一只手持热水袋袋口的边缘，另一只手持热水壶（图2-43），边灌边提高热水袋；灌至热水袋容积的1/2～2/3满时，逐渐放平热水袋，驱尽袋内空气并拧紧塞子，用毛巾擦干热水袋，倒提并轻轻抖动，检查无漏水后，将热水袋装入布套内，系紧带子。

3．携用物至床旁，核对患者床号、姓名，评估患者的年龄、病情、意识、体温、治疗情况、局部皮肤情况、活动能力、心理状态和合作程度，向患者或家属解释操作目的及过程，取得配合。

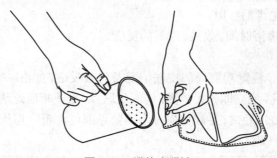

图2-43　灌热水袋法

4. 将热水袋放在所需部位，袋口朝身体外侧。

5. 根据不同目的，掌握使用时间：用于治疗，放置时间不超过 30 分钟；用于保暖可持续使用。

6. 注意观察效果与反应、热水温度等。

7. 用毕，撤去热水袋；将热水倒空、热水袋倒挂、晾干后向袋内吹入少量空气，旋紧塞子，放阴凉处；布袋洗净以备用。

8. 洗手，记录使用部位、时间、效果、患者的反应。

【注意事项】

1. 意识不清、感觉迟钝的患者使用热水袋时应再包一块大毛巾或放于两层毯子之间，并定时检查用热部位皮肤情况，以防烫伤。严格执行交接班制度，并嘱患者及家属不得自行调节热水袋水温。

2. 热水袋灌水过多会导致膨胀，影响接触面积，使患者不适，故只能灌水 1/2～2/3 满；如果炎症部位热敷，只能灌水 1/3 满，以免压力过大，引起疼痛。

3. 掌握操作要领（表 2-17）。

表 2-17　热水袋

易错环节	正确动作要点
1. 测量、调节水温	成人 60～70℃，对感觉迟钝，循环不良等患者，如昏迷、老人、婴幼儿等，水温应低于 50℃
2. 观察	如皮肤潮红、疼痛，应停止使用，并在局部涂凡士林以保护皮肤 保持热水温度，保证达到治疗效果

六、拓展

（一）压疮预防技术

在压疮防治过程中，要认真评估创面情况和患者的全身情况，熟悉各种敷料的特性和缺点。水胶体敷料在压疮防治疗效中有以下三方面的优势：

1. 创面愈合　具有良好的皮肤透气性，减少细菌生长，加之密闭性强，形成低氧张力，能促进局部血液循环；保持创面恒温，利于新陈代谢和组织生长；与创面不粘连，对新生上皮和肉芽组织无损伤，促进创面愈合；保护压疮部位皮肤免受摩擦的影响。

2. 患者　水胶体敷料能保护创面的神经末梢，减轻患者疼痛；使用该敷料能减少换药次数，促进创面早期愈合，减少患者的经济负担；敷料的密闭自黏性，使患者舒适，活动自如，避免感染。

3. 医务人员　换药简便、省时、省力、无不良反应；水胶体敷料的密闭性使之不易污染床单位，减少护理工作量；患者在压疮治疗过程中相对较舒适，对护理人员的满意度高。其缺点是吸收渗液差。

总之，对于压疮的防治，需全面、认真地评估患者的具体情况，才能准确及时地选择最适合的防治措施。

（二）翻身床

翻身床是一种协助患者翻身的床。它由一个支架与一个床身组成，床身可以向左右任意一方发生倾斜。这样可以达到使卧床者翻身的目的，并且卧床者可根据自己的需要来改变睡觉姿势，通过改变身体不同部位的皮肤与床的接触，达到改善体内微循环。

1. 起背功能 起背角度为0～75°，实现背部缓慢升起，摇动轻缓无阻力。

2. 轮椅功能 可使患者能够在0～90°任意角度坐起。坐起后可配合餐桌用餐或者读书学习。

3. 洗脚功能 该床可摘去床尾，配合轮椅功能可以更方便给患者洗脚、按摩。

4. 防下滑功能 坐起时臀部下落，可有效防止患者被动坐起时向下滑动。

5. 防侧滑功能 在起背的过程中，背部两侧的床板同时向内运动，形成一个半包围的结构，这样就避免了使用者坐起来的时候左右倾倒。

6. 便孔功能 摇动便盆摇把，可实现便盆与便盆挡板的切换。便盆就位后自动升起，使便盆紧贴床面，防止排泄物漏到床外。

七、综合实验与思考

1. 张女士，56岁。因意外事故导致颈椎骨折而急诊入院。请问：

（1）护士应为该患者做好哪些方面的入院护理工作？

（2）患者术后送往病房时全麻尚未清醒，护士应采用何种方式运送患者？运送过程中应注意哪些问题？

（3）为保证患者的安全与舒适，护士应采取哪些护理措施？

2. 李先生，65岁，体重60kg。1天前淋雨后出现畏寒、高热，门诊以"大叶性肺炎"收住入院。体检：急性病容，T 39.6℃，P 90次/分，R 22次/分，BP 120/75mmHg，右下肺可闻及湿啰音。

医嘱给予青霉素80万U肌内注射，拍摄胸部X线，乙醇擦浴。请问：

（1）如何运送该患者拍摄胸部X线？有哪些注意事项？

（2）进行乙醇擦浴时注意事项有哪些？

（吕利明 刘红敏）

第二节 无菌与感染控制

学习基础

掌握清洁、消毒、灭菌、无菌及隔离等相关概念；明确手卫生与外科手消毒指征，穿无菌衣、隔离衣的指征；熟悉手卫生与外科手消毒设施设备要求。

医院是各疾病患者聚集的场所，医院感染伴随着医院的存在而产生。医院感染预防与控制日益引起医院管理者的关注和重视，它是保障患者安全、提高医疗质量以及维护医务人员职业健康的一项重要工作。世界卫生组织向全球推荐的医院感染控制5类措施包括无菌操作、消毒、隔离、合理使用抗菌药物、监测医院感染控制效果等。医院感染预防与控制技术是临床护士广泛使用的重要的基础技术。

一、手卫生

 案例导入

西安交通大学医学院第一附属医院新生儿科于 2008 年 8 月 28 日—9 月 16 日期间共收治新生儿 94 名,9 月 5 日—15 日,先后有 8 名新生儿患者死亡。事故原因之一与医务人员没有规范地进行手卫生操作密切相关。

2008 年 11 月 13 日在江苏省南京市召开的中国医院协会传染病医院管理分会第六届年会上获悉:新生儿病房是医院感染发病率最高的科室。其中,医务人员不洗手是婴儿医院感染的主要原因。婴儿室护士抱婴儿前未洗手,感染率为 2.65%,洗手后降为 1.24%。

专家提出,医务人员应做洗手急先锋。

手卫生为医务人员洗手、卫生手消毒和外科手消毒的总称。医务人员手卫生规范,由国家卫生和计划生育委员会制定颁布,是国家卫生行业标准,医护人员应当严格遵照执行。主要有洗手技术、外科手消毒技术。

实验 1 七步洗手法

洗手(washing hands)是指用肥皂或者皂液和流动水洗手,去除手部皮肤污垢、碎屑和部分致病菌的过程。依据国家卫生行业标准(WS/T313-2009),临床常用七步洗手法。

【目的】

1. 去除手部皮肤污垢、碎屑和部分致病菌。

2. 避免护理操作过程中污染无菌物品或清洁物品。

3. 防止感染和交叉感染。

【适用指征】

1. 直接接触患者前后 接触不同患者之间或者从患者身体的污染部位移动到清洁部位时;接触患者的血液、体液、分泌物、排泄物、黏膜皮肤或伤口敷料后。

2. 进行无菌操作前后;接触清洁或者无菌物品之前;处理污染物品后;穿脱隔离衣前后,摘手套后。

【操作资源】

1. 用物 洗手液(含杀菌成分)。

2. 环境与设施 流动洗手池设备、擦手纸或无菌擦手巾或干手器。

【操作程序】

1. 摘除手部饰物,卷袖过肘,打开水龙头,调节水流,湿润双手。取适量洗手液于手掌表面。

2. 七步揉搓双手(全过程至少 15 秒)

(1)第一步:洗手掌(图 2-44)。

两手掌心相对,手指并拢,一手从另一手掌根部向指尖部搓移。两手交替进行。

(2)第二步:洗手背与背侧指缝(图 2-45)。

一手手心叠盖于另一手手背,手指交叉,沿指缝相互搓擦。两手交替进行。

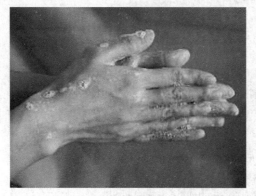

图2-44 洗手掌

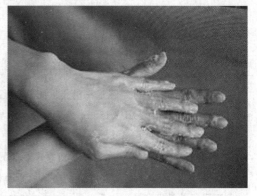

图2-45 洗手背与背侧指缝

（3）第三步：洗掌侧指缝（图2-46）。

两手掌心相对，手指交叉，沿手指缝搓移。两手交替进行。

（4）第四步：洗指背（图2-47）。

一手弯曲手指关节成半握拳状，另一手掌心覆盖指背并旋转搓擦。两手交替进行。

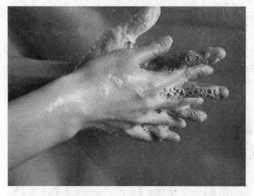

图2-46 洗掌侧指缝

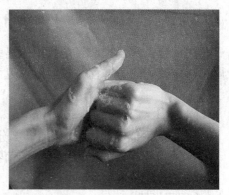

图2-47 洗指背

（5）第五步：洗拇指（图2-48）。

一手握住另一手拇指，旋转搓擦拇指与拇指缝。两手交替进行。

（6）第六步：洗指尖（图2-49）。

弯曲各手指关节，把指尖合拢在另一手掌心旋转搓擦。两手交替进行。

（7）第七步：洗手腕、手臂（图2-50）。

搓洗手腕、手臂，达肘上6cm（非手术前洗手者达腕关节上5cm即可）。两手交替进行。

3. 用流水冲净手上的洗手液（或肥皂），用干燥的无菌擦手巾擦干双手。

【注意事项】

1. 认真清洗指甲、指尖、指缝、指关节和腕横纹等易污染的部位。

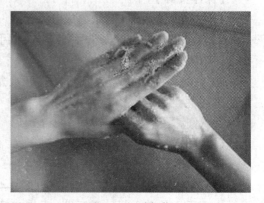

图2-48 洗拇指

笔记

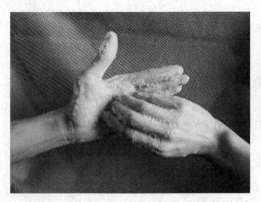

图 2-49　洗指尖

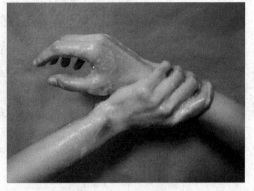

图 2-50　洗手腕、手臂

2．手部不佩戴戒指、手链等饰物。

3．应用一次性纸巾或无菌擦手巾擦干双手时，毛巾应做到一人一巾一用一消毒。

4．掌握操作要领（表 2-18）。

表 2-18　手的清洗与消毒法

易错环节	正确动作要点
1．准备	充分暴露洗手范围，卷袖过肘
2．洗手	洗手范围：双手手掌、手背、手腕及腕上 10cm 按七步洗手法的顺序揉搓双手，每个步骤来回 3 次，持续 15 秒以上。避免遗漏某个面，建议洗手时遵循所学顺序
3．冲手	使用流水冲净洗手液（或肥皂），洗净双手不可再次接触水龙头，避免手的二次污染，若非感应龙头，可用纸包裹龙头将其关闭

 知识链接

洗手预防医院感染

　　17 世纪的维也纳医生"塞麦尔·维斯"对产褥热的分析控制时首次提出"洗手预防医院感染"的部分概念；19 世纪中叶，随着医学科学进步医院感染控制已成为医疗研究的重要课题；19 世纪末，卫生行政部门在保障组织建设、规范医院行为等方面加大了对医院感染的管理力度。2007 年 6 月，美国第 34 届 APIC（Association for Professionals in Infection Control and Epidemiology）年会的主题"Get Plugged In to Innovation in Infection Provention"（蓄势勃发，革新感染预防），呼吁对医院感染"零宽容"（zero tolerance）。新近的研究显示相当多的医院感染是可以预防的，至少 50%～75% 的导管相关性血流感染、50% 的呼吸机相关肺炎和 50% 的手术部位感染可以预防。

 教师微课堂

【记忆口诀】

洗手顺序：手心、手背；手心、宝贝（握拳）；大、小、配（手腕配饰区）。

【实验理解】

学生双手涂胶水，沾满米粒（模拟细菌），感受七步洗手的步骤，加深理解操作。

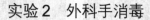

实验2 外科手消毒

外科手消毒（surgical hand antisepsis），即外科手术前医务人员用肥皂、皂液和流动水洗手，再使用外科手消毒剂清除或者杀灭手部暂居菌和减少常居菌的过程。

【目的】

1. 清除和杀灭指甲、手、前臂的污物和暂居菌。

2. 尽量减少手部常居菌。

3. 抑制手部微生物快速增长。

【适用指征】

1. 参与外科手术。

2. 其他按外科手术洗手要求的操作。

【操作资源】

1. 用物　洗手液（含杀菌成分）、清洁指甲刷、手刷（或海绵）、消毒剂、无菌筒内盛干手布（或一次性无菌干手纸）。

2. 环境与设施　非手触式流动水洗手池、非手接触式出液器。

【操作程序】

1. 摘除手部饰物，修剪指甲，长度应不超过指尖，去除甲下污垢。

2. 洗手

（1）取适量的清洁剂清洗双手、前臂和上臂下1/3，按七步洗手法认真揉搓。再按三节段顺序刷手，清洁指甲下的污垢和手部皮肤褶皱，双手交替进行。时间3分钟，刷毕将手刷弃于水池内。

一节段（手）：为指尖、指间、手掌、手背、腕部。腕部做环形洗刷。

二节段（前臂）：做螺旋形洗刷。

三节段（肘部、上臂下1/3）：做螺旋形洗刷。

（2）流动水冲洗双手、前臂和上臂下1/3。

（3）使用清洁毛巾彻底擦干。

3. 两手交替涂抹消毒剂

（1）先取2ml消毒剂放一手掌心，另一手指尖按掌心搓揉，将剩余消毒剂从掌心向手掌、手背、手腕、前臂和上臂下1/3涂抹，搓揉手腕、前臂和上臂下1/3；再取2ml消毒剂同法用于对侧手消毒。共消毒2~6分钟。如果使用免洗手消毒剂，则充分揉搓至消毒剂干燥。

（2）用洁净流动水（流动水应达到G135749的规定）冲净双手、前臂和上臂下1/3。

（3）使用无菌巾擦干双手、前臂和上臂下1/3。抓取无菌巾中心部位，擦干双手后将无菌巾对折呈三角形，底边置于腕部，角部向下，以另一手拉对角向上顺势移动至上臂下1/3，擦去水迹，不得回擦；擦对侧时，将无菌毛巾翻转，方法相同，将擦手巾弃于固定容器内。

【注意事项】

1. 清洗前取下假指甲，保持指甲周围组织的清洁；清洁时，刷洗指甲内和手部皮肤皱褶处污垢；保持手指朝上（高于肘部），双手悬空举在胸前，使水由手指尖流向肘部。

2．手消毒剂的取液量、揉搓时间及使用方法应遵循产品的使用说明。

3．用后的清洁指甲用具、揉搓用品如海绵、手刷等，应放到指定的容器中。揉搓用品一用一消毒或一次性使用。干手物品及其盛装容器一人一用一清洗一灭菌。

4．不同患者手术之间、手套破损或手被污染时，应重新进行外科手消毒。特殊情况水质达不到要求时，手术医师在戴手套前，应用醇类手消毒剂再消毒双手后戴手套。

5．洗手池应设置在手术间附近，水池大小、高矮适宜，防喷溅。池面光滑无死角，每日清洁、消毒。

6．掌握操作要领（表2-19）。

表2-19　外科手消毒法

易错环节	正确动作要点
1．准备	取下戒指、手腕佩戴物，修剪指甲，清除指甲下的污垢
2．洗手	遵循七步洗手法，再用手刷。洗手顺序从手、前臂、肘部及上臂下 1/3 节段，不能少于 3 分钟
3．手消毒	2 次取消毒液消毒双手，时间 2~6 分钟。正确使用无菌巾擦干双手

二、无菌技术

案例导入

张某，患 2 型糖尿病 12 年。两周前因穿新鞋导致足跟处磨出水疱，自行在家挤破水疱后未处理，后发现伤口扩大并有脓液渗出。患者于今日下午 2 时入院。护士发现其足跟部有 4cm×5cm 溃疡，深达皮下组织，有坏死组织形成，渗液较多。医嘱：创口换药。

请问：护士应如何准备换药用物？

无菌技术是防止医院感染的一项重要的基本操作。护理人员必须加强无菌观念，正确掌握和运用无菌技术，严格遵守操作规程，以保证患者的安全。

实验3　无菌技术操作

无菌技术操作（aseptic technique operation）是指在执行医疗护理操作的过程中，防止一切微生物侵入机体和保持无菌物品及无菌区域不被污染的操作技术和管理方法。在临床中，护理人员操作频率较高的无菌技术有无菌持物钳（镊）、无菌包、无菌容器、无菌溶液及无菌手套的使用。

【目的】

1．取用或传递无菌物品。

2．保持无菌物品处于无菌状态。

3．避免无菌环境污染。

【适用指征】

进行各项护理技术操作、手术、伤口换药等无菌操作时。

【操作资源】

1. 用物 根据患者伤口情况准备治疗盘、无菌治疗巾、换药碗、小镊子、无菌溶液、无菌手套、无菌持物钳或持物镊、无菌镊子罐、敷料罐（内有纱布块、棉球、棉签、安尔碘、弯盘、污物桶、伤口敷料等。物品摆放合理，便于操作，避免污染。

2. 环境与设施 光线适宜，清洁车或清洁台整洁、宽敞。无菌操作前30分钟通风，停止清扫地面，减少走动，以降低室内空气中的尘埃。

【操作程序】

1. 无菌持物钳（镊）的使用 无菌持物钳（镊）是用于夹取和传递无菌物品的器械。

（1）查对：检查无菌持物钳包有无破损、潮湿，消毒指示胶带及指示卡是否变色及有效期。湿式保存法消毒液应每周更换2次，特殊科室如手术室、门诊注射室、换药室等使用较多的部门则应每天更换。容器及持物钳每周更换消毒灭菌。干燥法保存则4～8小时更换一次。

（2）取钳：打开容器盖，手心向下持无菌持物钳上1/3，将钳移至容器中央，钳端闭合，垂直取出。钳端不可触及容器边缘及液面以上的容器内壁（图2-51）。

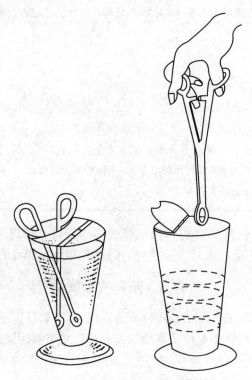

图2-51 无菌持物钳的浸泡与使用法

（3）用钳：使用时保持钳端向下，在肩以下腰部以上视线范围内操作。如需到远处夹取无菌物品，应连同容器一起搬移，就地取出使用，防止持物钳在空气中暴露过久而污染。

（4）放回钳：用后需立即放回容器中，减少在空气中暴露的时间。放回时先闭合钳端，垂直放入容器中，然后打开钳端，盖好容器盖。

无菌持物钳的种类和存放方法

1. 无菌持物钳的种类 无菌持物钳有三叉钳、卵圆钳和长、短镊子四种。①卵圆钳：下端有两个卵圆形小环，可夹取刀、剪、镊、治疗碗、弯盘等；②三叉钳：下端较粗，呈三叉形并以一定弧度向内弯曲，常用于夹取较大或较重物品，如瓶、罐、盆、骨科器械等；③镊子：分长、短两种，其尖端细小，轻巧方便，适用于夹取针头、棉球、纱布等。

2. 无菌持物钳的存放方法 ①湿式保存法：无菌持物钳经压力蒸汽灭菌后浸泡在盛有消毒液的大口有盖无菌容器内，消毒液面要浸没持物钳轴节以上2～3cm或镊子长度的1/2，每个容器内只能放置一把无菌持物钳；②干燥保存法：将盛有无菌持物钳的无菌干罐保存在无菌包内，在集中治疗前开包使用。

2. 打开无菌包法 无菌包应选用质厚、致密、未脱脂棉布制成的双层包布或无纺布，并用封包胶带包扎。

（1）查对：检查无菌包名称、灭菌日期、灭菌效果，包的干燥和完好性。

（2）打开包布：打开封包胶带，依次打开包的上角和左右角，最后打开下角。内层包布用无菌持物钳打开。

（3）取巾：用无菌持物钳夹取治疗巾放于清洁治疗盘内。

（4）包无菌包：无菌包内剩余物品按原折痕包好，贴好封包胶带。注明开包日期、时间，并签名。

3. 铺无菌盘法 无菌盘是将无菌巾铺在清洁干燥的治疗盘内，形成一无菌区，以放置无菌物品，供治疗之用。

（1）铺巾

1）单层底铺巾法：双手捏住无菌巾一边外面两角，轻轻抖开，双折铺于治疗盘上，将上层向近端呈扇形折叠，开口边向外（图2-52）。

2）双层底铺巾法：双手捏住无菌巾一边外面两角，轻轻抖开，从远到近折成双层底，将上层扇形折叠，开口边向外（图2-53）。

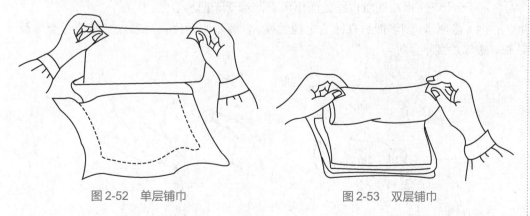

图2-52 单层铺巾   图2-53 双层铺巾

（2）覆盖：放入无菌物品后，拉平扇形折叠层，盖于物品上，上下层边缘对齐。将开口处向上翻折两次，两侧边缘向下（或向上）翻折一次。

（3）记录：记录铺盘时间、内容物、并签名。

（4）双巾铺盘法：夹取无菌巾一块，双手持巾的近身一面的两角，由对侧向近侧平铺在盘上，无菌面向上，夹好所需物品。依法夹取另一无菌巾，由近侧至对侧覆盖于盘上，无菌面朝下，两巾边缘对齐，两侧多余部分向上反折，注意不暴露无菌面。

4．无菌容器使用法　经灭菌处理的盛放无菌物品的器具称为无菌容器。如无菌盒、贮槽、罐等。

（1）查对：核对无菌容器名称及有效期。

（2）开盖：打开容器盖，平移离开容器，内面向上置于稳妥处或拿在手中（图2-54）。盖子不得在无菌容器上方翻转，以防灰尘落于容器内造成污染。

（3）取物：用无菌持物钳从无菌容器内垂直夹取无菌物品。

（4）盖盖：取物后立即将盖翻转，使内面向下，由近向远或从一侧向另一侧盖严。

（5）持无菌容器：手持无菌容器时（如无菌碗）应托住容器底部（图2-55）。

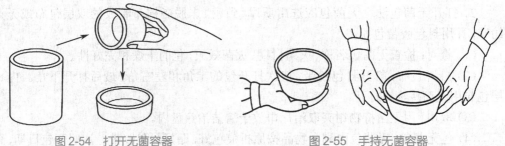

图2-54　打开无菌容器　　　　　图2-55　手持无菌容器

5．取用无菌溶液法（图2-56）

（1）查对：核对无菌溶液的名称、浓度、剂量、有效期，检查瓶盖有无松动，瓶身有无裂痕，对光检查溶液质量。

（2）冲洗瓶口：用启瓶器打开密封瓶外盖。从瓶签一侧用拇指和食指或双手拇指将橡胶盖边缘向上翻起，再用示指和中指套住橡胶塞或捏住边缘将其拉出。手不可触及瓶口及瓶塞的塞入部分，瓶塞可套在示指和中指上或反转置于桌面稳妥处。手握溶液瓶的标签面，倒出少量溶液于弯盘内。

（3）倒溶液：由冲洗瓶口原处倒出所需溶液于无菌容器中。

（4）盖瓶塞：倒溶液后立即塞上橡胶塞，以瓶签侧面位置为起点旋转消毒瓶盖及瓶口边缘后翻下盖好。

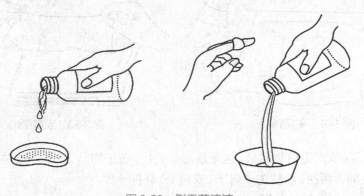

图2-56　倒无菌溶液

（5）记录：在瓶签上注明开瓶日期、时间，并签名。

6. 戴无菌手套法

（1）查对：检查手套型号、灭菌日期，有无潮湿及破损。

（2）戴手套（图2-57）。

1）分次取戴法：一手掀起手套袋开口处外层，另一手捏住手套翻折部分（即手套内面），取出手套，对准五指戴上；同法掀起另一袋口，已戴无菌手套的手指插入另一手套的翻折内面（即手套外面），取出手套，同法将手套戴好。

2）一次取戴法：两手同时掀起手套袋开口处外层，持手套翻折部分同时取出一双手套戴上。将两手套五指对准，一手捏住手套翻折部分，一手对准手套五指戴上；再以戴好手套的手指插入另一手套的翻折内面，同法将手套戴好。

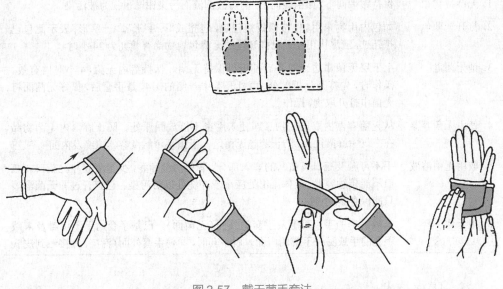

图2-57　戴无菌手套法

（3）调整：双手对合交叉调整手套位置，使指端充实。然后将手套的翻折扣套在工作衣袖外面，手套外面的滑石粉须用无菌生理盐水冲净。

（4）脱手套：操作完毕洗净手套外污物，一手捏住另一手套腕部外面，翻转脱下，再以脱下手套的手插入另一只手套内，清洁面向外翻转脱下（图2-58），弃入医用垃圾袋内。

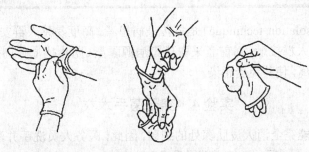

图2-58　脱无菌手套法

7. 整理

（1）用物分类处理。

（2）洗手，脱口罩，记录。

【注意事项】

1. 操作中严格遵守无菌操作原则及查对制度。换药时，用物选择合理、齐全，明确物品的无菌区和非无菌区。

2. 准确记录无菌包、无菌盘、无菌容器和无菌溶液的使用时间。

3. 掌握操作要领（表2-20）。

表2-20　无菌技术法

易错环节	正确动作要点
1. 无菌持物钳	保持钳端向下，如倒转向上，消毒液倒流而污染钳端也视为被污染
2. 打开无菌包	如包内用物未用完，按原折痕包起，包扎成"一字形"，"一字形"表示此包已打开过，应尽快用完。已打开过的无菌包内物品有效期为24小时
3. 铺无菌盘	上下层无菌巾边缘对齐后翻折以保持无菌。保持盘内无菌，4小时内有效。操作时，先打开反折部分，再打开盖巾一侧的1/4，戴手套后，抓好无菌面将无菌巾打开取物，操作
4. 使用无菌容器	从无菌容器内取出的物品即使未用也不能放回原处。防止容器内无菌物品在空气中暴露过久，防止跨越无菌区。手指不可触及容器边缘及内面
5. 取用无菌溶液	手不可触及瓶口及瓶塞的塞入部分，避免沾湿标签，少量溶液冲洗瓶口。瓶口不能接触容器，液体流出处应小于冲洗处以防污染。已打开过的无菌溶液只能保存24小时
6. 戴无菌手套	未戴手套的手不可触及手套的外面（无菌面）。已戴手套的手不可触及未戴手套的手或另一手套的内面。脱手套时，勿使手套外面（污染面）接触到皮肤

三、隔离技术

 案例导入

王某，男，44岁，建筑工人。1小时前在工地由3层楼坠落，急诊入院。入院后查体：神志清楚，BP 80/66mmHg，P 109次/分，腹部有轻度肌紧张和明显反跳痛，移动性浊音（+）。经检查，诊断为"脾破裂"，在征得患者及家属同意并签字后，决定紧急采取手术治疗。

请问：应如何准备以配合医生完成手术？

隔离技术（isolation technique）是将传染病患者、高度易感人群安置在指定地方，暂时避免和周围人群接触，对前者采取传染病源隔离，防止病原体向外传播；对后者需采取保护性隔离，使其免受感染。

实验4　穿无菌手术衣

洗手方法不能完全消灭皮肤深处的细菌，因此，医务人员洗手并消毒后必须穿上无菌手术衣，戴上无菌手套，方可进行手术。

【目的】

保护患者和手术人员，防止污染手术野和手术中交叉传染。

【适用指征】

无菌手术前。

【操作资源】

1. 用物　洗手液或肥皂，消毒液或消毒洗手液，无菌手刷，无菌小毛巾，外科手消毒液。无菌手术衣包。

2. 环境与设施　光线适宜，整洁、宽敞。

【操作程序】

1. 对开式手术衣法（图2-59）

（1）从已打开的无菌衣包内取出无菌手术衣，看清衣服的上下和正面。

（2）双手提起衣领的两角，在较空旷处，充分抖开手术衣，正面朝前。

（3）将手术衣轻轻上抛，双手顺势同时插入袖筒，两臂向前平举伸直。

（4）巡回护士在背后协助从袖笼内向后拉直露出双手，并系住衣领后带。

（5）双手交叉，身体略向前倾，用手指夹起腰带递向后方，由巡回护士接住腰带下方协助系好腰带。

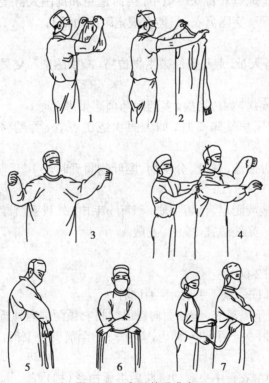

图2-59　穿无菌手术衣

2. 穿遮盖式手术衣法

（1）～（4）同对开式手术衣法。

（5）戴好无菌手套后，提起腰带，由巡回护士用无菌持物钳接取。

（6）巡回护士将腰带由洗手护士身后绕到前面。

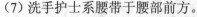

（7）洗手护士系腰带于腰部前方。

【注意事项】

1．穿无菌手术衣前必须进行严格外科洗手。

2．掌握操作要领（表2-21）。

表2-21　穿无菌手术衣

易错环节	正确动作要点
1．取衣	注意衣服上下和正反面，勿碰触其他物品
2．穿衣	穿无菌手术衣须在手术间内比较空旷的地方进行，避免两臂过度外展或过高
3．操作	穿好手术衣后，肩以上、背部、腰以下均视为污染区不可接触。如手术不能立即开始，应将双手插入胸前特制的衣袋中，并选择手术间内较空旷处站立等待。若发现手术衣有破损、潮湿，及时更换

实验5　穿、脱隔离衣

为切断传染途径或保护易感人群，医院采取相应的隔离技术将传染患者和高度易感人群安置在指定地点和特殊环境中，暂时避免和周围人群接触。医务人员进入隔离室需戴口罩、帽子、穿隔离衣，只能在规定范围内活动。

【目的】

保护患者和医务人员，避免病原微生物传播，减少感染和交叉感染的发生。

【适用指征】

1．接触感染性疾病，如传染病、多药耐药菌感染患者时。

2．对患者实行保护性隔离时，如大面积烧伤患者、骨髓移植患者的诊疗、护理时。

3．可能受到患者血液、体液、分泌物、呕吐物喷溅时。

【操作资源】

1．用物　洗手液或肥皂，消毒手刷，消毒小毛巾，外科手消毒液，隔离衣及衣架。

2．环境与设施　光线适宜，整洁、宽敞。

【操作程序】

1．穿隔离衣（图2-60）

（1）戴好帽子、口罩，取下手表，卷袖过肘。

（2）手持衣领取下隔离衣，清洁面向自己。将衣领两端向外折齐，露出肩袖内口。

（3）一手持衣领，另一手伸入袖内，举手抖袖至前臂中上部，换手持领同法穿好另一袖。

（4）两手持衣领由衣领中央顺边缘向后将领扣系（扣）好。

（5）袖口边缘对齐扣好扣子或系带。

（6）将隔离衣一边（约在腰下5cm处）渐向前拉，见到边缘则捏住衣外面边缘，同法捏住另一侧边缘。双手在背后将边缘对齐，向一侧折叠。以手按住折叠处，另一手将腰带拉至背后，压住折叠处，将腰带在背后交叉，回到前面打一活结。扣上隔离衣后缘下部边缘的扣子。

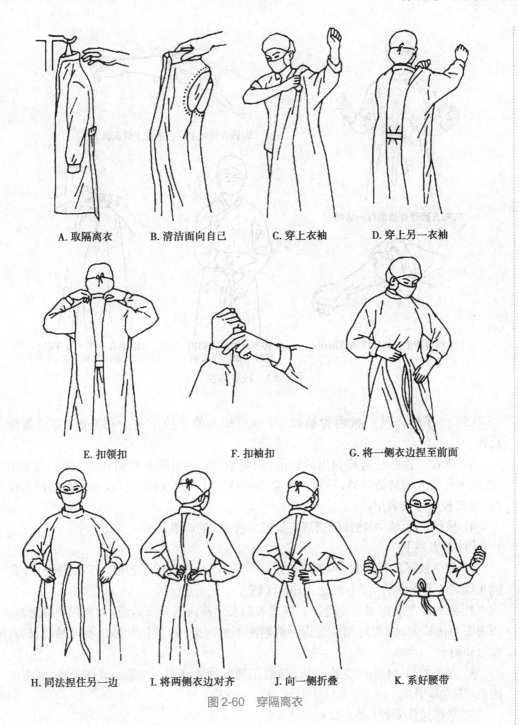

A. 取隔离衣　　B. 清洁面向自己　　C. 穿上衣袖　　D. 穿上另一衣袖

E. 扣领扣　　F. 扣袖扣　　G. 将一侧衣边捏至前面

H. 同法捏住另一边　　I. 将两侧衣边对齐　　J. 向一侧折叠　　K. 系好腰带

图 2-60　穿隔离衣

2. 脱隔离衣（图 2-61）

（1）解开隔离衣后缘下部边缘的扣子，松开腰带在前面打活结。

（2）解开袖扣或带，将衣袖轻轻向上拉，在肘部将部分衣袖塞入工作服衣袖内，露出双手。

（3）用刷手法消毒双手并用消毒小毛巾或一次性纸巾擦干。

（4）双手由衣领中央顺边缘向后解开领扣。

笔记

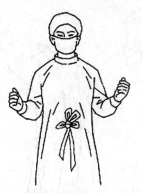

A. 松开腰带在前面打一活结

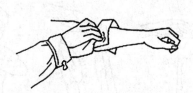

B. 将衣袖向上拉,塞在上臂衣袖下

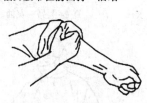

C. 用清洁手拉袖口内的清洁面

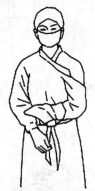

D. 将一只手放在袖内,
拉另一袖的污染面

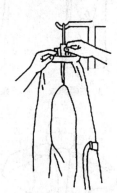

E. 提起衣领,对齐衣
边挂在衣钩上

图 2-61 脱隔离衣

(5) 一手伸入另一袖内拉袖过手,再用袖内的手拉下另一袖外面,双臂逐渐退出。

3. 挂衣 自两袖肩峰拉出清洁面,对好衣领,将隔离衣两边对齐,挂于衣架上(挂在半污染区清洁面向外,污染区污染面向外)。需更换的隔离衣,脱下后清洁面向外,卷好投入污衣袋中。

4. 整理 污物、用物按隔离规定处理。洗手、摘口罩。

【注意事项】

1. 严格执行隔离原则,隔离衣长短要合适,需全部遮盖工作服。穿隔离衣后,只能在规定的范围内活动,不得进入其他区域。

2. 穿脱隔离衣时要避免污染。隔离衣的衣领及内面为清洁面,如为保护性隔离,则内面为污染面,穿脱时需注意保持清洁面不被污染,扣领扣时袖口不可触及衣领、面部和帽子。

3. 隔离衣每 24 小时更换一次,接触不同病种患者时应更换,如有破损、潮湿或污染,应立即更换。

4. 掌握操作要领(表 2-22)。

表 2-22 穿脱隔离衣

易错环节	正确动作要点
1. 穿隔离衣	衣袖勿触及面部、衣领。污染的袖口不可触及衣领、帽子、面部和颈部。系袖扣后手已污染,不可再触及隔离衣内面。隔离衣应能遮住背面的工作服,勿使折叠处松散
2. 脱隔离衣	脱隔离衣时勿使衣袖外面塞入工作服内,保持衣领清洁

教师微课堂

【记忆口诀】

穿隔离衣：手提衣领穿左手，折襟系腰半屈肘。再伸右手齐上抖，系好领口扎袖口。

脱隔离衣：松开腰带解袖口，塞好衣袖消毒手。解开领口脱衣袖，对好领子挂上钩。

四、拓展

特殊器械清洁与消毒

随着医疗新技术的发展，医院消毒的理念在不断发生着变化，医疗器械的清洗消毒灭菌程序也在发生变化。一般患者污染后的医疗器械的洗消程序是先清洗、再消毒或灭菌。被甲类传染病朊病毒、气性坏疽及突发原因不明的传染病病原体污染的医疗器械、器具与物品应先消毒，后清洗，再消毒或灭菌。

1．清洗的原则

（1）尽快清洗，防止污物（尤其是血等有机物）变干；如不能及时清洗，最好浸于清洁水中，防止污物变干；水温需 <60℃，水温过高会使蛋白质凝固，使之很难去除。

（2）不管手工清洗还是机器清洗，应先用冷水漂洗以去除粗的碎片。

（3）由于自来水很难完全去除有机污物，对于有污物污染的物品（血液、组织液、分泌物或排泄物），冷水漂洗后需用含酶洗涤剂分解和去除有机污物。

（4）选择适合污染物种类的酶清洁剂。酶清洗剂应为低泡，以利于漂洗干净，无残留。

（5）机器清洗不能代替手工清洗，复杂的器械能拆开的部件必须拆开仔细刷洗。

2．干燥　清洗后的医疗器械要快速干燥，因为潮湿的状态长时间在室温下容易使细菌生长繁殖，即使灭菌处理也会残留热源物质。

3．灭菌　压力蒸汽灭菌适用于耐高温、耐高湿的医疗器械和物品的灭菌。不能用于凡士林等油类和粉剂的灭菌。玻璃和金属等制品适合干热灭菌。环氧乙烷不损害灭菌的物品且穿透力很强，故多数不宜用一般方法灭菌的物品均可用环氧乙烷消毒和灭菌。环氧乙烷是目前最主要的低温灭菌方法之一。另外，对于不怕湿但畏热的器材可以用 2% 戊二醛浸泡 10 小时灭菌。

五、综合实验与思考

1．王女士，45 岁。10 天前因车祸导致右腿开放性损伤，在当地卫生院包扎处理。5 天后，伤口疼痛难忍并发热入院。入院后查体：伤口分泌物较多，呈淡绿色，有腥臭味。T 40℃，P 96 次 / 分，BP 130/88mmHg。取伤口分泌物送检后诊断为铜绿假单胞菌感染。医嘱：实施接触隔离，伤口换药。请问：

（1）护理操作前的注意事项有哪些？

（2）操作结束后用物如何处理？

2．程先生，32 岁。因家中煤气泄漏，遇热爆炸，导致全身大面积烧伤，其中Ⅲ度创面 20%，深Ⅱ度创面 30%，浅Ⅱ度创面 2%，入院时患者病情危重，昏迷，收住烧伤科空气层流隔离病室，烧伤创面行暴露疗法。请问：

（1）护理人员进入隔离室时的注意事项有哪些？

（2）护理操作时的注意事项有哪些？

（3）对患者及家属心理支持与沟通的护理措施有哪些？

（陈　燕　晋溶辰）

第三节　经口、鼻、气道、食道护理技术

 学习基础

掌握口、鼻、气道、食道的解剖、生理知识；明确呼吸系统的组成及结构；熟悉给药的基本知识，给药的原则，给药时间与途径，各种给药方法的注意事项。

经口、鼻、气道、食道护理技术是指当患者不能自主呼吸、排痰、进食或中毒毒物不能排出时，可借助口腔、鼻腔、气道以及食道达到治疗疾病和维持患者生命体征的目的的一种护理技术，包括吸氧、吸痰、人工气道、胃管等。经口、鼻、气道、食道护理技术是临床护士广泛使用的重要的技术。

一、氧气疗法

 案例导入

1994 年 9 月 13 日下午，某机械厂几名工人走在厂门口施工路面时，不慎损坏了煤气管道，造成煤气大量外泄，工人张某躲避不及，吸入大量一氧化碳而出现胸闷、气急、乏力、头痛、头晕等症状，被送入医院急救，医院诊断为急性一氧化碳中毒。

急救措施：迅速脱离中毒环境，转运至安全地方。吸入 5% 含 CO_2 的氧气，吸氧流量为 8～10L/min，或高压氧治疗。专家指出：高压氧可加速 COHb 的解离，促进 CO 的清除，比常压吸氧快两倍。

氧气是生命活动所必需的物质，人体的各项生理活动必须有氧气的参与。如组织得不到足够的氧或不能充分利用氧，组织的代谢、功能甚至形态结构都可能发生异常改变，这一过程称为缺氧。正常情况下，体内氧的储备量十分有限，健康人包括功能残气量在内存氧量仅 1500ml 左右。成人在静息状态下，每分钟耗氧量约 250ml，运动时则达 2500ml，因此人体必须从体外不断地获得氧气。氧疗因效果肯定、方法简单和价格低廉，已成为临床中应用最为广泛的呼吸疗法。

实验 1　氧气吸入技术

氧气疗法（oxygenic therapy）是指通过给氧，提高动脉血氧分压（PaO_2）和动脉血氧饱和度（SaO_2），增加动脉血氧含量（CaO_2），纠正各种原因造成的缺氧状态，促进组织的新陈代谢，维持机体生命活动的一种治疗方法。

【目的】

纠正各种原因造成的缺氧状态，提高动脉血氧分压（PaO_2）和动脉血氧饱和度（SaO_2），增加动脉血氧含量（CaO_2），促进组织的新陈代谢，维持机体生命活动。

【适用指征】

1. 肺活量减少。

2. 心肺功能不全。

3. 各种中毒引起的呼吸困难。

4. 昏迷患者。

5. 某些外科手术前后患者、大出血休克患者、分娩时产程过长或胎儿心音不良等。

【操作资源】

1. 用物　管道氧气装置（中心供氧装置）和氧气筒及氧气表装置（图2-62），必要时备扳手。治疗盘内备治疗碗（内盛冷开水）、湿化瓶、鼻导管、纱布、弯盘、胶布、橡皮管、玻璃接管、棉签。根据不同的方法增加鼻塞、面罩、氧气枕等。用氧记录单、笔。

2. 环境与设施　防震、防热、防火、防油。氧气筒周围禁放烟火和易燃品。

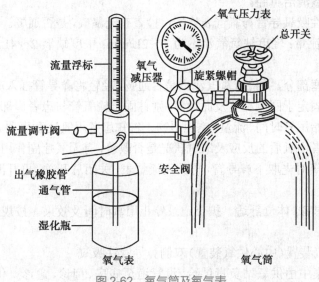

图2-62　氧气筒及氧气表

【操作程序】

▲氧气筒供氧（单侧鼻导管给氧法）

（1）氧气筒及氧气表装置

1）氧气筒：氧气筒是一圆柱形无缝钢桶，桶内可耐高压达14.7MPa（150kg/cm²）的氧，容纳氧气6000L。氧气筒的顶部有一总开关，控制氧气的进出。氧气筒顶部的侧面，有一气门与氧气表相连，是氧气自筒中输出的途径。

2）氧气表：由以下几部分组成：

a. 压力表：可测知压力筒内的压力，以MPa（kg/cm²）表示。

b. 减压器：是一种弹簧自动减压装置，将来自氧气筒内的压力减至2～3kg/cm²

（0.2～0.3MPa），使流量平稳，保证安全。

c. 流量表：用来测量每分钟氧气的流出量，流量表内有浮标，从浮标上端平面所指的刻度，可测知每分钟氧气的流出量。

d. 湿化瓶：内装 1/3 或 1/2 蒸馏水或冷开水，通气管浸入水中，湿化瓶出口接橡胶管和鼻塞或鼻导管相连。

e. 安全阀：作用是当氧流量过大、压力过高时，安全阀内部活塞自行上推，过多的氧气由四周小孔流出，以确保安全。

（2）装表法：将氧气筒置于氧气架上，打开总开关，使小量气体从气门处流出，随即迅速关闭，达到清洁的目的，避免灰尘吹入氧气表。然后将氧气表稍向后倾置氧气筒气门上，用手初步旋紧，再用扳手拧紧，使氧气表直立氧气筒旁。接湿化瓶，湿化瓶内盛 1/3～1/2 的冷蒸馏水，若为急性肺水肿的患者应加入 20%～30% 乙醇；将橡胶管接氧气表。检查氧气流出是否通畅，氧气装置是否漏气，关紧流量开关，推至病房备用。

（3）给氧法

① 护士衣帽整齐、洗手、戴口罩。

② 核对患者床号、姓名，解释操作的目的和方法，准备胶布。

③ 用湿棉签清洁鼻腔。

④ 将一次性吸氧导管与氧气表连接。检查有无漏气，是否通畅。

⑤ 调节氧流量：轻度缺氧氧流量为 1～2L/min；中度缺氧 2～4L/min；重度缺氧 4～6L/min。

⑥ 湿润鼻塞部分，并检查氧气流出是否通畅，轻轻将鼻导管插入鼻腔。

⑦ 将胶布固定于同侧鼻翼及面颊部，别针固定输氧管与患者肩部衣服上。

⑧ 记录开始用氧时间、流量，整理用物。告知患者用氧注意事项。

⑨ 观察患者用氧后的反应及缺氧状况是否改善，有无氧疗副作用。

⑩ 停止用氧时先取下鼻导管，再关闭流量表，关闭总开关，再开流量表放出余气后，关闭流量表。

最后安置患者，体位舒适。护士记录停止用氧时间及效果。按规范卸表，用物分类处理。

▲管道氧气装置（中心供氧装置）双侧鼻导管法吸氧

医院氧气集中由供氧站负责供给，设管道至病房、门诊、急诊。供应站有总开关控制，各用氧单位配氧气表，打开流量表即可使用（图2-63）。

（1）护士衣帽整齐、洗手、戴口罩。

（2）核对患者床号、姓名，解释操作的目的和方法，准备胶布。

（3）用湿棉签清洁鼻腔。

（4）将湿化瓶和流量表安装到中心供氧装置上，检查是否漏气，连接鼻导管。

（5）调节氧流量：轻度缺氧氧流量为 1～2L/min；中度缺氧 2～4L/min；重度缺氧 4～6L/min。

（6）将吸氧导管前端浸入盛有蒸馏水的治疗碗中看有无气泡，检查鼻导管是否通畅，轻轻将鼻导管插入鼻腔。

（7）挂吸氧管于患者双侧耳后，在颌下固定，指导患者正确呼吸。

（8）记录开始用氧时间、氧流量，整理用物。告知患者用氧注意事项。

（9）观察患者用氧后的反应及缺氧状况是否改善，有无氧疗副作用等。

（10）停止用氧：先拔出吸氧管，用纱布或面巾纸擦拭患者鼻部，再关闭流量表开关。

（11）协助患者取舒适卧位，整理床单位。整理用物，物品分类消毒。护士记录停止用氧时间及用氧效果。

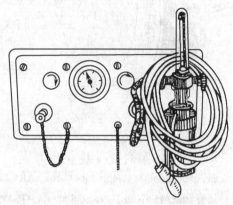

图2-63 湿化瓶及导管与中心供氧管道的链接

【注意事项】

1. 严格遵守操作规程，注意用氧安全，做好四防：防火、防热、防油、防震。

2. 使用时，应先调节流量后再使用，停止时应先拔出鼻导管再关闭氧气开关。

3. 用氧过程中密切观察患者缺氧状态是否改善，用氧装置是否完好。

4. 氧气筒内的氧气不可用尽，压力指针在 $5kg/cm^2$ 时即不可再用，以防灰尘进入筒内，再次充氧时引起爆炸。

5. 对未用或已用空的氧气筒，应分别标"满"或"空"标志，以免用时搬错，延误抢救时间。

6. 持续用氧者应每日更换导管 2 次以上，双侧鼻腔交替插管，并及时清理鼻腔分泌物，以防鼻导管阻塞。

7. 对于 24 小时长期用氧的患者，需注意保护鼻腔黏膜，可用无色无味的润肤油涂擦，每日 2～3 次。

8. 掌握操作要领（表2-23）。

表2-23 氧气吸入法

易错环节	正确动作要点
1. 调节氧流量	轻度缺氧、Ⅱ型呼衰、肺源性心脏病、小儿氧流量为 1～2L/min；中度缺氧 2～4L/min；重度缺氧 4～6L/min
2. 插管供氧	测量插入长度：单侧鼻导管量取鼻尖至耳垂的 2/3（图 2-64）；先调节好氧流量再轻轻插入鼻导管，避免大量氧气进入呼吸道，引起肺组织损伤
3. 停止用氧	先取下鼻导管，再关闭氧流量表，关闭总开关，再开流量表放出余气后，关闭流量表

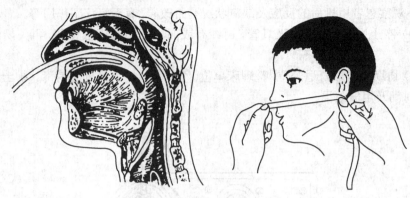

图 2-64　单侧鼻导管插入长度

 知识链接

吸氧与湿化

美国呼吸协会（American Association for Respiratory Care，AARC）的氧疗指南指出<4L/min 的吸氧无需湿化，美国胸科协会（the American Thoracic Society，ATS）指出<5L/min 的氧无需湿化。国内非湿化吸氧的相关研究中均给予中低流量吸氧，氧流量<4L/min。Campbell 等对 185 例鼻塞湿化吸氧与非湿化吸氧的对照研究中，氧流量控制在<4L/min，结果显示：氧流量<4L/min 无需湿化。

 教师微课堂

【记忆口诀】

装表记忆法：吹起—上表—紧螺旋—装瓶—关小—打开大开关—开小试气—再关小。

卸表记忆法：整理—关总—开小—卸湿化瓶—卸氧气表。

二、排痰法

 案例导入

张某，男，72 岁。因"高血压、脑出血"急诊来院就诊。患者呼吸急促，嘴唇发绀，听诊喉部闻及大量痰鸣音，双肺可闻及散在干、湿啰音，检查意识状态，强刺激后醒来，询问患者状况，答非所问，刺激除去又迅速入睡。测量生命体征：T 37.3℃，P 78 次/分，R 28 次/分，BP 190/100mmHg。双侧瞳孔 3mm，等大等圆，对光反射灵敏。医嘱：必要时吸痰。

请护士准备用物实施操作，并判断吸痰后的效果。

吸痰术（aspiration of sputum）是指利用负压作用，用吸痰导管经口、鼻、人工气道将呼吸道分泌物或误吸的呕吐物吸出，以保持呼吸道通畅，预防吸入性肺炎、肺不张、窒息等并发症的一种护理技术。适用于危重、年老体弱、昏迷或全身麻醉后因咳嗽无力或反射迟钝,不能将痰液咳出或呕吐物误吸入气管的患者。当患者不能自主的排出痰液时,可通过吸痰术帮助患者保持呼吸道通畅。

吸痰装置有中心负压装置(中心吸引器)、电动吸引器两种,利用负压吸引原理,连接导管吸出痰液。

现各大医院均设中心负压装置,吸引器管道连接到各病床床单位,使用时只需接上吸痰导管,开启开关,即可吸取,十分方便。

电动吸引器由马达、偏心轮、气体过滤器、压力表、安全瓶、贮液瓶组成(图2-65)。安全瓶和贮液瓶可贮液1000ml,瓶塞上有两个玻璃管,并通过橡胶管相互连接。接通电源后马达带动偏心轮,从吸气孔吸出瓶内空气,并由排气孔排出,不断循环转动,使瓶内产生负压,将痰液吸出。

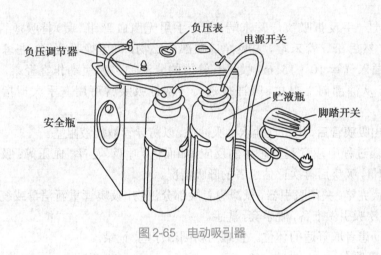

图2-65　电动吸引器

实验2　经鼻/口腔吸痰法

经鼻/口腔吸痰是指用吸痰管从鼻腔或口腔吸出痰液的方法,以去除鼻腔、口腔或气道的痰液。

【目的】
1. 清除鼻腔、口腔、气道分泌物,保持呼吸道通畅。
2. 促进呼吸功能,改善肺通气。
3. 预防并发症发生。

【适用指征】
1. 患者鼻腔、口腔情况良好,无息肉、红肿、鼻骨骨折等情况下用此方法。
2. 患者不能自主排痰时。

【操作资源】
1. 用物　治疗盘内盛放物品:有盖罐2只(1只盛无菌生理盐水,1只盛已消毒的吸痰管数根)或一次性吸痰管、弯盘、无菌纱布、无菌血管钳及镊子、无菌碗1个、无菌手套1副、治疗巾、痰标本容器(按需要备)。治疗盘外盛放物品:电动吸引器或中心吸引器,溶液瓶(内盛消毒液,可消毒吸引器上连接管,置于床栏处)、手电筒、听诊器、必要时备压舌板、张口器、舌钳、电插板等。

笔记

2. 环境与设施　环境宽敞明亮。

【操作程序】

1. 核对医嘱,评估患者

（1）有效核对患者床号、姓名、年龄、病情、意识等情况。

（2）评估患者呼吸、痰量、鼻腔情况、痰液黏稠度和部位、患者心理状态及合作程度。

（3）解释吸痰的目的、方法。

2. 护士衣帽整齐、洗手、戴口罩。备齐用物携至床旁,取下活动义齿,将患者头部转向一侧,面向操作者。

3. 接通电源,打开开关,检查吸引器性能并连接吸痰管,调节负压,试吸少量生理盐水。

4. 护士一手反折吸痰导管末端,另一手用无菌血管钳（镊）持吸痰管前端,插入口咽部,然后松导管末端,先吸净口咽部分泌物,再更换吸痰管,在患者吸气时将吸痰管插入气管 10～15cm,吸尽气管内的分泌物。吸痰动作宜轻柔,将吸痰管左右旋转,从深部向上提拉,吸净痰液。一次性吸痰管可用左手大拇指控制吸引阀门。

5. 退出吸痰管后,用生理盐水抽吸冲洗,以防导管被痰液阻塞。

6. 吸痰过程中注意观察患者的反应,如面色、呼吸、心率、血压等;吸出液的颜色、性质和量,吸痰后再次评估患者的呼吸情况。

7. 吸痰完毕,关闭吸引器,拭净患者脸部分泌物,吸痰管重新消毒或统一处理后丢弃,为下次吸引做准备,脱手套,洗手。

8. 协助患者取舒适的体位。整理用物回治疗室,记录。

【注意事项】

1. 吸引器负压不可过大,一般成人 300～400mmHg（40.0～53.3kPa）;儿童 250～300mmHg（<40.0kPa）。

2. 动作轻柔,避免呼吸道黏膜损伤,送入吸痰管时阻断负压,抽吸时不要将导管上下移动或固定一处不动。

3. 口鼻吸痰用物应每日更换一次。

4. 及时倾倒痰液,不宜超过贮液瓶的 2/3。

5. 如自口腔吸痰有困难,可由鼻腔插入,颅底骨折患者禁用。

6. 掌握操作要领（表 2-24）。

表 2-24　经鼻 / 口腔吸痰法

易错环节	正确动作要点
1. 接管调压	连接吸引器各管道,检查吸引器性能,调节负压:一般成人 40.0～53.3kPa,儿童 <40.0kPa,负压过大可引起呼吸道黏膜损伤
2. 插管吸痰	插管时不可有负压,以免引起呼吸道黏膜损伤;吸痰动作要轻柔,每次吸痰时间 <15 秒,以免造成缺氧。鼻咽吸引插入导管长度为患者鼻尖至耳垂的距离,成人约为 16cm,儿童 8～12cm,婴幼儿 4～8cm。经鼻气管内吸引时,插入导管的长度成人约为 20cm,儿童 14～20cm,婴幼儿 8～14cm
3. 吸痰手法	左右旋转,向上提出;避免来回提插

笔记

知识链接

吸痰法并发症的护理措施有哪些？

吸痰有诸多并发症,若遇到吸痰并发症时应该如何护理呢？以下介绍五种吸痰最常见的并发症以及护理措施。

1. 肺不张　选择的吸痰管应不超过插管的1/2。吸痰后应采用控制性膨肺改善缺氧和肺不张。

2. 误吸　体位:吸痰时患侧在上,平时取患侧卧位和头高位;建议餐后30分钟再吸痰。

3. 气道黏膜损伤　避免吸痰管太粗,负压过高,吸痰时间过长,动作粗鲁等。

4. 继发感染　严格无菌技术,把好无菌物品关。

5. 心律失常和低血压　刺激迷走神经所致,一旦发生应停止吸痰及时处理。

 教师微课堂

【记忆口诀】

"轻":吸痰动作轻柔,吸痰管轻轻插入,不可反复上下提插。

"快":吸痰动作迅速,每次吸痰时间<15秒。

"转":采用边捻吸边上提的吸痰方法,防止拉锯式和边插边吸的损伤式吸痰。

"散":采用一次性多孔吸痰管,先气管后口腔的原则(气管切开的情况下)。

实验3　经气管插管/气管切开吸痰法

经气管插管/气管切开吸痰法,是指在无法通过鼻腔、口腔吸痰时,可从患者的人工气道进行吸痰,将吸痰管直接插入切开的气管中吸痰,达到清除呼吸道分泌物,保持呼吸道通畅的目的。

【目的】

1. 充分吸出积聚在患者气道的痰液。

2. 清除呼吸道分泌物,保持呼吸道通畅和患者的有效通气。

3. 防止发生坠积性肺炎,肺不张。

4. 预防感染。

【适用指征】

1. 当患者口腔、鼻腔严重破损不能经口、鼻腔吸痰时,可用此法。

2. 患者有人工气道时。

【操作资源】

1. 用物　一般用物按本节实验1经口/鼻腔吸痰法准备;吸痰管粗细选择小于气管套管/插管内径的1/2,长度约为30cm。

2. 环境与设施　保持病房清洁、安静、空气流通,室温20～22℃,湿度60%～70%。室内每日用紫外线灯照射2次,每次30分钟,消毒时注意保护病人眼角膜,避免皮肤暴露。严格限制陪床探视人员,室内禁烟。

【操作程序】

1. 评估患者、用物准备、环境准备同经鼻/口腔吸痰法。

2. 倒无菌生理盐水,检查打开一次性吸痰管,暴露末端,右手戴上无菌手套。

3. 右手持吸痰管,左手持吸引管并连接妥当,放入无菌生理盐水中试吸。

4. 右手持吸痰管插入气管内 10~15cm,左手拇指压紧阀门,右手边吸边左右旋转向上提拉。

5. 分泌物黏稠可滴入湿化液、配合叩击、雾化吸入等,提高吸痰效果。

6. 吸痰毕,分离吸痰管,将吸引管浸入消毒液中,手套及吸痰管按一次性物品处理。

7. 安置患者,取舒适体位,整理床单位。

8. 记录,洗手后记录痰液性质、量及患者的呼吸情况。

【注意事项】

1. 使用前应确保吸引器性能良好,处于备用状态。

2. 气管切开患者吸痰严格按无菌操作进行,吸痰管、手套必须每次更换,避免感染。先吸气管处,再吸口鼻处。缺氧患者吸痰前后可加大氧流量或用呼吸气囊加100%氧气加压呼吸。气管切开处敷料每天更换一次。

3. 使用人工呼吸机患者吸痰后与呼吸机连接,并注意各参数情况。

4. 吸痰过程中要观察患者面色和呼吸情况,吸出物的性状、量、颜色及黏膜有无损伤。

5. 掌握操作要领(表2-25)。

表2-25 经气管插管/气管切开吸痰法

易错环节	正确动作要点
1. 无菌要求	操作过程中严格无菌操作,吸痰盘内物品应每班消毒更换
2. 吸痰前准备	情况许可时,可在吸引前给患者过度通气或提高给氧浓度数分钟,再调至原来的水平,有利于减轻因吸引而导致的低氧血症和肺不张
3. 插管	移开给氧或湿化装置,不带负压将吸痰管插入人工气道,遇见阻力或患者咳嗽时,往外提出 1cm,此法可刺激患者咳嗽,并使导管口离开气管壁
4. 观察	观察患者呼吸道通畅情况,有无吸引导致的并发症,必要时重复吸引,但应注意每次吸引间隔至少 1 分钟,让患者有适当的时间通气和氧合

知识链接

痰量与病情变化的关系

正常人一般不咯痰或仅有少量泡沫样痰或黏液样痰。当呼吸道有病变时,痰量可增加(>50ml),大量痰液提示肺内有慢性炎症或空腔性化脓性病变,如支气管扩张症、肺脓肿、肺结核等。在病程中如痰量逐渐减少,表示病情好转;反之表示病情有所进展。在肺脓肿或脓胸向支气管破溃时,痰量可突然增加并呈脓性,因此观察痰量可了解病情的变化。在吸痰过程中护士应及时准确的观察痰量变化,从而评估患者的病情,不断调整护理计划。

笔记

三、给药法

案例导入

　　2014 年 11 月 23 日，在某医院住院部肾病科，发生了一起护士发错药的案例。郭女士的丈夫兰先生称，11 月 21 日，妻子从 36 床转到了 8 床，那天他将袋装中药热好后，准备撕开给妻子吃的时候发现药不对，药袋外包装上标注的名字是 26 床的王女士。而在这之前郭女士已喝了 4 小袋，这起医疗差错就在于护理人员没有严谨地发放药品。

　　美国的一项统计结果显示，医疗错误居患者死因第 5 位，在所有医疗错误中，给药差错最为常见。

　　药物护理是最常用的一种护理手段。临床护理工作中，护士在备药、给药、观察患者用药后的反应和药品的管理等方面承担着重要的职责。通过给药可以帮助患者治疗疾病，减轻症状，且可达到预防疾病、协助诊断及维持机体正常生理功能的目的。

实验4　口服给药法

　　口服给药（administering oral medication）是最常采用的给药方法，药物经胃肠道黏膜吸收，给药方便又较安全。但吸收较慢，不适用于急救，意识不清、呕吐频繁等患者不宜采用。药效易受胃肠功能及胃肠内容物的影响，如胰岛素口服易被破坏而失效，只能注射给药。

【目的】

1. 减轻症状、治疗疾病、维持正常生理功能。

2. 协助诊断、预防疾病。

【适用指征】

1. 清醒、意识清楚的患者。

2. 急、慢性病患者。

3. 药效不易受胃肠功能及胃肠内容物影响的药物。

【操作资源】

1. 用物　服药本、药卡、所用药品、药匙、药杯、量杯、滴管、研钵、纱布或小毛巾、小水壶（备温开水）、发药盘或发药车。

2. 环境与设施　环境宽敞明亮，清洁卫生。

【操作程序】

1. 遵医嘱备药

（1）核对药卡与服药本，按床号顺序将药卡插入发药盘内，放好药杯。

（2）根据服药本上床号、姓名、药名、浓度、剂量、时间进行摆药。

（3）根据药物剂型不同，摆药顺序不同，采取不同的摆药方法。①固体药（片、丸、胶囊）：用药匙取药放入药杯内；②液体药：用量杯量取，将药液摇匀，一手持量杯，拇指置于所需刻度，并使其需要刻度与视线平；另一手将药瓶有瓶标签一面朝上，即手心向标签，倒药液至所需刻度处。再将药液倒入药杯，用湿纱布擦净瓶口，放药

69

瓶回原处。更换药液品种时,应洗净量杯。油剂溶液或按滴计算的药液,可先在杯中加少量温开水。

2. 摆药完毕,将药品归还原处,再请另一名护士按照查对制度再将药物、药卡与服药本核对一遍以确保摆药无误,用治疗巾盖好药盘。

3. 核对患者姓名时要呼唤患者的名字,并得到准确的应答后才发药,避免发药错误。

4. 发药

(1)在规定时间携带服药本、发药盘、温开水,按病床号顺序送药到病床前。

(2)核对药卡、床号、姓名、药名、剂量、浓度、时间、用法,核对无误后方可进行发药。

(3)协助患者取舒适卧位,解释用药的目的及注意事项。

(4)协助患者服药,确认服下,再次核对后方可离开。不能自行服药者应喂服,鼻饲者将药物碾碎,用水溶解后按鼻饲法喂服。因故未服药者,将药带回保存,适时再发或交班。

(5)根据药物特性进行用药指导。

5. 整理床单位,清理用物,药杯按要求分类处理。洗手,观察患者服药后的反应,必要时记录。

【注意事项】

1. 严格执行三查七对制度,防止出现取药、发药差错。

2. 发药前应收集患者有关资料,如因特殊检查或行手术而需禁食者,暂不发药,并做好交班。

3. 发药时,若患者询问时应耐心解释,以满足其安全需要;并按药物性能,做好患者服药中的健康指导。

(1)对牙齿有腐蚀作用和使牙齿染色的药物,如酸类、铁剂等可用饮水管吸入药液,以免药物与牙齿接触,服药后及时漱口;服用铁剂禁忌饮茶,因铁剂与茶叶中的鞣酸结合,形成难溶性铁盐,妨碍吸收。

(2)健胃药宜在饭前服,因其刺激味觉感受器,促进胃液分泌,可促进食欲;对胃有刺激性的药物宜饭后服,以使药物与食物均匀混合,减少药物对胃壁的刺激;助消化的药物宜饭后服,有助于食物的消化。

(3)抗生素需在血液内保持有效浓度,应准时服药。

(4)磺胺类药物经肾脏排出,尿少时易析出结晶堵塞肾小管,服药后应鼓励患者多饮水。

(5)服用呼吸道黏膜安抚剂和止咳药,不宜立即饮水以免冲淡药物,降低疗效。

(6)服强心苷类药物者需加强心率、节律监测,脉率低于60次/分或节律不齐时应暂停服用,并告知医生。

(7)有相互作用的药物不宜同时或在短时间内服用;合理安排服药时间,使药物充分发挥疗效。

4. 发药后,随时观察服药效果及不良反应。

5. 掌握操作要领(表2-26)。

表2-26 口服给药法

易错环节	正确动作要点
1. 备物	根据医嘱查看所需药物是否齐全、是否在有效期内、是否足量
2. 取药	根据药物不同剂型采取不同的方法取药：固体药用药匙，水剂摇匀后用量杯取药
3. 发药	发药到手、服药到口、咽下再走。因故未服药者，将药带回保存，并交班

 知识链接

何为用药差错？

用药差错（medication errors）是指药物使用过程中出现的任何可预防事件（preventable event），导致用药不当或患者受损。该事件和专业技术、药物产品、操作程序，以及管理体系有关。用药差错可出现于处方、医嘱、药品标签与包装、药品名称、药品混合、配方、发药、给药、用药指导、监测及应用等过程中。据美国药监会2000年报道，用药差错发生率以给药为最高，其次为抄写、配方、处方。用药差错大多是由于违反治疗原则和规定所致。用药差错的含义不同于药品不良反应，但用药差错也可以导致不良反应，如已知患者对青霉素过敏而用青霉素治疗，导致过敏性休克。

 教师微课堂

【记忆口诀】

发药注意：发药到手；看药入口；服后人走。

实验5 雾化吸入给药法

雾化吸入法（nebulization）是指将挥发性药物或气体经口、鼻吸入，由呼吸系统吸收，从而达到局部或全身治疗目的的方法。由于雾化吸入法具有发挥药效快、药物用量较小而不良反应较轻的优点，故应用日渐广泛。临床常用的雾化吸入法有超声雾化吸入法、氧气雾化吸入法、手压式雾化吸入法和压缩雾化吸入法等。

▲超声雾化吸入法

超声雾化器工作原理为超声波发生器发出的高频电能，通过晶体换能器，将电能转化为声能，声能透过透声膜，破坏药液表面张力，使液体变成细微的气雾，通过导管随患者吸气进入呼吸道，到达终末支气管和肺泡。

【目的】

1. 治疗呼吸道感染 消除炎症，减轻咳嗽，稀释痰液，协助祛痰。

2. 改善通气功能 解除支气管痉挛，使气道通畅。

3. 预防呼吸道感染 通过吸入温暖、潮湿的气体，减少呼吸道的刺激，减轻呼吸道的炎症和水肿。

4. 间歇吸入抗癌药物 治疗肺癌。

5. 湿化气道 常用于呼吸道湿化不够，痰液黏稠，气道不畅者。也可用于气管切开术后常规治疗手段。

笔记

【适用指征】

1. 肺癌患者。

2. 痰液黏稠、支气管痉挛的患者。

3. 全身麻醉手术后、呼吸道烧伤、胸科手术前后或配合人工呼吸器的使用。

【操作资源】

1. 用物 超声波雾化吸入器（图 2-66）；治疗车上放置指定药液、冷蒸馏水、水温计及治疗巾一块；按医嘱备药。

（1）超声波雾化吸入器的结构和原理

1）结构：①超声波发生器通电后输出高频电能，雾化器面板上操纵调节器有电源开关、定时开关盒雾量调节旋钮；②水槽：盛蒸馏水，水槽下方有一晶体换能器，接受发生器发生的高频电能，将其转化为超声波声能；③雾化罐（杯）：盛药液，雾化罐底部是半透明膜，称透声膜，声能可透过此膜与罐内药液作用，产生雾滴喷出；④螺纹管和口含嘴或面罩。

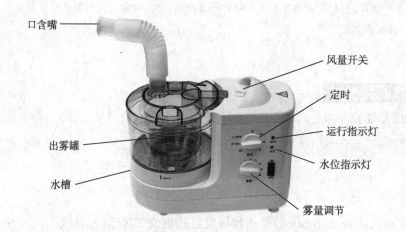

口含嘴

风量开关

定时

运行指示灯

出雾罐

水位指示灯

水槽

雾量调节

图 2-66 超声雾化吸入器

2）原理：超声波发生器通电后输出高频电能，使水槽底部晶体换能器发生超声波声能，声能透过雾化罐底部的透声膜，作用于罐内的液体，使药液表面的张力和惯性受到破坏，成为微细雾滴喷出，通过导管随患者吸气而进入呼吸道。

3）特点：雾量大小可以调节；雾滴小而均匀（直径 5μm 以下）；药液随着深而慢的吸气可到达终末支气管及肺泡；因雾化器电子部分发热，能对雾化液轻度加温，使患者吸入温暖、舒适的气雾。

（2）雾化吸入常用药物：①控制呼吸道感染：常用抗生素，如庆大霉素。②解除支气管痉挛：常用氨茶碱、沙丁胺醇等。③稀化痰液，协助祛痰：常用 α-糜蛋白酶、乙酰半胱氨酸等。④减轻呼吸道黏膜水肿：常用地塞米松等。

2. 环境与设施 环境宽敞明亮，清洁卫生。

【操作程序】

1. 评估患者的病情、治疗情况及合作程度等。向患者解释目的和注意事项以取得合作。

2. 检查雾化器各个部件,接好口含管或面罩。

3. 水槽中加入冷蒸馏水 250ml,水槽内水温勿超过 60℃,液面浸没雾化罐底部的透声膜,以免损坏机件。

4. 将指定药液稀释到 30～50ml,放入到雾化罐内,旋紧盖,将雾化罐放入水槽内,水槽盖盖紧。

5. 用物携至患者床旁,核对患者床号、姓名、药名、浓度、剂量、给药时间、给药方法等。

6. 协助患者取坐位、半坐位或侧卧位,患者颌下铺治疗巾。

7. 接通电源,打开电源开关,预热 3～5 分钟,再打开雾化器开关,根据需要调节雾量。

8. 协助患者将口含管或面罩位置放好,面罩应遮住患者口鼻,口含管放入患者口中,每次治疗时间为 15～20 分钟。

9. 治疗结束后,先关雾化开关,再关电源开关。为患者擦干面部,取舒适体位。

10. 观察并记录治疗效果与反应。整理用物,放掉水槽内的水并擦干,面罩或口含管浸泡消毒,冲净、擦干、备用。

【注意事项】

1. 严格执行查对制度和消毒隔离原则。

2. 水槽内无水,雾化罐内无药液不能开机;水槽及雾化罐内禁忌加入温水或热水。

3. 使用中水槽内水温超过 60℃时应及时更换冷蒸馏水。

4. 水槽底部的晶体换能器和雾化罐底部的透声膜薄而质脆易损坏,操作时不可用力过猛。

5. 连续使用时,中间应间隔 30 分钟。

6. 掌握操作要领(表 2-27)。

表 2-27 超声波雾化吸入术

易错环节	正确动作要点
1. 备物	根据医嘱备药,吸取药液用生理盐水 30ml 稀释后置雾化罐内,水槽内倒冷蒸馏水至浸没雾化罐底部的透声膜
2. 雾化吸入	将口含嘴放入患者嘴中(或将面罩罩在患者的口鼻上),嘱其紧闭口唇深吸气、用鼻呼气

▲氧气雾化吸入法

氧气雾化吸入法(oxygen nebulization)(又称射流式雾化器)是利用高速氧气气流使药液形成雾状,随吸气进入呼吸道而达到治疗的目的。其原理是借助高速气流通过毛细管并在管口产生负压,将药液由接邻的小管吸出;所吸出的药液又被毛细管口高速的气流撞击成细小的雾滴,成气雾喷出。

【目的】

1. 治疗呼吸道感染,消除炎症、稀化痰液以利排出。

2. 解除支气管痉挛,改善通气功能。

【适用指征】

痰液黏稠、支气管痉挛的患者。

73

【操作资源】

1．用物 雾化吸入器（图 2-67）、指定药液、氧气装置一套。

2．环境与设施 环境宽敞明亮，清洁卫生。

【操作程序】

1．评估患者的病情、治疗情况及合作程度等。向患者解释目的和注意事项以取得合作。

2．核对药液并将所需的药液注入储药瓶内，将 T 形管、吸入嘴安装好，连接氧气输气管与雾化器底部的进气口。

3．取下氧气装置上的湿化瓶，调整氧气流量 6～8L/min。

4．携用物至患者床旁，核对患者床号、姓名、药名、浓度、剂量、给药时间、给药方法等。

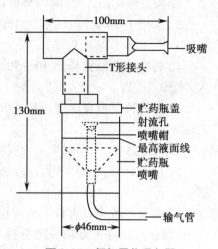

图 2-67 氧气雾化吸入器

5．协助患者取合适体位并漱口，指导其手持雾化器，把吸入嘴放入口中，紧闭口唇深吸气，屏气 1～2 秒，再用鼻呼气，如此反复进行，直至药液雾化吸入完毕。

6．治疗结束，移去雾化器，再关闭氧气开关。

7．协助患者漱口，观察并记录治疗效果与反应。

8．整理用物，清洁雾化器，并在消毒液中浸泡 30 分钟后，冲净擦干备用。观察并记录。

【注意事项】

1．使用前检查雾化器连接是否完好，有无漏气。

2．药液应为水溶性，黏液度低，对呼吸道无刺激、无过敏反应的药物。

3．吸入过程中，喷管口应放在舌根部，尽可能深长吸气，屏气 1～2 秒，以发挥疗效。

4．使用氧气筒时应注意安全，氧气筒上的湿化瓶应取下，以防湿化瓶内的水进入到雾化器内，稀释药液。

▲手压式雾化吸入法

手压式雾化器主要适用于雾化吸入以解除支气管痉挛药物，药液预置于雾化器内的送雾器中。由于送雾器内腔为高压，将其倒置，用拇指按压雾化器顶部时，其内的阀门即打开，药液便从喷嘴喷出、雾滴平均直径为 2.8～4.3μm，其喷出速度甚快，80% 雾滴会直接喷洒到口腔及咽部黏膜，药物经黏膜吸收。

【目的】

此给药法主要用于吸入拟肾上腺素类药、氨茶碱或沙丁胺醇等支气管解痉药，适用于支气管哮喘和喘息性支气管炎的对症治疗。

【适用指征】

同目的。

【操作资源】

1．用物 手压式雾化器（图 2-68）、指定药物。

2．环境与设施 环境宽敞明亮，清洁卫生。

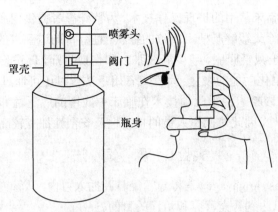

图 2-68 手压式雾化吸入器

【操作程序】

1. 评估患者的病情、治疗情况及合作程度等。向患者解释目的和注意事项以取得合作。

2. 根据医嘱准备用物及药液。

3. 备齐用物携至床边,核对患者床号、姓名、药名、浓度、剂量、给药时间、给药方法等。

4. 协助患者取舒适卧位,教会患者使用雾化器。

5. 取下雾化器保护盖,充分摇匀药液。将雾化器倒置,接口端放入双唇间,平静呼气;吸气开始时按压气雾瓶顶部,每次喷 1~2 下,尽可能延长屏气(最好能坚持 10 秒左右),然后呼气。

6. 雾化吸入药物后漱口,观察与记录疗效。喷雾器塑料外壳用温水清洁后放阴凉处保存。

【注意事项】

1. 用药过程中,应注意观察患者有无心动过速、头痛、头晕等不良反应。

2. 不可随意增加药量,两次喷雾间隔时间不少于 3~4 小时,以免加重不良反应。

四、胃管置管

案例导入

患者,男,60 岁。从高处跌下后昏迷 1 小时,于 2009 年 1 月 20 日 10:40 入住某院脑、骨伤外科。入院时深昏迷,双瞳孔等大等圆,直径约 3mm、对光反射灵敏。T 36.9℃,P 96 次/分,R 21 次/分,BP 140/85mmHg。CT 显示左侧额叶高密度灶。诊断为"急性硬脑膜下血肿、脑挫裂伤"。予脱水降颅压、止血等处理,同时完善相关检查及术前准备,于当日 11:50 行"硬脑膜下血肿清除术",同时行气管切开。14:20 手术完毕返回病房。术后仍深昏迷,生命体征尚平稳,于 1 月 23 日 9:30 医嘱指示留置胃管鼻饲。护士以常规方法反复多次插胃管未成功,遂申请护理会诊。

护理团队对置管失败原因进行总结分析,通过进一步护理评估、胃管选择、体位变化及操作时动作与技巧的应用等努力,最终一次插入胃管成功,且插管过程中患者未出现面色和生命体征、血氧饱和度等改变。

胃管置管术是临床常用的护理操作技术,为特殊患者提供胃肠内营养、胃肠减压及洗胃。可用于解除或缓解肠梗阻所致的症状;进行胃肠道手术的术前准备,减少胃肠胀气;术后可用于减轻腹胀,减少缝线张力和伤口疼痛,促进伤口愈合,改善胃肠壁血液循环;促进消化功能的恢复;胃管置管用于洗胃时还可通过吸出物的判断来观察病情变化和协助诊断。由于此项技术在临床中应用的广泛性和重要性,且对患者均具有一定的刺激性,因此对操作人员的技术性及安全性都有较高的要求。

实验6 鼻 饲 法

鼻饲法(nasogastric gavage)是将导管经鼻腔插入胃内,从管内灌注流质食物、水分和药物的方法,以达到补充营养和治疗的目的。

【目的】

对不能自行经口进食者以鼻胃管供给食物和药物,以维持患者营养和治疗的需要,以利早日康复。

【适用指征】

1. 昏迷患者或不能经口进食者。

2. 口腔疾患、口腔手术后患者。

3. 不能张口患者,如破伤风患者。

4. 其他患者,如早产儿、病情危重者、拒绝进食者等。

【操作资源】

1. 用物 无菌鼻饲包:内备治疗碗、胃管、镊子、止血钳、纱布、治疗巾。治疗盘内:液状石蜡、无菌棉签、胶布、安全别针、夹子或橡皮圈、压舌板、50ml 注射器、手电筒、听诊器、弯盘、鼻饲流食(38～40℃)、温开水、水温计。其他物品:按需准备漱口或口腔护理用物及松节油。手消毒液。

2. 环境与设施 保持病室安静、光线充足、环境清洁、无异味。

【操作程序】

1. 插管

(1)备齐用物至床边,核对床号、姓名,向患者及(或)家属解释操作的目的、方法、注意事项和配合要点,以取得合作。

(2)能配合者取坐位或半坐卧位,不能坐起者取右侧卧位,昏迷患者取去枕平卧位,头向后仰。

(3)铺治疗巾于患者颌下,弯盘放于便于取用处。如患者有义齿,应先取下。

(4)检查并用棉签蘸生理盐水清洁一侧鼻腔。检查胃管是否通畅,倒少许液体石蜡于纱布上,润滑胃管前端,以减少插管时的阻力。

(5)插入长度一般为前额发际至胸骨剑突处,或由鼻尖经耳垂至胸骨剑突处的距离,一般成人长度为 45～55cm,应根据患者的身高等确定个体化长度,为防止反流、误吸插管长度可在 55cm 以上,若需经胃管注入刺激性药物,可将胃管再向深部插入 10cm。

(6)一手持纱布托住胃管,另一手持镊子夹住胃管头端,沿选定的一侧鼻腔轻轻插入。插管时先稍向上平行再向后下缓缓插入至 10～15cm(咽喉部)时嘱患者做吞咽动作,当患者吞咽时,顺势将胃管向前推进,直至预定长度。若是昏迷患者,插管前先协助患者去枕、头后仰，当胃管插入 15cm 时，左手将患者头部托起，使下颌靠近胸骨柄，以增大咽喉部通道的弧度，便于胃管插入。

（7）确认胃管在胃内有三种方法：①连接注射器于胃管末端，回抽时见有胃液；②置听诊器于胃部，用注射器快速将 10ml 空气从胃管注入，听到气过水声；③将胃管末端放入盛水的碗中，无气泡逸出。如有大量气泡逸出，表示误入气管。证实胃管在胃内后，用胶布固定胃管于鼻翼及面颊部。

2．灌食

（1）连接注射器于胃管末端，先回抽，见有胃液抽出，同时观察胃内是否有潴留及其他反应。

（2）先注入少量温开水，再缓慢灌注流质饮食或药液。鼻饲完毕后，再注入少量温开水冲洗胃管，避免鼻饲液存积在胃管中变质，造成胃肠炎或管腔堵塞。

（3）将胃管末端反折，用纱布包裹管口，用橡皮圈系紧或夹子夹紧，如果胃管末端有塞子直接塞紧，用安全别针固定于床旁或患者的衣领上。

（4）协助患者取舒适体位，最好保持 20～30 分钟，整理床单位，清理用物。

（5）洗手，记录鼻饲液的种类、量以及患者的反应。

3．拔管

（1）核对解释：核对床号，向患者解释，告知拔管的原因。

（2）放弯盘于患者颌下，揭去固定的胶布，夹紧胃管末端，并放于弯盘内。

（3）用纱布包裹近鼻孔处的胃管，嘱患者做深呼吸，在患者缓慢呼气时拔管，边拔边擦净胃管。到咽喉处快速拔出，以免液体滴入气管。

（4）置胃管于弯盘中，移出患者视线外。清洁患者口鼻、面部，擦去胶布痕迹，协助患者漱口，取舒适的卧位，整理床单位，清理用物。

（5）洗手，记录拔管的时间和患者的反应。

【注意事项】

1．严格掌握禁忌证，如食管静脉曲张、食管梗阻、新生儿和乳儿、胃肠功能不全或出血、小肠广泛切除或短肠综合征患者、空肠瘘、严重吸收不良综合征等。

2．插管时动作轻柔，以免损伤鼻腔和食管黏膜，尤其是通过食管三个狭窄部位时。

3．插管中问题处理：

（1）遇有恶心、呕吐时，可暂停插入，嘱患者做深呼吸。

（2）如插入不畅时，检查口腔，了解胃管是否盘在口咽部；或将胃管抽回一小段，再慢慢插入。如患者出现呛咳、呼吸困难、发绀等现象，表明胃管误入气管，应立即拔管，休息片刻后再插入。

4．每次灌食前确定胃管在胃内；并用温开水湿润管腔，防止喂食溶液黏附于管壁。

5．鼻饲药物应尽可能使用液体制剂，或可以将固体片剂药物捣碎和水混合后，用注射器将鼻饲液推入胃肠道内。但要注意有些药物不能研碎，如缓释、控释片（胶囊）、肠溶衣片、胶囊或胶丸、双层糖衣。在使用一种以上的药物通过鼻饲管灌入时，应分开注入。在注入两药之间，至少用 5ml 温开水冲洗鼻饲管。

6．临床上空腹给药，一般指饭前 1 小时或饭后 2 小时；饭前给药指饭前 30～60

分钟服用；而饭后给药一般指饭后 15～30 分钟服用。

7. 必要时患者应先翻身或吸痰后，再行喂食，以免引起呕吐或呛咳。首次喂食应量少、速度慢，使患者逐渐适应。鼻饲灌食时速度不可过快，每次灌食量不超过 200ml，间隔时间不少于 2 小时。若灌新鲜果汁，应与奶液分开灌入，防止发生凝块。鼻饲过程中，避免灌入空气，以免造成腹胀。

8. 对于造口患者，每次管饲喂养前后都应冲洗造口管（用 50ml 注射器将 30ml 净水通过通用型漏斗连接头注入冲洗）。切勿向造口管内注入酸性液体，特别是果汁等，因其可导致营养制剂中的蛋白凝固。如造口管堵塞，则需更换，切勿用高压冲洗或导丝再通，这样有可能会损坏导管，伤及患者，甚至引发腹膜炎。

9. 长期鼻饲者应每天进行口腔护理 2 次；鼻饲用物应每天更换消毒；胃管一般每周更换一次，硅胶胃管可适当延长留置时间。一般应于末次灌入饮食后晚间拔管，次晨再从另一侧鼻腔插入。

10. 掌握操作要点（表 2-28）。

表 2-28 鼻饲法

易错环节	正确动作要点
1. 患者准备	患者根据病情可以采取坐位、半坐卧位或右侧卧位
2. 插管吞咽	沿着选定润滑好的一侧鼻孔先稍上平行再向后下缓缓插入胃管，至咽喉部时，嘱患者做吞咽动作，同时顺势将胃管轻轻插入至预定长度
3. 鼻饲灌液	接注射器于胃管末端，先回抽胃内容物，注入少量温开水以润滑管腔。缓慢灌注流质或药物，鼻饲后再次注入少量温开水以冲净胃管
4. 反折固定	反折胃管末端，用纱布包好，夹子夹紧

知识链接

如何选择胃管？

临床中胃管的种类有三种：

1. 橡胶胃管　由橡胶制成，管壁厚，官腔小，质量重，对鼻咽黏膜刺激性强。可重复灭菌使用，价格便宜。可用于留置时间短于 7 天，经济困难的一般胃肠道手术患者。

2. 硅胶胃管　由硅胶制成，质量轻，弹性好，无异味，与组织相容性好；管壁柔软，刺激性小；管壁透明，便于观察管道内情况；管道前端侧孔较大。价格较低廉。可用于留置胃管时间较长的患者。

3. DRW 胃管　是由无毒医用高分子材料精制而成，前端钝化，经硅化处理，表面光滑，无异味，易顺利插入，不易损伤食管及胃黏膜；管壁显影、透明，刻度明显，易于掌握插入深度。尾端有多用接头，可与注射器、吸引器等紧密连接，置管时间可达 15 天。

实验 7　胃 肠 减 压

胃肠减压术（gastrointestinal decompression）是利用负压吸引和虹吸作用的原理，将胃管经鼻腔插入胃内，外接胃肠减压器，将积聚于胃肠道内的气体及液体吸出的一种治疗方法。

【目的】

1．减低胃肠道内压力，解除或避免腹胀，改善胃肠壁的血液循环，促进胃肠功能恢复。

2．术前准备，预防腹部手术中呕吐、窒息及腹胀，利于手术操作。

3．术后减轻吻合口或伤口的张力，促进愈合。

4．通过对胃肠减压吸出物的判断，可观察病情变化，协助诊断。

【适用指征】

1．肝、胆、胰、脾、胃肠道手术，外科急腹症。

2．腹部手术特别是胃肠手术的术前准备及术后。

3．急腹症的非手术治疗或观察过程中，需要通过胃肠减压管向胃肠道灌注中药；同时在腹胀严重，频繁呕吐时，通过胃肠减压促进胃肠排空，帮助内服药物的输注吸收。

【操作资源】

1．用物　鼻饲包内盛治疗碗、胃管、镊子、止血钳、纱布、治疗巾。无菌治疗盘、无菌棉签、胶布、液体石蜡、压舌板、50ml注射器、安全别针、手电筒、听诊器、弯盘、负压引流盒或胃肠减压器。

2．环境与设施　保持病室安静、光线充足。

【操作程序】

1．同鼻饲法操作程序1。

2．用注射器抽尽胃内容物，正确连接管道和负压引流盒或胃肠减压器。

3．检查负压引流和引流无异常后，用安全别针固定于枕旁或患者衣领处。

4．清洁患者鼻孔、口腔；病情允许的情况下，协助患者取半坐卧位。

5．整理床单位，清理用物。

6．洗手，并做好记录。

【注意事项】

1．食管梗阻、严重的食管静脉曲张、支气管哮喘、胃出血等，均不宜插胃管。

2．保持有效引流

（1）经常检查管道和胃肠减压器的通畅情况，避免导管曲折、堵塞、漏气。

（2）保证负压，负压吸力不可过强。应用电动胃肠减压器时，负压不要超过6.67kPa，否则引起消化道黏膜损伤或胃管孔堵塞。

（3）为防止管腔被内容物堵塞或导管屈曲，每4小时用生理盐水冲洗胃管1次。

3．持续胃肠减压时，每日口腔护理2次，每日给予雾化吸入以保护口咽部黏膜，减少对咽喉的刺激。

4．监测引流液的性质、颜色、量及胃肠减压的效果，并详细记录。判断有无并发症，如感染、出血、吻合口瘘等；有无因引流量过多而造成水、电解质、酸碱平衡紊乱等表现。如有鲜血引出，应暂停吸引，及时通知医生处理。

5．胃肠减压期间应禁食，必须经胃管给药者，先确定胃管在胃内且通畅，再将药片碾碎充分溶解后注入，并用温开水20～40ml冲洗胃管，夹管暂停减压30分钟至1小时，以免药物被吸出。

6．做好拔管准备和拔管前护理。拔管时间遵医嘱，普通腹部手术一般术后2～3

笔记

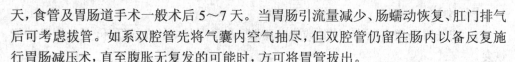

天,食管及胃肠道手术一般术后5~7天。当胃肠引流量减少、肠蠕动恢复、肛门排气后可考虑拔管。如系双腔管先将气囊内空气抽尽,但双腔管仍留在肠内以备反复施行胃肠减压术,直至腹胀无复发的可能时,方可将胃管拔出。

7. 拔管后注意观察患者有无腹痛、腹胀、恶心、呕吐及鼻腔黏膜有无因胃管压迫致损伤等。

8. 长期置管患者,根据胃管使用期限及胃管的材质,定期更换胃管。

9. 掌握操作要点(表2-29)。

表2-29 胃肠减压术

易错环节	正确动作要点
1. 插管	要使导管侧孔完全达到胃内,起到良好的减压效果,插管深度必须在55cm以上
2. 固定	妥善固定胃肠减压管,避免受压、扭曲,留有一定的长度,以免翻身或活动时胃管脱出。负压引流器应低于头部

知识链接

如何防止胃管滑脱?

对于昏迷、烦躁的患者,为防止胃管被拔除,减少胃管滑脱,除对其进行适当约束外,还可采用一种有效的粘贴胃管的方法(图2-69):将胶布1的部分贴在鼻翼的两侧,将胶布2缠绕在胃管出鼻侧。这样可以使胶布2牢固的粘在胃管上,胶布1对胃管产生一个向内的拉力,胃管既不容易与胶布脱落,患者也不易将胃管拉出。

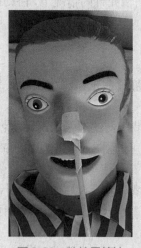

图2-69 粘帖胃管法

实验8 洗 胃 术

洗胃术(gastric lavage)是将胃管插入胃内,反复注入和吸出一定量的溶液,以冲洗并排出胃内容物,减轻或避免吸收中毒的胃灌洗方法。

洗胃一般包括四种方法:口服催吐法、胃管洗胃(漏斗灌注)法、电动吸引器洗胃

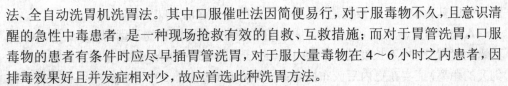

法、全自动洗胃机洗胃法。其中口服催吐法因简便易行，对于服毒物不久，且意识清醒的急性中毒患者，是一种现场抢救有效的自救、互救措施；而对于胃管洗胃，口服毒物的患者有条件时应尽早插胃管洗胃，对于服大量毒物在4~6小时之内患者，因排毒效果好且并发症相对少，故应首选此种洗胃方法。

【目的】

1．解毒　清除胃内毒物或刺激物，减少毒物吸收，还可利用不同灌洗液进行中和解毒，用于非腐蚀性毒物中毒，如有机磷农药、安眠药、重金属类与生物碱及食物中毒等。

2．减轻胃黏膜水肿　幽门梗阻患者，通过洗胃将胃内滞留食物洗出，减轻潴留物对胃黏膜的刺激，减轻胃黏膜水肿和炎症。

3．手术或检查前准备　如胃、十二指肠术前准备等。

【适用指征】

1．非腐蚀性毒物中毒，如有机磷、安眠药、重金属类、生物碱及食物中毒等情况下可用此方法。

2．幽门梗阻患者，胃肠道术前准备。

【操作资源】

1．用物

（1）洗胃包内备胃管1根、纱布数块、治疗碗、压舌板、牙垫、液状石蜡、镊子。洗胃溶液：温度为25~38℃，液量为10 000~20 000ml，毒物性质不明时，可备温开水或等渗盐水。治疗盘内盛弯盘1只、50ml注射器1副、水温计1支、听诊器、手电筒、一次性手套、胶布、别针、塑料围裙或橡胶单、治疗巾。必要时备标本容器或试管、屏风、开口器、拉舌钳（昏迷患者）。

（2）带有刻度的桶（进液桶、排污桶各1只）。

（3）漏斗胃管洗胃法：另备漏斗洗胃管。

（4）电动吸引器洗胃法：另备电动吸引器（包括安全瓶及500ml容量的贮液瓶）、Y型三通管、调节夹或止血钳、输液架、输液器、输液导管。

（5）全自动洗胃机洗胃法：另备全自动洗胃机。

2．环境与设施　床单位周围空间宽阔便于操作。

【操作程序】

1．评估　①详细评估患者中毒情况：如摄入毒物的种类、剂型、浓度、量、中毒时间、途径等，来院前的处理措施。②患者生理情况：如有无洗胃禁忌证，患者生命体征、意识状态及瞳孔变化、口鼻腔黏膜情况、口中异味。如遇患者病情危重，应首先进行维持呼吸循环的抢救，然后再洗胃。③患者的心理状态及合作程度。

2．备齐用物至床旁，向患者或家属核对并做好解释工作。

3．协助患者取合适卧位。若口服催吐法：取坐位；胃管洗胃法：取坐位或半坐卧位；中毒较重者取左侧卧位；昏迷者取平卧位，头偏向一侧，并用压舌板、开口器撑开口腔，置牙垫与上下磨牙之间，如有舌后坠用舌钳将舌拉出。

4．围好围裙或铺好一次性中单，弯盘放于口角旁，污物桶置座位前或床旁。

5．洗胃

▲口服催吐法：嘱患者自饮洗胃液，一次饮液量为500ml，然后吐出，必要时可用

压舌板压其舌根催吐。反复进行，直至吐出的液体澄清无味为止。

▲漏斗胃管洗胃法（图2-70）：利用虹吸原理，将胃内容物及毒物排出。①将液状石蜡润滑胃管，插入长度的1/3段，由口腔插入约55～60cm（插入长度为前额发际至剑突的距离）证实在胃内后胶布固定；②举漏斗高过头部30～50cm，将洗胃液缓缓倒入漏斗内约300～500ml，当漏斗内尚余少量溶液时，速将漏斗降低至胃部位置以下，并倒向污水桶内；③如此反复灌洗直至洗出液澄清无味为止；④洗胃完毕，反折胃管拔出，协助患者漱口，洗脸，必要时更衣。整理床单位，清理用物。

▲电动吸引器洗胃法（图2-71）：①接通电源，检查吸引器功能，调节负压在13.3kPa左右；②安装灌洗装置，输液管与Y型管主管相连，洗胃管末端及吸引器贮液瓶的引流管分别与Y型管两分支相连，夹紧输液管，检查各连接处有无漏气。将灌洗液倒入输液瓶内，挂于输液架上；③润滑胃管前端，插管，并证实在胃内后固定；④开动吸引器，吸出胃内容物，必要时将吸出物送检；⑤关闭吸引器，夹紧贮液瓶上的引流管，开放输液管，使溶液流入胃内300～500ml；⑥夹紧输液管，开放贮液瓶上的引流管，开动吸引器，吸出灌入的液体。以上步骤，如此反复，直至吸出液澄清无味为止；⑦同漏斗胃管洗胃法④、⑤。

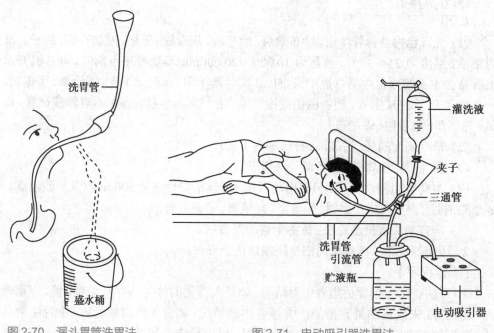

图2-70　漏斗胃管洗胃法　　　　　图2-71　电动吸引器洗胃法

▲全自动洗胃机洗胃法（图2-72）：①接通电源，检查全自动洗胃机性能；②润滑胃管前端，插管，并证实在胃内后固定；③将已配好的洗胃液倒入水桶中，将3根橡胶管分别与机器的药管（进液管）、胃管、污水管（出液管）相连，药管的另一端放入空水桶中，胃管的另一端与已插好的患者胃管相连，调节药量流速。注药管管口必须始终浸没在洗胃液的液面下；④按"手吸"键，吸出胃内容物，再按"自动"键，机器即开始对胃进行自动冲洗。必要时将吸出物送检；⑤若发现有食物阻塞导管，水流速慢、不流或发生故障时，可交替按"手冲"和"手吸"键重复冲洗数次，直到管

路通畅，再按"手吸"键，将胃内残留液体吸出后，按"自动"键，恢复自动洗胃，直至洗出液澄清无味为止；⑥洗胃完毕，反折胃管拔出；⑦协助患者漱口，洗脸，必要时更衣，整理床单位；⑧将药管、胃管和污水管同时放入清水中，按"清洗"键清洗各管腔，清洗毕，将各管同时取出，待机器内水完全排尽后，按"停机"键；⑨整理用物，洗手，记录。

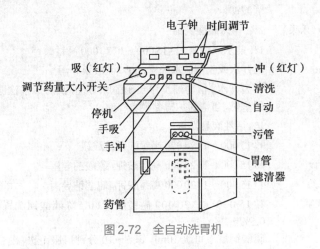

图2-72　全自动洗胃机

【注意事项】

1. 急性中毒患者应尽早催吐，必要时洗胃。如毒物不明，应留首次胃液送检，并用生理盐水或温开水洗胃，待毒物性质明确后再采用合适的洗胃溶液。口服催吐法用于服毒量少的清醒合作者。

2. 强酸、强碱等腐蚀性物质中毒时禁忌洗胃，以免造成穿孔。可给予牛奶、豆浆、蛋清、米汤以保护胃黏膜。

3. 洗胃禁忌证包括上消化道出血、上消化道溃疡、胃癌、食管阻塞、肝硬化及食管胃底静脉曲张、胸主动脉瘤患者。昏迷患者洗胃应谨慎。

4. 幽门梗阻患者洗胃在餐后4～6小时或睡前进行，记录胃内潴留量，以便了解梗阻情况供补液参考。

5. 每次灌入量和洗出量应基本相等。灌入量以300～500ml为宜，过多易导致：①胃容量增大，引起急性胃扩张；②如胃内压明显大于十二指肠内压，促使胃内容物进入十二指肠，加速毒物的吸收；③引起液体反流，导致呛咳、误吸或窒息；④刺激迷走神经兴奋致反射性心脏骤停。过少则洗胃液无法与胃内容物充分混合，不利于彻底洗胃，延长了洗胃时间。

6. 洗胃过程中，应随时观察洗出液的颜色、性质、气味、量及患者面色、脉搏、呼吸、血压的变化，如发现患者感到腹痛，洗出血性液体或出现休克现象应立即停止洗胃，与医生共同采取相应的急救措施。

7. 向患者讲述操作中可能会出现的不适，如恶心等，告知患者和家属有误吸的可能与风险，取得理解；向其介绍洗胃后的注意事项。

8. 操作人员一定要根据毒物性质准备拮抗性溶液（表2-30）。

表 2-30　常用洗胃溶液

毒物种类	常用溶液	禁忌药物
酸性物	镁乳、蛋清水、牛奶	强酸药物
碱性物	5% 醋酸、白醋、蛋清水、牛奶	强碱药物
氰化物	3% 过氧化氢溶液引吐后，1:15 000～1:20 000 高锰酸钾	
敌敌畏	2%～4% 碳酸氢钠、1% 盐水，1:15 000～1:20 000 高锰酸钾	
1605、1059、4049（乐果）	2%～4% 碳酸氢钠	高锰酸钾
敌百虫	1% 盐水或清水，1:15 000～1:20 000 高锰酸钾	碱性药物
DDT（灭害灵）666	温开水或生理盐水洗胃，50% 硫酸镁导泻	油性泻药
酚类、煤酚类	用温开水，植物油洗胃至无酚味为止，洗胃后多次服用牛奶、蛋清保护胃黏膜	液体石蜡
河豚、生物碱	1% 活性炭悬浮液	
苯酚（石炭酸）	1:15 000～1:20 000 高锰酸钾硫酸镁	
巴比妥类（安眠药）	1:15 000～1:20 000 高锰酸钾，硫酸钠导泻	硫酸镁导泻
异烟肼	1:15 000～1:20 000 高锰酸钾，硫酸钠导泻	
灭鼠药（磷化锌）	1:15 000～1:20 000 高锰酸钾、0.5% 硫酸铜洗胃；0.5%～1% 硫酸铜溶液每次 10ml，每 5～10 分钟口服 1 次，配合用压舌板等刺激舌根引吐	鸡蛋、牛奶、脂肪及其他油类食物
灭鼠药（抗凝血类）	催吐、温水洗胃，硫酸钠导泻 0.2%～0.5% 氯化钙或淡石灰水洗胃，硫酸钠导泻	
灭鼠药（有机氟类）	碳酸氢钠溶液	
发芽马铃薯，毒蕈	饮用豆浆、蛋白水、牛奶 1%～3% 鞣酸	

9. 掌握操作要领（表 2-31）。

表 2-31　洗胃术

易错环节	正确动作要点
1. 评估准备	中毒物不明时，选用温开水或生理盐水，待毒物明确后再用对抗剂洗胃
2. 洗胃 ▲胃管洗胃（漏斗灌注）法	一次灌入量以 300～500ml 为宜，切不可过多或过少
▲电动吸引器洗胃法	电动吸引器洗胃负压宜保持在 13.3kPa 左右，以免压力过高引起胃黏膜损伤；一次灌洗量不得超过 500ml，否则容易出现危险
▲全自动洗胃机洗胃法	需接通电源检查机器功能；全自动洗胃机放入药管管口必须始终浸没在洗胃液的液面下面；如食物堵塞管道，水流减慢、不流或发生故障时，可交替按"手冲"和"手吸"键，重复冲洗数次，直到管路通畅；管道通畅后，一定要先吸出胃内残留液，再按"自动"键，此法可避免灌入量过多引起的胃潴留
3. 观察	随时注意洗出液的性质、颜色、气味、量及患者面色、脉搏、呼吸和血压的变化。如患者有腹痛、休克、洗出液呈血性，应立即停止洗胃，采取相应的急救措施

笔记

知识链接

如何分辨毒蘑菇？

中毒一般除了自服毒药外，还可有误食有毒食物、植物以及在野外遇到有毒类动物，从而导致人体中毒的情况。其中最常见的是食用毒蘑菇引起的中毒。下面介绍一些容易分辨出的毒蘑菇种类。

毒蘑菇又称毒蕈，是指大型真菌的子实体食用后对人或畜禽产生中毒反应的物种。我国毒蘑菇约有100多种，引起人严重中毒的有10余种，分布广泛。我国每年都有毒蘑菇中毒事件发生，以春夏季最为多见，常致人死亡。2001年9月1日江西永修县有1000多人中毒，为中华人民共和国成立以来最大的毒蘑菇中毒事件。多数毒蘑菇的毒性较低，中毒表现轻微，但有些蘑菇毒素的毒性极高，可迅速致人死亡。一种毒蕈可能含有多种毒素，一种毒素可存在于多种毒蕈中。目前确定毒性较强的蘑菇毒素主要有鹅膏肽类毒素（毒肽、毒伞肽）、鹅膏毒蝇碱、光盖伞素、鹿花毒素、奥来毒素。如何识别这些毒蘑菇呢？

一看颜色：有毒蘑菇一般菌面颜色鲜艳，有红、绿、墨黑、青紫等颜色，特别是紫色的往往有剧毒，采摘后易变色。

二看形状：无毒的蘑菇通常菌盖较平，伞面平滑，菌柄下部无菌托，上部无菌轮；有毒的蘑菇往往菌盖中央呈凸状，形状怪异，菌面厚实、板硬，菌柄上有菌轮、菌托，菌柄细长或粗长，易折断。

三看分泌物：将采摘的新鲜野蘑菇撕断菌株，无毒的一般分泌物清亮如水（个别为白色），菌面撕断不变色；有毒的往往有稠浓分泌物，呈赤褐色，撕断后在空气中易变色。

四闻气味：无毒的蘑菇一般有特殊香味，或苦杏味或水果味；有毒蘑菇常有土豆或萝卜味，或有怪异味，如辛辣、酸涩、恶腥等味。

 教师微课堂

【洗胃禁忌】

1. 若服强酸或强碱等腐蚀性药物，禁忌洗胃，以免导致胃穿孔。

2. 食管、贲门狭窄或梗阻，主动脉弓瘤，最近曾有上消化道出血，食道静脉曲张，胃癌等患者禁忌洗胃，昏迷病人洗胃宜谨慎。

五、拓展

（一）胸廓振动排痰技术

排痰护理是气道护理中最基本、最常规的护理干预措施，翻身、叩背，胸廓叩击或振动能改善黏膜纤毛间的相互作用及气-液间的相互作用，从而改善纤毛活动，增进黏液传输率，促进排痰。

胸廓振动排痰法是国外常用的排痰方法，在患者缓慢呼气时，护理人员用手震动胸壁4～5次/分。有条件者可用旋转振动排痰仪，在专业护理人员的指导下，采用自动模式，保持患者身体不动，同时手持排痰仪的把柄，使叩击头在患者健侧背部缓慢

笔记

来回移动，15 分 / 次，3 次 / 天，振动器快速振动胸壁，频率可以达到 40Hz。工作时护理人员一手固定患者身体，一手持仪器把柄从下而上、从外往内、先左肺再右肺，缓慢地在患者背部移动，在痰鸣音明显的地方停留时间可稍微延长。告知患者有痰时应立即咳出。有研究发现，人工胸壁震动或者机器振动可以改善黏膜纤毛之间的相互作用，以及吸入气体和肺泡表面液体的相互作用，从而促进气液交换、刺激纤毛运动，减少黏液聚集，促进患者排痰。

（二）氧气雾化吸入疗法

氧气雾化吸入是利用高速的氧气气流，使药液形成雾状，随患者的吸气进入呼吸道以达到控制呼吸道感染和改善通气功能为目的的一种给药方法。优点在于其可发挥迅速、有效和无痛的治疗作用。

操作方法：遵医嘱抽吸药液，用蒸馏水稀释或溶解药液至 5ml，注入雾化器。清洁口腔，连接氧气输气管与雾化器底部的接气口，取下氧气装置上的湿化瓶，调节氧流量达 6～10L/min。指导患者手持雾化器，将口含吸嘴放入口中，紧闭口唇深吸气，用鼻呼气，如此反复，经 10～15 分钟至药液雾化完为止。吸入毕，取下雾化器，再关闭氧气开关。

适应证：支气管炎、支气管哮喘、支气管扩张、肺炎、肺脓肿、肺结核、肺炎性心脏病、慢性阻塞性肺部疾病、气管内插管或气管切开术后、支气管麻醉、作为抗过敏或脱敏疗法的一种途径，吸入抗过敏药物或疫苗接种。

禁忌证：自发性气胸及急性肺水肿慎用。

（三）氧气雾化吸入器的时代变革

雾化吸入器作为吸入式装置，近些年为了更好地服务于临床，增加雾化吸入的高效、便捷、舒适性，雾化吸入装置不断改良，但基本原理大致相同。在国内，20 世纪 90 年代初，雾化器为一特制玻璃器，其有五个管口，每次用后需要消毒备用。还有手压式雾化器，临床多用于哮喘。仅仅数年，雾化器在科技领域的发展前提下，构造及性能又有了很大的提升。射流式雾化器，也是现在临床常用的雾化吸入器，借助机械或电动式高速氧气气流通过毛细管孔并在管口产生负压，将药液由接邻的小管吸出；所吸出的药液又被毛细管口高速的气流撞击成细小的雾滴，成气雾喷出。为了提高哮喘患者雾化吸入的效果，研发了氧气驱动雾化器，婴幼儿吸吮式氧气雾化器，鉴于特殊患者配合的缺陷，临床改良为面罩式氧气雾化器，在性能应用中，有一种防止药液流出的双口径氧气驱动雾化器。

在雾化器与氧气连接应用中，从氧气筒到中心墙壁供氧装置，更加方便诸多患者的同时应用，不仅患者病症得到及时的治疗，同时也增加护理工作的高效性。

（四）氧气驱动雾化吸入疗法

氧气驱动雾化吸入疗法是利用氧气做气源，把传统的雾化吸入与间歇给氧合理地结合在一起，是临床上一种较好的祛痰、消炎、局部用药的手段。具有操作简单、药物直达病灶、局部病灶药物浓度高、安全性好、毒副作用小等优点。

氧气驱动雾化吸入法作用原理：是将物理治疗与化学治疗相结合的祛痰、消炎手段。借助高速气流通过毛细血管在关口产生负压，将药液由接触小管吸出，吸出的药雾又被高速氧气气流撞击成细小的雾滴，形成药物喷出。

用药改良：

a. 化疗药物：利用高频加氧吸入顺铂治疗肺癌，取得较好的临床效果。

b. 利尿剂：利用氧气驱动雾化吸入呋塞米，在治疗哮喘中作为辅助用药，取得较好疗效。

c. 黏膜麻醉剂：利多卡因氧气雾化麻醉应用于纤维支气管镜检查中的效果明显，不良反应少，缩短镜检时间，易于患者接受。

d. 肝素：肝素具有抗炎、抗过敏、免疫调节、抗自由基损伤等作用，在喘憋性疾病的治疗中具有针对性。

e. 血管活性药：肾上腺素雾化吸入治疗小儿毛细支气管炎可缩短病程，改善肺功能，缓解喘憋疗效确切，且简单、安全、有效，值得临床推广。

f. 凝血酶：凝血酶氧气驱动雾化吸入治疗咳血，药物充分、均匀作用在出血部位达到有效的治疗程度。

注意事项：每次雾化吸入后，做好口腔护理，尤其是使用了激素类药物治疗后；严密观察病情变化、血氧饱和度变化，吸入过程中出现胸闷、气短、呼吸困难等不适时，暂停吸入治疗；吸入时注意清洁口、鼻、咽部分泌物，保持呼吸道通畅。

六、综合实验与思考

李先生，55岁。主诉：吞咽阻塞感1个月。3天前行"胸腹联合切口食管癌根治术"。术后伤口痛，咳嗽无力，痰液不易咳出。检查：T 37.9℃，P 90次/分，R 22次/分，BP 130/78mmHg，SpO_2 89%，神志清楚，听诊双肺可闻及痰鸣音，血常规示：WBC $12.8×10^9/L$，N 75.2%。诊断食管癌术后，肺部感染。遵医嘱：吸痰，prn。请问：

1. 操作前评估内容有哪些？

2. 吸痰过程中的注意事项有哪些？

3. 吸痰时，痰液黏稠如何处理？

（闫　力）

第四节　排泄护理技术

 学习基础

掌握无菌技术操作原则；明确女性和男性尿道解剖位置特点、直肠和结肠的解剖位置；熟悉静脉输液的原理和装置。

排泄是机体将新陈代谢所产生的废物排出体外的生理活动过程，是人体的基本生理需要之一，也是维持生命的必要条件。人体排泄废物的途径有皮肤、呼吸道、消化道及泌尿道，其中消化道和泌尿道是主要的排泄途径。许多因素可能直接或间接的影响人体的排泄活动，而每个个体的排泄形态及影响因素也不尽相同。因此，护士应掌握与排泄有关的护理知识和技术，帮助或指导人们维持正常的排泄活动，满足其排泄的需要，使之获得最佳的健康和舒适状态。

 笔记

一、导尿术

案例导入

　　李女士，34岁。因反复右上腹痛1年半，加重10小时收入院。护理评估资料：T 36.8℃，P 68次/分，R 20次/分，BP 126/84mmHg。腹部触诊右上腹压痛，无反跳痛，Murphy征阳性。诊断：慢性胆囊炎伴胆囊结石。今在全麻下行"腹腔镜胆囊切除术"。手术后返回病房。术后第二天下午，患者诉排尿困难。体格检查：耻骨上联合呈圆形，叩诊浊音。采用按摩、听流水声后效果不佳。医嘱：一次性导尿。

　　请问：护士应如何为患者进行导尿？操作过程中的注意事项有哪些？

　　导尿术是将导尿管经尿道插入膀胱，引出尿液的技术。随着护理技术的运用与发展，导尿术还可用于膀胱内用药和化疗等。导尿分为留置性导尿和间歇性导尿两种。在临床工作中，护理人员在工作中要密切观察患者的排泄状况，了解患者的身心需要，提供相应的护理措施，解决患者存在的排尿问题，促进其身心健康。

实验1　女患者导尿

　　根据导尿的对象，导尿术可以分为女患者导尿和男患者导尿。由于导尿术是一种侵入性治疗，进行女患者导尿时应熟悉女性尿道的解剖特点，严格遵守无菌技术操作，减轻女患者的痛苦，减少逆行感染。

【目的】

　　1. 为尿潴留患者引流出尿液以减轻痛苦；协助临床诊断；留取未受污染的尿标本做细菌培养；测量膀胱容量、压力及检查残余尿，进行尿道或膀胱造影等。

　　2. 膀胱内用药或为膀胱肿瘤患者进行膀胱内化疗。

【适用指征】

　　1. 尿潴留患者。

　　2. 需收集尿标本做细菌培养，协助临床诊断者。

　　3. 膀胱肿瘤需进行膀胱内化疗患者。

【操作资源】

　　1. 用物　治疗盘内备一次性无菌导尿包（内装单腔导尿管2根，血管钳2把，小药杯内放棉球数个，石蜡油棉球，洞巾，弯盘2个，有盖标本瓶，纱布数块）和外阴消毒包（治疗碗内盛棉球数个，血管钳，纱布数块，弯盘），无菌持物筒及持物钳，一次性手套和无菌手套各一副，络合碘，弯盘，一次性中单和治疗巾，浴巾，笔，记录单，便盆及便盆巾，必要时备屏风。

　　2. 环境与设施　室内温度符合操作要求。流动洗手池设备、擦手纸或无菌擦手巾或干手器。

【操作程序】

　　1. 评估解释

　　（1）核对医嘱。

　　（2）评估患者的年龄、病情、意识状况、心理状态、自理能力及配合程度，膀胱充盈程度、会阴部皮肤黏膜情况。

（3）向患者解释导尿术的目的、方法、注意事项及配合要点。请患者自行清洗会阴；如果患者没有自理能力，应协助其清洗会阴。

2. 护士着装整齐，洗手，戴口罩。

3. 消毒前准备

（1）携用物至患者床旁，再次核对患者床号、姓名和腕带。

（2）关闭门窗，拉上床帘或用屏风遮挡患者。

（3）协助患者脱去对侧裤腿，盖在近侧腿部并盖上浴巾，对侧腿用盖被遮盖。

（4）协助患者取屈膝仰卧位，两腿略外展，露出外阴。铺一次性中单和治疗巾于患者臀下。

4. 清洁外阴

（1）在患者两腿间打开外阴消毒包，弯盘置于外阴旁；取出治疗碗和棉球，倒络合碘溶液浸湿棉球，将治疗碗置于弯盘后。

（2）戴一次性手套。

（3）右手持血管钳夹络合碘棉球消毒阴阜和大阴唇。左手分开大阴唇，消毒小阴唇及尿道口。顺序：由外向内，自上而下，每个棉球限用一次。

（4）脱下手套置于弯盘内，弯盘移至床尾。

5. 消毒会阴

（1）在患者两腿之间打开导尿包，用无菌持物钳显露小药杯，倒络合碘溶液于小药杯内。

（2）戴无菌手套。铺洞巾，使洞巾和导尿包包布内层形成一无菌区。

（3）按操作顺序排列用物，选择合适的导尿管，检查导尿管是否通畅。用石蜡油棉球润滑导尿管前端。

（4）用左手拇指、示指分开并固定小阴唇，右手持血管钳夹络合碘棉球分别消毒尿道口、双侧小阴唇，最后消毒尿道口。顺序：自上而下，由内向外，每个棉球限用一次。

（5）用过的血管钳、棉球放于床尾弯盘内。

6. 插导尿管

（1）左手固定小阴唇，右手将无菌治疗碗放在洞巾旁。

（2）嘱患者张口呼吸，用血管钳夹持导尿管插入尿道口 4～6cm，见尿液后再插入 1～2cm（图2-73）。

（3）将尿液引入无菌弯盘内。若需做尿培养，用无菌标本瓶接取中段尿 5～10ml。弯盘内尿液需倾倒时，夹紧导尿管，将尿液倒入便盆内，再打开导尿管继续放尿。对膀胱高度膨胀又极度虚弱的患者，第一次放尿量不超过 1000ml。注意询问患者感觉，观

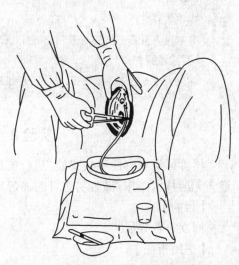

图2-73 女患者导尿

察患者的反应。

7. 整理记录

（1）导尿完毕，轻轻拔出导尿管，撤下洞巾，擦净外阴。

（2）脱手套，撤出一次性中单和治疗巾，放在治疗车下层；协助患者穿好裤子，整理床单位，清理用物。测量尿量，尿标本贴标签后及时送检。

（3）洗手，记录导尿时间、尿量、尿液颜色及性质，患者反应等情况。

【注意事项】

1. 严格执行无菌操作原则，防止泌尿系统感染。

2. 保护患者隐私，耐心解释，操作环境要遮挡；尽量少暴露患者，注意保暖。

3. 选择型号适宜的导尿管，成人选择 10～12 号导尿管，小儿选择 8～10 号导尿管；插管动作应轻柔，以免损伤尿道黏膜。

4. 老年女性尿道口回缩，插管时应仔细辨认；如误入阴道，应更换导尿管重新插入。

5. 若膀胱高度充盈且又极度虚弱的患者，第一次放尿不应超过 1000ml，防止虚脱和血尿。

6. 掌握操作要领（表 2-32）。

表 2-32 女患者导尿

易错环节	正确动作要点
1. 初次消毒	消毒阴阜、双侧大阴唇、双侧小阴唇和尿道口；顺序为由外向内，自上而下；每个棉球限用一次
2. 再次消毒	消毒尿道口、双侧小阴唇、尿道口；每个棉球限用一次
3. 插导尿管	将导尿管插入尿道口 4～6cm，见尿液后再插入 1～2cm
4. 留取标本	接取中段尿 5～10ml，第一次放尿量不超过 1000ml

教师微课堂

【记忆口诀】

初次消毒顺序：阴阜、大阴唇、小阴唇和尿道口。

再次消毒顺序：尿道口、双侧小阴唇、尿道口。

【实验理解】

学生观看女性尿道解剖图，体会女性尿道的特点，加深对于女患者导尿步骤的理解。

实验2 男患者导尿

男性尿道有弯曲和狭窄处，进行男患者导尿时应熟悉男性尿道的解剖特点，严格遵守无菌技术操作，减轻男患者的痛苦，减少逆行感染。

【目的】

同女患者导尿。

【适用指征】

同女患者导尿。

【操作资源】

同女患者导尿。

【操作程序】

1. 评估解释

(1) 核对医嘱。

(2) 评估患者年龄、病情、意识状况、心理状态、自理能力及配合程度、膀胱充盈程度、会阴部皮肤黏膜情况。

(3) 向患者解释导尿术的目的、方法、注意事项及配合要点。请患者自行清洗会阴；如果患者没有自理能力，应协助其清洗会阴。

2. 护士着装整齐，洗手，戴口罩。

3. 消毒前准备

(1) 将用物携至患者床旁，再次核对患者床号、姓名和腕带。

(2) 关闭门窗，拉上床帘或用屏风遮挡患者。

(3) 协助患者仰卧，脱下裤子推至腿部，露出外阴部，两腿平放略分开；上身及腿部分别用被子及浴巾盖好。

(4) 将一次性中单和治疗巾铺于患者臀下。

4. 清洁外阴

(1) 在患者两腿间打开外阴消毒包，弯盘置于外阴旁；取出治疗碗和棉球，倒络合碘溶液浸湿棉球，将治疗碗置于弯盘后。

(2) 戴一次性手套。

(3) 右手持血管钳夹络合碘棉球消毒阴阜、阴茎、阴囊。左手用无菌纱布裹住并提起阴茎，将包皮向后推，露出尿道口，右手持血管钳夹络合碘棉球消毒外阴。消毒顺序：尿道口、龟头、冠状沟数次。一个棉球限用一次。

(4) 脱下手套置于弯盘内，弯盘移至床尾。

5. 消毒会阴

(1) 在患者两腿之间打开导尿包，用无菌持物钳显露小药杯，倒络合碘溶液于小药杯内。

(2) 戴无菌手套。铺洞巾，使洞巾和导尿包包布内层形成一无菌区。

(3) 按操作顺序排列无菌用物，选择合适的导尿管，检查导管管是否通畅。用石蜡油棉球润滑导尿管前端。

(4) 左手用无菌纱布包裹阴茎，将包皮向后推，露出尿道口。再次自尿道口向外旋转消毒。顺序：尿道口、龟头、冠状沟。一个棉球限用一次。

(5) 用过的血管钳、棉球放于床尾弯盘内。

6. 插导尿管

(1) 将无菌治疗碗放在洞巾旁。

(2) 嘱患者张口呼吸，左手用无菌纱布提起阴茎与腹壁成 60°角，用血管钳夹持导尿管，插入尿道口 20～22cm，见尿液流出，再插入 1～2cm（图 2-74）。将尿液引入无菌弯盘内。

7. 其余步骤同女患者导尿。

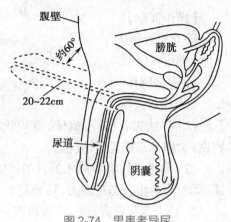

图 2-74 男患者导尿

【注意事项】

1．严格执行无菌操作原则，防止泌尿系统感染。

2．保护患者隐私，耐心解释，操作环境要遮挡；尽量少暴露患者，注意保暖。

3．选择型号适宜的导尿管，成人选择 10～12 号导尿管，小儿选择 8～10 号导尿管。

4．男性尿道有 2 个弯曲和 3 个狭窄处，具有细、长、弯曲的特点；必须根据解剖特点进行导尿，以免造成尿道损伤和导尿失败；当插管受阻时，应稍停片刻嘱患者深呼吸，再徐徐插入导尿管，切忌用力过猛而损伤尿道。

5．掌握操作要领（表 2-33）。

表 2-33　男患者导尿

易错环节	正确动作要点
1．初次消毒	消毒阴阜、阴茎、阴囊；提起阴茎，露出尿道口，消毒尿道口、龟头、冠状沟数次；每个棉球限用一次
2．再次消毒	包裹阴茎，露出尿道口；消毒尿道口、龟头、冠状沟；每个棉球限用一次
3．插导尿管	提起阴茎与腹壁成 60° 角，将导尿管插入尿道口 20～22cm，见尿液后至少再插入 1～2cm

 教师微课堂

【记忆口诀】

初次消毒顺序：阴阜、阴茎、阴囊、尿道口、龟头、冠状沟。

再次消毒顺序：尿道口、龟头、冠状沟。

【实验理解】

学生观看男性尿道解剖图，体会男性尿道的特点，加深对于男患者导尿步骤的理解。

实验 3　导尿管留置术

导尿管留置术（retention catheterization）是在导尿后，将导尿管保留在膀胱内，引流尿液的方法。导尿管留置术应严格遵守无菌技术操作，防止逆行性感染。

【目的】

1．抢救危重患者时准确记录每小时尿量，测量尿比重，以密切观察患者的病情变化。

2．在盆腔脏器手术中，保持膀胱空虚，避免术中损伤。

3．某些泌尿系统疾病手术后留置导尿管，便于引流和冲洗，并可减轻手术切口的张力，有利于愈合。

4．为尿失禁或会阴部有伤口的患者引流尿液，保持会阴清洁干燥。

5．为尿失禁患者行膀胱功能训练。

【适用指征】

1．尿失禁或会阴部有伤口患者。

2．危重患者。

3．将要进行盆腔脏器手术者、泌尿系统疾病手术后患者。

【操作资源】

1．用物 治疗盘内备一次性导尿包（内装双腔气囊导尿管1根，塑料镊子2把，络合碘棉球2包，石蜡油棉球1包，洞巾，塑料弯盘2个，有盖标本瓶，注射器，集尿袋，一次性手套和无菌手套各一副，纱布数块），无菌持物筒及持物钳，弯盘，一次性治疗巾，浴巾，笔、记录单，细绳，便盆及便盆巾，必要时备屏风。

2．环境与设施 室内温度符合操作要求。流动洗手池设备、擦手纸或无菌擦手巾或干手器。

【操作程序】

1．评估解释

（1）认真核对医嘱。

（2）评估患者年龄、病情、意识状况、心理状态、自理能力及配合程度、膀胱充盈程度、会阴部皮肤黏膜情况。

（3）向患者解释留置导尿术的目的、方法、注意事项及配合要点。请患者自行清洗会阴；如果患者没有自理能力，应协助其清洗会阴。

2．护士着装整齐，洗手，戴口罩。

3．按男、女性患者导尿术操作步骤（3）～（6）进行操作。见尿液后再插入5～7cm。

4．夹紧导尿管末端，向气囊内注入生理盐水。轻拉导尿管有阻力感，证实导尿管已固定于膀胱内（图2-75）。

5．将尿液引入塑料弯盘内。若需作尿培养，用无菌标本瓶接取中段尿5～10ml。将导尿管末端与集尿袋连接，开放导尿管。

6．固定集尿袋于床旁（图2-76）。

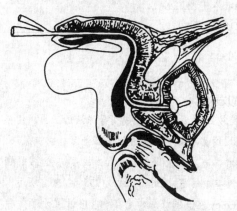

图2-75 双腔气囊导尿管固定法

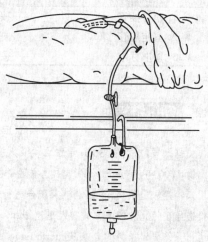

图2-76 集尿袋的应用

93

7. 整理记录

(1) 擦净外阴,撤去洞巾。

(2) 脱手套。撤出一次性中单和治疗巾。协助患者穿好裤子,整理床单位,清理用物。将尿标本贴标签后及时送检。

(3) 洗手,记录导尿时间、尿量、尿液颜色及性质,患者反应等情况。

【注意事项】

1. 严格执行无菌操作原则,防止泌尿系统感染。

2. 保护患者隐私,耐心解释,操作环境要遮挡。

3. 选择型号适宜的导尿管,插管动作应轻柔,以免损伤尿道黏膜。插管前应检查双腔气囊导尿管是否通畅,气囊是否完好。

4. 膨胀的气囊不宜卡在膀胱下口(尿道内口),应向内推约 2cm,以免气囊压迫造成损伤和不适。

5. 保持引流通畅,避免导尿管受压、扭曲和堵塞。

6. 女患者每日用消毒液棉球擦拭外阴和尿道口,男患者擦净尿道口、龟头及包皮,每天 1～2 次。

7. 每日更换集尿袋,定时排空集尿袋,并记录尿量。普通导尿管每周更换 1 次,硅胶导尿管可酌情延长更换时间。

8. 长期留置导尿管的患者,应采用间歇性夹管方式训练膀胱功能。夹闭导尿管,每 3～4 小时开放 1 次,使膀胱定时充盈和排空。

9. 集尿袋位置应低于耻骨联合,以防尿液逆流。如果患者卧床休息,应将集尿袋挂在床旁;患者离床活动前,应将导尿管远端固定在大腿上,集尿袋位置不得超过膀胱高度。

10. 倾听患者主诉,并观察尿液。若发现尿液浑浊、沉淀等,应做膀胱冲洗,尿常规检查 1 次/周。

11. 掌握操作要领(表 2-34)。

表2-34　留置导尿术

易错环节	正确动作要点
1. 消毒插管	按男、女性患者导尿术操作步骤进行操作
2. 固定尿管	向气囊内注入生理盐水
3. 留取标本	接取中段尿 5～10ml

 知识链接

导尿术的发展

据记载,公元前 3000 年左右埃及人就用柔性较好的金为材料做成引导尿液的工具。约公元前 1000 年,印度的外科书中也描述了在金、银、铁及木头管的表面涂上酥油可以引流尿液,用来治疗尿道狭窄、灌注药液及配合施行切石手术。进入 20 世纪后,尤其是战争结束后,脊髓损伤导致膀胱功能失常的病人迅速增加,长期留置导尿的需求日益增加。1935 年,来自明尼苏达州圣保罗泌尿科的专家 Frederic Eugene Basil Foley 在美国泌尿学会年会上首次展示了一种新导管——止血袋导尿管。40年代美国发明家 David S.Sheridan 用塑料制造的一次性导尿管，极大地减少了病患的费用及相互间的交叉感染。1947年，德国神经学家 Ludwig Guttmann 认为长期使用导尿管的患者应该首选无菌的间歇性导尿术。80年代后期，Foley 导管的引进及生产工艺的进步，乳胶、硅胶标准型气囊导尿管在我国大中型医院广泛运用。90年代以来，一次性塑料导尿管以价格低廉、毒性低被患者所接受。

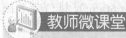 教师微课堂

【实验理解】

学生观看男、女性尿道解剖图，感受严格执行无菌操作原则对于留置导尿管患者防止泌尿系统感染的意义，加深理解操作。

实验4 膀胱冲洗术

膀胱冲洗术（bladder irrigation）通过留置导尿管或耻骨上膀胱造瘘管，将药液输入膀胱内，然后再经导尿管排出体外，如此反复多次将膀胱内残渣、血液、脓液等冲出，防止感染或堵塞尿路。

【目的】

1. 对留置导尿管的患者，保持其尿液的引流通畅。

2. 清除膀胱内的血凝块、黏液、细菌等异物，预防感染。

3. 治疗某些膀胱疾病，如膀胱炎、膀胱肿瘤。

【适用指征】

1. 留置导尿管患者。

2. 膀胱内有血凝块、黏液、细菌等异物需要清除的患者。

3. 膀胱炎、膀胱肿瘤等膀胱疾病患者。

【操作资源】

1. 用物 同留置导尿术。另备无菌治疗盘（治疗碗，消毒液棉球，镊子和纱布），无菌膀胱冲洗装置，输液调节器，输液架，开瓶器，便盆及便盆巾。按医嘱备冲洗液。常用冲洗溶液：生理盐水，0.02%呋喃西林溶液，3%硼酸液，氯己定溶液和0.1%新霉素溶液。冲洗液温度为38~40℃。

2. 环境与设施 室内温度符合操作要求。流动洗手池设备、擦手纸或无菌擦手巾或干手器。

【操作程序】

1. 评估解释

（1）认真核对医嘱。

（2）评估患者的年龄、病情、意识状况，心理状态、自理能力及配合程度；膀胱充盈程度、会阴部皮肤黏膜情况。

（3）向患者解释膀胱冲洗的目的、方法、注意事项及配合要点。请患者自行清洗会阴；如果患者没有自理能力，应协助其清洗会阴。

 笔记

2. 护士着装整齐，洗手，戴口罩。

3. 将用物携至患者床旁，再次核对患者床号、姓名和腕带。

4. 关闭门窗，拉上床帘或用屏风遮挡患者。

5. 按导尿术为患者插入导尿管，按留置导尿术固定导尿管。

6. 排空膀胱。

7. 冲洗前准备

（1）启开冲洗液瓶盖中心部分，消毒瓶塞。打开膀胱冲洗装置，将冲洗导管针头插入瓶塞，将冲洗液瓶倒挂于输液架上（冲洗瓶内液面距床面约 60cm），排气后关闭导管。

（2）分开导尿管与集尿袋引流管接头连接处，消毒导尿管口和引流管接头，将导尿管和引流管与"Y"形管的 2 个分管相连接，"Y"形管的主管连接冲洗导管，用无菌纱布包裹引流管的接头。

8. 冲洗膀胱

（1）夹闭引流管，开放冲洗管，使溶液滴入膀胱。调节滴速；滴速为 60～80 滴／分。待患者有尿意或滴入溶液 200～300ml 后，关闭冲洗管，放开引流管，将冲洗溶液全部引流出来后，再关闭引流管。

（2）按需要反复冲洗。冲洗过程中，询问患者感受，观察患者反应及引流液性状。

9. 冲洗完毕，取下冲洗管，消毒并连接导尿管口与引流管接头。

10. 清洁外阴部，固定导尿管，位置低于膀胱。

11. 协助患者取舒适卧位，整理床单位，清理物品。

12. 洗手，记录冲洗液名称、冲洗量、引流量、引流液性质、冲洗过程中患者的反应。

【注意事项】

1. 严格执行无菌操作原则，防止泌尿系统感染。

2. 保护患者隐私，耐心解释，操作环境要遮挡。

3. 遵医嘱准备冲洗液。除特殊需要外，冲洗液应加温至 38～40℃，以防低温刺激膀胱。

4. 冲洗前需排空膀胱，便于冲洗液顺利滴入膀胱，也有利于药液与膀胱内壁充分接触，保持有效浓度。

5. 膀胱冲洗装置类似静脉输液导管，其末端与"Y"形管的主管连接，一个分管连接引流管，另一个分管与导尿管相连接，应用三腔导尿管时，可免用"Y"形管。

6. 冲洗瓶内液面距床面约 60cm，以便产生一定的压力，使液体能顺利滴入膀胱；滴速一般为 60～80 滴／分，滴速不宜过快，以免患者尿意强烈，膀胱收缩，迫使冲洗液从导尿管侧溢出尿道外；如滴入治疗用药，须在膀胱内保留 30 分钟后再引流出体外。

7. 若流出液量少于注入量，可能系导尿管内有脓块或血块阻塞，可增加冲洗次数或更换导尿管；若患者出现不适或有出血情况，应立即停止冲洗，并告知医生；每天冲洗 3～4 次，每次 500～1000ml。

8. 冲洗时观察患者反应，有鲜血流出或剧烈疼痛、回流量少于输注量等异常情况应停止冲洗。

9. 掌握操作要领（表 2-35）。

表2-35 膀胱冲洗术

易错环节	正确动作要点
1. 插导尿管	按导尿术插入并固定导尿管，排空尿液
2. 冲洗前准备	挂冲洗液，排气；将导尿管和引流管与"Y"形管的2个分管相连接
3. 冲洗膀胱	开放冲洗管，调节滴速；待患者有尿意或滴入溶液 200～300ml 后，关闭冲洗管，放开引流管；反复冲洗

 教师微课堂

【实验理解】

学生复习静脉输液的原理和装置，加深对于膀胱冲洗原理和过程的理解。

二、灌肠法

 案例导入

黄女士，57 岁。"原发性肝癌"术后 2 周，反复中上腹疼痛 2 天。现诉阵发性腹痛，伴腹胀、恶心、呕吐。体格检查：中上腹轻压痛，肠鸣音亢进。护理评估资料：T 36.7℃，P 88/ 分，R 18/ 分，BP 104/68mmHg。胃肠道造影检查提示：远端小肠梗阻。经静脉补液、抗炎、胃肠减压等处理，患者腹痛未见明显缓解，拟急诊行"剖腹探查＋肠粘连松解术"。医嘱：肥皂水灌肠。

请问：护士应为患者进行哪种灌肠法？操作过程中的注意事项有哪些？

灌肠法（enema）是将一定量的溶液通过肛管由肛门经直肠灌入结肠的技术，以帮助患者清洁肠道、排便、排气或由肠道供给药物，达到确定诊断和治疗目的。根据灌肠的目的可分为不保留灌肠和保留灌肠。不保留灌肠又根据灌入的液量不同分为大量不保留灌肠、小量不保留灌肠和清洁灌肠。

实验5 大量不保留灌肠

大量不保留灌肠是将大量灌肠液（成人用量 500～1000ml，小儿 200～500ml，1 岁以下小儿 50～100ml）一次性灌入肠道，保留 5～10 分钟后排便。临床主要针对顽固性便秘、清洁肠道以及某些特殊检查和手术前的准备。

【目的】

1. 刺激肠蠕动，软化和清除粪便，排出肠内空气，减轻腹胀，解除便秘。

2. 清洁肠道，为手术、诊断性检查和分娩做准备。

3. 稀释和清除肠道内有害物质，减轻中毒。

4. 灌入低温溶液，为高热患者降温。

【适用指征】

1. 便秘患者。

2. 手术、诊断性和分娩前需进行肠道准备患者。

3. 中毒患者。

4. 高热患者。

【操作资源】

1. 用物 治疗盘内备一次性灌肠包（灌肠装置包括一次性灌肠袋，塑料管道，一次性肛管，调节夹，镊子，石蜡油棉球），弯盘，水温计，一次性手套，无菌棉签，笔、记录单，一次性治疗巾，输液架，卫生纸，便盆及便盆布。根据医嘱准备灌肠溶液：0.1%～0.2%肥皂水，生理盐水或温开水；成人每次用量500～1000ml，小儿200～500ml，1岁以下小儿50～100ml；温度39～41℃，降温用28～32℃；中暑患者用4℃生理盐水。必要时备屏风。按方便操作的原则放好所需用物。

2. 环境与设施 室内温度符合操作要求。流动洗手池设备、擦手纸或无菌擦手巾或干手器。

【操作程序】

1. 评估解释

（1）认真核对医嘱。

（2）评估患者的年龄、病情、意识状况、心理状态、自理能力及配合程度、治疗情况、饮食、睡眠和排便情况、腹痛、腹胀的部位、大便的性状、肛周皮肤情况。

（3）向患者解释灌肠法目的、注意事项及配合要点。嘱患者排尽大小便。

2. 护士着装整齐，洗手，戴口罩。

3. 将用物推至患者床边，核对患者的床号、姓名和腕带。

4. 关闭门窗，拉上床帘或用屏风遮挡患者。

5. 协助患者取左侧卧位，双腿弯曲。脱裤至膝部，移臀至床沿。铺一次性治疗巾于患者臀下。不能自我控制排便患者可取仰卧位，臀下垫便器。盖好盖被，只暴露臀部。

6. 灌肠准备

（1）将灌肠液倒入灌肠袋。将灌肠袋挂于输液架上，筒内液面距肛门40～60cm（图2-77）。

（2）戴一次性手套。润滑肛管前端，排尽管内气体，用调节夹夹紧灌肠管道。放弯盘于患者臀旁。

7. 一手垫卫生纸分开臀部，暴露肛门，嘱患者张口深慢呼吸，另一手将肛管轻轻插入直肠（成人7～10cm，小儿4～7cm）。

8. 灌入溶液

（1）固定肛管，松开调节夹，让溶液缓慢

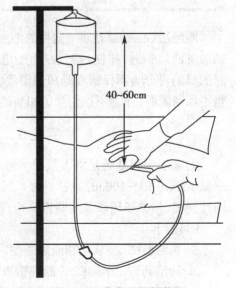

图2-77 大量不保留灌肠

98

流入。

(2) 观察液面下降情况及患者反应。若液体流入受阻,可前后旋转移动肛管或挤捏肛管;如患者感到腹胀或便意,可告诉患者是正常感觉,同时嘱患者张口深慢呼吸,并适当降低灌肠筒的高度,减慢流速或者夹管,暂停灌肠 30 秒,再缓慢进行灌肠。

9. 待灌肠液即将流尽,夹闭肛管;一手持卫生纸抵住肛门,另一手用卫生纸包裹肛管,轻轻拔出肛管。擦净肛门。

10. 灌肠后整理

(1) 脱手套。协助患者穿好裤子,处于平卧位。

(2) 嘱患者尽量保留 5～10 分钟后再排便。降温灌肠时,液体要保留 30 分钟,排便后 30 分钟,测量体温并记录。如为不能下床者,给予便盆,将卫生纸、呼叫器置于患者易取处。如需收集大便标本,让患者使用便盆。

(3) 排便后取出一次性治疗巾,整理床单位。撤去屏风,开窗通风。清理用物。

11. 洗手,记录溶液种类、保留时间、排出粪便的量、颜色和形状、腹胀的解除情况等。必要时留取大便标本送检。

【注意事项】

1. 保护患者隐私,维护患者自尊。

2. 选择合适型号的肛管,一般 24～26 号;插管动作应轻柔。

3. 选择合适的灌肠溶液,准确掌握灌肠溶液的温度、浓度、灌入速度、压力和液体量。

4. 妊娠、急腹症、消化道出血、严重心血管疾病等患者禁忌灌肠。肝性脑病患者禁用肥皂液灌肠,充血性心力衰竭和水钠潴留患者禁用 0.9% 氯化钠溶液灌肠。伤寒患者灌肠时溶液不得超过 500ml,灌肠袋内液面不高于肛门 30cm。

5. 插管时如有阻力,应稍停片刻,嘱患者张口深慢呼吸,阻力消失再继续插入。如果阻力仍然存在,患者主诉疼痛,应立即拔管,并报告责任医生。

6. 灌肠时,如患者有腹胀或便意,适当放低灌肠筒位置,并嘱患者作张口深慢呼吸,以减轻腹压。如溶液流入受阻,可挤压或旋转肛管。

7. 灌肠过程中,应随时观察患者的病情变化。如患者出现面色苍白、出冷汗、剧烈腹痛、心慌气促、脉速,应立即停止灌肠并及时与医生联系,采取紧急措施。

8. 在体温单"大便"栏处记录灌肠结果。记录方法是(灌肠为"E")如灌肠后排便一次,用 1/E 表示;如灌肠后未排便,则用 0/E 表示;如自行排便一次,灌肠后又排便一次,则用 1,1/E 表示,以此类推。※ 表示大便失禁。

9. 掌握操作要领(表 2-36)。

表2-36 大量不保留灌肠

易错环节	正确动作要点
1. 插管灌液	成人肛管插入长度 7～10cm,缓慢灌入溶液
2. 灌肠后处理	保留 5～10 分钟后再排便;降温灌肠时,液体要保留 30 分钟;排便后 30 分钟,测量体温并记录

知识链接

灌肠法的溯源

灌肠的灵感最早来源于对动物的观察。埃及人观察到他们视为神鸟的朱鹭常常用它的长嘴巴取水后伸入自己的肛门将肠道中的废物排泄出去,如此反复进行。于是,他们效仿朱鹭从肛门注入水对肠道进行清洗。约在公元前 1500 年,埃及便开始经由直肠给药,其中就用到灌肠。我国对灌肠疗法也非常重视,东汉时张仲景的《伤寒杂病论》中就有记载。到 18 世纪中期,灌肠设备有了较大改进。在 19 世纪,为了深度清洁人体肠道,大肠水疗法风靡欧洲。进入 20 世纪后,灌肠在医学中得以继续应用,其主要目的是为了排空肠道,在产科用于刺激子宫收缩,加快产程。20 世纪后半期,人口老龄化加剧,灌肠被更多用于解除老年人便秘。有研究表明:灌肠可以引起诸多并发症,如直肠坏疽、直肠溃疡等。截至 2003 年,在英国,尽管有几十种药可以通过直肠途径给予患者,但与以前不同的是,现在更多的是使用栓剂而较少使用溶液进行灌肠。

 教师微课堂

【实验理解】

根据患者病情和灌肠目的,选择合适的灌肠种类;同时根据大量不保留灌肠的目的,选择合适的灌肠液,控制灌肠液的量、温度和灌肠袋内液面高度。

实验6 小量不保留灌肠

小量不保留灌肠多用于年老体弱等不耐受大量灌肠法的患者,目的主要是促进排便。

【目的】

1. 软化粪便,解除便秘。

2. 排出肠道内的气体,减轻腹胀。

【适用指征】

由于灌入溶液量小,对肠道刺激小,常用于腹部或盆腔手术后患者、危重患者、年老体弱患者、小儿、孕妇等。

【操作资源】

1. 用物 如使用一次性灌肠包,用物同大量不保留灌肠;如使用消毒注洗器,需准备灌肠包(小容量灌肠筒、橡胶管和玻璃接管全长 120cm、肛管、血管钳 1 把、纱布数块、弯盘 2 个、石蜡油棉球、调节夹)。另备温开水 5～10ml,根据医嘱选择灌肠溶液:"1.2.3"溶液(50% 硫酸镁 30ml、甘油 60ml、温开水 90ml);甘油 50ml 加等量温开水;各种植物油 120～180ml。温度 38℃。必要时备屏风。按方便操作的原则放好所需用物。

2. 环境与设施 室内温度符合操作要求。流动洗手池设备、擦手纸或无菌擦手巾或干手器。

【操作程序】

1. 评估准备工作同大量不保留灌肠 1～5。

2．灌肠准备

（1）戴一次性手套。

（2）将灌肠液倒入灌肠袋，灌肠袋距肛门30cm；或用注洗器抽吸药液，连接肛管（图2-78）。

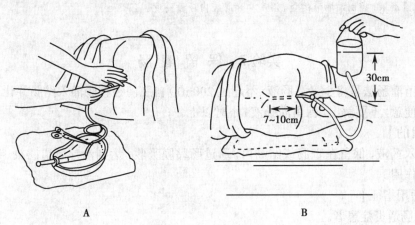

图2-78 小量不保留灌肠

（3）润滑肛管前端，排尽管内气体，用调节夹夹紧肛管。弯盘置于患者臀旁。

3．垫卫生纸分开臀部，暴露肛门；嘱患者深呼吸，将肛管前端轻轻插入直肠7～10cm。

4．固定肛管，松开调节夹，缓慢注入溶液。待灌肠液即将流尽，夹闭肛管；或用注洗器再吸取药液灌注，反复直至溶液注完。

5．注入温开水5～10ml，抬高肛管尾端，使溶液全部灌入，夹管或反折肛管，按大量不保留灌肠拔管，擦净肛门。

6．灌肠后整理按大量不保留灌肠步骤10进行操作，嘱其尽量保留溶液10～20分钟再排便。

7．洗手，记录灌肠结果，包括溶液种类、保留时间，以及排出粪便的量、颜色和形状、腹胀的解除情况等。

【注意事项】

1．保护患者隐私，维护患者自尊。

2．选择合适型号的肛管，一般22～24号；插管动作应轻柔。

3．选择合适的灌肠溶液，准确掌握灌肠溶液的温度、浓度、灌入速度、压力和液量。

4．灌注溶液时，速度不能过快过猛，以免刺激肠黏膜引起排便反射，造成溶液难以保留。灌肠后应尽量保留溶液10～20分钟再行排便，使灌肠液有足够的作用时间软化粪便。

5．掌握操作要领（表2-37）。

表2-37 小量不保留灌肠

易错环节	正确动作要点
1．灌肠准备	倒入或抽吸灌肠液；润滑肛管前端，排尽管内气体
2．插管灌液	轻轻插入直肠7～10cm；缓慢灌入溶液；注毕，注入温开水5～10ml
3．灌肠后处理	嘱患者尽量保留10～20分钟后再排便

教师微课堂

【实验理解】

根据患者病情和灌肠目的,选择合适的灌肠种类;同时根据小量不保留灌肠的目的,选择合适的灌肠液,控制灌肠液的量、温度和灌肠袋内液面高度。

实验7 保留灌肠

保留灌肠法是将少量灌肠液(不超过 200ml)自肛门经直肠灌入结肠并让患者尽量忍耐便意,不要解出,保留灌肠液1小时以上。

【目的】

灌入药液,保留在直肠或结肠内,通过肠黏膜吸收,达到治疗肠道感染、镇静和催眠的作用。

【适用指征】

1. 肠道炎症患者。

2. 需进行镇静、催眠患者。

【操作资源】

1. 用物　同小量不保留灌肠,选择 20 号以下肛管,另备小枕。根据医嘱选择灌肠溶液:10% 水合氯醛,剂量遵医嘱;肠道杀菌剂,如 2% 小檗碱,0.5%～1% 新霉素及其他抗生素溶液。量不超过 200ml,温度 38℃。必要时备屏风。按方便操作的原则放好所需用物。

2. 环境与设施　室内温度符合操作要求。流动洗手池设备、擦手纸或无菌擦手巾或干手器。

【操作程序】

1. 评估准备工作同大量不保留灌肠步骤1～4。

2. 据病情协助患者处于适宜卧位(左侧或右侧卧位),双腿弯曲。脱裤至膝部,移臀至床沿。铺一次性治疗巾于患者臀下,垫小枕以抬高臀部 10cm。

3. 灌肠准备同小量不保留灌肠步骤2。

4. 垫卫生纸分开臀部,暴露肛门;嘱患者深呼吸,将肛管前端轻轻插入直肠 15～20cm。按小量不保留灌肠注入药液。

5. 灌肠液注入完毕,夹闭肛管。轻轻拔出肛管。擦净肛门,脱手套。

6. 灌肠后整理

(1)协助患者穿好裤子,嘱患者卧床休息,尽量忍耐,保留药液在 1 小时以上。

(2)排便后取出治疗巾,整理床单位,撤去屏风。

(3)开窗通风,清理用物。

7. 洗手,记录灌肠结果,包括溶液种类、保留时间以及患者反应和治疗效果等。

【注意事项】

1. 肛门、直肠和结肠等手术后或大便失禁患者,不宜保留灌肠。

2. 保护患者隐私。

3. 插管动作应轻柔。

笔记

4. 操作前先了解患者的病变部位,掌握灌肠的卧位和肛管插入深度,一般视病情而定。为了提高疗效,慢性细菌性痢疾病变部位多在直肠或乙状结肠,溃疡性结肠炎病变多在乙状结肠或降结肠,宜取左侧卧位;阿米巴痢疾病变多在回盲部,宜取右侧卧位。抬高臀部10cm可防止药液溢出,利于保留药物,提高疗效。

5. 为减轻肛门刺激,宜选用小号肛管,压力宜低,药量宜小,注入速度宜慢;为促进药物吸收,肛管插入不能太浅。液面距肛门的高度不超过30cm。操作前需嘱患者排空大便,必要时先做不保留灌肠。

6. 患者排便后休息30~60分钟,再进行灌肠。如为慢性肠道疾病,以晚间睡前灌肠为宜,灌肠后药液保留时间应长并减少活动,有利于药液的保留和吸收。药液应保留在1小时以上,以便于充分吸收。

7. 一般用量不超过200ml,小剂量药液灌肠时应加倍稀释,以增加吸收率。

8. 掌握操作要领(表2-38)。

表2-38　保留灌肠

易错环节	正确动作要点
1. 摆放卧位	左侧或右侧卧位,双腿弯曲,垫小枕以抬高臀部10cm
2. 灌肠准备	倒入或抽吸灌肠液;润滑肛管前端,排尽管内气体
3. 插管灌液	轻轻插入直肠15~20cm;缓慢灌入溶液
4. 灌肠后处理	嘱患者尽量保留药液在1小时以上才排便

教师微课堂

【实验理解】

根据患者的病变部位,确定灌肠的卧位和肛管插入深度;为了保留药物,提高疗效,选择适当的灌肠时间、臀部高度、药量、肛管型号、注入速度、肛管插入深度,保留时间。

实验8　肛管排气法

肛管排气术(flatulence decreasing through the rectal tube)是将肛管从肛门插入直肠以排出肠腔内积气的技术。

【目的】

排出肠腔积气,减轻腹胀。

【适用指征】

肠道胀气,需进行排气患者。

【操作资源】

1. 用物　治疗盘内备肛管(26号),橡胶管,玻璃接头,润滑油,弯盘,玻璃瓶(内盛水3/4满),系带,一次性手套,无菌棉签,卫生纸,胶布、别针、笔、记录单,治疗巾,必要时备屏风。按方便操作的原则放好所需用物。

2. 环境与设施　室内温度符合操作要求。流动洗手池设备、擦手纸或无菌擦手巾或干手器。

【操作程序】

1. 评估解释

（1）认真核对医嘱。

（2）评估患者的年龄、病情、意识状况，心理状态、自理能力及配合程度，治疗情况，饮食和排便情况、腹胀的部位，肛周皮肤情况。

（3）向患者解释肛管排气目的、注意事项及配合要点。嘱患者排尽大小便。

2. 护士着装整齐，洗手，戴口罩。

3. 将用物推至患者床边，核对患者的床号、姓名和腕带。

4. 关闭门窗，拉上床帘或用屏风遮挡患者。

5. 协助患者取侧卧位或平卧位，盖好盖被，暴露肛门。

6. 戴一次性手套。将玻璃瓶系于床边，橡胶管一端与肛管相连，另一端插入玻璃瓶液面下。

7. 插管排气

（1）润滑肛管前端，嘱患者张口呼吸，将肛管轻轻插入直肠 15～18cm（图 2-79）。

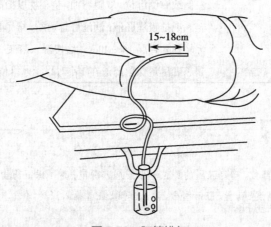

图 2-79 肛管排气

（2）用胶布将肛管固定于臀部，橡胶管留出足够长度用别针固定在床单上。

（3）观察排气情况，如排气不畅可协助患者更换体位或按摩腹部。保留肛管不超过 20 分钟。

8. 拔管整理

（1）拔出肛管，清洁肛门。脱手套。

（2）协助患者取舒适的体位，询问患者腹胀是否缓解，整理床单位。消毒、整理用物。

9. 洗手，记录患者反应和排气效果等。

【注意事项】

1. 保护患者隐私，维护患者自尊。

2. 插管动作应轻柔。

3. 将橡胶管一端插入玻璃瓶液面下，可防止空气进入直肠内，加重腹胀。

笔记

4. 如排气不畅，可协助患者更换体位或按摩腹部，以助气体排出。

5. 保留肛管不超过 20 分钟。因为长时间留置肛管，会降低肛门括约肌的反应，甚至导致肛门括约肌永久性松弛。必要时 2～3 小时后，再行肛管排气。

6. 掌握操作要领（表 2-39）。

表 2-39　肛管排气法

易错环节	正确动作要点
1. 排气准备	橡胶管一端与肛管相连，另一端插入玻璃瓶液面下
2. 插管排气	润滑肛管前端，将肛管插入直肠 15～18cm；肛管保留不超过 20 分钟

教师微课堂

【实验理解】

根据患者直肠长度，确定肛管插入长度；采取措施防止空气进入直肠，加重腹胀，降低肛门括约肌的反应。

三、拓展

电针腧穴排尿

针灸对尿道功能有显著的调节作用，并且在不同的状态下其调节性存在差异，如针刺可使压力性尿失禁患者过于低下的尿道压升高，降低过高的尿道压，协调储、排尿功能，因此针刺对排尿功能障碍具有良性双相调整作用。

予以针刺中极、关元、肾俞等穴，用电针加针刺手法，开始每日一次，症状改善后隔日一次。

适应证：泌尿、生殖系统疾病：泌尿系结石、肾结石、尿潴留、原发性或术后尿失禁、遗尿症、慢性前列腺炎、阳痿、早泄、不射精、男性不育症。

禁忌证：①对于急性传染病的高热患者，不宜灸疗；②对于极度虚弱的患者，应注意避免晕针。

四、综合实验与思考

1. 陈女士，42 岁。行子宫切除术，术后拔除导尿管 10 小时仍未排尿，主诉下腹胀痛难忍，有尿意，但排尿困难，患者烦躁不安。护理评估资料：T 36.6℃，P 70 次 / 分，R 22 次 / 分，BP 130/92mmHg。体格检查：耻骨联合上方膨隆，叩诊浊音。采用按摩、听流水声后效果不佳。医嘱：一次性导尿。请问：

（1）操作前解释的内容有哪些？

（2）操作中的注意事项有哪些？

2. 赵先生，38 岁。因外伤导致尿失禁。患者情绪紧张，烦躁不安。护理评估资料：T 36.6℃，P 90 次 / 分，R 18 次 / 分，BP 132/98mmHg。患者腹部平坦，肠鸣音正常，外阴部皮肤发红，无破溃。遵医嘱为其进行留置导尿。请问：

（1）操作前解释的内容有哪些？

（2）操作中的注意事项有哪些？

（3）操作结束后应嘱患者注意哪些事项？

3．魏先生，76 岁。因尿频、尿急、夜尿次数增多 3 年余，症状进行性加重 12 天，以"前列腺增生"收入院。护理评估资料：T 36.7℃，P 100/ 分，R 20/ 分，BP 130/98mmHg。体格检查：耻骨上区隆起，触痛（+）、压痛（+）。肛门指检：前列腺增生Ⅱ度，双侧肿大、上极不清、中央沟消失。患者在椎管麻醉下行"经尿道前列腺电切术"。术中、术后均予膀胱冲洗。请问：

（1）操作前解释的内容有哪些？

（2）操作中的注意事项有哪些？

（3）操作结束后应嘱患者注意哪些事项？

4．黄女士，57 岁。"原发性肝癌"术后 2 周，反复中上腹疼痛 2 天。现诉阵发性腹痛，伴腹胀、恶心、呕吐。体格检查：中上腹轻压痛，肠鸣音亢进。护理评估资料：T 36.7℃，P 88/ 分，R 18/ 分，BP 104/68mmHg。胃肠道造影检查提示：远端小肠梗阻。经静脉补液、抗炎、胃肠减压等处理，患者腹痛未见明显缓解，拟急诊行"剖腹探查＋肠粘连松解术"。医嘱：肥皂水灌肠。请问：

（1）操作前解释的内容有哪些？

（2）操作中的注意事项有哪些？

5．周女士，27 岁。因反复黏液血便 2 年，加重伴左下腹疼痛 2 周收入院。患者便血每天 6～8 次。体格检查：T 37.4℃，BP 110/70mmHg，HR 98 次 / 分，律齐，无杂音。下腹部有压痛，无反跳痛及肌紧张。肠鸣音 6～8 次 / 分，双下肢无水肿。诊断：溃疡性结肠炎。医嘱：0.9% 氯化钠 150ml＋ 地塞米松磷酸钠注射液 5mg＋ 美沙拉嗪缓释颗粒 1g，保留灌肠 qn。请问：

（1）操作前解释的内容有哪些？

（2）操作中的注意事项有哪些？

（3）操作结束后应嘱患者注意哪些事项？

（王　蓉）

第五节　注 射 技 术

 学习基础

　　掌握各种注射法的概念、适用指征；明确皮肤、肌肉的形态结构和功能；熟悉常用注射药液的抽吸方法。

　　注射给药法是将一定量的无菌药液、溶液或生物制剂注入人体内，以达到预防、诊断、治疗目的的一种治疗方法。注射给药的特点是药物吸收快，吸收量准确，血药浓度迅速升高，适用于需要药物迅速发挥作用或因各种原因不能经口服给药的患者。常用的注射技术包括皮内注射、皮下注射、肌内注射、静脉注射、静脉输液、静脉输血等。

一、皮内注射法

案例导入

李先生,32 岁。因咳嗽,咳痰,发热 1 周入院,诊断为:大叶性肺炎。医嘱予以青霉素 320 万 U+ 生理盐水 100ml 静脉滴注,bid。

请问:

1. 用青霉素前需要评估哪些内容?

2. 对该患者进行过敏试验,需要注意什么?

临床上使用某些药物时,常可引起过敏反应,有的甚至会发生过敏性休克而危及生命。因此,在使用某些药物前,除须详细询问用药史、过敏史、家族史外,还须做药物过敏试验。皮内注射法是将少量药液注入表皮和真皮之间,主要用于药物过敏试验,预防接种和局部麻醉的起始步骤。

实验 1　青霉素过敏试验

青霉素是目前常用的抗生素之一,具有疗效高、毒性低的特点,但易发生不同程度的过敏反应。因此使用各种青霉素制剂前,必须先做过敏试验,试验阴性者方可用药。

【目的】

保证用药安全,预防发生青霉素过敏性休克。

【适用指征】

使用各种青霉素制剂前。

【操作资源】

1. 用物　注射盘、1ml 和 5ml 一次性注射器、$4\frac{1}{2}$～5 号针头、注射卡、青霉素试验液或者 80 万 U 青霉素、生理盐水、75% 乙醇棉球或棉签、锐器盒、手消毒剂等。另备 0.1% 盐酸肾上腺素 1ml、呼吸兴奋剂等急救药物。

2. 环境与设施　环境保持整洁、舒适、安全,光线充足。

【操作程序】

1. 操作前护士穿戴整齐、规范洗手、戴口罩;用物备齐并进行质量检查。

2. 评估患者病情、用药情况、注射局部皮肤情况及合作程度,询问用药史、过敏史和家族史;是否正在使用青霉素,是否已停药 3 天后再使用,或在使用中更换批号。向患者解释过敏试验的目的和注意事项并取得配合。

3. 携用物至患者处,核对患者床号、姓名、药名、浓度、剂量、皮试时间、给药方法等。如有移动护士工作站系统,应执行"三核对"基本信息:姓名、床号、手腕带。

4. 根据治疗目的选择注射部位,以 75% 乙醇消毒注射部位皮肤,通常前臂掌侧面中下 1/3 交界处。

5. 核对患者,并排尽注射器内的空气。

6. 左手绷紧局部皮肤,右手以平执式持注射器,针头斜面向上,与皮肤呈 0°～5° 刺入皮内。待针头斜面全部进入皮内后,放平注射器,用左手拇指固定针栓,右手轻轻推注药液,注入 0.1ml,使局部隆起形成一皮丘,皮肤变白并显露毛孔(图 2-80)。

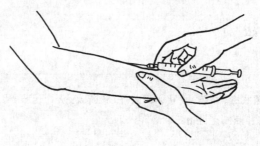

图 2-80　皮内注射法

7.注射完毕,迅速拔出针头。

8.再次核对,15~20分钟后观察结果。指导患者不要按揉针孔,且暂勿离开注射室或病房,如有不适立即告知。

9.按垃圾分类原则处理污物,清理用物,整理床单位,协助患者取舒适卧位。

10.观察反应,判断试验结果,需有两名医护人员同时判断。

(1)阴性:皮丘无改变,周围不红肿,无红晕,无自觉症状。

(2)阳性:局部皮丘隆起,出现红晕硬结,直径大于1cm,或周围有伪足、有痒感。严重时可出现过敏性休克。

11.如试验结果为阳性,禁用青霉素;并记录在体温单、医嘱单、病例卡、床头卡、门诊卡、注射卡、护理记录单上,要求用红笔标明"青霉素阳性";将结果告知患者及家属。

【注意事项】

1.严格执行查对制度和无菌操作原则。皮试液应现配现用,配制的皮试液浓度及注入皮内的剂量均应准确。

2.做皮试前,应详细询问用药史、过敏史及家族史,如患者对需要注射的药物过敏,则不可作皮试。

3.忌用碘类消毒剂消毒,避免按揉注射局部,进针勿过深,以免影响对结果的观察。

4.须在规定的时间内观察,20分钟内不可随意走动,如有不适立即告知医护人员。

5.对可疑阳性患者,应在对侧手臂相同部位皮内注入0.1ml生理盐水做对照试验,20分钟后观察如出现同样结果,说明前者不是阳性。如在同侧手臂做对照试验,两个皮丘间距须大于5cm。确认青霉素结果阴性后方可用药。

6.掌握操作要领(表2-40)。

表2-40　青霉素过敏试验

易错环节	正确动作要点
1.询问评估	询问用药史、过敏史和家族史;是否正在使用青霉素,是否已停药3天后再使用,或在使用中更换批号
2.注射操作	选择部位:前臂掌侧面中下1/3交界处 消毒皮肤:一般使用75%乙醇 操作手法:针头斜面向上,进针5°,斜面进入皮内,固定针栓,注入药液0.1ml,呈圆形皮丘,快速拔针
3.观察判断	计时观察20分钟,交代注意事项,嘱病人不远离;两人判断结果;如有可疑结果可做对照试验

知识链接

青霉素皮试溶液配制方法

青霉素钠	加 0.9% 氯化钠溶液 /ml	每毫升药液青霉素钠含量（U/ml）	备注
80 万单位	4	20 万	用 5ml 注射器
取 0.1ml 上述溶液	0.9	2 万	以下用 1ml 注射器
取 0.1ml 上述溶液	0.9	2000	每次配制时需将溶液混匀
取 0.1ml 上述溶液	0.9	200	配制液应现配现用

教师微课堂

【记忆口诀】

皮试进针操作要点：斜面向上，平行刺入，0°～5°角，进入皮内，0.1ml 药液，形成皮丘。

【实验理解】

1. 在实验室模拟手臂上练习皮试的注射步骤，感受进针的角度、深度，加深理解操作。

2. 实施真人皮内注射，体会皮内注射的要点及培养学生无菌观念和人文关怀。

实验2　结核菌素试验

结核菌素试验是用于检出人体是否受过结核分枝杆菌感染的皮肤试验。目前 WHO、国际防痨和肺病联合会推荐使用的结核菌素为纯蛋白衍生物（purified protein derivative，PPD），故又称 PPD 试验。

【目的】

1. 为接种卡介苗提供依据，并评价卡介苗接种效果。

2. 辅助结核病诊断和鉴别诊断。

3. 判断机体细胞免疫状态。

4. 用于流行病学调查，测定人群结核感染率和年感染率。

【适用指征】

1. 适用于：①有肺结核病可疑症状；②近期有与肺结核病患者密切接触史；③胸部 X 线检查有肺结核病可疑；④怀疑患肺外结核病者。

2. 在卡介苗接种后 12 周进行结核菌素试验，了解接种成功情况等。

3. 需要获得某一地区人群中结核分枝杆菌感染和传播的情况。

【操作资源】

1. 用物　注射盘、1ml 注射器、$4\frac{1}{2}$～5 号针头、注射卡、5U（1∶2000）或 1U（1∶10 000）结核菌素（PPD）、无菌生理盐水、5ml 一次性注射器一支、皮肤消毒剂（75% 乙醇）、手消毒剂、锐器盒、无菌巾、手套等。

2. 环境与设施　环境保持整洁、舒适、安全，光线充足。

笔记

【操作程序】

1～6 步骤同青霉素过敏试验法。

7. 左手绷紧局部皮肤，右手以平执式持注射器，针头斜面向上，与皮肤呈 0°～5°刺入皮内。待针头斜面全部进入皮内后，放平注射器，用左手拇指固定针栓，右手轻轻推注药液，按医嘱注入 PPD 试液，使局部隆起形成一圆形皮丘，皮肤变白并显露毛孔。

8. 注射完毕，迅速拔出针头。

9. 再次核对，注射后 48 小时观察 1 次，72 小时判断结果。指导患者不要按揉针孔，不要自行挠抓注射部位，且暂勿离开病房，如有不适立即告知。

10. 按垃圾分类原则处理污物，清理用物，整理床单位，协助患者取舒适卧位。

11. 判断结果，72 小时内由两人测量皮肤硬结（不是测量皮肤红晕的横径和纵径），得出皮肤硬结平均直径 =（横径 + 纵径）/2。皮肤硬结平均直径 <5mm 为阴性（-），5～9mm 为弱阳性（+），10～19mm 为阳性（++），≥20mm 或虽 <20mm 但局部出现水疱、坏死和淋巴管炎为强阳性（+++）。

12. 将结果告知患者及家属，并记录在护理记录单上。

【注意事项】

1. 储存要求：已配制稀释液置于有色瓶内，避免日光直射、4℃可保存两周。玻璃及塑料对结核菌素有明显吸附作用，抽取后务必于 1 小时内用完，否则效价降低影响结果。

2. 密切观察：结核菌素试验后可能出现一些异常反应，应予妥善处理。

（1）局部反应：出现水疱、溃疡，应保持清洁，涂 2% 甲基紫，必要时可用注射器将水疱液抽除。

（2）全身反应：①发热：多属热原反应与器具消毒不严有关，一般于数小时内可恢复；②晕厥与休克：多与精神紧张、恐惧有关，可嘱患者平卧、保温，必要时皮下注射 0.1% 肾上腺素 0.5～1.0ml；③病灶反应：注后数小时肺部病灶周围毛细血管扩张，通透性增加，浸润渗出，形成变态反应病灶周围炎，一般不必特殊处理，2～5 日可自行消退。

3. 禁忌证 发热（体温 37.5℃以上）、恢复期、器质性心脏病、肝肾血管疾病、癫痫、细胞免疫功能缺陷、丙种球蛋白缺乏、月经期、急性传染病（如麻疹、百白破、流感、肺炎等）、急性眼结膜炎、急性中耳炎、广泛皮肤病者及过敏性体质者。

4. 掌握操作要领（表 2-41）。

表 2-41 结核菌素试验

易错环节	正确动作要点
1. 注射操作	选择前臂掌侧面中下 1/3 交界处，75% 乙醇消毒皮肤，排气，绷紧皮肤，针头斜面向上，进针 0°～5°，斜面进入皮内，固定针栓，注入药液 0.1ml，呈圆形皮丘，快速拔针
2. 观察判断	48 小时观察 1 次，交代注意事项；72 小时内两人同时测量皮肤硬结并判断结果。皮肤硬结平均直径 =（横径 + 纵径）/2

知识链接

结核菌素试剂和 PPD 试验临床意义

结核菌素试剂有两种,一种为旧结核菌素(OT),为含有结核分枝杆菌的甘油肉汤培养物加热过滤液,主要成分是结核蛋白,也含有结核分枝杆菌生长过程中产生的其他代谢产物和培养基成分。另一种为纯蛋白衍生物(PPD),是 OT 经三氯醋酸沉淀后的纯化物。PPD 有两种,即人型结核菌素纯蛋白衍生物(PPDC)和卡介苗纯蛋白衍生物(BCG-PPD),前者是由人结核分枝杆菌提取,后者由 BCG 制成,纯度均较好,已广泛用于临床诊断。国际上常用的 PPD-RT 23(1958 年丹麦生产的更纯更浓 PPD,为 WHO 推荐制剂),已经取代 OT。BCG 是活的无毒力牛型结核菌疫苗,接种后可使人体产生对结核菌的获得性免疫力。其接种对象是未受感染的新生儿、儿童及青少年。已受结核菌感染者(结核菌素试验阳性)已无必要接种。

结核菌素试验临床意义:

1. 阳性反应 ①曾接种过卡介苗,人工免疫所致;②小儿无明显临床症状而呈阳性反应,表示受过结核感染,但不一定有活动病灶;③3 岁以下,尤其是 1 岁以下小儿,阳性反应多表示体内有新的结核病灶,年龄越小,活动性结核可能性越大;④强阳性反应,表示体内有活动性结核病;⑤2 年之内由阴转阳,或反应强度从 <10mm 增至 >10mm,且增加的幅度为 6mm 以上者,表示新近有感染。

2. 阴性反应 ①未受过结核感染;②初次感染后 4~8 周内;③机体免疫反应受抑制呈假阴性反应,如重症结核病、麻疹等;④技术误差或结核菌素效价不足。

教师微课堂

【记忆口诀】

结果判断:小 5 阴,二 5 弱,四 5 阳,大四 5 或有特殊表现强阳性。

【实验理解】

1. 学生在模拟手臂上,练习皮试的注射步骤,感受进针的角度、深度,加深理解操作。

2. 实施真人皮内注射,体会皮内注射的要点及培养学生无菌观念和人文关怀。

二、皮下注射法

案例导入

6 月龄婴儿,现由家长送至社区医院注射乙肝疫苗第三针。

请问:

1. 注射前需要评估哪些内容?

2. 常用的注射部位是哪里?注射后的注意事项有哪些?

实验3 皮下注射法

皮下注射(hypodermic injection)是将少量药液或生物制剂注入皮下组织内的方

笔记

法。常用注射部位为上臂三角肌下缘、上臂外侧、腹部、后背及大腿外侧方。

皮下注射法常用于临床需迅速达到药效、不能或不宜经口服给药时采用。如胰岛素口服在胃肠道内易被消化酶破坏,失去作用,而皮下注射迅速被吸收。

【目的】

不能或不宜口服给药,且需在一定时间内发生药效的小剂量药物注射。

【适用指征】

1. 不能经口服用的药物,要求在一定时间内发生疗效(如胰岛素治疗)。

2. 各种菌苗、疫苗的预防接种。

3. 局部麻醉给药。

【操作资源】

1. 用物　注射盘、1～2ml注射器、$5\frac{1}{2}$～6号针头、注射卡、医嘱用药、生理盐水、皮肤消毒液、弯盘、无菌棉签、锐器盒、手消毒剂、无菌巾、手套等。

2. 环境与设施　环境保持整洁、舒适、安全,光线充足。

【操作程序】

1. 操作前护士穿戴整齐、规范洗手、戴口罩;用物备齐并进行质量检查;环境保持整洁、舒适、安全,光线充足。

2. 评估患者的病情、治疗情况、合作程度及注射部位局部皮肤,询问药物过敏史。向患者解释目的和注意事项以取得合作。

3. 两人核对医嘱,核对注射卡,按医嘱备药,检查药物有效期,铺无菌巾于治疗盘内,吸取药液,放于治疗盘内。

4. 备齐用物携至床边,核对患者床号、姓名、药名、浓度、剂量、给药时间、给药方法等。如有移动护士工作站系统,应执行"三核对"基本信息:姓名、床号、手腕带。

5. 结合治疗目的选择合适的注射部位(图2-81):上臂三角肌下缘、臂外侧、后背、股外侧位、两侧腹壁等。常规消毒皮肤,消毒范围直径>5cm,待干。

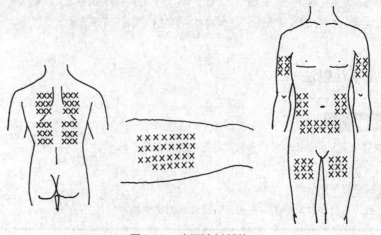

图2-81　皮下注射部位

6. 再次核对,排尽注射器内空气。

7. 左手绷紧局部皮肤,右手持注射器,食指固定针栓,针头斜面向上与皮肤成

30°～40°角，迅速刺入针梗的 1/2 或 2/3，用左手抽动活塞无回血后，缓慢推注药液（图 2-82）。

8．注射完毕快速拔针，并用干棉签轻压针刺处片刻。

9．再次核对，协助患者取舒适卧位。观察患者反应，嘱患者不要按揉针孔，交代注意事项，如有不适即时告知。

10．按垃圾分类原则处理污物，清理用物，整理床单位，洗手记录。必要时需在护理记录单上记录注射的时间、药名、浓度、剂量和反应。

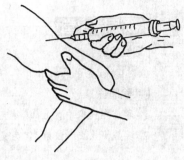

图 2-82　皮下注射法

【注意事项】

1．严格执行查对制度和无菌操作原则。注射前详细询问患者的用药史和过敏史。

2．对过于消瘦者，可捏起注射部位组织，穿刺角度适当减小。对皮肤有刺激作用的药液一般不作皮下注射。对需长期反复皮下注射的患者，应有计划地经常更换注射部位，以增加药液吸收。

3．回抽无回血后，方可注入药液。针头刺入角度不宜超过 45°，以免刺入肌肉层。注射药液少于 1ml 时，必须用 1ml 注射器抽吸药液，以保证注入药物剂量准确。

4．掌握操作要领（表 2-42）。

表 2-42　皮下注射法

易错环节	正确动作要点
1．核对内容	双人核对医嘱无误 核对患者无误："三核对"基本信息为姓名、床号、手腕带 核对药物无误：药名、浓度、剂量、给药时间、给药方法、药物有效期、药物质量等无误 操作前、中、后注意再次核对
2．注射关键环节	选择部位：上臂三角肌下缘、臂外侧、股外侧位、背部、两侧腹壁等 消毒皮肤：常规消毒皮肤，消毒范围直径>5cm 注射流程：左手绷紧局部皮肤，右手持注射器，食指固定针栓，针头斜面向上与皮肤成 30°～40°，不宜超过 45°，迅速刺入针梗的 1/2 或 2/3，用左手抽动活塞无回血后，缓慢推注药液

🔬 知识链接

常用注射法的进针角度

皮内注射法（ID）：与皮肤成 0°～5° 刺入皮内。

皮下注射法（H）：与皮肤成 30°～40°，迅速刺入针梗的 1/2～2/3。

肌内注射法（IM/im）：与注射部位成 90°，迅速刺入肌肉内，深度约为针梗的 2/3。

静脉注射法（IV/iv）：针头斜面向上，并与皮肤成 15°～30°。

教师微课堂

【记忆口诀】

查对口诀:两名两量用床号,有效时间浓度史。

【实验理解】

1. 学生在模拟手臂上,练习皮下注射的步骤,感受进针的角度、深度,加深理解操作。

2. 实施真人皮下注射,体会皮下注射的要点及培养学生无菌观念和人文关怀。

三、肌内注射法

 案例导入

李某,女,77岁。因肺癌接受化疗,护士给予静脉滴注培美曲塞 0.75g+ 生理盐水 50ml,24 小时后病人感恶心呕吐,不思饮食,医嘱予以甲氧氯普胺 10mg 肌内注射。

请问:

1. 如何实施肌内注射?

2. 肌内注射注意事项有哪些?

肌内注射(intramuscular injection)是一种常用的药物注射治疗方法,指将药液通过注射器注入肌肉组织内,达到治病的目的。它与皮下注射的区别在于,所注射的药液刺激性较强,药量较大,要求比皮下注射更迅速发生疗效。

实验4 肌内注射法

肌内注射法是将一定量的药液通过无菌注射器注入肌肉组织的给药方法。通常选用肌肉较厚、远离大神经大血管的臀部。

【目的】

用于不宜或不能口服或静脉注射,且要求比皮下注射更迅速发生疗效时,通过肌内注射给患者实施药物治疗。

【适用指征】

1. 不宜采用口服给药和静脉注射,要求比皮下注射更迅速发生疗效时。

2. 药物刺激性较强或药量较大,不适于皮下注射。

【操作资源】

1. 用物 注射盘、医嘱用药、无菌生理盐水、2ml 或 5ml 注射器、6~7 号针头、注射卡、皮肤消毒剂、手消毒剂、砂轮、无菌纱布缸、弯盘、锐器盒、无菌棉签、无菌巾、手套等。

2. 环境与设施 环境保持整洁、舒适、安全,光线充足。

【操作程序】

1. 操作前护士穿戴整齐、规范洗手、戴口罩;用物备齐并进行质量检查;环境保持整洁、舒适、安全、私密,光线充足。

2. 评估患者病情、治疗情况、合作程度及注射部位局部皮肤状况。询问用药史

笔记

和过敏史,向患者解释目的和注意事项以取得配合。

3. 两人核对医嘱,核对注射卡,检查药物有效期,铺无菌巾于治疗盘内,遵医嘱吸取药液,放入无菌盘内。

4. 备齐用物携至患者床边,核对患者床号、姓名、药名、浓度、剂量、给药时间、给药方法等。如有移动护士工作站系统,应执行"三核对"基本信息:姓名、床号、手腕带。

5. 协助患者取舒适体位,给予遮挡,暴露注射部位。臀部肌内注射可取侧卧位、俯卧位、仰卧位和坐位。根据治疗目的选择合适的注射部位,常用的注射定位法有:

(1) 臀大肌注射定位法

1) 十字法(图 2-83):从臀裂顶点向左或向右作一水平线,然后从髂嵴最高点作一垂线,将一侧臀部分为四个象限,其外上象限避开内角(髂后上棘与股骨大转子联线的内侧)为注射部位。

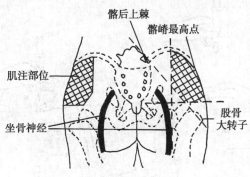

图 2-83 臀大肌注射定位法——十字法

2) 联线法(图 2-84):取髂前上棘与尾骨连线的外上 1/3 处。

(2) 臀中肌、臀小肌注射定位法(图 2-85):三角形法:以食指尖和中指尖分别置于髂前上棘和髂嵴下缘处,在髂嵴、食指、中指之间便构成一个三角形区域,此区域即为注射部位。髂前上棘外侧三横指处(以患者自己手指的宽度为标准)。

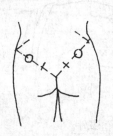

图 2-84 臀大肌注射定位法——联线法

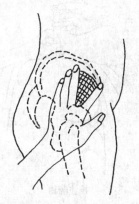

图 2-85 臀中肌、臀小肌注射定位法

(3) 股外侧肌肌内注射定位法:部位为大腿中段外侧,一般成人可取髋关节下 10cm 至膝关节范围。此处大血管、神经干很少通过,且注射范围较广,可供多次注射，尤其适宜于 2 岁以下幼儿。

（4）上臂三角肌注射定位法（图 2-86）：部位为上臂外侧，自肩峰下 2～3 横指。此处肌肉较薄，只可作小剂量注射。

6. 常规消毒注射部位皮肤，待干。再次核对，并排尽注射器内空气。

7. 注射药物（图 2-87）

（1）左手拇指和食指绷紧局部皮肤，右手以执笔式持注射器，以中指固定针栓，针头和皮肤呈 90°，用手臂带动腕部力量，快速刺入肌肉内，一般进针约 2.5～3cm（针梗的 2/3）。

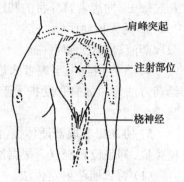

图 2-86　上臂三角肌注射定位法

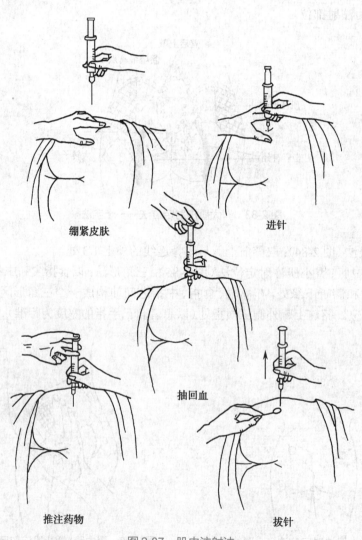

绷紧皮肤　　进针　　抽回血　　推注药物　　拔针

图 2-87　肌内注射法

（2）右手固定针头，松开左手，抽动活塞，如无回血，以匀速缓慢注入药液。

8. 注射完毕，用干棉签轻压针眼处迅速拔针并继续按压至无出血。

9. 注射药液后，应再次核对药物及患者信息，告知相关注意事项。

10. 协助患者穿衣裤，取舒适卧位，整理床单位，按垃圾分类原则处理污物，清理用物，洗手记录。必要时需在护理记录单上记录注射的时间、药名、浓度、剂量和反应。

【注意事项】

1. 严格执行查对制度和无菌操作原则，注意保护病人隐私。

2. 熟练运用无痛注射方法，分散患者的注意力，切勿紧张，姿势自然，减轻疼痛。侧卧位时，嘱病人下腿弯曲，上腿伸直；俯卧位时病人足尖相对，足跟分开。

3. 定位准确，选择肌肉丰厚，距大血管、大神经较远的部位，避免刺伤神经和血管。避免在瘢痕、硬结、炎症、皮肤病、瘀血及血肿部位注射。确定无回血时方可注射，若见回血，应拔出针头重新消毒、注射。

4. 2岁以下婴幼儿不宜选用臀大肌注射，因幼儿在未能独立行走前，其臀部肌肉发育不好，臀大肌注射有损伤坐骨神经的危险，应选用臀中肌、臀小肌注射。

5. 切勿将针梗全部刺入，以防针梗从根部衔接处折断，难以取出，一旦发生断针，应保持局部和下肢制动，尽快用止血钳将断端取出；若断端全部埋入肌肉，即请外科医师处理。

6. 根据药液的量、黏稠度和刺激性的强弱选择合适的注射器和针头。需长期注射的患者，注射部位应交替更换，以利于药物吸收，减少硬结的发生。需要两种药液同时注射时，应注意配伍禁忌，应先注射刺激性弱的药物。多次注射后，局部可出现硬结，可用热水袋或热湿敷理疗方法处理。

7. 掌握操作要领（表2-43）。

表2-43　肌内注射法

易错环节	正确动作要点
1. 注射关键环节	选择合适注射部位：常用有臀大肌、臀中肌、臀小肌、股外侧肌、上臂三角肌等 消毒皮肤：常规消毒皮肤，消毒范围直径>5cm 注射流程：暴露注射部位，定位，消毒皮肤，排气，绷紧皮肤，进针角度与皮肤成90°快速进针，迅速刺入针梗的2/3，固定针栓，抽动活塞无回血后，缓慢注入药液，快速拔针
2. 无痛注射	分散患者的注意力，切勿紧张，姿势自然。侧卧位时，嘱病人下腿弯曲，上腿伸直；俯卧位时病人足尖相对，足跟分开。要求进针拔针快，推注药液慢

 教师微课堂

【记忆口诀】

无痛注射要领：两快一慢（进针快，拔针快，推药慢），减轻疼痛。

【实验理解】

1. 学生制作棉垫视作臀部或在模拟臀部练习肌内注射的步骤，感受进针的角度、深度，加深理解操作。

2. 实施真人肌内注射，体会肌内注射的要点及培养学生无菌观念和人文关怀。

知识链接

留置气泡技术

留置气泡技术是用注射器抽吸药液后,再吸入 0.2～0.3ml 空气,注射时气泡在上,当全部药液注入后,再注入空气,须注意该气泡留于注射器内,勿注入肌肉内。该方法可使针头部位的药液全部进入肌肉组织内,并可防止拔出针头时,药液渗入皮下组织,从而减轻组织受刺激的程度,减轻疼痛。此外,还起到将药液限制在肌肉局部而利于吸收的作用。

四、静脉治疗

 案例导入

患者,女,25 岁。由于全身不明原因出现风团状皮疹伴瘙痒,遵医嘱使用 25% 葡萄糖溶液 20ml+10% 葡萄糖酸钙 10ml 静脉推注治疗。

请问:

1. 在护理操作前需与患者进行哪些方面的沟通?

2. 葡萄糖酸钙的作用机理有哪些?临床上常用于哪些疾病的治疗?

3. 推注药物的过程中需注意什么?

静脉治疗包括静脉注射、静脉输液和静脉输血等方法。静脉治疗是临床治疗和抢救的重要措施之一。通过静脉治疗能够及时、有效地补充机体丧失的体液和电解质,增加血容量,纠正水、电解质、酸碱平衡失调,恢复内环境稳定。此外,通过静脉治疗还可输注药物和血液,达到治疗疾病和抢救患者的目的。因此,护理人员必须熟练掌握静脉治疗的有关知识和技能,以便在治疗疾病和挽救患者生命过程中发挥重要作用,保证患者的治疗安全有效。

实验 5 静脉注射

静脉注射法(intravenous injection,IV)是指自静脉注入无菌药液的方法。常用的静脉包括:①四肢浅静脉:上肢常用肘部浅静脉(肘正中静脉、头静脉、贵要静脉)及腕部、手背静脉;下肢常用大隐静脉、小隐静脉及足背静脉(图 2-88);②头皮静脉:小儿头皮静脉极为丰富,分支甚多,互相沟通交错成网且静脉表浅易见,易于固定,方便患儿肢体活动,故患儿静脉注射多采用头皮静脉(图 2-89);③股静脉:股静脉位于股三角内,在股神经和股动脉的内侧(图 2-90)。

【目的】

1. 注入药物。

2. 做诊断性检查。

3. 静脉营养治疗。

【适用指征】

1. 用于不宜口服、皮下或肌内注射,需要迅速发挥药效的药物。

2. 肝、肾、胆囊等部位的 X 线摄片检查前用药。

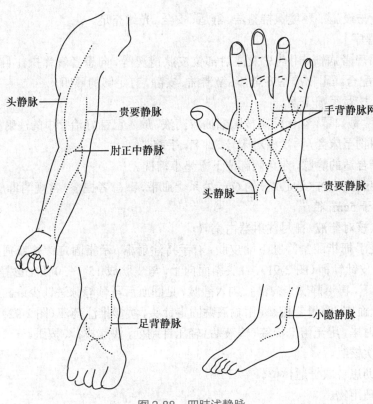

图 2-88 四肢浅静脉

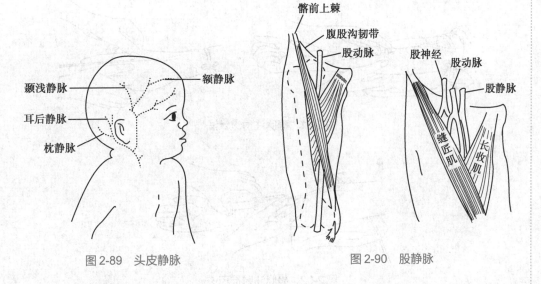

图 2-89 头皮静脉

图 2-90 股静脉

3. 用于静脉补充营养液。

【操作资源】

1. 用物 ①治疗车上层：注射卡、手消毒液、注射盘内备皮肤消毒液、无菌棉签、砂轮、弯盘、止血带、头皮针、敷贴、无菌纱布。无菌盘内放已配制或抽吸好药液的注射器和针头。②治疗车下层：生活垃圾桶、医用垃圾桶、锐器回收盒。

笔记

119

2. 环境与设施　环境保持整洁、舒适、安全,光线充足。

【操作程序】

1. 评估患者病情、用药史及注射部位皮肤情况等,向患者解释操作目的和注意事项并取得配合。用物准备齐全,环境清洁、安静,有足够的照明。

2. 双人核对医嘱无误。

3. 洗手,戴口罩,在治疗室按医嘱抽取药液,放入已铺好治疗巾的注射盘内。

4. 携用物至床旁,再次核对床号、姓名,手腕带。

5. 选择合适的静脉,在穿刺部位下方垫小棉枕。

6. 在穿刺点上方(近心端)约6cm处系止血带,嘱患者握拳,常规消毒皮肤,消毒范围直径大于5cm,待干。

7. 再次核对药液,排尽注射器内空气。

8. 以左手拇指绷紧静脉下端皮肤,右手持注射器,示指固定针栓或拇指、示指、中指固定头皮针针柄(图2-91),针尖斜面向上,与皮肤成15°～30°角,自静脉上方或侧方刺入皮下,再沿静脉走向潜行刺入静脉,见回血后再顺静脉进针少许。

9. 松止血带,嘱患者松拳,用输液贴固定针头,缓慢推注药液(图2-92)。

10. 注射毕,用无菌干棉签(输液贴)轻压针刺处,快速拔针、按压。

11. 再次核对。

12. 协助患者取舒适体位。

13. 清理用物。

14. 洗手,记录。

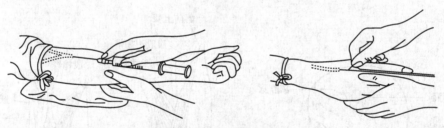

图2-91　静脉注射进针法

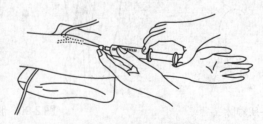

图2-92　静脉注射推药法

【注意事项】

1. 严格执行查对制度和无菌操作原则。

2. 静脉注射时宜选择粗直、弹性好、易于固定的静脉,避开关节和静脉瓣;对需长期注射者,应有计划地由小到大、由远心端到近心端选择静脉。

3. 根据患者年龄、病情及药物性质，掌握推注药液的速度，并随时听取患者的主诉，观察局部情况、病情变化和患者反应。

4. 静脉注射刺激性强的药物，须确认针头在血管内才能推注药物，以免药物外溢导致局部组织坏死。

5. 在股静脉穿刺时如抽出血液为鲜红色，提示针头进入股动脉，应立即拔出针头，用无菌纱布紧压穿刺处5～10分钟，直至无出血为止。

6. 掌握操作要领（表2-44）。

表2-44　静脉注射法

易错环节	正确动作要点
1. 排气	排气要对光检查无气泡
2. 穿刺	穿刺时沉着冷静、沿静脉走向进针，防止刺破血管 如未见回血，可平稳的将针头退至刺入口，稍改变方向再次穿刺，一旦出现局部血肿，应立即拔出针头，按压片刻，另选其他静脉重新穿刺
3. 推注药液	根据患者年龄、病情及药物性质，掌握推注药液的速度，并随时听取患者的主诉，观察局部情况、病情变化和患者反应 钙剂等刺激性较强的药物禁止从头皮静脉注射，防止因药物外渗引起头皮坏死；注射对组织有强烈刺激的药物，应首先用抽有生理盐水的注射器和针头（或头皮针）进行穿刺，注射成功后先注入少量生理盐水，证实针头确实在静脉内，再接抽有药液的注射器进行推药，以免药液外渗。注射过程中定期抽回血，以确认针头是否在血管内

 教师微课堂

【记忆口诀】

操作顺序：一评估，二排气，三穿刺，四固定，五推注，六整理，七记录。

【实验理解】

在实验室模拟手臂上练习穿刺，感受静脉注射的步骤，加深理解操作。

 知识链接

特殊患者静脉穿刺要点

1. 肥胖患者　肥胖者皮下脂肪较厚、静脉较深而不明显，但较易固定。穿刺时，触摸血管走向后，可从静脉上方进针，进针角度稍加大（30°～40°）。

2. 消瘦患者　皮下脂肪少、静脉易滑动，但静脉较明显。穿刺时，固定静脉，从静脉正面或侧面刺入。

3. 水肿患者　可沿静脉解剖位置，用手按揉局部，以暂时驱散皮下水分，使静脉充分显露后再行穿刺。

4. 脱水患者　静脉萎陷，充盈不良，可做局部热敷、按摩，待血管扩张显露后再穿刺。

5. 老年患者　老年人皮肤松弛，皮下脂肪较少，静脉多硬化，脆性较大，血管易滑动，针头难以刺入，且易刺破血管壁。可采用手指固定穿刺点静脉上下两端，然后在静脉上方直接穿刺，注意穿刺时用力勿过猛。

实验6 密闭式静脉输液

静脉输液（intravenous infusion）是利用大气压与液体静压形成的输液系统内压高于人体静脉压的原理，将一定量的无菌溶液或药液直接输入静脉的治疗方法。静脉输液法分为密闭式和开放式静脉输液。临床上使用的多为密闭式静脉输液法。

【目的】

1. 补充水分和电解质，预防和纠正机体水、电解质和酸碱平衡紊乱。

2. 输入药物，治疗疾病。

3. 增加循环血量，改善微循环，维持血压及微循环灌注量。

4. 补充营养，供给热量，保持正氮平衡，促进组织修复，增加体重。

【适用指征】

1. 用于因剧烈呕吐、腹泻、大手术后等原因引起的脱水或酸碱平衡紊乱者。

2. 用于各种需要经静脉输入药物的治疗，如输入抗生素控制感染；输入脱水剂降低颅内压；输入解毒药物发挥解毒作用等。

3. 用于严重烧伤、大出血、休克患者的抢救和治疗。

4. 用于慢性消耗性疾病、胃肠道吸收障碍及不能经口进食者，如恶性肿瘤、吸收不良综合征、昏迷及口腔疾病等患者。

【操作资源】

1. 用物

（1）治疗车上层：注射盘一套、输液液体及药物（按医嘱准备）；加药用无菌注射器及针头；止血带、无菌输液贴、无菌输液器、瓶套、瓶签、开瓶器、砂轮、小垫枕、治疗巾、输液卡、速干消毒液、皮肤消毒液、棉签。

（2）治疗车下层：生活垃圾桶、医用垃圾桶、锐器回收盒。

（3）输液架，必要时备输液泵、小夹板及绷带。

2. 环境与设施 环境保持整洁、舒适、安全，光线充足。

【操作程序】

1. 双人核对医嘱无误。

2. 评估患者病情、用药史及注射部位皮肤情况等，向患者解释操作目的和注意事项并取得配合。环境清新、安静，光线充足。

3. 自身准备，衣、鞋、帽穿戴整齐，洗手，剪指甲，戴口罩。

4. 备齐用物，核对药物名称、剂量、浓度、给药时间和方法，检查药液质量。

5. 按医嘱填写输液瓶签并倒贴于输液瓶（袋）上；根据需要套上瓶套，开启液体瓶盖，常规消毒瓶塞后（若溶液为袋装式，拉盖后可不消毒），按医嘱加入药物。

6. 检查并打开输液器，将完好的输液器针头垂直插入瓶塞达到针头根部，关闭调节器。

7. 携用物至患者床旁，核对患者床号、姓名、药物等信息，协助取舒适体位。

8. 将输液瓶倒挂于输液架上，打开调节器，倒置茂菲氏滴管，待液面达滴管1/2～2/3时，迅速放正滴管，使液平面缓缓下降，直至排尽导管到针头之间的空气，第一次排气溶液不排出，关闭调节器待用（图2-93）。

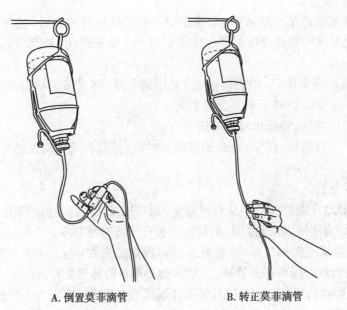

A. 倒置莫菲滴管   B. 转正莫菲滴管

图 2-93   静脉输液排气法

9. 备输液贴,将治疗巾、小垫枕置于穿刺肢体下,选择静脉,在穿刺点上方约6~8cm处扎止血带,常规消毒穿刺部位,消毒范围直径大于5cm,待干。

10. 穿刺前再次核对患者床号、姓名及药液等。

11. 再次排气后,取下护针帽,嘱患者握拳或绷紧患者皮肤,按静脉注射法行静脉穿刺,见回血后,将针头再平行送入少许,固定针柄,松开止血带,嘱患者松拳,打开调节器。

12. 待液体滴入通畅、患者无不适后,用无菌输液贴先固定针柄,再固定进针部位,最后将针头附近输液管环绕后固定(图 2-94)。必要时用夹板固定关节,以防针头滑出。

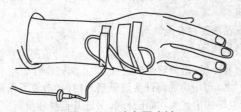

图 2-94   胶布固定法

13. 根据患者年龄、病情及药物性质调节输液速度。

14. 再次核对患者床号、姓名及药物名称、浓度、剂量、给药时间和方法。

15. 告知家属及患者不可随意调节滴速,若输液部位有疼痛、肿胀或全身不适及时告知医护人员,并置呼叫器于患者易取之处。

16. 撤去治疗巾,取出止血带和小垫枕,整理床单位,清理用物。

17. 洗手,在输液观察记录卡上记录药液种类、输入时间、滴速、患者反应等,签全名。

18. 如果需连续输入多瓶药液,在第一瓶药液输尽前,准备好第二瓶液体;更换药液瓶时,常规消毒第二瓶液体盖,拔出第一瓶内输液管尖端后,插入第二瓶内,待输液通畅,调节适宜输液速度后并在输液记录卡上记录时间、药名、滴速并签全名后方可离开。

19. 确认输液完毕后,除去输液贴,关闭调节器,将无菌干棉签置于穿刺点上方快速拔出针头,按压2~3分钟至无出血为止。

20. 整理床单位,协助患者取舒适卧位。

21. 分类处理用物,洗手,记录输液结束时间、液体和药物滴入的总量,以及患者反应。

【注意事项】

1. 严格执行无菌操作原则及查对制度,预防感染及用药差错的发生。

2. 依据患者情况、治疗原则、药物特性合理安排输液顺序。

3. 穿刺静脉应选择粗直、弹性好及相对固定的血管,避开关节和静脉瓣。长期输液患者,应合理使用和保护静脉,一般从远心端小静脉开始穿刺。

4. 注意药物的配伍禁忌,对于刺激性强或特殊药物,应先用生理盐水进行静脉穿刺输液,待确定针头在血管内再输入药物。

5. 不可在输液侧肢体采集血液标本或测量血压,尽量避免下肢静脉输液。

6. 需连续输液者,应每24小时更换输液器。

7. 输液过程中应加强巡视,注意倾听患者主诉,密切观察患者局部及全身反应,及时发现输液故障或输液反应,并给予及时处理。

8. 掌握操作要领(表2-45)。

表2-45　密闭式静脉输液

易错环节	正确动作要点
1. 输液瓶签	填写输液瓶签并倒贴于输液瓶上,注意输液贴不要覆盖原有标签
2. 排气	打开调节器,倒置莫菲滴管,待液面达滴管1/2~2/3时,迅速放正滴管,使液平面缓缓下降,直至排尽导管到针头之间的空气,第一次排气无液体排出,关闭调节器待用 对光检查输液管内有无气泡 进针前再次排气
3. 穿刺	穿刺时沉着冷静、沿静脉走向进针,防止刺破血管 如未见回血,可平稳的将针头退至刺入口,稍改变方向再次穿刺,一旦出现局部血肿,应立即拔出针头,按压片刻,另选其他静脉重新穿刺 穿刺成功后,"两松一固定"。即先松止血带,再嘱患者松拳,固定针头
4. 调节滴速	根据患者年龄、病情及药物性质调节输液速度,一般控制在40~60滴/分之间,儿童和老人以及心肺功能不良者在40滴/分以下。目前临床上常用输液器的点滴系数为20,因此成人输液滴速应为55~80滴/分 告知患者及家属不可随意调节滴速
5. 添加液体	注意药物配伍禁忌,合理安排输液顺序 在第一瓶药液输尽前备好第二瓶液体,及时更换药瓶,防止空气栓塞 更换药液瓶时,核对液体,常规消毒,注意无菌操作 注意观察输液管内有无空气 待输液通畅,调节适宜输液速度后方可离开

笔记

知识链接

静脉输液发展史

静脉输液的发展经历了漫长的过程。1628 年英国医生哈维发现血液循环,奠定了静脉输液的基础;1656 年英国医生 Christopher Wren 用羽毛管将药物注入狗的静脉内,开创了静脉注射的先河;1831 年,霍乱肆虐西欧,在这样的紧急时候,苏格兰医生 Thomas Latta 将煮沸过的盐水注入患者的静脉血管,补充丢失的体液,取得了意想不到治疗效果。因此,Thomas Latta 医生被认为是第一位成功奠定了人体静脉输液治疗模式的医生。从此,静脉输液开始逐渐应用于临床,20 世纪 40 年代以后静脉输液技术得到迅速发展,诞生了一次性输液物品,静脉输液液体种类和给药方式多样化,输液工具不断改进,精尖技术在静脉输液中应用,并成立相关静脉输液学会。

 教师微课堂

【记忆口诀】

操作顺序:一评估、二排气、三穿刺、四固定、五调速、六整理、七记录

穿刺要领:穿刺前"三紧":止血带扎紧、调节器关紧、患者皮肤绷紧;穿刺时"三动作":一上(置于穿刺静脉上方)二进(15°～30°角进针),三见回血;穿刺后"三松":先松止血带、松拳、松调节器。

【实验理解】

1. 在实验室模拟手臂上练习穿刺,熟悉静脉注射的步骤,加深理解操作。

2. 实施真人静脉输液,体会静脉穿刺的要点及培养学生无菌观念。

实验 7　留置针静脉输液

留置针静脉输液是使用静脉套管针静脉穿刺后留置于血管内的一种输液方法。

【目的】

适用于需长期输液、静脉穿刺困难者。可保护静脉,减少因反复穿刺造成的血管损伤和痛苦;保持静脉通道畅通,便于抢救和治疗。

【适用指征】

1. 静脉输液、静脉输血者。

2. 进行血液净化疗法者。

3. 进行完全胃肠外营养者。

【操作资源】

1. 用物

(1)治疗车上层:注射盘一套、输液液体及药物(按医嘱准备);静脉留置针用物(静脉留置针、无菌生理盐水或稀释肝素溶液(封管液)、无菌透明敷贴);加药用无菌注射器;一次性手套;小枕、治疗巾、输液卡、速干手消毒液、橡胶手套、记号笔、消毒用物。

(2)治疗车下层:生活垃圾桶、医用垃圾桶、锐器回收盒。

（3）输液架，必要时备输液泵、小夹板及绷带。

2. 环境与设施　环境保持整洁、舒适、安全，光线充足。

【操作程序】

1. 双人核对医嘱无误。

2. 评估患者病情、用药史及注射部位皮肤情况等，向患者解释操作目的和注意事项并取得配合。环境清新、安静，光线充足。

3. 同密闭式静脉输液操作程序1～5（按静脉输液要求准备液体和配药）。

4. 备透明敷贴和胶布，并在敷贴上注明留置日期和时间。打开静脉留置针外包装，将肝素帽或可来福接头打开。

5. 在穿刺点上方10cm处扎止血带，常规消毒皮肤，范围为8cm×10cm，待干。

6. 戴手套，取出留置针，将输液器与肝素帽或可来福接头连接，排尽留置针内空气，关闭调节器，去除针套，旋转松动外套，调整针头斜面向上（图2-95）。

7. 手持留置针的针翼，嘱患者握拳并用左手绷紧皮肤，右手持留置针针翼，针尖斜面向上，与皮肤呈15°～30°角进针，见回血后，将放平针翼再送入0.2cm，左手持Y接口，右手持针翼将针芯撤出0.5cm，再持针座将外套管与针芯一同送入静脉，左手固定Y接口，右手后撤针芯。松开止血带及调节器，嘱患者松拳，液体滴入通畅后，用无菌透明贴进行密闭式固定留置针，再用输液贴（胶布）固定插入肝素帽的针头及输液管（图2-96）。

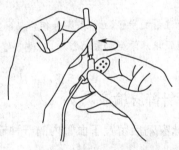

图2-95　旋转松动外套管

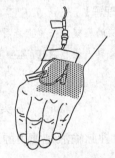

图2-96　静脉留置针固定法

8. 脱手套。

9. 根据患者年龄、病情及药物性质调节输液速度。

10. 再次核对患者床号、姓名及药物名称、浓度、剂量、给药时间和方法。

11. 撤去治疗巾，取出止血带和小垫枕，整理床单位，清理用物。

12. 协助患者取舒适卧位，告知家属及患者不可随意调节滴速，若出现任何异常情况及时告知医护人员，并置呼叫器于患者易取之处。

13. 洗手，输液观察记录卡上记录药液种类、输入时间、滴速、患者反应等，签全名。

14. 输液完毕需封管，关闭输液管调节器，拔出输液器针头。常规消毒留置针肝素帽，用注射器插入肝素帽内注入封管液，边推注边拔针，直至针头完全退出为止，以确保正压封管。

15. 再次输液：按静脉输液法准备液体和排气，常规消毒肝素帽后，将输液头皮针插入肝素帽完成操作，必要时可先冲洗留置针管道再连接输液器输液。

16．输液毕（或更换留置针）处理：关闭调节器，揭开胶布及无菌敷贴，拔出套管后，局部按压时间较头皮针时间长，至无出血为止。

17．协助患者取舒适卧位，整理床单位，清理用物。

18．洗手，记录。

【注意事项】

1．严格执行无菌操作原则及查对制度，穿刺者应具备熟练的穿刺技巧。

2．注意保持穿刺部位的皮肤干燥和清洁。若发现固定处有污染时应及时更换透明敷贴，并补记穿刺日期和时间。

3．保持导管的通畅，做好每次的冲管和封管工作，防止堵管发生，严密观察有无脱管现象。

4．注意观察静脉走向有无红肿现象，发现异常及时处理。

5．静脉留置针留置时间可参照产品说明。一般可保留 3～5 天，不超过 7 天，如疑有污染、出现并发症时，应立即拔除。

6．掌握操作要领（表2-46）。

表2-46　留置针静脉输液

易错环节	正确动作要点
1．备透明敷贴	备透明敷贴和胶布，并在敷贴上注明留置日期和时间
2．穿刺	针尖斜面向上，与皮肤呈15°～30°角进针，见回血后，将放平针翼再送入少许，左手持 Y 接口，右手持针翼将针芯撤出 0.5cm，再持针座将外套管与针芯一同送入静脉，左手固定 Y 接口。右手后撤针芯。避免针芯刺穿血管，保证外套管在血管内
3．冲管封管	用注射器向肝素帽内注入封管液，边推注边拔针，直至针头完全退出为止，以确保正压封管
4．再次输液	按静脉输液法准备液体和排气，常规消毒肝素帽后，将输液头皮针插入肝素帽后，并用胶布交叉固定，防止活动时头皮针与肝素帽分离。完成操作，必要时可先冲洗留置针管道再连接输液器输液

教师微课堂

【记忆口诀】

穿刺要领：进针送管（外套管）撤针芯。

封管要领：边推边注正压封。

【实验理解】

在掌握静脉输液的基础上练习留置针穿刺要领和封管步骤。

知识链接

新型输液器

1．精密过滤输液器　滤膜孔径 1～3μm，适用于婴幼儿、儿童输液或输入化疗药物、静脉营养液、中药制剂等。

2. 自动排气输液器　自动排气输液器是在滴管内增加了自动排气装置,在使用过程中,不用挤压或倒置输液瓶,也无需护理人员进行弹管、绕管排气,具有自动排气功能。这种输液器的应用能够减轻护理人员的工作强度、节省操作时间,避免因空气进入人体血管内导致的不良反应,提高了静脉输液的安全性。

实验8　输液泵 / 微量泵静脉输液

输液泵(infusion pump)是机械或电子的输液控制装置,它通过作用于输液导管达到控制输液速度的目的。

【目的】

控制输液速度。

【适用指征】

常用于需要严格控制输液速度和药量的情况,如应用升压药物、抗心律失常药物以及婴幼儿的静脉输液或静脉麻醉时。

【操作资源】

1. 用物

(1)治疗车上层:注射盘一套、输液液体及药物(按医嘱准备);加药用无菌注射器及针头;止血带、无菌输液贴、无菌输液器、瓶套、瓶签、开瓶器、砂轮、小垫枕、治疗巾、输液卡、手消毒液。静脉输液泵,必要时备小夹板及绷带。消毒用物。

(2)治疗车下层:生活垃圾桶、医用垃圾桶、锐器回收盒。

2. 环境与设施　环境保持整洁、舒适、安全,光线充足。病房配置输液架。

【操作程序】

输液泵的种类很多,其主要结构与功能大致相同。现以 JMS-OT-601 型(图 2-97)为例简单介绍输液泵的使用方法。

1. 双人核对医嘱无误。

2. 评估患者病情、用药史及注射部位皮肤情况,向患者解释操作目的和注意事项并取得配合。用物准备齐全,环境清洁、安静,光线充足。

3. 洗手,戴口罩。静脉输液要求准备液体和配药。

4. 将输液泵固定在输液架上。

5. 接通电源,打开电源开关。

6. 按常规排尽输液管内的空气。

7. 打开"泵门",将输液管呈"S"形放置在输液泵的管道槽中,关闭"泵门"。

8. 设定每毫升滴数以及输液量限制。

9. 按常规穿刺静脉后,将输液针与输液泵连接。

10. 确认输液泵设置无误后,按压"开始 / 停止"键,启动输液。

11. 当输液量接近预先设定的"输液量限制"时,"输液量显示"键闪烁,提示输液结束。

12. 输液结束时,再次按压"开始 / 停止"键,停止输液。

13. 按压"开关"键,关闭输液泵,打开"泵门",取出输液管。

笔记

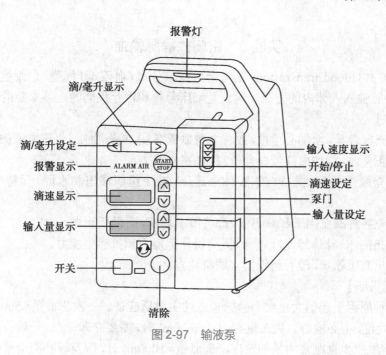

图 2-97　输液泵

14. 协助患者取舒适卧位,整理床单位,清理用物。

15. 洗手,记录。

【注意事项】

1. 护士应了解输液泵的工作原理,熟练掌握其使用方法。

2. 在使用输液泵控制输液的过程中,护士应加强巡视。如输液泵出现报警,应查找可能的原因,如有气泡、输液管堵塞或输液结束等,并给予及时的处理。

3. 对患者进行正确的指导

(1) 告知患者,在护士不在场的情况下,一旦输液泵出现报警,应及时打信号灯求助护士,以便及时处理出现的问题;

(2) 患者、家属不要随意搬动输液泵,防止输液泵电源线因牵拉而脱落;

(3) 患者输液侧肢体不要剧烈活动,防止输液管道被牵拉脱出;

(4) 告知患者,输液泵内有蓄电池,患者如需如厕,可以打信号灯请护士帮忙暂时拔掉电源线,返回后再重新插好启动。

4. 掌握操作要领(表 2-47)。

表 2-47　输液泵/微量泵静脉输液

易错环节	正确动作要点
1. 检查输液泵性能	包括电源、电池及性能
2. 使用输液泵	打开"泵门",将输液管呈"S"形放置在输液泵的管道槽中,关闭"泵门"
	设定每毫升滴数以及输液量限制
	确认输液泵设置无误后,按压"开始/停止"键,启动输液
	当输液量接近预先设定的"输液量限制"时,"输液量显示"键闪烁,提示输液结束
	注意观察,及时处理

实验9　密闭式静脉输血

静脉输血(blood transfusion)是将全血或成分血(血浆、红细胞、白细胞、血小板等)通过静脉输入人体内的方法。输血是临床急救和治疗疾病的一项重要措施。

【目的】

1．补充血容量，增加心排量，改善全身血流灌注，提升血压，促进血液循环。

2．纠正贫血，增加血红蛋白含量，提高携氧能力。

3．补充血浆蛋白，维持血浆胶体渗透压，减少组织渗出和水肿，保持有效循环血量。

4．补充各种凝血因子和血小板，改善凝血功能，有助于止血。

5．补充抗体、补体等血液成分，提高机体免疫力和抗感染能力。

6．排出有害物质，改善组织器官缺氧状态。

【适用指征】

1．各种原因引起的大出血为静脉输血的主要适应证。一次出血量<500ml时，机体可自我代偿，不必输血。失血量在500~800ml时，需要立即输血，一般首选晶体溶液、胶体溶液或少量血浆增量剂输注。失血量>1000ml时，应及时补充全血或血液成分。对于新生儿溶血病，输注全血进行置换，可去除胆红素、抗体及抗体致敏的红细胞。值得注意的是，血或血浆不宜用作扩充血容量，晶体结合胶体溶液扩充血容量是治疗失血性休克的主要方案。血容量补足之后，输血的目的是提高血液的携氧能力，此时应首选红细胞制品。

2．各种贫血或低蛋白血症，输注浓缩红细胞、血浆、白蛋白。

3．严重感染，输入新鲜血以补充抗体和补体，切忌使用库存血。

4．凝血功能障碍，输入各种凝血相关因子。

【操作资源】

1．用物

(1)同密闭式输液，仅将一次性输液器换为一次性输血器(滴管内有滤网，可去除大的细胞碎屑和纤维蛋白等微粒，而血细胞、血浆等均能通过滤网)；静脉穿刺针头为9号针头或管径>22G静脉留置针；生理盐水；一次性橡胶手套。

(2)准备血液制品：根据医嘱备好血制品如全血、血小板、红细胞等。

2．环境与设施：环境保持整洁、舒适、安全，光线充足。病房配置输液架。

【操作程序】

1．双人核对医嘱无误。

2．评估患者对输血的认识，询问有无输血史和过敏史。向患者和家属解释操作目的和注意事项并取得配合。环境清洁、安静，光线充足。

3．洗手，戴口罩。

4．备齐用物，双人核对血液的质量、血型、交叉配血试验结果、血液种类和剂量等，签全名。

5．检查并打开输血器，按静脉输液配药方法准备生理盐水，将输血器和通气管的针头同时插入生理盐水瓶(袋)中，关闭调节器。

6．携用物至患者床旁，核对患者信息，协助取舒适体位。

7. 按静脉输液法输入少量生理盐水。

8. 输血前与另一位护士再次核对和检查患者信息和血液质量等，准确无误后，轻轻旋转血袋，将血液摇均匀。

9. 戴手套，打开储血袋封口，常规消毒血袋开口处，将输血器针头从生理盐水瓶上拔下，水平插入血袋接口，再缓慢将储血袋倒挂于输液架上，脱手套。

10. 调节滴速，开始时速度宜慢，以 20 滴 / 分为宜，观察 15 分钟左右，如无不良反应后再根据病情及年龄调节滴速。成人一般 40~60 滴 / 分，儿童酌减。年老体弱、严重贫血、心力衰竭患者应谨慎，速度宜慢。

11. 再次核对，在输血卡上记录输血时间并两人签名。

12. 整理床单位，协助患者取舒适卧位。交代患者或家属注意事项，将呼叫器放于患者易取处，嘱患者不得随便调节滴速，如有不适，及时呼叫。密切观察局部有无肿胀、疼痛及出血，观察有无输血反应发生。

13. 整理用物，洗手。

14. 输血完毕再输入少量生理盐水，直至将输血器内血液全部输入体内再拔针。

15. 输血完毕后，用剪刀将输血器针头剪下置入锐器盒；将输血管道放入医用垃圾桶中；将输血袋送至输血科保留 24 小时。

16. 洗手，记录。

【注意事项】

1. 在取血和输血过程中，要严格执行无菌操作及"三查八对"制度。"三查"即查血液的有效期、血液的质量、血液包装是否完好；"八对"是对床号、姓名、住院号、血袋号、血型、交叉配血试验结果、血液种类和剂量。床边输血前，须经两名护士依据操作规范再次进行查对，避免差错事故的发生。

2. 血液内不可随意加入其他药品，如钙剂、酸性及碱性药品、高渗或低渗液体，以防血细胞凝集或溶解；血液取回后不得加温，库存血须在室温下放置 15~20 分钟后再输入。

3. 输血前后均需要滴注少量生理盐水冲管，每输入一袋血后需更换输血器，以免产生免疫反应。

4. 输血过程应密切观察，尤其是输血开始的 10~15 分钟内，观察有无输血反应的征象，听取患者主诉。一旦出现输血反应，应立刻停止输血，并按输血反应进行处理。

5. 严格掌握输血速度，输血开始时滴速应<20 滴 / 分。对年老体弱、严重贫血、心肺功能不良的重症患者应谨慎，滴速宜慢。一般每分钟输入 1~2ml，新生儿一般每分钟不超过 8~10 滴。大出血导致严重血容量不足者，应按照病情需要快速输血。

6. 输血袋上患者资料必须完整，输血完毕送回输血科冷藏保留 24 小时，以备患者在输血后发生输血反应时检查、分析原因。

7. 做好记录，在护理记录单上记录的内容包括：输血起止时间、血液制品的种类和量、血型、血袋号、有无出现输血反应、操作者签名等。

8. 掌握操作要领（表 2-48）。

表2-48 密闭式静脉输血

易错环节	正确动作要点
1. 输注血液	按静脉输液法输入少量生理盐水,冲洗输血器管道 轻轻旋转血袋,将血液摇均匀 插管:打开储血袋封口,常规消毒血袋开口处,将输血器针头从生理盐水瓶上拔下,水平插入血袋接口,缓慢将储血袋倒挂于输液架上。注意插管不要刺破封口处
2. 调节滴速	开始15分钟内速度宜慢,以20滴/分为宜,如无不良反应后再根据病情及年龄调节滴速 告知患者及家属不可随意调节滴速
3. 密切观察	输血过程中应密切观察有无输血反应征象,听取患者主诉,一旦出现输血反应,应立刻停止输血,并按输血反应进行处理
4. 输血完毕处理	输血完毕再输入少量生理盐水,直至将输血器内血液全部输入体内再拔针 分类处理用物,将输血袋送至输血科冷藏保留24小时

知识链接

世界献血者日

每年6月14日是"世界献血者日"。这一天是发现ABO血型系统的奥地利医学家卡尔·兰德斯坦纳(Karl·Landsteiner)的生日。1900年,他因为发现ABO血型系统而获得了1930年的诺贝尔奖。为广泛引起社会各界对自愿无偿献血重要性的认识,鼓励更多的人无偿献血,宣传血液安全,世界卫生组织、红十字会与红新月国际联合会、国际献血组织联合会、国际献血协会把每年的6月14日定为"世界献血者日",旨在通过这一特殊的日子感谢那些拯救数百万人生命的自愿无偿献血者。2005年5月,世界卫生大会将这一天正式确立为世界卫生组织的官方法定节日。

教师微课堂

【记忆口诀】

取血用血双核对,输血前后盐水配。

【实验理解】

学生自制血袋,在输液手臂上练习操作步骤,加深理解操作。

五、拓展

(一)无痛无创快速过敏皮试仪的应用

快速过敏皮试仪是一种高科技产品,它采用临床应用已有100多年的离子导入经皮渗透法,在电脑智能控制下,使脉冲电场将药物离子或带电荷的药物经电极无痛导入皮肤。无痛、无创,观察时间只需5分钟,较传统皮试法大大缩短皮试时间,提高了工作效率。目前在儿科应用较为广泛。

（二）经外周中心静脉置管（PICC）输液法

经外周中心静脉置管（PICC）输液法是由外周静脉穿刺置管，并将导管末端置于上腔静脉中下 1/3 或下腔静脉进行输液的方法。此法具有适应证广、创伤小、操作简单、保留时间长、并发症少等优点，常用于中、长期的静脉输液或化疗用药等，一般静脉留置导管可在血管内保留 7 天～1 年。目前临床 PICC 导管大多采用硅胶材质，柔软、有弹性；导管全长可放射显影；总长度通常为 65cm，可根据患者个体需要进行修剪。常用的 PICC 导管有两种：一种是三向瓣膜式 PICC 导管（图 2-98）；另一种是末端开放式 PICC 导管（图 2-99）。三向瓣膜式 PICC 导管的三向瓣膜具有减少血液反流、防止空气进入的功能，穿刺成功后，修剪长度。末端开放式 PICC 导管可进行中心静脉压的测定，穿刺前，需预先修剪长度。

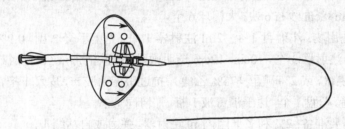

A. 导管整体观

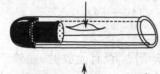

负压时，阀门向内打开，可抽血

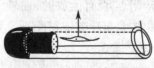

正压时，阀门向外打开，可输液

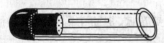

平衡时，阀门关闭，避免了空气栓塞、血液反流或凝固的风险

B. 导管末端结构图

图 2-98 三向瓣膜式 PICC 导管

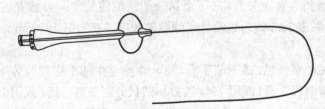

图 2-99 末端开放式 PICC 导管

【目的】

1. 同静脉输液法目的。

2. 测量中心静脉压。

【适用指征】

1. 需要给予化疗药物等刺激性溶液的患者。

133

2. 需要给予静脉营养液等高渗溶液的患者。

3. 需要中长期静脉输液治疗的患者。

4. 外周浅静脉条件差且需要用药的患者。如穿刺部位或附近组织有感染、皮炎、蜂窝织炎、烧伤等情况的患者。

【操作资源】

1. 用物

（1）PICC 穿刺套件：PICC 导管，延长管，链接器，思乐扣，皮肤保护剂，肝素帽或正压接头。

（2）PICC 穿刺包：无菌手术衣、无菌大单 1 块、无菌中单、无菌孔巾 1 块，无菌碗盘 2 个、无菌治疗碗 1 个、无菌钳 2 把、无菌剪刀 1 把、无菌压脉带 1 根，3cm×5cm 小纱布 3 块，6cm×8cm 纱布 6 块，大棉球 6 个。

（3）其他用物：注射盘 1 个，2ml 注射器 1 个，无菌手套 2 副，0.9% 氯化钠溶液 500ml，20ml 注射器 3 个，10cm×12cm 透明敷贴，皮肤消毒液（0.5% 氯己定溶液，或 75% 乙醇 + 碘伏，或 2% 碘酊 +75% 乙醇），抗过敏无菌胶布，皮尺 1 把，止血带 1 根，弹力绷带 1 卷，弯盘 1 个，速干消毒液 1 瓶，知情同意书。

（4）视需要准备：2% 利多卡因，1ml 注射器，弹力或自粘绷带。

2. 环境与设施　环境保持整洁、舒适安全、光线充足，病房配置输液架。

【操作步骤】

（以三向瓣膜式导管为例）

1. 评估患者病情、用药史及注射部位皮肤情况，查有无放射、血管手术及血栓形成史，查相关检查结果，向患者解释操作目的和注意事项并取得配合。并签署知情同意书。用物准备齐全，环境清洁、安静，光线充足。

2. 双人核对医嘱无误。

3. 评估并选择静脉：常选择肘部以上贵要静脉、肘正中静脉或头静脉，首选贵要静脉。

4. 协助患者采取平仰卧位，暴露穿刺区域，穿刺手臂摆放成90°。

5. 根据上臂皮肤及血管的情况选择穿刺点。皮肤完整、静脉弹性佳时易于穿刺成功。自穿刺点到右胸锁关节，向下至第 3 肋间隙的长度即为预置达上腔静脉的长度，如将此长度减去 2cm 即为达锁骨下静脉的长度。在肘窝上 10cm 处测双臂臂围并记录（图 2-100）。

6. 打开 PICC 穿刺包，戴无菌手套，将一块治疗巾铺于穿刺肢体下。用 2% 葡萄糖酸氯己定乙醇消毒 3 遍（或用 75% 乙醇和碘伏分别消毒 3 遍；或用 2% 碘酊和 75% 乙醇分别消毒 3 遍），注意消毒范围以穿刺点为中心直径≥20cm，两侧至臂缘，按顺时针、逆时针方向，用力摩擦消毒，待干。

7. 更换无粉无菌手套（若为有粉手套，需先将滑石粉冲洗干净），铺孔巾及治疗巾，并将 PICC 穿刺套件及所需无菌用物置于无菌区域中。

8. 用注射器抽吸 0.9% 氯化钠溶液 20ml 冲洗导管（图 2-101），穿刺针肝素帽检查导管是否通畅，再将导管置于 0.9% 氯化钠溶液中。

9. 由助手协助系止血带，注意止血带的末端反向于穿刺部位。

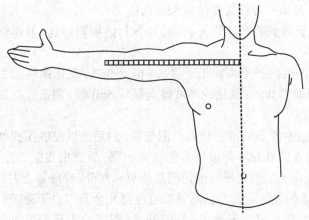

A. 测导管预置长度

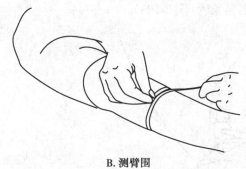

B. 测臂围

图 2-100　测量导管预置长度及臂围

10. 视情况可于穿刺前先由助手用 2% 利多卡因在穿刺部位行局部麻醉。左手绷紧皮肤，右手以 15°～30° 进针，见回血后立即放低穿刺针以减小穿刺角度，再推进少许，以保持插管鞘留在血管腔内不易脱出。嘱助手松开止血带后，再用右手保持钢针针芯位置，左手单独向前推进外插管鞘并用拇指固定，再用左手食指和中指按压并固定插管鞘上方的静脉以减少出血，右手撤出针芯。

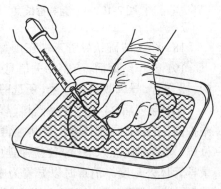

图 2-101　预冲导管

11. 将导管缓慢、匀速送入，当导管置入约 15cm 即导管尖端到达患者肩部时，嘱患者将头转向穿刺侧贴近肩部，下颌抵锁骨上缘或助手协助压迫颈内静脉以防止导管误入颈静脉，直至置入预定长度。

12. 用盛有 0.9% 氯化钠溶液的注射器抽吸回血。

13. 用无菌纱布块在穿刺点上方处按压固定导管，将插管鞘从静脉管腔内撤出，远离穿刺点。将支撑导丝与导管分离，并与静脉走向平行撤出支撑导丝。

14. 用无菌生理盐水纱布清洁导管上血迹，确认置入长度后，保留体外导管 9～11cm，用锋利的无菌剪刀与导管成直角，小心地剪断导管，注意勿剪出斜面与毛碴（图 2-102）。如果留在外面的导管长度≤5cm，应轻轻将置入的导管外拉，拉出的长度以保证减去 1cm 后体外导管长度保留 5cm 为度。

15. 将减压套筒安装在导管上,再将导管与链接器相连,并确认导管推至根部,但不可出现皱褶。

16. 连接预冲后的肝素帽或正压接头,再用 0.9% 氯化钠溶液 20ml 行脉冲式冲管。如为肝素帽即当 0.9% 氯化钠溶液推至最后 5ml 时,则需行正压封管,即边推边退针(冲净肝素帽)。

17. 用生理盐水纱布清洁穿刺点周围皮肤,然后涂以皮肤保护剂,注意勿触及穿刺点。在近穿刺点约 0.5cm 处放好白色固定护翼,导管出皮肤部分逆血管方向摆放"C"或"U"弯,使用无菌胶布横向固定链接器翼形部分,穿刺点上方放置无菌纱布块,用 10cm×12cm 透明敷贴无张力粘贴导管蓝色部分全部固定于透明敷贴内,用已注明穿刺日期、时间及操作者置入长度、外留长度、臂围的指示胶带固定透明敷贴下缘,再用无菌脱敏胶布固定延长管(图 2-103)。

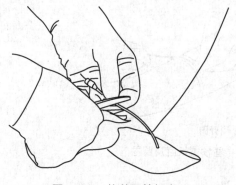

图 2-102　修剪导管长度

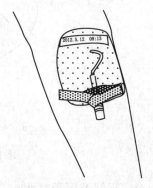

图 2-103　固定 PICC 导管

18. 经 X 线确认导管末端在预置位置后即可按需要进行输液。

19. 操作结束后,应将相关信息记录在护理病历中,内容包括:穿刺日期、穿刺时间、操作者、导管规格和型号、所选静脉及穿刺部位、操作过程等。

20. 穿刺后 24 小时更换敷料,以后视情况每周更换敷料 1~2 次。每次进行导管维护前,先确认导管体外长度测量臂围,并询问患者有无不适。再抽回血以确定导管位置,再将回血注入静脉。注意揭敷贴时应逆导管方向,以防止导管带出。观察并记录导管体外刻度。消毒时以导管为中心,直径 8~10cm,用 2% 葡萄糖酸氯己定乙醇消毒 3 遍,或用 75% 乙醇和碘伏各消毒 3 遍,再覆盖透明敷贴。

21. 拔管时应沿静脉走向轻轻拔出每次 1~2cm,拔出后立即压迫止血(有出血倾向的患者,压迫止血时间要超过 20 分钟),并用无菌纱布块覆盖伤口,再用透明敷贴粘贴 24 小时,以免发生空气栓塞和静脉炎。并对照穿刺记录观察导管有无损伤、断裂、缺损,做好记录。

【注意事项】

1. 送导管时动作应轻柔,速度不宜过快,如有阻力,不能强行置入,可将导管退出少许再行置入。

2. 勿将导管放置或滞留在右心房或右心室内,如导管插入过深,进入右心房或右心室,可发生心律失常;如导管质地较硬,还有可能造成心肌穿孔,引起心包积液,

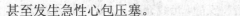

甚至发生急性心包压塞。

3. 乙醇和丙酮等物质会对导管材质造成损伤，避免接触导管，因此当使用含该类物质的溶液清洁护理穿刺部位时，应等待其完全干燥后再加盖敷料。

4. 置管后应密切观察穿刺局部有无红、肿、热、痛等症状，如出现异常，应及时测量臂围并与置管前臂围相比较。观察肿胀情况，必要时行 B 超检查。

5. 置管后应指导患者：进行适当的锻炼，如置管侧肢体做松握拳、屈伸等动作，以促进静脉回流，减轻水肿。但应避免置管侧上肢过度外展、旋转及屈肘运动；勿提重物；应尽量避免物品及躯体压迫置管侧肢体。

6. 输血或血制品、抽血、输脂肪乳等高黏性药物后应立即用 0.9% 氯化钠溶液 20ml 脉冲式冲管，不可用重力式冲管。冲管时禁止使用小于 10ml 的注射器，勿用暴力，以免压强过大导致导管破损。

7. 疑似导管移位时，应再行 X 线检查，以确定导管尖端所处位置；禁止将导管体外部分再次送入体内。

8. 乳腺癌根治术后患侧，以及预插管位置有放射性治疗史、血栓形成史、血管外科手术史或外伤者等应禁忌使用经外周中心静脉置管输液法。

（三）植入式静脉输液港

植入式静脉输液港是一种完全植入的血管通道系统，它为患者提供长期的静脉血管通道。可减少反复静脉穿刺给病人带来的痛苦，降低反复静脉穿刺的技术难度，防止刺激性药物对周围静脉的损伤。对于需要长期输液的患者，输液港不影响其日常生活，可增加活动自由度，提高生存质量。植入式静脉输液港的禁忌证：①任何已经确诊或疑似感染的患者，如菌血症或败血症患者；②高度敏感体质患者慎用，在确定或怀疑对输液港材质有过敏的患者禁用；③体型不适合植入式静脉输液港尺寸的患者；④有经皮穿刺导管植入法禁忌者，如预插管部位曾经接受过放射治疗、有凝血功能障碍、上腔静脉压迫综合征等患者。

【目的】

为患者提供长期的静脉输液通道。

【适用指征】

适用于长期反复静脉化疗、完全胃肠外营养、营养支持治疗者。

【操作资源】

1. 用物

（1）换药包一个，内含孔巾 1 块、弯盘 2 个、小药杯 2 个、中方纱 1 块、镊子 1 把、棉球 6 个。

（2）另外根据治疗需要准备以下物品：头皮针、10ml 或 20ml 注射器、无损伤针、肝素帽、透明敷料、0.9% 生理盐水 100ml、无菌手套、胶布、75% 乙醇、1% 碘伏、无菌剪刀、采血管、肝素盐水、治疗盘 1 个、弯盘 1 个。

2. 环境与设施 环境保持整洁、舒适安全、光线充足，病房配置输液架。

【操作步骤】

1. 准备

（1）双人核对医嘱无误。

（2）评估患者病情、用药史及注射部位皮肤情况，向患者解释操作目的和注意事项并取得配合。并签署知情同意书。环境清洁、安静,光线充足,必要时屏风遮挡。

（3）护士自身着装规范,洗手,戴口罩。

（4）携用物至床旁,充分暴露输液港穿刺部位,检查穿刺部位及局部皮肤状况,确认注射座的位置。

2. 消毒

（1）免洗消毒液洗手,打开换药包,将注射器、无损伤针等物品放入无菌区。倒消毒液。

（2）右手先戴一只无菌手套,持无菌 20ml 注射器,左手持生理盐水便袋,抽吸 10～15ml 生理盐水备用。左手再戴另一只无菌手套。

（3）连接无损伤针,排气,夹闭延长管。

（4）行皮肤消毒,先用 75% 乙醇棉球以输液港注射座为中心,由内向外,顺时针、逆时针交替螺旋状消毒三遍,消毒需持续 1 分钟,直径为 >15cm,再用碘伏棉球重复以上步骤,待干。

3. 穿刺

（1）更换无菌手套,铺孔巾。

（2）用非主力手的拇指、食指和中指做成三角形固定注射座,将输液港拱起,主力手持无损伤针,自三指中点垂直刺入,穿过硅胶隔膜,直达输液槽底部。

（3）穿刺后抽回血,确认针头是否在输液港内及导管是否通畅,用 20ml 生理盐水脉冲方式冲管。注意:若抽不到回血,可先注入 5ml 生理盐水后再回抽,使导管在血管中漂浮起来,防止三向瓣膜贴于血管壁。必须使用无损伤针穿刺输液港,否则容易损伤注射座隔膜,导致漏液。无损伤针每 7 天需更换一个。冲洗导管、静脉注射给药时必须使用 10ml 以上的注射器,防止小注射器的压强过大,损伤导管、瓣膜或导管与注射座连接处。连接肝素帽。

4. 固定　在无损伤针下方垫适宜厚度的 Y 型纱布,撤孔巾,然后覆盖透明贴膜,固定好无损伤针,最后用胶布固定延长管,注明时间、操作者姓名。

5. 连续输液及静脉注射

（1）连续输液:用药前双人核对医嘱及药物,用抽吸好 10～20ml 生理盐水的注射器接头皮针、排气。常规消毒肝素帽后,头皮针刺入肝素帽。抽取回抽,见回血,确认位置后,脉冲方式注入 10～20ml 生理盐水,以冲洗干净导管中的血迹。连接输液系统,打开输液夹,开始输液。输液完毕,常规 20ml 生理盐水脉冲冲管、5ml 100U/ml 肝素盐水封管。

（2）静脉注射:生理盐水回抽,见回血,确认位置后,脉冲方式注入 10～20ml 生理盐水,冲洗干净导管中的血迹。更换抽好药液的注射器,缓慢推注药物,完成静脉注射。推注化疗药物时,须边推注药物边检查回血,以防药物渗出血管外损伤邻近组织。注射完成,常规 20ml 盐水脉冲冲管、5ml 肝素盐水封管。

6. 输液港的冲管与封管

（1）冲管时段:每次使用输液港前后、抽血或输注高黏滞性液体(输血、成分血、TPN、白蛋白、脂肪乳)后、两种有配伍禁忌的液体之间,应冲洗干净导管后再接其他输液。另外治疗间歇期也应每 4 周冲管一次。

（2）冲、封管溶液:20ml 生理盐水冲管;5ml 肝素盐水封管。肝素配制:100U/ml。

7. 使用输液港采血操作步骤

（1）准备好相关物品，消毒肝素帽后，用 10ml 注射器抽出 3～5ml 血液丢弃，然后接空的 20ml 注射器，抽取适量血标本，分别注入试管，以便送检。

（2）最后用 20ml 生理盐水脉冲方式冲管、5ml 肝素盐水正压封管。

8. 更换敷料

（1）准备用物：换药包 1 个（弯盘 2 个，小药杯 2 个，中纺纱 1 块，镊子 1 把，棉球 8 个）、透明敷贴、胶布、清洁手套 1 对、无菌手套 1 对、75% 乙醇、1% 碘伏。

（2）免洗消毒液洗手，打开换药包。戴清洁手套，揭除敷贴，观察局部皮肤。脱手套，再次用免洗消毒液洗手后戴无菌手套。

（3）用 75% 乙醇棉球以输液港注射座为中心，由内向外，顺时针、逆时针交替螺旋状消毒三遍，消毒直径为 10～12cm，然后消毒无损伤针翼及延长管，再用碘伏棉球重复以上步骤。

（4）在无损伤针下方垫适宜厚度的 Y 型纱布后覆盖透明贴膜，固定好无损伤针，最后用胶布固定延长管，注明换药时间及操作者。

9. 拔针：当无损伤针已使用 7 天或疗程结束后，需要拔除无损伤针。

（1）准备用物（清洁手套，方纱布 1 块，弯盘，输液贴一块或止血贴，1% 碘伏，棉签）。

（2）免洗消毒液洗手、戴清洁手套，去除敷贴、检查局部皮肤。左手两指固定好输液港注射座，右手边注射边拔出针头，用方纱布压迫止血 5 分钟。检查拔出的针头是否完整。用碘伏棉签消毒拔针部位，输液贴（或止血贴）覆盖穿刺点。

10. 处理用物，记录。

【注意事项】

1. 保持局部皮肤清洁干燥，观察输液港周围皮肤有无发红、肿胀、灼热感、疼痛等炎性反应。如有异常应及时联络医生或护士。

2. 植入静脉输液港患者不影响从事一般性日常工作、家务劳动和轻松运动。但需避免使用同侧手臂提过重的物品、过度活动等。同侧手臂避免做引体向上、托举哑铃、打球、游泳等活动度较大的体育锻炼。避免重力撞击输液港部位。

3. 治疗间歇期每四周对静脉输液港进行冲管、封管等维护一次，建议回医院维护。

4. 做 CT、MRI、造影检查时，严禁使用此静脉输液港做高压注射造影剂，防止导管破裂。

5. 如肩部、颈部出现疼痛及同侧上肢水肿或疼痛等症状，应及时回医院检查，输液港使用过程中，若出现低速减慢应查明原因后方可使用，必要时行造影或超声检查。

六、综合实验与思考

1. 徐某，男，39 岁，干部。因多饮、多食、多尿、体重减轻 3 个月收入院。入院检查后明确诊断为 2 型糖尿病，医嘱予门冬胰岛素 30 注射液，每日两次。作为该患者的责任护士，应为该患者做好正确的胰岛素皮下注射。请问：

（1）因在同一部位长期反复注射，注射的局部可能会出现硬结、皮下脂肪萎缩等情况，该采取何种措施来避免？

（2）如何做到药物有效吸收？

（3）注射胰岛素后 5 分钟，患者出现心悸、手抖、出冷汗等症状，应考虑发生了什么情况？该如何紧急处理？

2．叶某，女，25 岁。进城务工半年，因发热、乏力、咳嗽 1 个月入院。患者既往体健，近 1 个月来无明显诱因自觉乏力，发热，午后多见，体温最高达 38.0℃，且夜间多汗，伴咳嗽、胸闷、气急，自服"泰诺"后体温恢复正常，体重减轻约 3kg。2 天前再次出现发热、咳嗽，体温达 37.9℃，并感呼吸困难。入院后测体温 37.5℃，脉搏 90 次／分，血压 110/70mmHg。神志清楚，口唇无发绀，左肺叩诊浊音，上肺呼吸音粗，下肺呼吸音消失。X 线胸片示左胸膜腔大量积液。医嘱予结核菌素试验。请问：

（1）该如何为叶女士实施结核菌素试验？

（2）如何正确判断试验结果？

（3）试验结果阳性有何意义？

3．何女士，27 岁。长跑后冲凉水浴受凉，发热咳嗽咽痛 3 天。查体：面色潮红，体温 39℃，咽部充血明显，扁桃体肿大。诊断为急性扁桃体炎收入院。医嘱予以青霉素 400 万 U＋生理盐水 250ml 静脉滴注，bid。请问：

（1）如何配制青霉素皮试液？

（2）进行青霉素皮试前应重点做好哪些评估工作？

（3）结果如何判断？若为阳性如何处理？

4．王某，女，30 岁。孕 35 周，因妊娠贫血收入院。血常规检查示：红细胞 $2.5×10^{12}$/L，血红蛋白 7.8g/L。护士遵医嘱予右旋糖酐铁注射液 100mg＋维生素 B_{12} 注射液 0.5mg 深部肌内注射，每日一次。连续肌注 10 天后，患者自诉双侧臀部注射部位疼痛，自行热敷后疼痛加重。检查发现患者臀部及大腿外侧皮肤红肿明显，局部皮肤橘皮样改变。请问：

（1）肌注部位出现什么情况？如何处理？

（2）正确的肌内注射应该如何操作？

（3）肌内注射右旋糖酐铁注射液的注意事项有哪些？

5．李某，男，46 岁。因外伤出血，医嘱输血，在输入血液 20ml 左右，患者感觉头胀痛、四肢麻木，出现腰背剧痛和胸闷等症状。请问：

（1）该患者发生了什么反应？

（2）引起该反应的原因有哪些？

（3）应采取哪些措施进行处理？

6．张某，男，75 岁。因慢性阻塞性肺气肿住院治疗。今晨 9 时开始静脉输入 5% 葡萄糖溶液 750ml 及 0.9% 氯化钠溶液 500ml。滴速 70 滴／分。10 时左右护士巡回病房时发现患者咳嗽、咳粉红色泡沫样痰，呼吸急促、大汗淋漓。请问：

（1）患者可能出现了什么问题？

（2）此时护士首先应做的事情是什么？

（3）为了减轻患者呼吸困难的症状，护士可以采取何种给氧方式？

（4）为缓解患者呼吸困难的症状，护士可协助患者采取何种体位？

7. 王某,女,42 岁。因腹泻十余次全身无力入院。入院诊断为急性胃肠炎伴脱水,医嘱:复方氯化钠溶液 500ml,10% 葡萄糖 1000ml+10% 氯化钾 10ml+10% 氯化钠 10ml 静脉滴注。输液 1 小时后,病人出现畏寒、寒战,继而发热,体温 40℃并自述恶心、头痛。请问:

(1) 该病人出现了何种反应?

(2) 分析可能的原因。

(3) 如何预防与处理?

(何桂娟 邢彩珍)

第六节 标本采集

学习基础

掌握洗手、手消毒、无菌技术以及查对制度等相关知识;明确各类标本采集的检查目的;熟悉标本采集的基本原则,标本采集中各类用物的使用和消毒处理方法。

标本检验对于疾病诊断、治疗、病情监测和预后判断有着重要的指导意义,而标本检验结果的准确性与标本采集有着密切的关系。标本采集任何环节出现问题,都将对检验结果产生不良影响。护理人员作为标本采集者,应遵照医嘱,在充分准备的前提下,经严格查对,运用正确的方法采集各种检验标本,才能保证标本的质量,为临床决策提供准确、客观的依据。

一、排泄物标本采集

案例导入

李女士,35 岁。因"尿频、尿急、尿痛 1 月余"收入院,诊断为膀胱炎。为做尿液细菌培养,护理人员遵医嘱留取中段尿标本。

请问:该患者正处于月经周期的分泌期,如何指导患者进行操作前准备以避免污染标本?采集尿液前对用药方面有何要求?

通常所指的人体排泄物为尿液和粪便。在普通人群的健康体检和临床患者的检查中,护理人员会根据医嘱采集或者协助患者采集尿标本和粪便标本,为医生诊断和治疗疾病提供参考。

实验 1 中段尿标本采集

尿液是由肾脏产生、机体代谢的终末产物,是具有重要意义的排泄物,尿液的成分和性状可反映泌尿系统及全身其他组织器官的功能状态。临床上常通过对尿标本做物理、化学、细菌学等方面的检查来了解病情、协助诊断和治疗。尿标本采集(urine specimen collection)一般分为三类,即常规标本、培养标本,以及 12 小时或 24 小时标本的采集。本实验重点介绍中段尿培养标本采集(midstream urine specimen collection）。

【目的】

做细菌培养或细菌药物敏感试验。

【适用指征】

1. 有典型的尿路感染症状。

2. 肉眼脓尿或血尿。

3. 尿常规检查表现为白细胞或亚硝酸盐阳性。

4. 不明原因的发热,无其他局部症状。

5. 留置导尿管的患者出现发热。

6. 膀胱排空功能受损。

7. 泌尿系统疾病手术前。

【操作资源】

1. 用物 无菌标本试管、无菌手套、镊子、无菌棉球、弯盘、消毒液、长柄试管夹、酒精灯、火柴或打火机、一次性垫巾或橡胶单、手消毒液、无菌导尿包（必要时备）、便盆、检验单及标签、生活垃圾筒、医用垃圾筒。

2. 环境与设施 病房环境清洁安静,温度适宜,必要时屏风或围帘遮挡。

【操作程序】

1. 操作前准备

（1）护士准备:着装整洁,洗手,戴口罩,核对医嘱及检验单上的患者床号、姓名、检验项目。

（2）患者准备:保证尿液充足,必要时会阴部进行清洁或冲洗,了解操作目的,取舒适卧位。

（3）环境准备:室温适宜,隐蔽。

（4）用物准备:将无菌标本试管贴好标签,备齐其他用物,合理放置在治疗车上层和下层。

2. 推治疗车至床旁,核对患者床号、姓名,解释中段尿标本留取的目的、方法,以及操作过程中可能引起的不适及配合方式。

3. 屏风或围帘遮挡,协助患者脱去对侧裤子并盖在近侧腿上,或用浴巾遮盖,对侧腿用盖被遮盖。患者取屈膝仰卧位（图2-104）,两腿略外展,暴露外阴,将垫巾或胶单铺于患者臀下,放好便盆。

4. 将消毒液、棉球倒入弯盘内,手持镊子夹取消毒棉球,按导尿术消毒外阴（图2-105）和尿道口。

5. 嘱患者将前段尿液排入便盆内,再用试管夹夹住试管,在点燃的酒精灯上方消毒试管口后,接取中段尿约10ml于试管内。再次消毒试管口,快速塞紧试管（图2-106）,熄灭酒精灯。嘱患者将余尿排至便盆内。也可通过导尿术插入导尿管引流的方法留取中段尿液（图2-107）。

6. 清洁外阴,协助患者穿好裤子、取舒适体位,整理床单位。

7. 清理用物,洗手脱口罩,在护理记录单上记录采集尿标本的时间,以及尿液的量、颜色、性状。

笔记

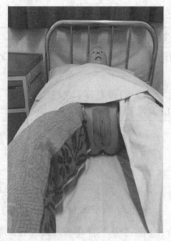

图 2-104 仰卧位

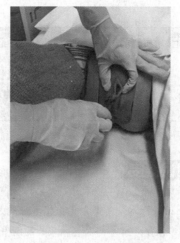

图 2-105 消毒外阴

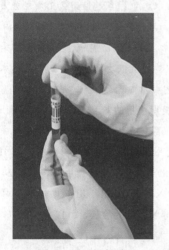

图 2-106 尿标本

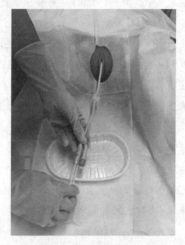

图 2-107 导尿术留取中段尿

8. 标本连同检验单及时送检验室。

【注意事项】

1. 严格执行无菌操作技术。

2. 用屏风或围帘遮挡,注意保护患者隐私。

3. 女性月经期不宜留取尿标本,以免影响检查结果。

4. 应在抗生素治疗前留取尿标本。

5. 采集标本必须在膀胱充盈时进行,最好采集清晨第一次尿液或膀胱内贮留6~8小时的尿液。

6. 尿内勿混入消毒液,以免产生抑菌作用而出现假阴性;也要避免粪便混入,污染标本。

7. 尿培养标本要及时送检,放置时间不宜超过1小时。

8. 掌握操作要点(表2-49)。

表2-49 中段尿标本采集

易错环节	正确动作要点
1. 准备	女性会阴部分泌物过多时，应先清洁或冲洗再留取尿标本；男性留取尿标本前应彻底清洁、消毒包皮和冠状沟处
2. 消毒外阴	按导尿术消毒外阴，每个棉球限用一次。消毒顺序：女性患者由外向内、自上至下；男性患者自阴茎根部向尿道口消毒

 知识链接

24 小时尿标本采集

24 小时尿标本采集是常见尿标本采集方法之一，其主要用于各种尿生化检查、尿浓缩查结核杆菌等检查。24 小时尿标本采集的操作要点为：①嘱患者于当晨 7 时排空膀胱后，开始留取尿液，至次晨 7 时排出最后一次尿液，收集 24 小时内全部尿液，记录尿液收集的起止时间、尿液总量（正常人 24 小时尿量为 1000～2000ml，平均为 1500ml。超过 2500ml 称为多尿，少于 400ml 称为少尿）、颜色、气味等，并将尿液充分混匀后取适量标本送检。②必须在医嘱规定的时间内留取 24 小时尿标本，不可多于或少于 24 小时。为避免尿液久放变质，应将集尿瓶放在阴凉处或 2～8℃条件下保存，并根据检验要求在尿内加入适当的防腐剂，需要注意的是防腐剂应在留取第一次尿液后加入，并与尿液混匀，之后留取的尿液依次倒入即可。如尿标本加入防腐剂应注明名称，并加上防腐剂如溢出可对人体造成的警示内容，还需口头告知患者。

国家卫生行业标准（WS/T348-2011）对尿标本收集所使用的防腐剂进行了相关规定，以下为常用几种化学防腐剂的添加目的、用途和用量：①甲醛：起到防腐和固定尿中有机成分的作用。用于管型、细胞测定。由于甲醛具有还原性，不适用于尿糖等化学成分检查。每 100ml 尿液加入 400g/L 的甲醛 0.5ml。②甲苯：起到保持尿中化学成分不变的作用。常用作 24 小时尿糖定量、24 小时尿蛋白定量测定。每 100ml 尿液中加入甲苯 0.5ml。③盐酸：是起到保持尿液在酸性环境中、防止尿中激素被氧化的作用。用于内分泌系统的检验，如 17- 羟类固醇、17- 酮类固醇。每升尿加入 10ml 浓盐酸。

 教师微课堂

【记忆口诀】

尿培养留取，前后（段）尿弃去，中段 10ml，无菌（操作）要牢记。

【实验理解】

学生可分别在男性、女性模拟人身上按导尿术中段尿留取法反复练习，感受男性、女性患者留取尿液的不同之处，熟悉操作的步骤。

实验2 粪便隐血标本采集

正常粪便是由已消化和未消化的食物残渣、消化道分泌物、大量细菌、无机盐和水分组成。临床上常通过对粪便的检查来判断消化道有无炎症、出血、寄生虫感染等病变，以及了解消化系统功能。粪便标本采集（fecal specimen collection）一般分为四类,即常规标本、培养标本、隐血标本以及寄生虫或虫卵标本采集。本实验重点介绍隐血标本采集(occult blood specimen collection)。

【目的】

检测粪便内肉眼不能察见的微量血液。

【适用指征】

怀疑有消化道出血、胃癌、消化性溃疡、伤寒,以及原因不明贫血等需做检验时。

【操作资源】

1.用物 检验盒或杯或管(内附检便匙)、清洁便盆、手消毒液、检验单及标签、生活垃圾桶、医用垃圾桶。

2.环境与设施 病房环境整洁安静、宽敞明亮,必要时屏风或围帘遮挡。

【操作程序】

1.操作前准备

(1)护士准备:着装整洁,洗手,戴口罩。核对医嘱及检验单上的患者床号、姓名、检验项目。

(2)患者准备:在过去的三天内按要求禁食肉类、动物肝、血、含大量绿叶素的食物和含铁剂药物,了解操作目的,愿意配合。

(3)环境准备:舒适,隐蔽。

(4)用物准备:在检验盒外贴上标签(图2-108),备齐其他用物,合理放置在治疗车上层和下层。

2.推治疗车至床旁,再次核对患者床号、姓名,并向其解释留取隐血标本的目的和方法。

3.屏风或围帘遮挡,嘱患者先排空膀胱。

4.排尿后,嘱患者排便于清洁便盆内,用检便匙选取外表及内层部位的粪便约5g,置于检便盒内(图2-109)。

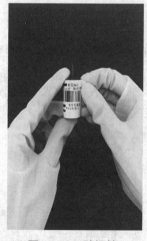

图2-108 贴标签

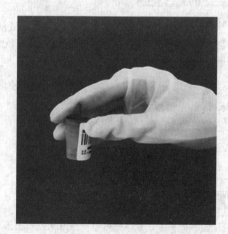

图2-109 便标本

5.协助患者取舒适体位,整理床单位。

6.清洁、消毒便盆,归还原处。洗手脱口罩,在护理记录单上记录粪便的形状、颜色、气味等。

7. 标本连同检验单及时送检验室。

【注意事项】

1. 标本应新鲜，留取后要及时送检，以免因久置使隐血反应的敏感度降低。

2. 提前告知患者，收集标本前三天禁食肉类、动物肝、血、含大量绿叶素的食物和含铁剂药物，第四天收集标本，以免造成假阳性。

3. 灌肠后的粪便、粪便过稀及混有油滴等均不宜作为检查标本。

4. 标本中不可混入尿液及其他杂物。

5. 掌握操作要点（表2-50）。

表2-50　隐血标本采集

易错环节	正确动作要点
1. 排尿	让患者排空膀胱，以避免排便时尿液排出致大小便混合影响检验结果
2. 收集标本	用检便匙挖取粪便时，不能仅选取内层的粪便

 知识链接

临床粪便标本不合格实例与解析

某三甲医院2013年全年共收集粪便常规标本88 119份。在标本检验中发现，粪便标本不合格份数为446份，标本不合格率为0.51%。而分析粪便标本不合格原因类型，主要有标本量不足、标本容器选择不当、标本类型错误、标签信息错误、标本污染以及标本容器损坏等。此外，也有报道称临床上因标本不合格而导致的标本检测结果不准确占检测误差的比例高达80%以上。专家提出，提高护理人员标本采集技术水平，完善护理人员标本采集管理体系，是保证标本检验结果准确性的关键环节。

 教师微课堂

【记忆口诀】

隐血试验饮食要求：隐血标本的采集，三天前饮食有禁忌，肉类动物肝血铁，绿叶蔬菜都要忌。

【实验理解】

学生用橡皮泥制作成类似粪便的形状，用检便匙取适量、正确部位的橡皮泥于检验盒中，反复练习，加深理解操作。

二、呼吸道标本采集

 案例导入

某患儿，2岁半。因"发热伴咳嗽3天"入院治疗，医嘱做咽拭子培养。

请问：当班护士如何选择采集标本的合适时机？如何引导患儿充分暴露咽喉部以采集标本？

呼吸道标本采集包括痰标本采集和咽拭子标本采集。

<h2 style="text-align:center">实验 3　痰标本采集</h2>

痰液是气管、支气管和肺泡的分泌物。在正常情况下分泌很少,不会引起咳嗽、咳痰,当呼吸道黏膜受到刺激分泌物增多时即形成痰液。痰液主要由黏液和炎性渗出物组成。临床上通过收集痰液标本来协助诊断某些呼吸系统疾病。临床上痰标本采集(sputum specimen collection)一般分为三类,即常规标本(conventional specimen collection)、培养标本(culture specimen collection),以及 24 小时标本(24h specimen collection)。

【目的】

1. 常规痰标本　检查痰液中的细菌、虫卵或癌细胞。

2. 痰培养标本　检查痰中的致病菌,做药敏试验。

3. 24 小时痰标本　检查 24 小时痰量及痰液性状,协助诊断。

【适用指征】

怀疑患有支气管哮喘、支气管扩张、肺部感染、肺结核、肺癌、肺吸虫病等呼吸系统疾病需要留取痰标本作为诊断与治疗依据时。

【操作资源】

1. 用物　检验单及标签、手消毒液、生活垃圾桶、医用垃圾桶,对于无法咳痰或不合作者需准备集痰器、吸痰用物(吸引器、吸痰管)、一次性手套、生理盐水。如收集痰培养标本需另备无菌用物。

(1) 常规痰标本:痰盒。

(2) 痰培养标本:无菌痰盒、漱口溶液。

(3) 24 小时痰标本:大容积广口集痰器,必要时备防腐剂。

2. 环境与设施　病室环境整洁安静,温度适宜。

【操作程序】

1. 操作前准备

(1) 护士准备:着装整洁,核对医嘱及检验单上的患者床号、姓名、检验项目。

(2) 患者准备:了解操作目的,取舒适体位。

(3) 环境准备:整洁,安静。

(4) 用物准备:根据检验项目选择合适标本容器,在容器外贴上标签(图 2-110),备齐其他用物,合理放置在治疗车上层和下层。

2. 推治疗车至床旁,核对患者床号、姓名,向其解释留取痰标本的方法,告知留取过程中可能出现的不适及配合要点。

3. 收集痰标本

(1) 常规标本:①能自行留痰者:嘱患者晨起清水漱口,去除口腔中的杂质,深呼吸数次后用力咳出气管深处的痰液,置于痰盒中(图 2-111),盖好痰盒(图 2-112)。②无力咳痰或不合作者:协助其取合适体位,由下而上叩击患者背部,集痰器分别连接吸引器和吸痰管吸痰,置痰液于集痰器中,加盖。

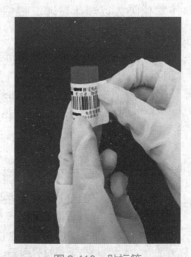

图 2-110　贴标签

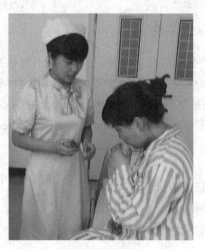

图 2-111　痰标本采集

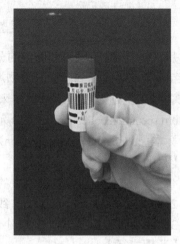

图 2-112　痰标本

（2）培养标本：①能自行留痰者：嘱患者晨起先用漱口液漱口，再用清水漱口，深呼吸数次后用力咳出气管深处的痰液置于无菌痰盒中，盖好痰盒。②无力咳痰或不合作者：同常规标本收集方法。

（3）24 小时标本：嘱患者晨起漱口后（7AM）第一口痰起，至次晨漱口后（7AM）第一口痰止的 24 小时痰液全部收集在痰盒内。

4. 清洁、消毒吸痰用物，洗手脱口罩，在护理记录单上记录痰液的外观和性状，24 小时痰标本应记录总量和采集的起止时间。

5. 标本连同检验单及时送检验室。

【注意事项】

1. 除 24 小时痰标本外，痰液收集时间宜选择在清晨。

2. 在采集标本前要注意根据检查目的选择合适的容器。

3. 采集痰培养标本时，用物需按照无菌要求准备，操作要严格执行无菌原则，防止标本污染。

4. 指导并协助患者有效咳嗽、排痰，正确留取痰标本。若痰液不易咳出，可先给予雾化吸入以湿化痰液。根据患者需要协助漱口或口腔护理，吸痰的患者检查口腔黏膜有无损伤。

5. 采集常规痰标本查找癌细胞时应立即送检，或用 95% 乙醇或 10% 甲醛固定后送检。

6. 避免混杂因素，留取痰标本时勿将唾液、漱口水、鼻涕等混入痰标本内。

7. 掌握操作要点（表 2-51）。

表 2-51　痰标本采集

易错环节	正确动作要点
1. 准备	24 小时标本可在集痰器内加入少量清水（计算总量时需扣除清水量），夏天可加入适量防腐剂
2. 收集标本	无力咳痰或不合作者，按吸痰法将痰液吸入集痰器中。需注意集痰器开口高的一端连接吸引器，低的一端连接吸痰管

笔记

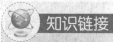 知识链接

临床痰标本采集实例与解析

某研究者在对呼吸科患者痰标本留取率的研究中发现,护士有针对性地进行健康教育、讲解留取痰液的目的、取得患者的支持和配合、留取痰液过程中细心指导、协助漱口拍背、帮助其完成痰标本的收集,会比仅简单告知后让患者自行留取痰标本,在痰标本成功留取率上可高出24个百分点。专家提示,护理人员在标本采集过程中给予患者专业指导和协助,可提高标本的一次成功留取率,减少重复取样的时间,也可提高临床工作效率。

 教师微课堂

【记忆口诀】

痰标本的采集,常规晨起先漱口,培养需用漱口液,全天(从)早上7点起。

【实验理解】

学生两两一组,模拟咳痰动作,相互协助排痰拍背,在练习中不断加强人文关怀,增进护患关系,加深理解操作。

实验4 咽拭子标本采集

正常人咽峡部培养有口腔正常菌群而无致病菌生长,但当机体抵抗力下降和其他外部因素作用下,咽部可出现感染等而导致疾病。临床上常通过咽拭子标本采集(throat swab specimen collection)来协助诊断白喉、化脓性扁桃体炎、急性咽喉炎等疾病。

【目的】

取咽部及扁桃体分泌物做细菌培养或病毒分离。

【适用指征】

怀疑口腔黏膜、咽部及扁桃体感染等需留取咽拭子标本作为诊断与治疗依据时。

【操作资源】

1.用物　无菌咽拭子培养管、酒精灯、火柴或打火机、压舌板、弯盘、手电筒、手消毒液、检验单及标签、生活垃圾桶、医用垃圾桶。

2.环境与设施　病室环境清洁、安静,光线充足或有足够照明。

【操作程序】

1.操作前准备

(1)护士准备:着装整洁,洗手。核对医嘱及检验单上的患者床号、姓名、检验项目。

(2)患者准备:按要求2小时内未进食,了解操作目的,取合适体位,愿意配合。

(3)环境准备:安静,整洁,光线适宜。

(4)用物准备:在咽拭子培养管外贴上标签(图2-113),备齐其他用物,合理放置

在治疗车上层和下层。

2. 推治疗车至床旁，核对床号、姓名，解释咽拭子标本采集的方法及配合要点。协助患者用清水漱口，取舒适体位。

3. 点燃酒精灯，嘱患者张口发"啊"音，暴露咽喉部。取出培养管中的棉签，轻柔、迅速地擦拭两腭弓、咽及扁桃体上的分泌物（图2-114）。取毕，将试管口在酒精灯火焰上消毒，然后把棉签插入试管中，塞紧瓶塞（图2-115）。

4. 清理用物，洗手，在护理记录单上记录操作时间、口腔黏膜情况。

5. 标本连同检验单及时送检验室。

【注意事项】

1. 严格遵循无菌原则。留取标本时注意棉签不可触及其他部位，防止污染标本，影响检验结果；同时应注意试管口的消毒，保持容器的无菌。

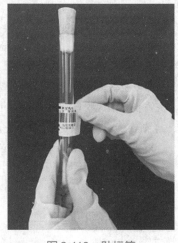

图2-113 贴标签

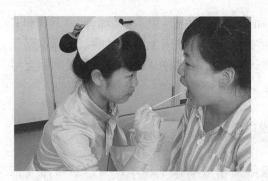

图2-114 咽拭子标本采集

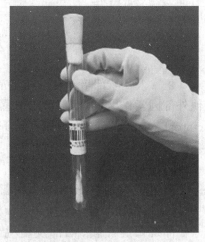

图2-115 咽拭子标本

2. 应于清晨未进食、饮水、服药前采集。

3. 应于抗生素治疗前采集。若已使用应按抗生素半衰期计算，在血药浓度最低时采集标本，并在检验单上说明。

4. 做真菌培养时应在口腔溃疡面上采集分泌物，以提高培养的阳性率和准确性。

5. 掌握操作要点（表2-52）。

表2-52 咽拭子标本采集

易错环节	正确动作要点
1. 准备	避免在进食后2小时内留取标本，以防呕吐
2. 采集标本	必要时用压舌板轻压舌头充分暴露咽喉部，需注意动作要轻快，防止引起恶心

知识链接

呼吸道感染常见致病菌

如果从患者的痰及咽拭子标本中检测出致病菌，则视为呼吸道感染。呼吸道感染常见的细菌有葡萄球菌、肺炎双球菌、流感嗜血杆菌、链球菌、铜绿假单胞菌、大肠杆菌等。若标本培养出类酵母菌，则应考虑在感染期间使用抗生素不当或过量，需遵医嘱立即停止使用抗生素，改用抗真菌药物，如两性霉素B、灰黄霉素等。

教师微课堂

【记忆口诀】

咽拭子采集部位：咽拭子的采集，无菌原则要牢记，腭弓咽部扁桃体，真菌培养溃疡（面）取。

【实验理解】

学生两两一组，模拟操作步骤，加深理解操作。

三、血标本采集

案例导入

王女士，69岁。因"发热十天余"收入院，医生确诊为亚急性细菌性心内膜炎，为了进一步明确致病菌、选择合适抗生素治疗，医生下达医嘱采集静脉血标本做血液培养。

请问：应如何选择合适的标本容器？需要抽取的血量是多少？采集标本时需要注意哪些方面？

血液在体内通过循环系统与机体所有组织器官发生着密切联系。当血液系统发生病变时可影响到全身组织器官，而组织器官病变也可直接或间接地引起血液或成分改变。血液检查是判断体内各种功能及异常变化的最重要指标之一，也是临床最常用的检验项目之一。血液标本分为静脉血标本和动脉血标本。静脉血标本又分为全血标本、血清标本、血培养标本。动脉血标本，常用于做血气分析。

实验5 静脉血标本采集

静脉血标本采集（venous blood collection）是自静脉抽取静脉血标本的方法。临床上常通过采集静脉血标本进行实验室检验，以进一步诊断、治疗疾病，以及观察病情变化。常用静脉有头静脉、肘正中静脉、贵要静脉、手背静脉、头皮静脉和股静脉等。本实验重点讲述选用肘部静脉穿刺采集血标本。

【目的】

1. 全血标本 测定血沉及血液中某些物质如白细胞、血小板、血糖、尿素氮、肌酐、尿酸、肌酸、血氨的含量。

2. 血清标本 测定肝功能、血清酶、脂类、电解质等。

3．血培养标本　培养检测血液中的病原菌。

【适用指征】

健康体检、需确立诊断、观察病情时。

【操作资源】

1．用物　皮肤消毒液、无菌棉签、止血带、小软枕、试管架、治疗巾、胶布、无菌手套、手消毒液、弯盘、检验单及标签、生活垃圾筒、医用垃圾筒、锐器盒。

注射器采血另备注射器、针头或头皮针、标本容器（干燥试管、抗凝试管或血培养瓶）、酒精灯和火柴或打火机（采集血培养标本时用）。

真空采血器采血另备双向采血针、真空采血管。

2．环境与设施　病房环境整洁、安静，光线充足或有足够照明。

【操作程序】

1．操作前准备

（1）护士准备：着装整洁，洗手，戴口罩。核对医嘱及检验单上的患者床号、姓名、检验项目。

（2）患者准备：有空腹要求的患者应禁食6小时以上，了解操作目的，取合适体位。

（3）环境准备：安静，整洁，光线足。

（4）用物准备：根据检验项目选择合适标本容器，在容器外贴上标签，备齐其他用物，合理放置在治疗车上层和下层。

2．推治疗车至床旁，核对患者床号、姓名，解释静脉血标本采集的方法以及注意事项。

3．协助患者取舒适体位，选择合适肘部静脉，在穿刺部位下方垫治疗巾和软枕。

4．用无菌棉签蘸取消毒液，以穿刺点为中心由内向外呈环形消毒皮肤，消毒直径5cm以上，然后在穿刺点上方6cm处扎止血带（图2-116），再进行第二次皮肤消毒（图2-117），待干。

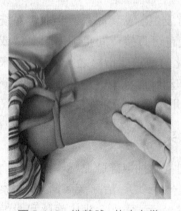
图2-116　选静脉、扎止血带

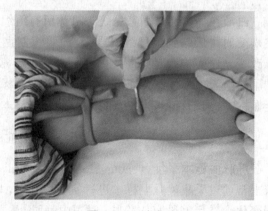
图2-117　消毒

5．采血

▲注射器采血：再次核对后，嘱患者握拳，左手拇指绷紧静脉下端皮肤，右手持针，注射器针头或头皮针的针尖斜面向上，与皮肤呈15°～30°角刺入静脉（图2-118），见回血后抽动活塞，抽取所需血量（图2-119）。抽血毕，松开止血带，嘱患者松拳，

用无菌干棉签纵行轻放穿刺点处及上方，迅速拔针，嘱患者屈肘按压穿刺点 5 分钟（图 2-120），然后将血液注入标本容器。

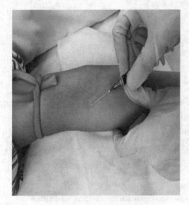
图 2-118 进针（注射器）

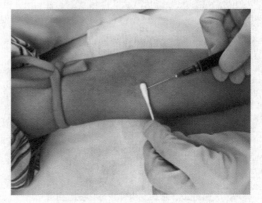
图 2-119 采血（采入注射器）

（1）血培养标本：注入密封培养瓶时，先除去密封瓶铝盖中心部分，常规消毒瓶盖，取下针头，更换新针头后，将血液注入瓶内（图 2-121），轻轻摇匀；注入三角烧瓶时，先松开瓶口纱布，取出瓶塞，迅速在酒精灯火焰上消毒瓶口后，取下针头，将血液注入培养瓶内（图 2-122），轻轻摇匀，再将瓶口、瓶塞消毒后塞好，扎紧封瓶纱布。

（2）全血标本：取下针头，将血液沿管壁缓慢注入盛有抗凝剂的试管内（图 2-123），轻轻摇动，使血液和抗凝剂充分混匀。

（3）血清标本：取下针头，将血液顺着管壁缓慢注入干燥试管内（图 2-124）。

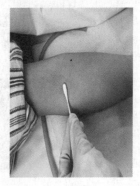
图 2-120 拔针、按压

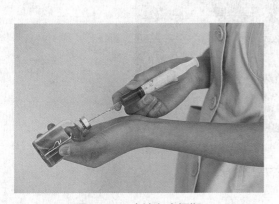
图 2-121 血注入密闭瓶

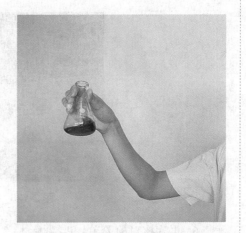
图 2-122 血注入三角烧瓶

▲真空采血器采血：再次核对后，取下真空采血针一端针头保护套，按上述静脉注射法行静脉穿刺（图 2-125）。见回血后，迅速固定针头，并将采血针另一端插入真空采血管内，当管内液面无变化时，拔下采血管（图 2-126）。采血后的操作与上同。

笔记

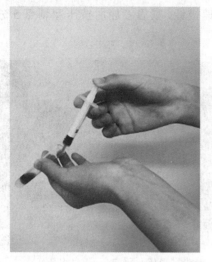

图 2-123　血注入抗凝管

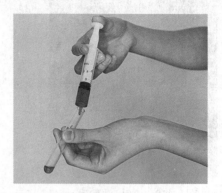

图 2-124　血注入干燥管

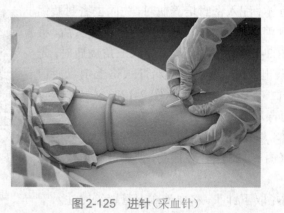

图 2-125　进针（采血针）

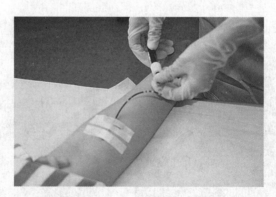

图 2-126　采血（采入真空管）

6. 再次核对检验单、患者、标本。

7. 协助患者取舒适卧位，整理床单位。

8. 分类处理用物，针头弃入锐器盒，针筒弃入医用垃圾桶；洗手脱口罩，在护理记录单上记录操作时间。

9. 标本连同检验单及时送检验室。

【注意事项】

1. 严格遵循查对制度、无菌原则。

2. 注意预防针刺伤与传染病的传播。

3. 一般情况下应在清晨空腹时采血,因此时血液的各种化学成分处于相对恒定状态,检验结果较为准确。

4. 严禁在输液和输血肢体上抽取标本;最好在对侧肢体采集。若女性患者做了乳腺切除术,应在手术对侧手臂采血。同时,穿刺部位应避开局部有感染、皮疹或有瘢痕的皮肤。

5. 采集血培养标本应注意:血培养采血量一般为 5ml,亚急性细菌性心内膜炎患者采血量应增至 10~15ml,以提高培养阳性率;应在抗生素治疗前采集标本,如已使用抗生素,应在检验单上注明;间歇性寒战患者应在寒战或体温高峰前取血,当预测寒战或高热时间有困难时应在寒战或发热时尽快采集,且两次标本采集时间至少间隔 1 小时。

6. 采集血清标本时,应选用干燥管,在血液注入容器时动作要缓慢,注意避免震荡,以免红细胞破裂溶血;采集全血标本时,应选用抗凝管,在血液注入容器后应将血液与抗凝剂充分混匀避免凝血;采集血培养标本时,应选用无菌培养管,操作要严格遵守无菌原则,防止污染标本。

7. 若同时抽取多个不同类型的标本时,一般注入容器顺序为:先注入血培养瓶,其次注入抗凝试管,最后注入干燥试管。

8. 使用真空采血管采血时,应先进针后插入真空采血管,不可在穿刺成功前先将真空采血管与采血针头相连,以防管内负压消失而影响采血。连续真空采血时,针头应固定不动,取下前一个真空采血管后立即换上下一个真空采血管。真空采血管的位置应低于穿刺部位。

9. 凝血功能障碍者应增加穿刺点按压时间至 10 分钟。

10. 掌握操作要点(表 2-53)。

表 2-53 静脉血标本采集

易错环节	正确动作要点
1. 准备	根据检验项目选择适当容器,并准确计算所需血量
2. 采集标本	采血时尽可能缩短止血带的结扎时间,最好控制在 1 分钟以内,避免因长时间结扎导致血液成分变化影响检验结果

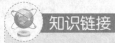 知识链接

真空静脉采血技术

20 世纪 40 年代,真空静脉采血技术由美国 BD 公司发明,成为一项静脉采血的新技术,并逐渐在欧美、日本等地推广开来。20 世纪 90 年代进入我国,其凭借着安全卫生、简便快捷、准确可靠、经济有效等独特优点,迅速得到了临床的普及运用,彻底颠覆了我国长久以来临床最常用的传统注射器采血技术。如今,在全国各大医院体检中心、门诊化验室、病房等均可见真空静脉采血技术广泛使用的现象。但急诊室、手术室、ICU 等科室由于常常要处理急危重症,仍会较少用到注射器采血。

教师微课堂

【记忆口诀】

血液注入试管顺序:静脉血液的采集,真空采血常见地,注入顺序要牢记,培养抗凝干燥序。

【实验理解】

让学生识别不同颜色试管帽对应试管的用途,练习多管采集的顺序,感受真空采血技术的步骤,加深理解操作。

实验6 股动脉血标本采集

动脉血标本采集(arterial blood collection)是自动脉抽取动脉血标本的方法。临床常用动脉有桡动脉、股动脉、肱动脉、足背动脉。本实验重点讲述选用股动脉穿刺采集血标本。

【目的】

做血液气体分析。

【适用指征】

各种疾病、创伤、手术所导致呼吸功能障碍者,急、慢性呼吸衰竭者、使用呼吸机辅助呼吸者,心、肺复苏后需监测呼吸功能、组织氧合状态、有无酸碱平衡紊乱、电解质等相关指标时。

【操作资源】

1. 用物 皮肤消毒液、无菌棉签、2ml注射器或动脉血气针、肝素液(1250U/ml)及砂轮(注射器采血时用)、无菌橡皮塞、小沙袋、无菌纱布、治疗巾、胶布、无菌手套、手消毒液、弯盘、检验单及标签、生活垃圾筒、医用垃圾筒、锐器盒。

2. 环境与设施 病房环境清洁、安静,光线明亮或照明充足,必要时屏风或围帘遮挡。

【操作程序】

1. 操作前准备

(1)护士准备:着装整洁,洗手,戴口罩。核对医嘱及检验单上的患者床号、姓名、检验项目。若使用注射器抽血,需提前抽吸肝素液,来回推动针芯,使其均匀涂布于针筒内壁,排弃针筒内空气和多余肝素液。

(2)患者准备:了解操作目的和注意事项,取舒适卧位,心情平静。

(3)环境准备:安静,整洁,隐蔽。

(4)用物准备:在注射器或血气针外贴上标签,备齐其他用物,合理放置在治疗车上层和下层。

2. 推治疗车至床旁,核对患者。向患者解释动脉血标本采集的目的、方法及注意事项。

3. 屏风或围帘遮挡,协助患者取仰卧位,下肢伸直并略外展、外旋,暴露腹股沟区,触摸股动脉的搏动、走向和深度,初步定位穿刺部位(图2-127)。

4. 用无菌棉签蘸取消毒液，以动脉搏动最明显处为穿刺点，并以此点为中心由内向外呈环形消毒皮肤两次（图 2-128），消毒直径大于 5cm；同时，消毒左手示指和中指或戴无菌手套（图 2-129），待干。

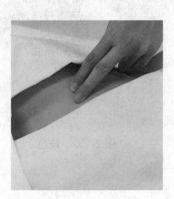

图 2-127　选动脉

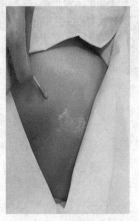

图 2-128　消毒皮肤

5. 采血

▲注射器采血：再次核对后，用左手示指和中指固定动脉，右手持注射器将针头在两指间垂直刺入股动脉（图 2-130）。穿刺成功后，见有鲜红色血液自动进入注射器内，即固定注射器的方向和深度，并抽取血液至所需量 1ml（图 2-131）。

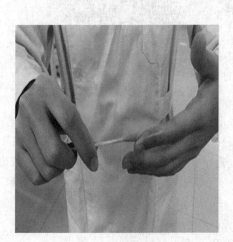

图 2-129　消毒手指

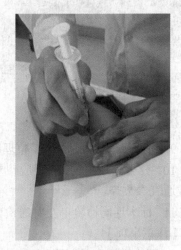

图 2-130　进针

▲动脉血气针采血：穿刺方法同上，用血气针垂直刺入股动脉，见有鲜红色回血，固定血气针，抽取所需血量。

6. 采血毕，迅速拔出针头，立即用无菌纱布垂直按压穿刺点 5～10 分钟（图 2-132）。

7. 针头拔出后立即将针尖斜面刺入橡皮塞内（图 2-133，图 2-134），以隔绝空气，并将注射器或血气针针筒放在两手掌之间搓动数次，使血液与肝素液充分混匀。

8. 再次核对检验单、患者、标本。

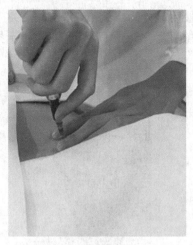

图 2-131 采血

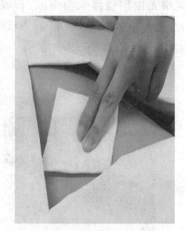

图 2-132 按压

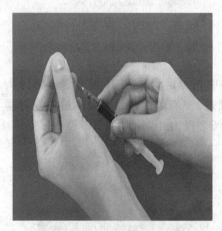

图 2-133 插入橡皮塞(注射器)

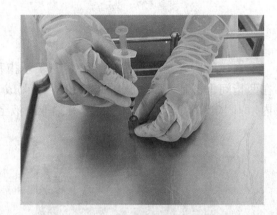

图 2-134 插入橡皮塞(血气针)

9. 协助患者取舒适卧位,整理床单位。

10. 分类处理用物,洗手脱口罩,在检验单上记录操作时间、吸氧方法及浓度和机械通气参数等。

11. 标本连同检验单及时送检验室。

【注意事项】

1. 严格遵循查对制度,严格执行无菌操作。

2. 注意预防针刺伤与传染病的传播。

3. 注意保暖并保护患者隐私。

4. 股动脉位于肌肉和结缔组织间,位置较深,穿刺有一定难度。在腹股沟区,易于扪及,而且没有侧支循环,是穿刺较理想部位。由于穿刺部位动静脉位置较近,外侧有股神经,斜刺易刺入静脉或神经,故穿刺时应垂直进针。

5. 新生儿动脉采血应选择桡动脉而不宜选用股动脉,因股动脉穿刺垂直进针时易伤及髋关节;下肢静脉血栓患者避免从股动脉采血。

6．若患者饮热水、洗澡、运动，需休息30分钟后再采血，避免影响检查结果。对于吸氧患者，若病情许可应停止吸氧30分钟后再采血，否则应标记吸氧浓度；对于吸痰患者，吸痰操作后30分钟方可采血。

7．注射器采血是利用动脉的压力使血液自动充盈至注射器的，若患者血压较低，动脉压力不能使血充盈注射器，可缓慢抽动针栓，以抽取足够的血量。

8．标本应隔绝空气，避免混入气泡或静脉血。若注射器内有气泡，应用无菌棉签立即排出气泡。

9．患者穿刺部位应当压迫止血至不出血为止，以防出血或形成血肿。必要时可用沙袋压迫止血。有出血倾向的患者，如血友病、血小板减少症或其他凝血因子缺乏、接受抗凝或溶栓治疗及弥散性血管内凝血患者，应尽可能避免动脉采血。

10．标本应当尽快送检，因动脉血标本中氧可被白细胞、血小板、网织红细胞消耗而造成血液 pH 值下降，动脉血氧分压下降，动脉血二氧化碳分压增多。特殊情况应将标本置于4℃冰箱内保存，但时间不应超过1小时。

11．掌握操作要点（表2-54）。

表2-54　股动脉血标本采集

易错环节	正确动作要点
1．准备	若使用注射器采血，用肝素液湿润注射器管腔后务必将多余液体和空气完全排出；若使用血气针采血，因该针已进行抗凝处理则无需抽吸肝素
2．采集标本	若抽出为鲜红色血液则穿刺成功；若为暗红色血液，则说明误入静脉，应立即拔针按压

知识链接

动脉采血常见并发症及处理方法

临床上由于操作不当等原因，动脉采血穿刺易引起多种并发症，主要有感染、皮下血肿、穿刺点出血、血管痉挛等几种。这些并发症的预防及处理方法如下：

1．感染的预防及处理　穿刺前认真选择血管，避免在有皮肤感染的部位进行穿刺；穿刺部位严格消毒；穿刺时严格遵守无菌原则；穿刺后用无菌纱布覆盖压迫止血。已发生感染者，除对症处理外应根据医嘱使用抗生素抗感染。

2．皮下血肿的预防及处理　加强穿刺基本功，掌握穿刺技能，防止穿破血管后壁，避免在一个部位反复穿刺；压迫止血无效可用沙袋加压包扎。已发生血肿者，可遵医嘱用硫酸镁湿敷或内服外用活血化瘀中药促进血肿消退。

3．穿刺点出血的预防及处理　穿刺后按压穿刺点5～10分钟并嘱患者勿过早下床活动。已出现穿刺点出血者，应嘱患者平躺于床上，戴无菌手套，用无菌敷料将明胶海绵按压在穿刺点，直到不出血为止。

4．血管痉挛的预防及处理　若穿刺针头在血管内发生痉挛，可暂停抽血，不要操之过急，待血流量渐进增加后再行抽血，避免反复穿刺。若穿刺未成功，则拔针暂停穿刺，热敷局部血管，待痉挛解除后再行穿刺。

【记忆口诀】

动脉采血做血气,桡肱股是常用地,压迫止血需注意,针插皮塞搓动壁。

【实验理解】

学生在模拟人身上选择不同部位的常用动脉进行穿刺练习,掌握操作步骤,加深理解操作。

四、拓展

呕吐物标本采集

临床上,采集呕吐物标本目的是检查呕吐物有无病理改变,以协助诊断消化系统疾病,或明确中毒患者毒物的种类、性质等。

呕吐物标本采集的操作要点:

1. 核对患者姓名,评估患者生命体征、呕吐情况、口腔黏膜有无炎症、损伤,以及合作程度等,询问是否服用毒物,以及服用毒物的名称、剂量、时间,并向患者或家属说明标本采集的目的和方法,取得理解和配合。

2. 通过患者自行呕吐或使用催吐技术使其将毒物吐出,用弯盘或痰杯接取呕吐物及时送检。若中毒物质不明时,应立即送检洗胃前抽取的胃内容物。若不能立即送检,呕吐物标本应先冷藏但不能冷冻保存。

3. 记录留取呕吐物或胃内容物的性状、颜色、气味、次数、数量以协助诊断。

五、综合实验与思考

1. 汪先生,57 岁。有吸烟史 20 年,每天吸烟至少 20 支以上。近期频繁刺激性咳嗽、胸闷,吐出痰液中带有血丝,且 3 天前单位体检时发现肺部有阴影,并在 1 个月以内体重明显下降 6kg,前来就诊。医生疑为肺癌收入院,需先查找痰中癌细胞。护理人员遵医嘱留取常规痰标本。请问:

(1)患者应在何时留取痰液?护理人员应该如何指导患者有效咳痰和收集痰液?

(2)送检时应选择何种溶液来固定痰标本,浓度是多少?

2. 姜女士,65 岁。近期持续厌食、乏力,伴右上腹疼痛而入院治疗。为了明确诊断需做肝功能检查。请问:

(1)患者需采集哪种类型的血标本?准备用物时应选择何种标本容器?

(2)若患者做过左侧乳腺切除术,应在肘部静脉采血时注意什么?

(3)在血液注入容器时对动作有何要求?为什么?

(姚秋丽)

第七节 护士工作站文书处理

 学习基础

掌握入出院护理程序;掌握医嘱的分类、内容和处理程序;掌握护理文书书写的内容和规范要求;熟悉计算机应用技术。

护士工作站可分为门诊护士工作站与住院护士工作站。一般情况下,护士工作站主要是指住院护士工作站,是 HIS（hospital information system,医院信息系统）的重要组成部分,是协助护士完成住院病人日常护理工作的计算机应用程序,具有床位管理、病人入出院、医嘱处理、护理书写、费用管理、信息查询等功能,系统的应用可以减轻护士的劳动强度,提高工作效率,减少甚至避免差错的发生。

护士工作站系统一般按业务需求可分为六大模块,分别为:病人管理、病历管理、医嘱管理、护理管理、辅助管理和系统管理,各模块的主要功能有:

1. 病人管理 提供病人入院、出院、转科等操作,查看当前用户下的床位信息以及根据病人基本信息查询病人的在院记录,方便医护人员及时了解病人情况。

2. 病历管理 提供查询所选病人的病案信息、就诊记录、病历详情等功能。

3. 医嘱管理 提供医嘱校对、医嘱查询、各种医嘱执行单及医嘱卡等功能。

4. 护理管理 提供录入和查询护理病历信息的功能,包括输入和查询病人生命体征、体温单、护理评估、护理记录、健康教育等信息。

5. 辅助管理 提供处理病人住院期间的检查申请、检验申请、用血申请的预约和申请单打印以及住院费用的计价处理,费用查询信息等。

6. 系统管理 提供系统设置和口令修改。对系统所用的打印机类型、打印格式、系统定时刷新等参数进行设置,修改系统的登录密码等。

一、病人出入院手续办理

案例导入

蔡某,女,70 岁。有糖尿病病史 20 余年,长期进行饮食控制和口服降糖药物治疗,近来足底刺痛,足趾逐渐变黑,血糖控制不理想,来门诊就诊,医嘱给予住院治疗。

请问:

1. 如何为患者办理入院手续?

2. 如何正确处理护士工作站系统的入院程序?

入出院手续是指护士根据医生下达的入出院医嘱,通过护士工作站系统为病人办理进入病区和离开医院的一系列护理工作。

【目的】

护士通过护士工作站系统完成病人的入出院程序操作,缩短办理时间,为其提供便捷、及时、优质的医疗护理服务。

【适用指征】

1. 根据病情需要进一步住院治疗的门诊或急诊病人。

2. 病人经过住院期间的治疗与护理,病情好转、稳定、痊愈需出院或需要转院。

3. 病人不愿接受住院治疗而自动离院。

4. 具有医生下达的入院或出院医嘱。

【操作资源】

具有医院信息系统、护士工作站系统、电子病历系统及医嘱处理功能的病区。具

笔记

备医院信息系统运行和维护的信息技术、设备和设施；具有专门的管理部门和人员；建立、健全医院信息系统使用的相关制度和规程，能确保患者信息正确录入、正确处理、共享和保存等功能的稳定运行。

【操作程序】

1. 入院手续办理　登录护士工作站系统，进入病人一览主界面，选择"病人管理"进入新入院菜单项或在主界面直接点击显示待入科病人标记的空床，双击进入某入院病人记录，自动加载或输入病人信息，确认完成信息，入院确认，再输入医疗组，电子病历入区，入区成功，完成病人入院程序。

2. 出院手续办理　登录护士工作站系统，进入病人一览主界面，显示有出院医嘱标记的病人床位卡，点击病人医嘱项目执行，停止所有长期医嘱及费用，记账当天费用，核对病人住院期间费用，做出出院证明，通知病人或家属去住院部结账，完成病人出院程序。

【举例操作】

1. 入院手续办理操作程序

（1）病人一览界面登录：护士接到刚办理入院手续的病人，登录医院信息系统的病区护士工作站（图2-135），显示护士床位卡（病人）一览界面（图2-136），选择一张空床点击新入菜单项，则打开界面时会自动加载该床号或可以手工输入床号。

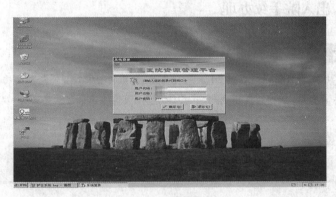

图2-135　系统登录

（2）入院确认：打开界面时在病人列表中默认加载等待入住本科室的病人信息，包括病人住院号、姓名、入院科室，选择"显示全院待入科病人"后，列表中显示全院所有科室的待入科病人。双击列表中的某个病人记录，自动加载该病人的基本信息。也可以通过手动输入病人住院号、按回车键提取待入科病人的信息。填写完界面要求的信息后，点击入院"确定"按钮就完成了病人入科操作，关闭此界面，病人的信息就会显示在床位卡上。刚办理入院手续的病人会出现在病区护士站床位卡列表的第一张床号上，进行入院确认后方可进一步操作其他内容。（图2-137，图2-138）

（3）输入医疗组：出现病人信息，输入主治医师和治疗小组，核对确认，病人被收入到相应的治疗小组和主治医师，等同于口头通知医师。（图2-139，图2-140）

（4）电子病历入区：医护人员点击病人可以输入完善病人信息（图2-141）。

笔记

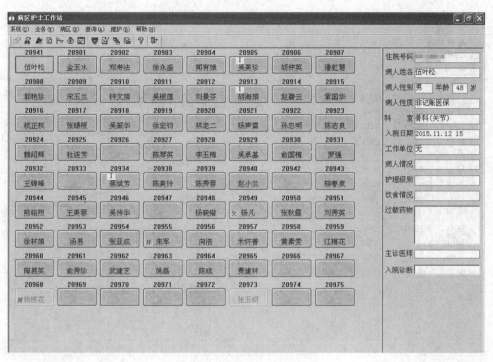

图 2-136 病人一览界面

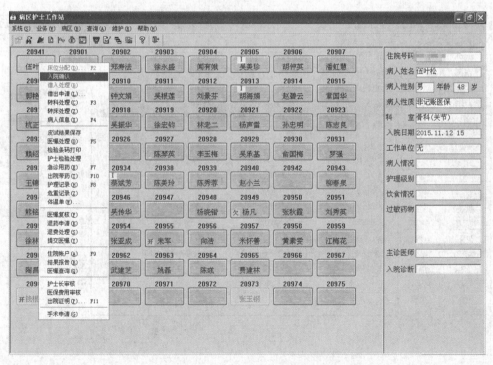

图 2-137 入院确认列表

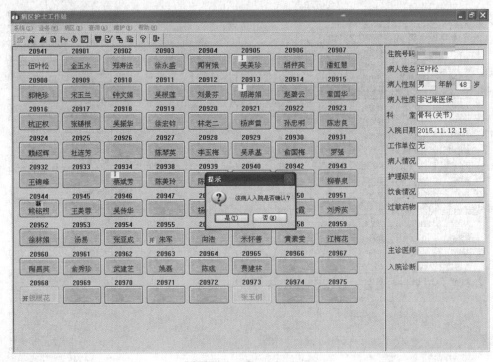

图 2-138　入院确认

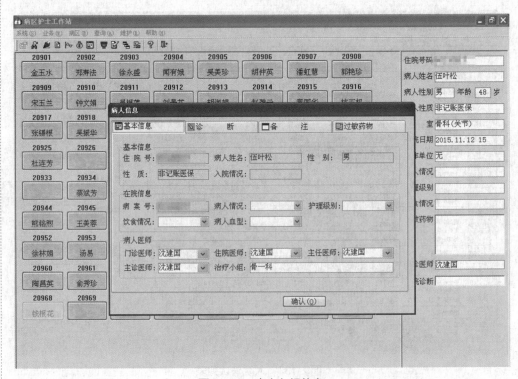

图 2-139　病人入组信息

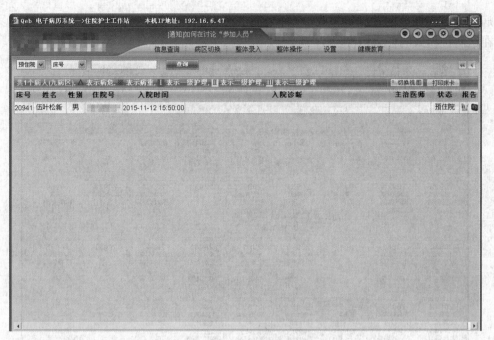

图2-140 病人入组信息

图2-141 病人基本信息

（5）入区成功：在病人一览表可查看到病人的姓名，当天新入院病人的标记。以后通过在院病人一览界面，可以查看病区的概况信息，例如危重病人、手术病人、一级护理病人、二级护理病人、三级护理病人、过敏病人以及新病人等（图2-142）。在院病人一览界面分两种浏览模式,一种为简卡模式,另一种为列表模式,护理人员可以在这两种模式间任意切换。

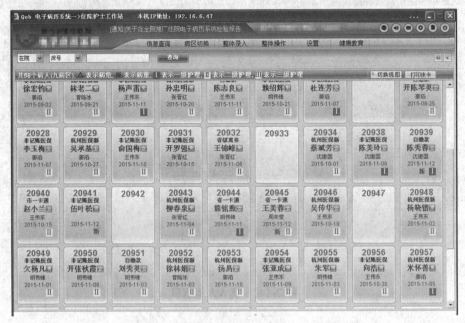

图 2-142 电子病历系统病人一览界面

2. 出院手续办理操作程序

(1) 处理出院医嘱:电子病历医生站书写出院记录,保存后系统将通知病区护士站,在病人床卡上将出现出院标记,病区护士站系统显示病人,点击病人姓名,右键点击医嘱项目处理,停止所有费用医嘱(图 2-143~图 2-247)。

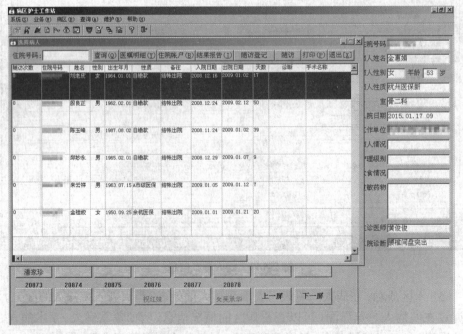

图 2-143 病人出院医嘱查询

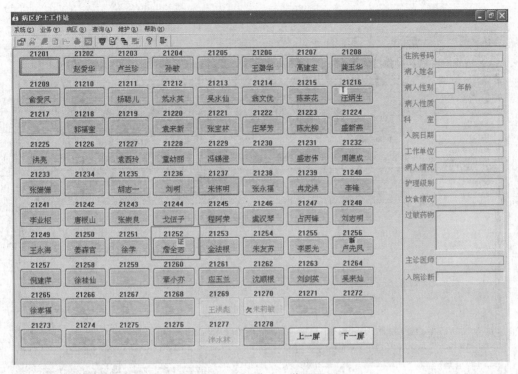

图 2-144 病人一览界面

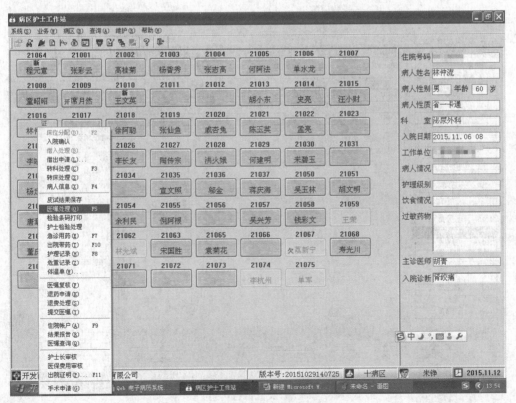

图 2-145 病人一览界面中"医嘱处理"

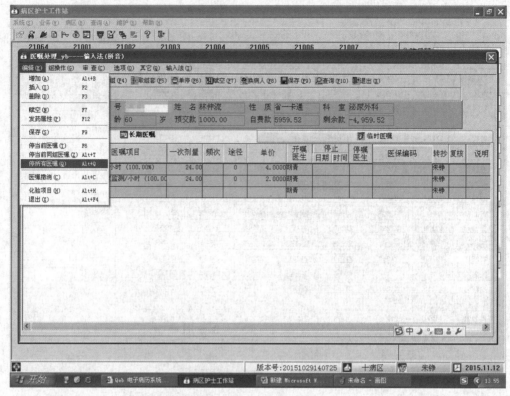

图 2-146 停止长期收费医嘱

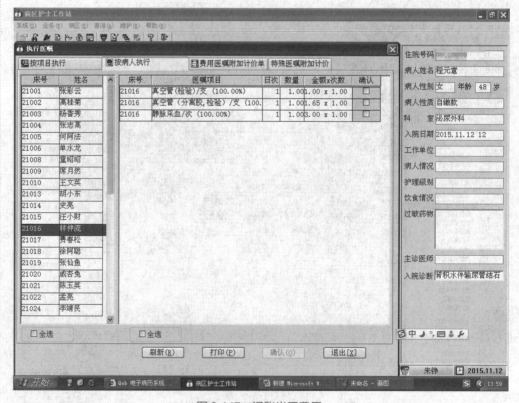

图 2-147 记账当天费用

（2）核对住院费用：右键点击单个病人床位卡点击"退费处理"，进行计费医嘱核对，包括出院当天费用和住院期间所有费用（图2-148，图2-149）。

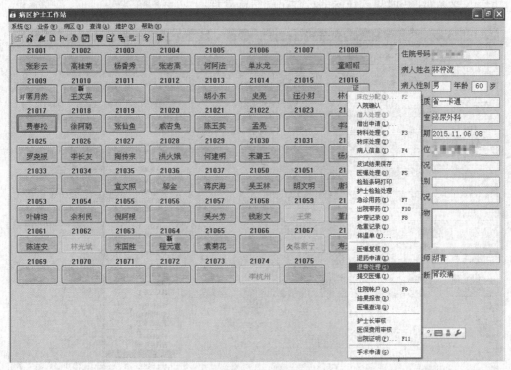

图2-148 退费处理

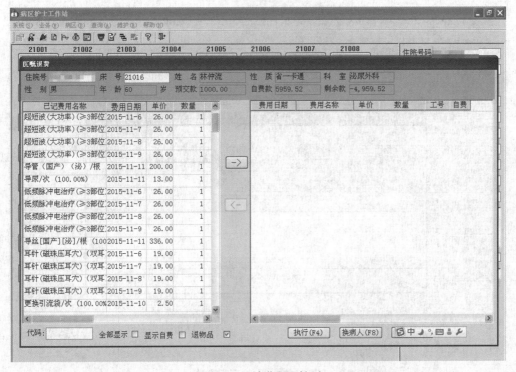

图2-149 计费医嘱核对

（3）做出院证明：点击"出院证明"，输入出院方式并确认，打印出院证明，该病人床位卡显示灰色，表示病人出院处理成功（图2-150～图2-152）。护士将"出院证"交于病人或家属，并通知去住院部进行出院结账处理。

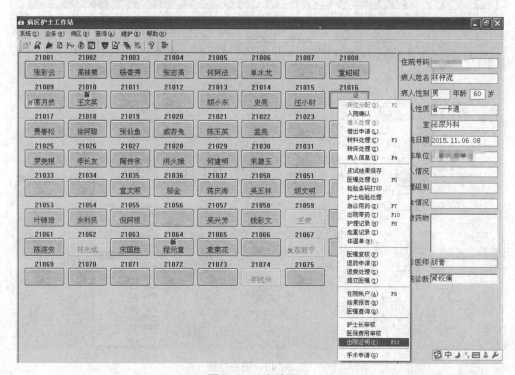

图2-150　出院证明

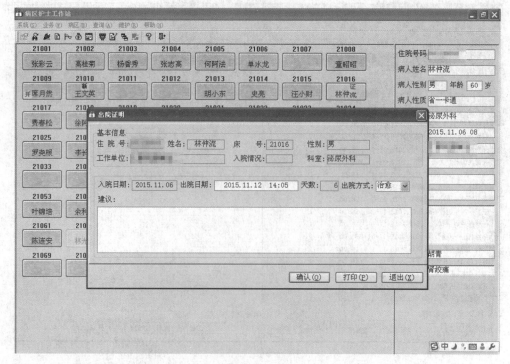

图2-151　出院证明确认

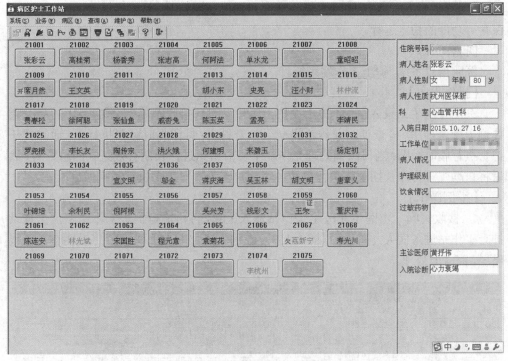

图 2-152 出院处理成功的"灰色"床位卡

【注意事项】

1. 系统采用用户名/密码认证方式,设置密码有效期,用户多次登录错误时,将自动锁定该账户。

2. 提供病人唯一标识号码(一般为住院号),并与其他类型标识、基本信息项等有关联。

3. 输入的病人信息要正确,并进行核对无误后确认。

4. 办理出入院手续必须有医生医嘱,当天在病人一览界面要有出入院标记。

5. 办理出院手续时,护士需停止所有医嘱,核对所有费用后,才能提交"出院"。同时,护士应交代病人或家属需带齐办理出院手续的资料,病人离开医院前护士需做好出院指导。

二、电子医嘱处理

电子医嘱处理是护士在护士工作站自动接收医生站下达的医嘱,对医嘱进行审查和复核,再提交给药房或其他辅助系统等一系列医嘱处理过程。主要包括医嘱校对、批量校对、医嘱执行、医嘱查询、医嘱打印管理等功能。

【目的】

电子医嘱代替手写医嘱,实现医嘱信息的电子交换,使医嘱呈现规范清晰,处理医嘱高效便捷,保障医嘱正确实施,并记录医嘱实施过程的关键时间点,以减少医嘱差错。

【适用指征】

具有医院信息系统、护士工作站系统、电子病历系统及医嘱处理功能的病区。具备医院信息系统运行和维护的信息技术、设备和设施;具有专门的管理部门和人员;

171

建立、健全医院信息系统使用的相关制度和规程,能确保医嘱正确录入、正确处理和保存等功能的稳定运行。

【操作资源】

医院信息系统、护士工作站系统。

【操作程序】

医生在医生站录入医嘱,护士在护士工作站自动接收医嘱、审核医嘱;药品医嘱传输提交至药房、检查类医嘱传输提交至检查科室;打印临时医嘱执行单,通知责任护士执行临时医嘱;当日医嘱处理完毕在下班前组织进行长期有效医嘱的总查对,然后将自动生成打印长期医嘱执行单和各类治疗卡为次日护士执行医嘱做好准备。

【举例操作】

1. 接收医嘱 由医生在医生工作站输入医嘱,再传输至护士工作站。护士登录护士工作站进入病人一览界面(图2-153),在病人床位卡上出现"新"字表明有新医嘱出现,需立即处理。

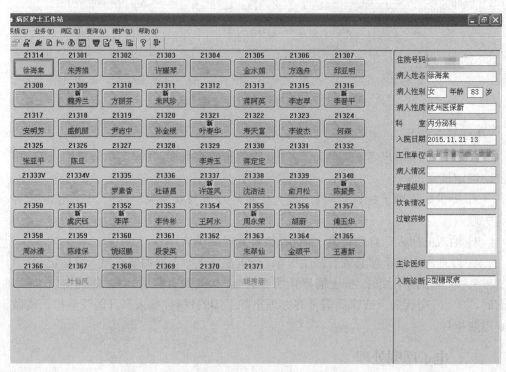

图2-153 护士工作站病人一览界面

2. 复核医嘱 由护士对不同类型(长期医嘱或临时医嘱)、不同类别(检查类、治疗类、药品类等)的医嘱与病历医嘱单进行审核、处理。每天护士对所在病区的电子长期有效医嘱进行总查对。

医嘱核对处理程序:进入病区护士站主界面的"查询"列表(图2-154),左键点击"病人变动医嘱",进入"病区医嘱本",显示"批量医嘱变更单"(图2-155),开始进行医嘱处理的流程,选定全部病人可显示全部病人医嘱,选定单个病人可显示单个病人医嘱。选定所要核对医嘱和病人,与病历医嘱进行两人核对,输入处理者与核对者的姓名,准确无误后再在下框中点击"复核",完成医嘱核对工作。总查医嘱需每天对所在病区的电子长期有效医嘱进行核对。点击"全部病人"和"有效医嘱",两人同时与逐个病人的病历医嘱进行核对。

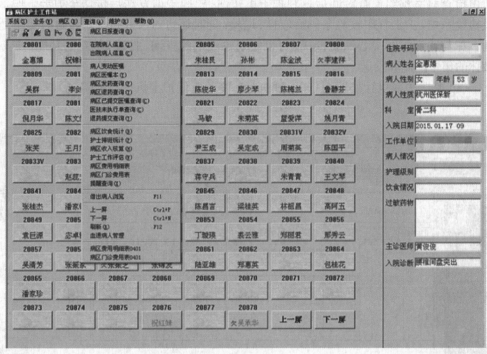

图 2-154 "查询"列表

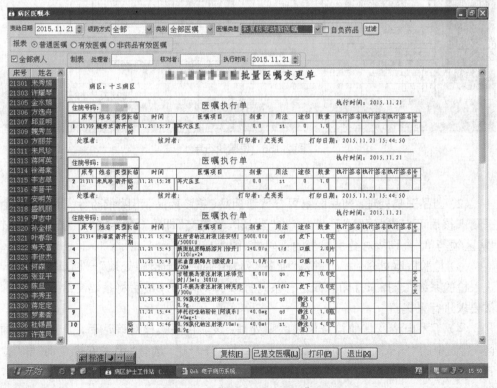

图 2-155 "批量医嘱变更单"列表

3．分类处理　核对后的医嘱再分门别类传输至药房、检验、检查科室等相关工作站。药品医嘱由护士在护士工作站中申请领药，药房系统执行发药等操作；检查申请由检查科室预约检查时间后返回护士工作站；检验申请发送后传送至护士工作站及检验系统，护士打印检验条码后取样、送检；同时还可对医嘱执行项目进行费用处理。如与输液配制中心系统链接，可以实现输液单的查询、打印、核对等功能，支持液体的集中配制和发送。

（1）临时医嘱执行处理：打印医嘱执行单交予责任护士执行（图2-156）。

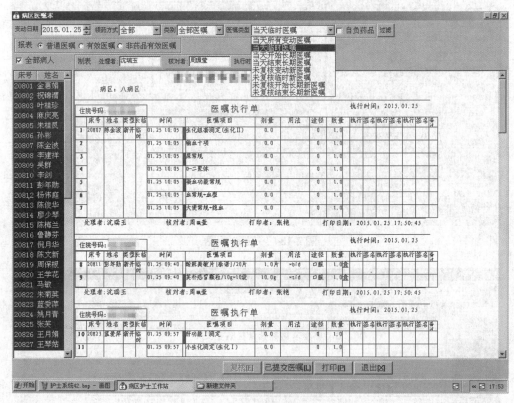

图2-156　医嘱执行单

（2）药品医嘱处理：药品医嘱可分普通药品、急诊药品、出院带药等，批量或单个医嘱审核后可点击"病区"列表，点击"药品医嘱提交"即可（图2-157）。护士可通过"病区领药单"查询核对药房发药的正确性（图2-158）。

（3）检验医嘱处理：护士进入"业务"列表中的"护士检验处理"一栏（图2-159），进入检验系统，选择未打印医嘱进行条码打印（图2-160），最后将条码交给责任护士，按要求进行采集。

（4）手术申请及其他检查申请医嘱处理：该项目医嘱核对确认后，护士进入"病区"列表中的"病人手术管理"或"医技项目提交"一栏，选择"手术安排查询"和"检查项目预约查询"，进行查看预约时间，责任护士按预约时间准备执行（图2-161，图2-162）。

笔记

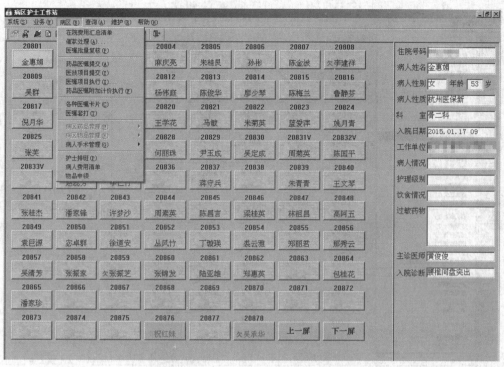

图 2-157 "病区"列表中"药品医嘱提交"

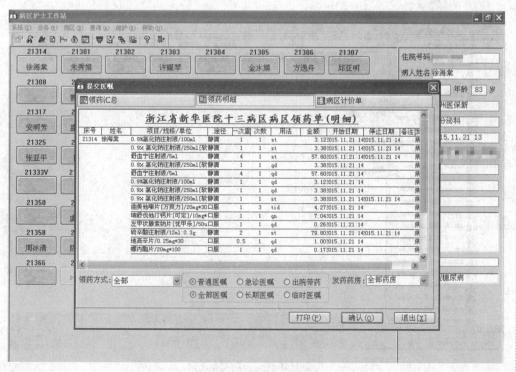

图 2-158 "病区领药单"

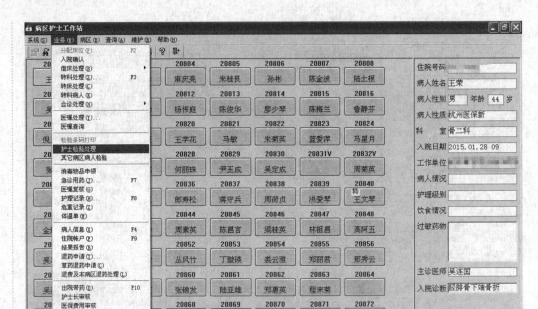

图 2-159 "业务"列表中"护士检验处理"

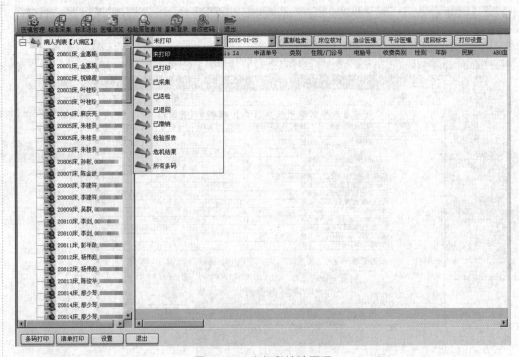

图 2-160 未打印检验医嘱

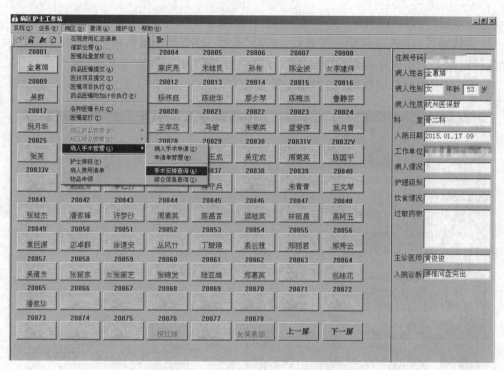

图 2-161 病人手术管理、医技项目提交

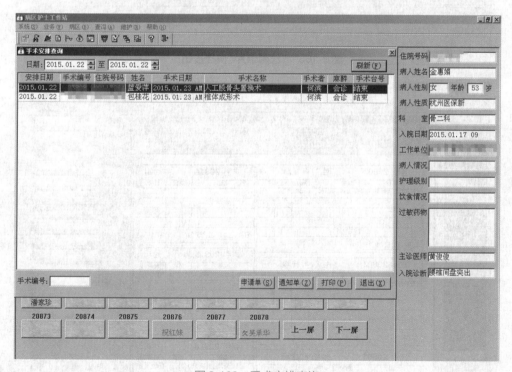

图 2-162 手术安排查询

4. 医嘱卡打印执行 根据医嘱自动生成各种医嘱卡片，如口服单，静脉注射单、肌注单等。打印医嘱卡片，也可打印医嘱执行单。护士根据医生下达医嘱执行时间安排医嘱执行，电子医嘱设置到点及时提醒功能，方便护士操作，避免差错。护士在校

对完医嘱后,可以随时查看、打印病人的各种医嘱卡片和医嘱执行单并进行实时执行。

具体操作:进入病区护士工作站,点击"医嘱卡片"快捷键按钮(图2-163),进入"各种医嘱卡片",选择需要的项目进行打印,替代手工书写的输液卡、注射卡、口服卡等,用于医嘱执行前后核对(图2-164,图2-165)。

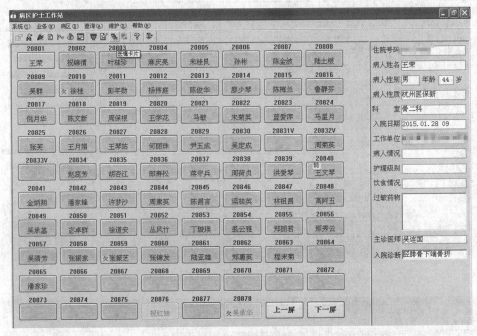

图2-163 "医嘱卡片"快捷按钮

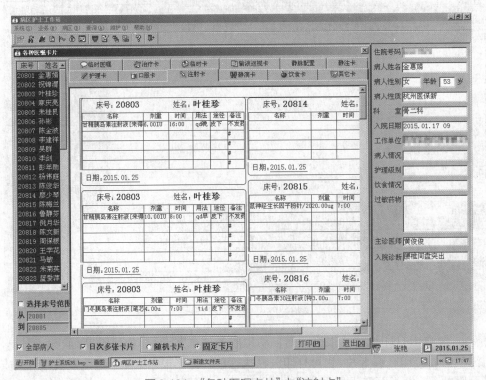

图2-164 "各种医嘱卡片"中"注射卡"

178

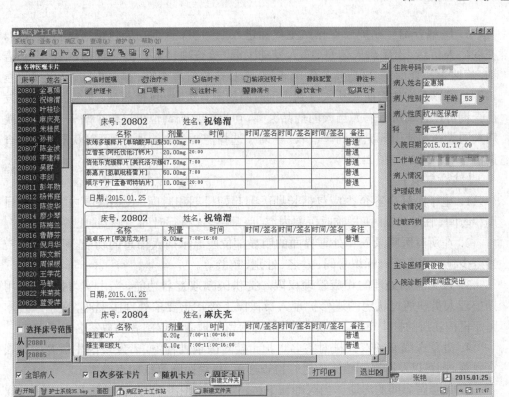

图 2-165　口服卡

5. 计费医嘱处理　双击病人床位卡，显示"医嘱处理"，根据医嘱执行项目输入收费项目（图 2-166）。

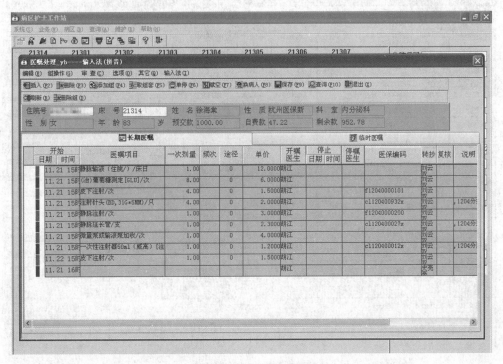

图 2-166　计费医嘱处理

6. 医嘱查询　在护士工作站主界面进入"查询"，查询功能包括病区日报查询、在院病人信息、出院病人信息、病人变动医嘱、检查项目复核提交查询、病区发药查询、病区退药查询、病区已提交医嘱查询、医技未执行单查询、提醒查询、病区费用查询等。可以查询住院病人从入院到查询时间的所有医嘱，包括药品、非药品医嘱。发药查询可以查询所有病人当天的药品医嘱，可以汇总查询也可以单个病人查询，住院病人同类药物使用情况查询。进入"查询"，选择需要查询的项目，可以获得相应的查询信息（图2-167～图2-171）。

【注意事项】

1. 电子医嘱内容至少应包括长期医嘱起始日期和时间、长期医嘱内容、停止日期和时间、临时医嘱时间、临时医嘱内容、医师签名、执行时间、执行护士签名等。

2. 在所有医嘱录入和处理界面的明显部位应显示病人信息的功能，病人信息应当至少包括病人唯一标识号码、姓名、性别、年龄等。

3. 设置医嘱处理的相应管理权限。提供医嘱双签名功能，当由实习护士、试用期护理人员和通过认定的进修护理人员按照上级护士要求处理医嘱时，应当经过本医疗机构注册的护士审阅、确认后生效，并保留处理者与审阅者的双签名。

4. 处理医嘱必须双人核对签名。护士校对医嘱过程中，若发现医生所开的医嘱有问题，则可以及时退回给医生进行检查修正，提高医嘱执行的正确率。

5. 加强医患间的沟通。当医师新下达、停止、取消医嘱时，提供新开立、停止、取消医嘱列表及人工核查确认功能，并通过护士工作站屏幕提示或声音提醒等方式告知护士进行相应处理。在医嘱处理界面的明显部位显示病人是否有药物过敏的标志功能。

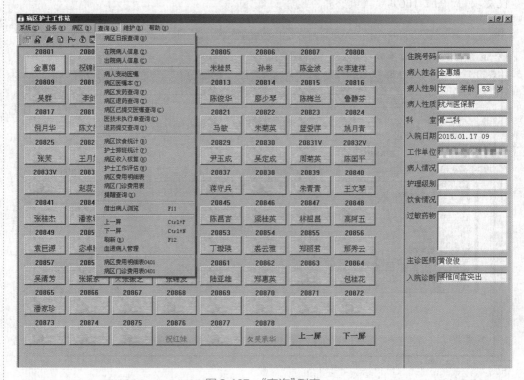

图 2-167　"查询"列表

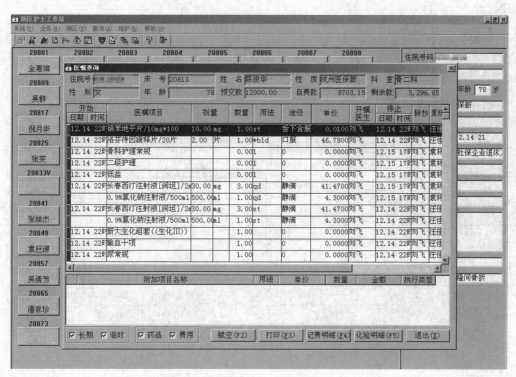

图 2-168 医嘱查询

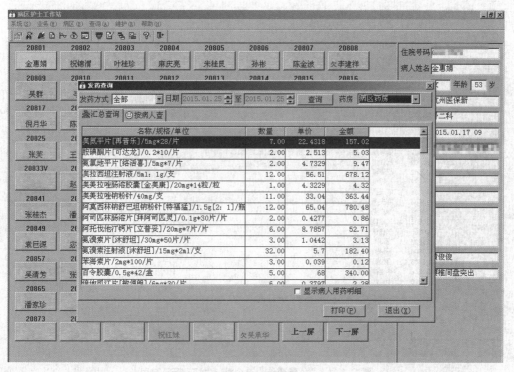

图 2-169 发药查询

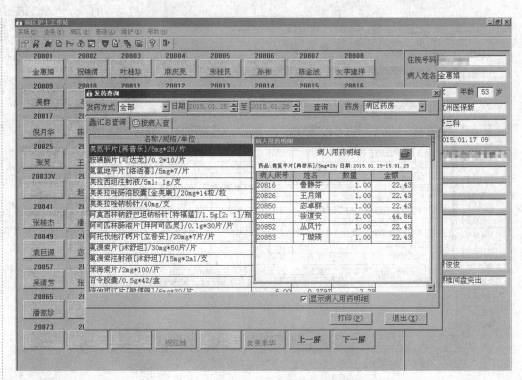

图 2-170 "发药查询"同类药物使用情况查询信息

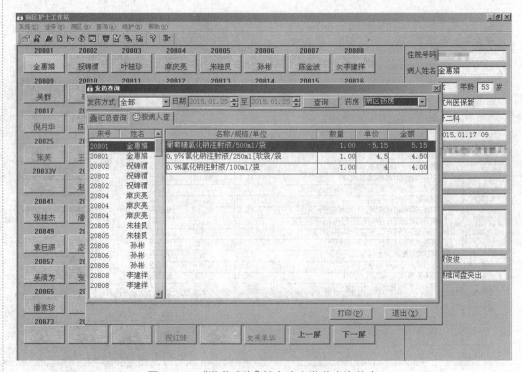

图 2-171 "发药查询"单个病人发药查询信息

6．具有医嘱执行情况的监控功能，支持查询医嘱的执行时间、执行人、核对时间、核对人等信息。

7．护士核对医嘱后才可提交到相关的工作站，核对完毕需输入核对者、处理者姓名。护士须组织每天对所在病区的电子长期有效医嘱进行总查核对，二人同时与逐个病人的病历医嘱进行核对，并有核对者签名及核对情况记录。

8．提供医嘱补录入功能，因抢救危急病人需要下达口头医嘱，应当在抢救结束后即刻据实补记录入，并给予特殊标识。

三、护理电子病历系统

电子病历系统（electronic medical record system，EMRS）是指医疗机构内部支持电子病历信息的采集、存储、访问和在线帮助，并围绕提高医疗质量、保障医疗安全、提高医疗效率而提供信息处理和智能化服务功能的计算机信息系统，既包括应用于门（急）诊、病房的医护临床信息系统，也包括检查、检验、病理、影像、心电、超声等医技科室的信息系统。电子病历系统应当支持临床科室与药事管理、检查检验、医疗设备管理、收费管理等部门以及与区域医疗信息系统之间建立数据接口和对接功能，实现数据共享，优化工作流程，提高工作效率。

护理文件是护理人员在护理活动过程中形成的文字、符号、图表等资料的总和，是护理人员科学的思维方式和业务水平的具体体现，是病历的重要组成部分。护士应在整体护理实践中运用护理程序，全面评估病人生理、心理、社会文化等状况，针对病人存在的健康问题采取各种护理措施和实施治疗，以达到改善病人健康状况，提高病人生命质量的目的，并在此过程中归纳、整理、记录有关资料，完成护理文件书写。护理电子病历系统是支持电子文件的一套软硬件系统，它具有病人信息的采集、加工、存储、传输和服务功能，根据护理工作的特点，实现护理病历信息无纸化的记录、传递和共享。

【目的】

护理电子病历系统以直观、有效、便捷的方式展现病人的病历资料，可以实现护理病历信息无纸化传递和医疗信息共享，提高工作效率，减轻医护人员工作强度，提升服务质量，同时也可以作为病人档案的重要信息来源。

【适用指征】

具有医院信息系统、护士工作站系统和电子病历系统；具备电子病历系统运行和维护的信息技术、设备和设施；具有专门的管理部门和人员；建立、健全电子病历使用的相关制度和规程，能确保电子病历系统的安全、稳定运行。

【操作资源】

医院信息系统、护士工作站系统、电子病历系统。

【操作程序】

护理电子病历系统：主要包括住院病人的生命体征录入、体温单、出入量记录单、各种护理评估单、护理记录单、健康教育记录单、特殊病人记录单、手术记录单等。护理电子病历系统与其他医疗电子病历可以共享数据信息，具有病人信息录入、编辑、储存、打印、传输、查询等功能。

【举例操作】

1. 登录系统 进入电子病历系统,输入用户名和密码,登录到护士工作站护理电子病历系统,显示护理电子病历病人一览界面(图2-172)。

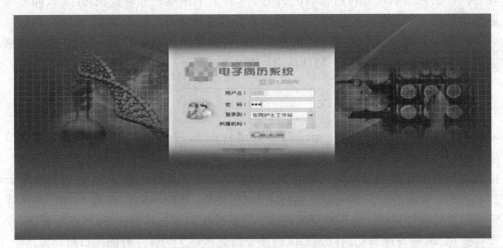

图2-172 系统登录界面

(1)病人一览界面内容包括:信息查询、病区切换、整体录入、整体操作、设置、健康教育、病人床位卡等,病人床位卡信息包括病人住院号、姓名、性别、主管医生姓名、入院日期、是否新病人、级别护理、特殊提示等。病历分类有预住院、在院、待归档、已归档、授权病人等病历(图2-173,图2-174)。

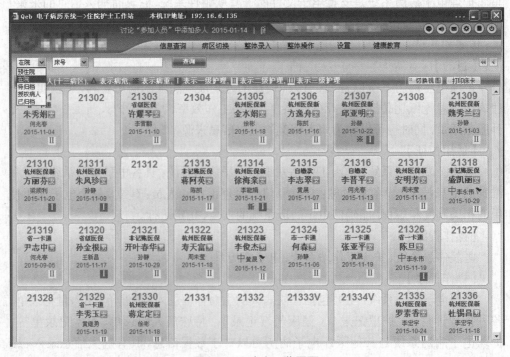

图2-173 病人一览界面

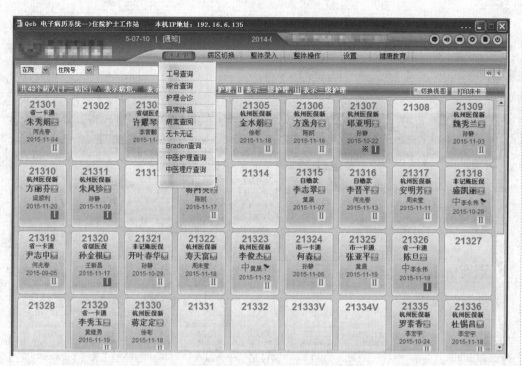

图 2-174　病人一览界面"信息查询"列表

（2）整体操作：包括导管评估、Branden 评分、跌倒评估、ADL 评分、心脏介入记录、难免压疮报告等（图 2-175）。

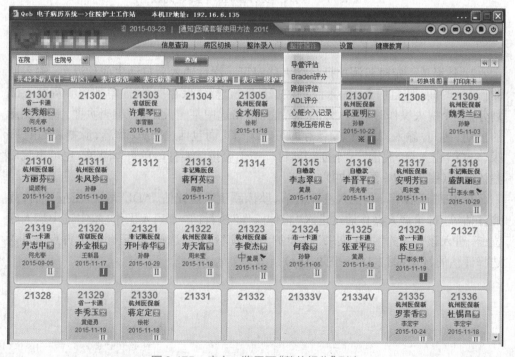

图 2-175　病人一览界面"整体操作"列表

（3）整理录入：包括生命体征录入、血氧饱和度录入、血糖监测结果录入、交接班汇总、出院随访等（图2-176）。

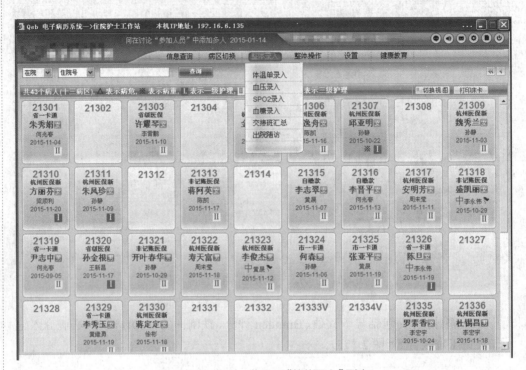

图2-176　病人一览界面"整体录入"列表

2．体温单　定时监测的批量病人体温可一次性输入后自动生成体温单，输入监测日期、时间，选定病人，输入监测数据，点击"整体保存"。体温单按照一周7天制划分，单个病人操作时，进入体温单界面，双击选中某一天，进入编辑页面，选择测量的日期、时间，输入测量数据，保存即可。编辑页面包括过敏史、体温、脉搏、血压、呼吸、SpO_2、出入量、腹围、大小便等项目。护士可按需要打印单页体温单，也可出院后整体打印（图2-177～图2-179）。

3．护理评估单　包括入院评估单、坠床跌倒风险评估、ADL评估、压疮评估、疼痛评估等，批量病人操作通过进入"整体操作"执行；单个病人操作，双击选中病人床位卡，进入该病人的"护士文书"，在"护士文书"列表中选择"护理评估"，再点击进入选择评估的目录（图2-180～图2-184）。

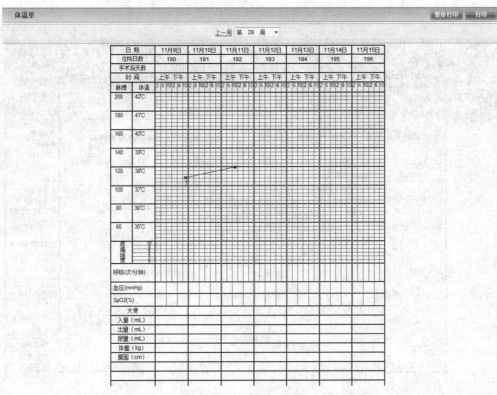

图 2-177　体温单页面

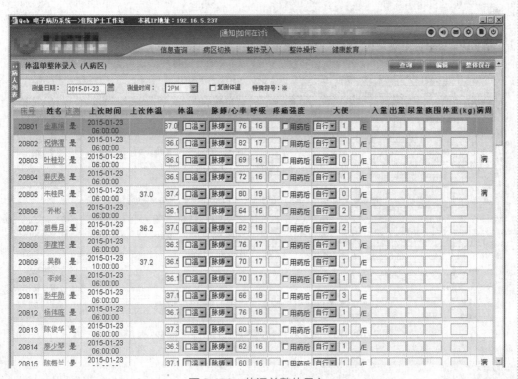

图 2-178　体温单整体录入

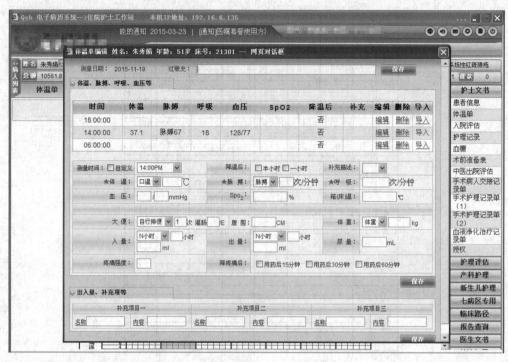

图 2-179　体温单单个病人录入

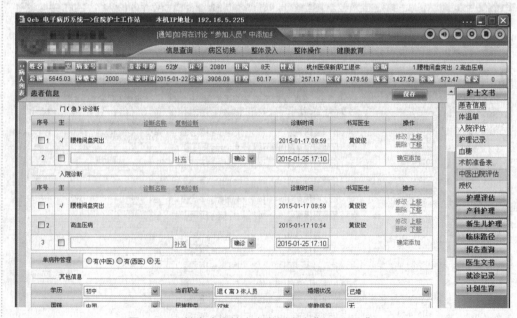

图 2-180　单个病人护士文书列表中"患者信息"界面

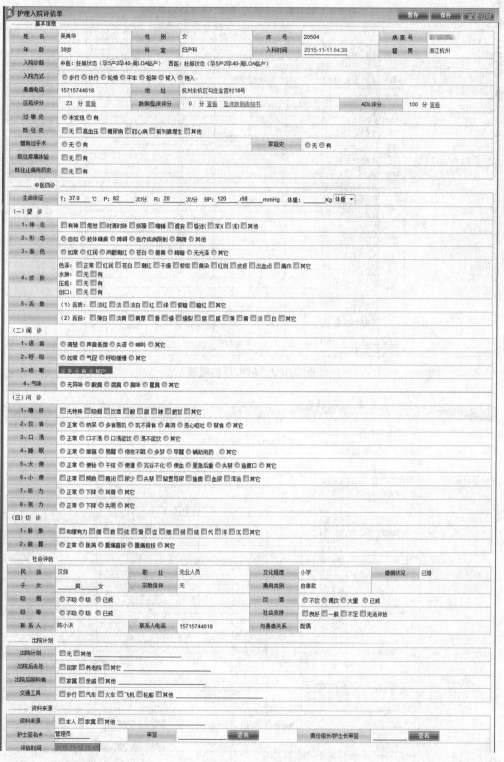

图 2-181　入院评估单

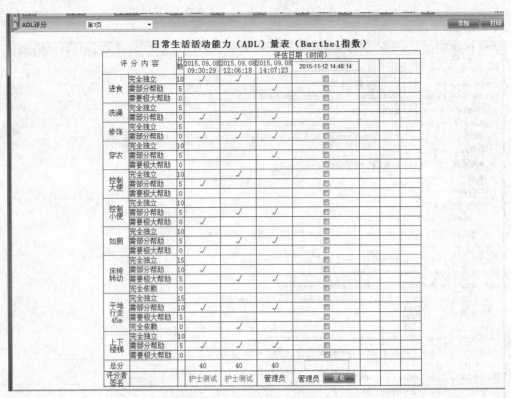

图 2-182 ADL 评估量表

图 2-183 Branden 评分量表

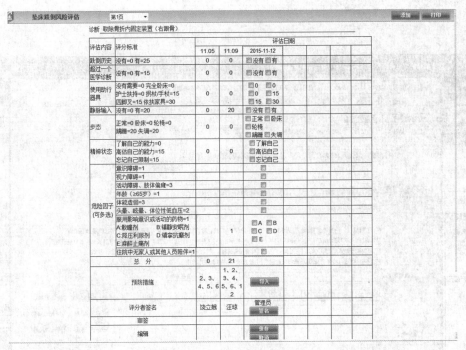

图 2-184 坠床跌倒风险评估表

4.护理记录单 单个病人操作,双击选中病人床位卡,进入该病人的"护士文书",在"护士文书"列表中选择"护理记录",护理记录单内选择添加,输入内容,最后保存。护理记录单中的"出入量"等数据可以导入,"基础护理"在相应的小框内点击说明已执行的操作。病情护理记录单右下方可以添加"检验报告""检查报告""专科护理""记录模板""质控记录""入院记录""手术记录",可以打开相应方框查询信息,也可复制其中的信息粘贴到护理记录单内(图 2-185~图 2-189)。

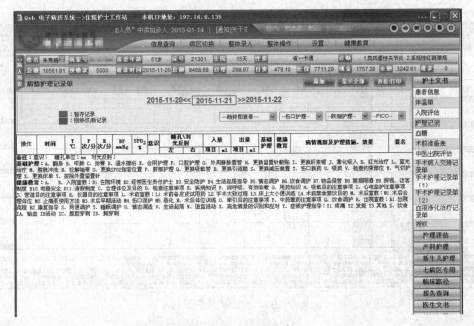

图 2-185 护理记录单

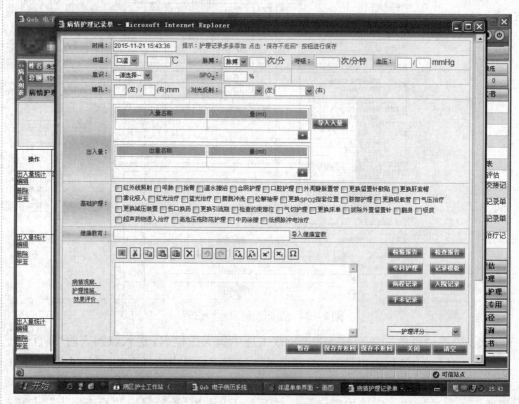

图 2-186 病情护理记录单

图 2-187 病情护理记录单

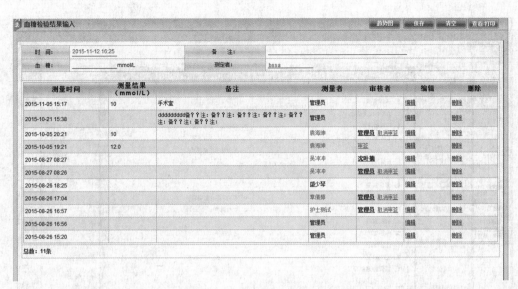

图 2-188 血糖检验结果记录

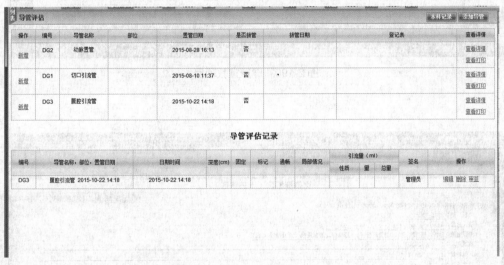

图 2-189 导管评估

5. 健康宣教　进行"病情护理记录单"操作时如需记录健康宣教内容,可导入"健康宣教项目",在"健康宣教项目"相应的小框内点击,说明该宣教项目已执行,最后根据需要点击"保存可返回"或"暂存"或"保存不返回"或"清空"。宣教内容包括入院宣教、术前宣教、术后宣教、症候护理指导等(图 2-190)。

6. 交接班汇总　内容包括日期、病人总数、今日出院、新病人、危重病人、手术病人、一级护理、跌倒高危、压疮高危等人数,病情交班包括日间情况与夜间情况。进入护士工作站电子病历系统主页病人一览界面点击"整体录入"列表,选择"交接班汇总",可查看当天自动汇总的病区交接班汇总情况,护士可在其中修改、删除、添加再保存,也可以打印(图 2-191)。

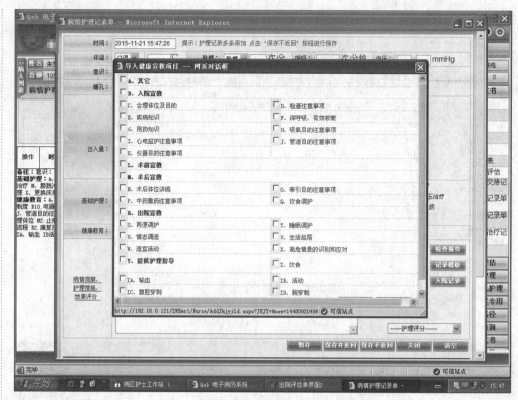

图 2-190 健康宣教项目

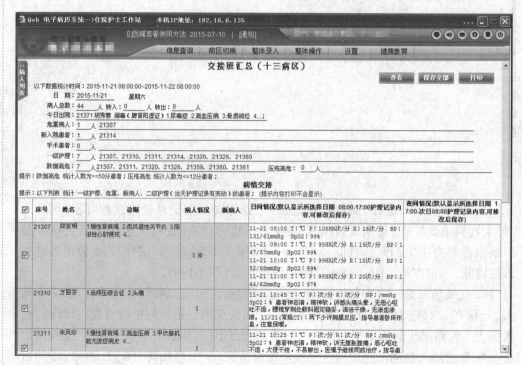

图 2-191 交接班汇总

7. 出院随访 进入病人一览界面点击"整体录入"列表，选择"出院回访信息表（未回访）"，选择随访的病人，提交登记，提交成功后，查看登记，显示"出院回访信息表"，选择编辑，在相应的小框内点击，输入病人问题、随访时间、执行者姓名，最后保存（图2-192～图2-194）。

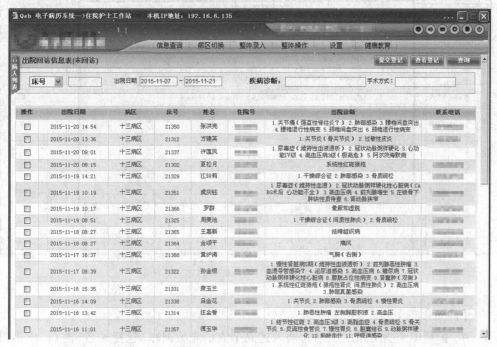

图2-192 出院回访信息表（未回访）

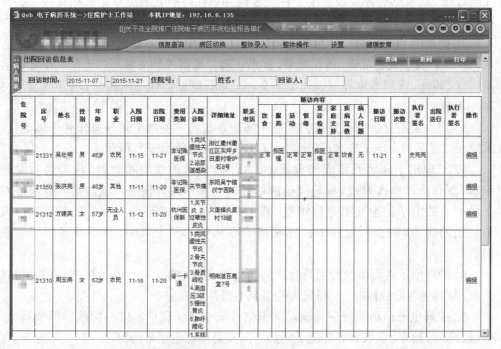

图2-193 出院回访信息表

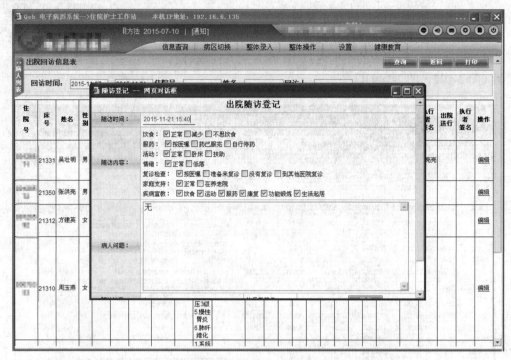

图 2-194　出院随访登记

【注意事项】

1. 护理电子病历系统应当为病人建立个人信息数据库（包括姓名、性别、出生日期、民族、婚姻状况、职业、工作单位、住址、有效身份证件号码、社会保障号码或医疗保险号码、联系电话等），授予唯一标识号码并确保与病人的医疗记录相对应。护理电子病历录入应当遵循客观、真实、准确、及时、完整的原则。

2. 护理电子病历录入应当使用中文和医学术语，中医术语的使用依照相关标准、规范执行。要求表述准确，语句通顺，标点正确。通用的外文缩写和无正式中文译名的症状、体征、疾病名称等可以使用外文。记录日期应当使用阿拉伯数字，应当采用24小时制。

3. 护士采用身份标识登录护理电子病历系统完成各项记录等操作并予以确认，系统应当显示护士电子签名，护士对本人身份标识的使用应当负责。

4. 护理电子病历系统应当设置护士审查、修改的权限和时限，应当进行身份识别、保存历次修改痕迹、标记准确的修改时间和修改人信息。上级护士有权限对下级护士的电子护理文书进行审查、修改，核查后须签名；实习生、试用期护理人员记录的病历，应当经过在本医疗机构合法执业的护士审阅、修改并予电子签名确认。

5. 护理电子病历系统应当具有严格的复制管理功能。同一病人的相同信息可以复制，复制内容必须校对，不同病人的信息不得复制。

6. 护理电子病历系统应当满足国家信息安全等级保护制度与标准。严禁篡改、伪造、隐匿、抢夺、窃取和毁坏电子病历。医院需要有电子备份保存。

7. 护理电子病历系统出现故障时的处理流程：一旦电子病历系统出现故障，护士必须在纸质病情记录单或重病护理记录单上记录。如果班内电子病历系统故障修复，由当班护士将纸质记录单上内容补记到电子病历上，纸质记录单无需保留；如果班内电子病历系统故障未修复，则等修复时由其他护士代为补记，并保留纸质记录单在病历内。

8. 危重病人须及时记录病情变化，抢救记录应在 6 小时内完成补记。护理文书须在转科前完成审签，归档病历审签后不能修改，归档后由电子病历管理部门统一管理。

9. 护理文书应及时保存，注意病人隐私保护，离开护士工作站时，应及时关闭系统。应当建立电子病历信息安全保密制度，设定医务人员和有关医院管理人员调阅、复制、打印电子病历的相应权限，建立电子病历使用日志，记录使用人员、操作时间和内容。未经授权，任何单位和个人不得擅自调阅、复制电子病历。

 知识链接

临床护理路径信息系统

临床护理路径（clinical nursing pathway，CNP）是护理人员对某一种疾病的诊断、治疗、监测、护理所指定的按时间进行的有序的护理计划，它以时间为横轴，护理项目为纵轴，是一种包含了循证医学、整体护理、质量保证以及持续质量改进的标准化护理方法。临床护理路径信息系统是将临床护理路径过程与医院信息系统有效整合，依据护理人员每日的护理工作内容，针对单病种病人从入院到出院的整个住院期间制定了一套标准化的工作路线和流程，实现无纸化操作，能有效地指导护理人员监测病人的治疗进展，分析病人病情变化，帮助发现护理问题及探索有效的护理措施，提高工作效率，降低医疗成本，提升患者满意度。

四、拓展

移动护士工作站

移动护士工作站是现有的医院信息系统在床旁工作的一个手持终端执行系统，它以 HIS 为支撑平台，以手持设备 PDA（personal digital assistant）为硬件平台，以无线局域网为网络平台，充分利用 HIS 的数据资源，实现了 HIS 向病房的扩展和延伸，同时也实现了"无纸化、无线网络化"办公。PDA 携带方便，通过移动护士工作站可实现床旁患者身份的确认、信息查询、生命体征录入、跟踪医嘱全程、护理工作量统计、条码扫描、健康教育、事务提醒、护理工作量统计和计费等功能，大大地提高了护理工作效率，保证了护理工作的安全性，已被越来越多的管理者所接受。

五、综合实验与思考

赵先生，30 岁。1 周前肛门周围不断有少量脓性分泌物溢出，甚至有大便和气体排出，肛周皮肤瘙痒。肛门检查：肛门周围皮肤有一乳头状隆起的开口，挤压可见少量脓性分泌物。门诊医生诊断为肛瘘，医嘱：给予肛肠外科病房住院手术治疗，5% 葡萄糖溶液 100ml+ 头孢美唑钠 1g 静滴，bid。请问：

1. 如何办理入院手续?

2. 如何处理电子医嘱?

3. 如何在护理电子病历系统内完成护理入院评估和护理记录?

学习小结

1. 学习内容

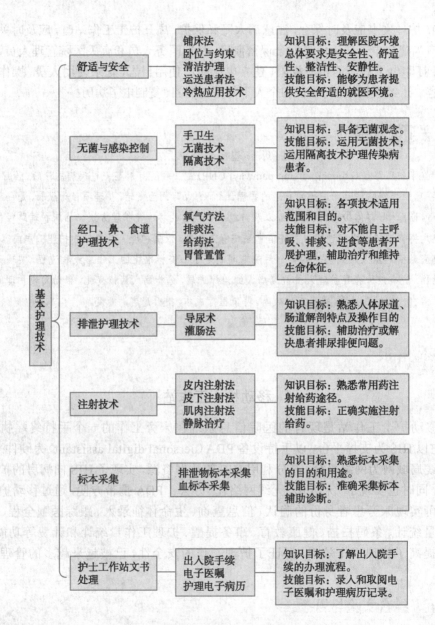

2. 学习方法

(1) 在实验室分小组练习铺床法、卧位与约束、清洁护理、冷热应用技术、手卫生、无菌技术、隔离技术。

(2) 准备实验模拟道具,练习经口、鼻、气道、食道各项护理技术、排泄护理技术、

198

注射技术。

（3）学生互相充当患者实施注射技术，体会注射技术的要点。

（4）观看视频学习运送患者法、标本采集。

（5）医院见习护士工作站文书处理。

（何桂娟）

笔记

第三章

健康评估技术

 学习目的

1. 掌握正常与病理神经反射检查的动作要点,生命体征测量、十二导联心电图描绘以及多参数心电监护仪使用的操作程序。

2. 熟悉常见疾病评估内容,生命体征测量、十二导联心电图描绘以及多参数心电监护仪使用的操作资源、注意事项。

3. 了解身体评估注意事项,十二导联心电图描绘以及多参数心电监护仪使用的操作目的、适用指征。

学习要点

1. 神经反射检查和常见疾病评估内容。

2. 护理常用监测技术。

第一节 身 体 评 估

 学习基础

掌握神经调节反射结构;熟悉神经调节反射其正常生理范围和异常变化;熟悉身体常用体表标志;了解常见疾病的临床体征表现。

身体评估是评估者运用自己的感官或借助简单的工具(体温表、血压计、听诊器、电筒、叩诊锤等)对患者进行客观、系统地观察和检查,以了解机体健康状况的最基本评估方法。身体评估的目的是进一步收集患者有关健康的正确资料,发现患者存在的体征,为确定护理诊断提供客观依据。

一、神经反射评估

 案例导入

　　患儿，女，5岁。因左下肢瘫痪2个月入院。患儿2个月前突发高热，体温最高达39.5℃，3日后发现左下肢运动障碍，经对症治疗后体温降至正常，但左下肢的运动功能未恢复，伴肢体变细，需拄拐行走。护理评估资料：T 36.8℃，P 90次/分，R 22次/分，BP 90/50mmHg，患儿神志清楚，半坐卧位，头、颈、两上肢及右下肢无明显运动障碍；左下肢肌力2级，左足部、小腿及大腿后侧肌松弛，肌肉明显萎缩，无病理反射及其他明显感觉障碍。实验室检查：白细胞、C反应蛋白均升高。

　　请问：在身体评估时应重点检查哪些内容？检查患儿左下肢时，还会发现哪些异常体征？

　　神经反射是通过反射弧来完成。反射弧包括感受器、传入神经元、中枢、传出神经元和效应器。反射弧中任何一部分有病变，都可使反射减弱或消失。因此通过检查神经反射弧的反射情况，可判断神经系统损害的部位。神经反射评估主要包括生理反射评估和病理反射评估。

实验1　正常神经反射评估

　　正常神经反射即生理反射，为正常人应具有的神经反射。临床上根据刺激的部位，将反射分为浅反射和深反射两部分。

【目的】

　　1. 评估神经系统功能状况。

　　2. 对神经系统损害的定位诊断。

【适用指征】

　　1. 正常神经反射功能检查。

　　2. 疑似脊髓反射弧任何部位有损伤的患者。

　　3. 疑似上神经元损害，锥体束有病变的患者。

【操作资源】

　　1. 用物　治疗车、治疗盘、毛毯、叩诊锤、棉签、弯盘、洗手液。

　　2. 环境与设施　病室整洁，温湿度适宜，备屏风。

【操作程序】

　　1. 核对医嘱，进行评估。

　　2. 洗手、戴口罩。备齐用物，携至床旁。

　　3. 核对床号、姓名，做好解释，告知配合要求。

　　4. 协助被评估者取适宜体位，充分暴露评估处，屏风遮挡，注意保暖。

　　5. 浅反射　刺激皮肤、黏膜或角膜所引起的反应。

　　（1）角膜反射（corneal reflex）：嘱被评估者向内上方注视，检查者用细棉絮由角膜外缘向内轻触其角膜。

　　正常反应为该眼睑迅速闭合，称为直接角膜反射，如刺激一侧角膜，对侧也出现眼睑闭合，称为间接角膜反射。

（2）腹壁反射（abdominal reflex）：被评估者仰卧，双下肢稍屈曲使腹壁放松，暴露腹部，用棉签钝头在腹壁两侧由外向内，沿肋弓下缘、脐孔水平、腹股沟上方轻划腹壁皮肤（图3-1）。正常反应为该处腹肌收缩。

（3）提睾反射（cremsteric reflex）：用棉签钝头沿大腿内侧向阴囊处轻划皮肤（图3-2）。正常反应为同侧睾丸向上提缩。

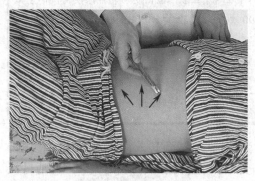
图3-1 腹壁反射检查

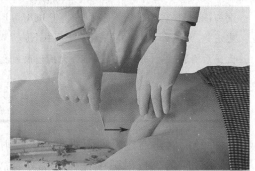
图3-2 提睾反射检查

（4）跖反射（planter reflex）：被评估者仰卧，下肢伸直，检查者手持其踝部，用棉签钝头沿足底外侧缘，由足跟向前划至小趾的趾跖关节处再转向蹈趾侧。正常反应为足趾屈曲，即巴宾斯基征阴性（图3-3）。反射中枢在骶髓1～2节。

6. 深反射 刺激骨膜、肌腱经深部感受器完成的反射。

（1）肱二头肌腱反射（biceps reflex）：被评估者肘部屈曲，检查者一手拇指置于其肱二头肌腱上，用叩诊锤叩击该手拇指（图3-4）。正常反应为前臂做屈曲动作，检查者可感觉到肱二头肌腱的收缩。反射中枢在颈髓5～6节。

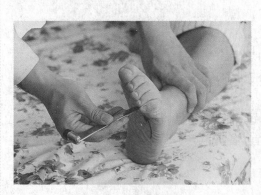
图3-3 跖反射检查

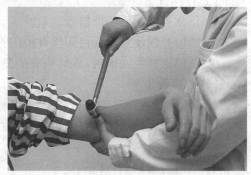
图3-4 肱二头肌腱反射检查

（2）肱三头肌腱反射（triceps reflex）：被评估者肘部半屈，用叩诊锤叩击鹰嘴突上方2cm处的肱三头肌腱（图3-5）。正常反应为肱三头肌收缩，前臂做伸直运动。反射中枢在颈髓6～7节。

（3）桡骨膜反射（radioperiosteal reflex）：被评估者肘部半屈，前臂略外展。检查者用左手托住其前臂，用叩诊锤叩击桡骨茎突上方肱桡肌腱（图3-6）。正常反应为肱桡肌收缩，前臂旋前和屈肘。反射中枢在颈髓5～6节。

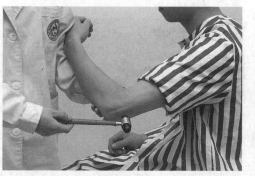

图 3-5 肱三头肌腱反射检查

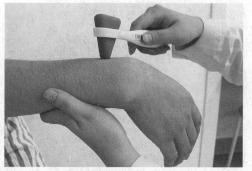

图 3-6 桡骨膜反射检查

（4）膝腱反射（knee jerk reflex）：被评估者取坐位时，小腿完全放松下垂与大腿成直角（图 3-7）；卧位时，检查者用左手托起其膝关节，使髋关节和膝关节稍屈曲，持叩诊锤叩击髌骨下方的股四头肌腱（图 3-8）。正常反应为小腿伸展。反射中枢在腰髓 2～4 节。

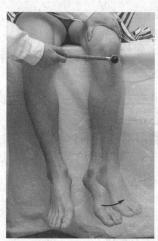

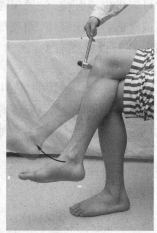

图 3-7 膝腱反射（坐位）

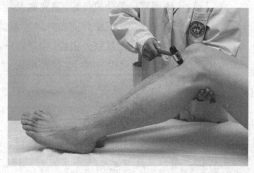

图 3-8 膝腱反射（卧位）

（5）跟腱反射（achilles tendon reflex）：又称踝反射（ankle reflex）。被评估者取卧位时，髋、膝关节均稍屈曲，下肢呈外旋外展位，检查者轻扳其足底，背屈呈直角（图 3-9）；跪位时，双足旋于椅座外，持叩诊锤叩击跟腱（图 3-10）。正常反应为腓肠肌收缩，足向跖面屈曲。反射中枢在骶髓 1～2 节。

笔记

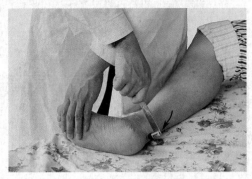
图 3-9　跟腱反射（卧位）

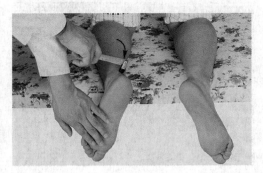
图 3-10　跟腱反射（跪位）

【注意事项】

1. 眼部有疾病、损伤者不宜进行角膜反射检查。

2. 肢体残疾、有疾病或本身有损伤者不宜进行深反射检查。

3. 被评估者可取坐位或卧位，注意保暖。

4. 检查时嘱被评估者放松肢体，避免过度紧张而影响检查结果。

5. 检查者应站在被评估者右侧，按从上至下，先远后近的顺序检查。避免反复翻动，注意节力原则。

6. 检查者用棉签钝头划动被评估者皮肤时，力度适中，切勿划伤皮肤。

7. 检查时叩诊力量应均等，注意双侧对比进行。

8. 反射活动的强弱存在个体差异，两侧不对称或两侧明显改变时对定位诊断有重要价值。

9. 老年人应正确区分年龄改变与病态，注意检查的技巧。

10. 掌握操作要领（表 3-1）。

表 3-1　神经反射检查

易错环节	正确动作要点
1. 角膜反射	细棉絮轻触角膜外缘，避免触及睫毛
2. 腹壁反射	用棉签钝头应由外向内方向轻划腹壁
3. 跖反射	划动方向沿足底外侧缘，由足跟→小趾→姆趾
4. 肌腱反射	被评估者姿势正确、定位需准确

 知识链接

深反射概念

深反射，又称腱反射，是指快速牵拉肌腱时发生的不自主的肌肉收缩，其实是肌牵张反射的一种（另一种为肌紧张）。腱反射是人体唯一的单突触反射，其传入纤维直径较粗（12～20μm），传导速度较快（90m/s 以上），反射的潜伏期很短（约 0.7ms）。例如膝反射，叩击膝关节下的股四头肌肌腱，股四头肌即发生一次收缩。

在反射检查中最重要的是观察反射的幅度。然而，腱反射的幅度可以进行伪装，但是速度难以伪装；需要注意的是，假装的腱反射亢进速度往往没有真实的腱反射速度快。

教师微课堂

【记忆口诀】

神经系统的区分：神经系统分中枢及周围，脊髓与脑属中枢，其他神经属周围。

【实验理解】

学生使用叩诊锤，自身和相互实验，感受肌牵张，观察反射结果，加深理解操作。

实验 2   病理反射检查

病理反射（pathologic reflex）主要是巴宾斯基征及其相关的一组体征，是生理性浅、深反射的反常形式。其主要是指锥体束受损时，大脑失去对脑干和脊髓的抑制作用而出现的踝和趾背伸的异常反射，也称锥体束征。

【目的】

1. 评估神经系统功能是否异常。

2. 对锥体束损害的定位诊断。

【适用指征】

1. 正常身体评估。

2. 需要进行病理反射检查的患者。

3. 疑似锥体束有损害的患者。

【操作资源】

1. 用物　治疗车、治疗盘、毛毯、叩诊锤、棉签、弯盘、洗手液。

2. 环境与设施　病室整洁，温湿度适宜，备屏风。

【操作程序】

1. 核对医嘱，进行评估。

2. 洗手、戴口罩。备齐用物，携至床旁。

3. 核对床号、姓名，做好解释，告知配合要求。

4. 协助被评估者取适宜体位，充分暴露评估处，屏风遮挡，注意保暖。

5. 巴宾斯基（Babinski）征　检查方法同跖反射。被评估者取仰卧，下肢伸直，检查者手持其踝部，用棉签钝头沿足底外侧缘，由足跟向前划至小趾的趾跖关节处再转向鉧趾侧。阳性反应为鉧趾向足背屈曲，其余四趾呈扇形散开（图 3-11）。

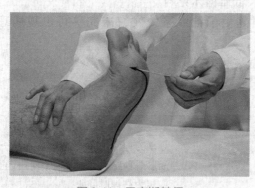

图 3-11　巴宾斯基征

6. 奥本海姆（Oppenheim）征 检查者用拇指和示指沿被评估者胫骨前缘用力由上向下滑压，直到踝关节上方。阳性反应同巴宾斯基征（图3-12）。

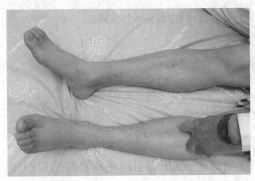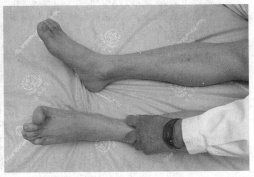

图3-12 奥本海姆征

7. 戈登（Gordon）征 检查者用力挤捏腓肠肌，阳性反应同巴宾斯基征（图3-13）。

【注意事项】

1. 下肢残疾、有疾病或本身有损伤者不宜进行此项检查。

2. 检查时嘱被评估者放松肢体，避免过度紧张而影响检查结果。

3. 检查者用棉签钝头划动被评估者足底或腿部皮肤时，力度适中，以免划伤皮肤。

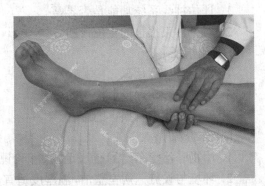

图3-13 戈登征

4. 检查者用手滑压被评估者脚趾或腿部时，切勿太过用力，防止脚趾或腿部受伤。

5. 在所有病理反射中，巴宾斯基征是检查锥体束损害最可靠的指征。

6. 当一侧病理征阳性时，还需进行对侧病理征检查，以及其他的如运动和感觉等体征检查。

7. 病理反射阳性多见于锥体束损害。亦可见于深睡、深度麻醉、药物或酒精中毒、脊髓病变、脑卒中、低血糖休克等。

8. 1岁半以内婴儿由于神经系统发育未完善可出现病理反射，但不属于病理性。

9. 掌握操作要领（表3-2）。

表3-2 病理反射检查

易错环节	正确动作要点
1. 巴宾斯基征	划动方向沿足底外侧缘，由足跟→小趾→拇趾
2. 奥本海姆征	沿胫骨前缘用力由上向下滑压，直到踝关节上方
3. 戈登征	应用力挤捏腓肠肌

笔记

知识链接

巴宾斯基简介

约瑟夫·巴宾斯基（Joseph Babinski），法国神经学家，1857 年出生于巴黎。22 岁时巴宾斯基开始从事病理解剖学和神经组织学工作。他非常重视并主张用神经检查法来区分器质性和功能性瘫痪。1896 年，39 岁的巴宾斯基向巴黎生物学会首次正式地描述了"足趾现象"，但这在当时并没有引起人们的注意，它的重要性后来才被逐渐认识。

1898 年，巴宾斯基进一步阐明了"足趾现象"，他的讲稿被刊登在《医学讨论会》周刊上。他描述了引起这一足趾反射的技巧，而且还列举了可引出"足趾现象"的 7 例不同中枢神经系统疾病患者。从那时起，这一发现传遍了西方各国，他称之为的"足趾现象"也变成了巴宾斯基征。

教师微课堂

【记忆口诀】

巴宾斯基划脚心，查多克征划脚背；奥本海姆推胫骨，戈登戈登捏腿肚。

肱二肱三桡骨膜，膝腱跟腱锤收缩，锥体上损呈亢进，锥体下损反射弱。

【实验理解】

学生使用叩诊锤，自身和相互实验，感受反射结果，加深理解操作。

二、常见疾病的评估

案例导入

王女士，53 岁。因心慌、气促，呼吸困难 1 天入院。患者咳嗽咳痰，伴呼吸困难，休息后未缓解。反复发作 25 年，曾在当地医院诊断为"风湿性心脏瓣膜病"，给予"消炎、扩血管"等药物治疗，效果欠佳。此次因 1 天前受凉后病情加重，咳嗽咳痰，痰为粉红色泡沫样，量中等。护理评估资料：T 37.6℃，P 102 次／分，R 30 次／分，BP 100/60mmHg，患者神志清楚，双颊紫红，口唇发绀，端坐呼吸，双肺散在湿啰音。心率 100 次／分，节律整齐，心尖部可闻及局限的隆隆样舒张期杂音。腹部平软，肝脾未扪及。实验室检查：白细胞、中性粒细胞均升高，$PaO_2<60mmHg$、$PaCO_2>50mmHg$。

请问：患者出现了何种典型面容与体征？心脏叩诊检查时，还会发现哪些异常体征？

常见疾病的评估是对被评估者全身健康状况的概括性观察。检查方法以视诊为主，同时配合触诊、叩诊、听诊等。检查内容包括一般状态及头、颈部评估，胸部及腹部评估。目的是了解被评估者的健康状况，及时发现需要由护士解决的护理问题和预防可能发生的护理问题。

实验 3　一般状态及头、颈部评估

一般状态及头、颈部评估是身体评估的第一步。一般状态评估主要包括：性别、

年龄、面容与表情、意识状态、体位与步态、发育与体型、营养状态等。头部评估主要包括头颅、眼、耳、鼻、口腔等。颈部评估主要包括颈部运动、血管、甲状腺、气管等。评估方法以视诊为主,必要时还可配合触诊、听诊等方法进行评估。

【目的】

1. 评估全身健康状况。

2. 排除或发现异常体征。

3. 运用检查结果为疾病诊断、治疗、护理提供依据。

【适用指征】

1. 正常身体检查评估。

2. 疑似全身疾病的患者。

3. 疑似头、颈部任何部位有疾病的患者。

【操作资源】

1. 用物 治疗车、治疗盘、软尺、直尺、手电筒、皮褶计、机械表、压舌板、听诊器、毛毯、棉签、弯盘、洗手液。

2. 环境与设施 病室整洁,温湿度适宜,备屏风。

【操作程序】

1. 核对医嘱,进行评估。

2. 洗手、戴口罩。备齐用物,携至床旁。

3. 核对床号、姓名,做好解释,告知配合要求。

4. 协助被评估者取适宜体位,充分暴露评估处,屏风遮挡,注意保暖。

5. 一般状态评估

(1)性别:视诊性征,判断性别。

(2)年龄:①意识清楚者通过直接问诊获知年龄。②视诊皮肤黏膜的弹性与光泽、肌肉状态、毛发的颜色及分布、面与颈部皮肤的皱纹,以及牙齿的状态等情况以此估计年龄。

(3)面容和表情:视诊面色、面容、有无痛苦表情等。不同疾病可引起不同的面容和表情变化(表3-3)。

表3-3 常见疾病面容和表情变化

常见疾病	面容	表情
肝硬化、恶性肿瘤	慢性面容(面色晦暗憔悴,目光淡暗)	抑郁
肺炎、疟疾	急性面容(面色潮红,唇有疱疹)	痛苦
贫血	贫血面容(面色苍白,唇舌色淡)	疲惫
二尖瓣狭窄	二尖瓣面容(双颊紫红,口唇发绀)	痛苦
甲状腺功能亢进症	甲亢面容(面色苍白,眼裂增宽)	惊愕
甲状腺功能减退症	黏液性水肿面容(面色苍黄,颜面水肿)	疲惫
长期应用肾上腺皮质激素	满月面容(面圆如满月,皮肤发红)	疲惫
大出血、严重休克	病危面容(面部瘦削,面色灰白)	淡漠

(4)意识状态(disturbance of consciousness):通过问诊思维、反应、定向力等情况,判断意识状态,正常人意识清晰,反应敏捷,思维正常,语言表达流畅,定向力正

常。凡能影响大脑功能活动的疾病都可引起不同程度的意识改变，称为意识障碍。根据意识障碍的程度可将其分为嗜睡、意识模糊、谵妄、昏睡以及昏迷。

（5）体位和步态（position and gait）：视诊被评估者身体所处的状态以及走动时所表现的姿态。不同疾病的发生可使步态具有特征性变化（表3-4）。

表3-4　常见疾病步态改变

常见疾病	步态	表现
佝偻病、大骨节病	蹒跚步态	身体左右摇摆如鸭步
小脑疾患、乙醇中毒	醉酒步态	躯干重心不稳、步态紊乱如醉酒状
截瘫	剪刀步态	移步时下肢内收过度，两腿交叉呈剪刀状
震颤麻痹	慌张步态	起步困难，小步急速前冲，身体前倾，难以止步
腓总神经麻痹	跨阈步态	患足下垂，行走时必须高抬患侧下肢才能起步
脊髓疾病	共济失调步态	起步脚高抬、骤然垂落，闭目不能保持平衡
动脉硬化、高血压	间歇性跛行	步行中下肢突发酸痛乏力，需休息片刻方能继续行走

（6）发育：测量被评估者的身高、胸围、双上肢展开的长度以及坐高。发育正常时胸围为身高的一半，两上肢展开的长度约等于身高，坐高等于下肢的长度。

（7）体型：视诊被评估者身体各部分结构是否匀称适中。测量被评估者腹上角。正常成人体型匀称，腹上角90°左右；瘦长型腹上角小于90°；矮胖型腹上角大于90°。

（8）营养状态

▲皮褶计测量皮下脂肪厚度，临床上以测量肱三头肌皮褶厚度最常用。被评估者取立位，两上肢自然下垂，检查者站在其背后，以拇指和示指在一侧肩峰至尺骨鹰嘴连线中点的上方2cm处捏起皮褶，所捏起点两边的皮肤须对称，然后用重量压力为10g/mm^{2}的皮褶计测量，一般取3次测量的均值。健康成年男性皮褶厚度为（13.1±6.6）mm，女性为（21.5±6.9）mm。

▲体重指数是衡量标准体重的常用指标，体重指数＝体重（kg）/身高（m^2）。根据世界卫生组织的标准，BMI在18.5～24.9为正常，BMI<18.5为消瘦，BMI>30为肥胖。

6. 头部评估

（1）视诊头发颜色、数量、分布，头皮有无头屑、疖痈及瘢痕等。

（2）视诊头颅大小、形状。触诊有无压痛及隆起。用软尺自眉间绕到颅后通过枕骨粗隆绕头1周测量头围。正常成人头围≥53cm。

（3）眼部评估

1）视诊眼睑有无水肿，上睑有无下垂。

2）嘱被评估者眨眼，观察有无闭合障碍。

3）嘱被评估者向内下注视，暴露其巩膜的外上部分，观察巩膜有无黄染。

4）用右手示指与拇指捏住被评估者左眼上睑中外1/3交界处的边缘，嘱其向下看，轻轻向前下方牵拉，再用示指向下压迫睑板上缘，并与拇指配合将睑缘向上捻转将眼睑翻开（图3-14）。观察结膜有无苍白或充血。

5）置棉签或指尖于被评估者左眼前30～40cm处，嘱其头部不动，眼球随目标物按左→左上→左下，右→右上→右下6个方向进行移动。观察被评估者眼球运动有无异常。

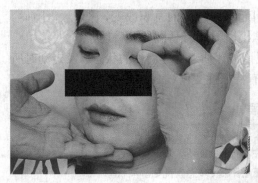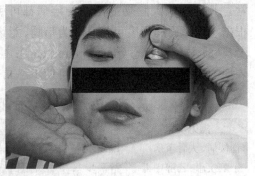

图 3-14　翻转眼睑查看上睑结膜

6）用斜照光照眼部，先右眼后左眼。观察角膜透明度，有无云翳、白斑等。

7）在自然光线下观察双侧瞳孔是否等大等圆，正常成人瞳孔直径为 2～5mm，呈正圆形，两侧等大。

8）用手电筒直接照射被评估者瞳孔，观察被照射的瞳孔变化。再用一手遮挡光线，手电筒直接照射一眼瞳孔后再移开光源，观察对侧瞳孔变化。检查顺序先右眼后左眼。

（4）耳部评估

1）观察耳廓有无畸形，外耳道是否通畅。

2）观察乳突皮肤有无红肿，检查者用两手拇指以一定力度同时按压被评估者左右乳突，询问有无压痛。

3）嘱被评估者闭目，用手指堵塞非被检耳道。检查者立于背后，手持机械表从1m 以外逐渐移向被检查侧耳部，嘱其听到声音立即示意。听力正常时，约 1m 处即可听到声音。

（5）鼻部评估：视诊鼻部皮肤和外形。观察鼻腔黏膜是否完整、有无出血、鼻中隔是否居中，有无扭曲。

（6）口腔评估

1）视诊口唇有无苍白，口角有无糜烂。嘱被评估者张嘴，观察口腔黏膜是否完整，有无出血、溃疡。嘱被评估者伸舌，观察舌苔、舌质，伸舌是否居中。

2）被评估者取坐位，头略后仰，口长大并发"啊"音，检查者用压舌板在舌的前2/3 与后 1/3 交界处迅速下压，使软腭上抬，并用手电筒照明，观察悬雍垂、扁桃体、咽腭弓有无充血、红肿等。

7. 颈部评估

（1）嘱被评估者颈部左右转动，观察颈部运动有无受限。

（2）被评估者取坐位或立位，观察颈静脉有无显露。嘱其取 45°半卧位，观察颈静脉充盈程度。若超过正常水平或立位、坐位时见颈静脉充盈，为颈静脉怒张。

（3）甲状腺评估

1）嘱被评估者做吞咽动作，观察甲状腺的大小和对称性，以及是否随吞咽动作上下移动。正常人甲状腺不易看到。

2）触诊甲状腺，检查其表面是否光滑、柔软。正常人甲状腺不易触及。检查方法有：

▲前面触诊法（图3-15）：检查者站立于被评估者前面，一手拇指置于其甲状软骨处并施压，将气管轻推向对侧，另一手示、中指放在对侧胸锁乳突肌后缘向前推挤甲状腺侧叶，拇指在胸锁乳突肌前缘触摸甲状腺，配合吞咽动作。同法检查另一侧甲状腺。

▲后面触诊法（图3-16）：被评估取坐位，检查者立于其背后，检查时一手示指及中指置于甲状软骨处并施压，将气管轻推向对侧，另一手拇指置于对侧胸锁乳突肌后缘向前推挤甲状腺，示、中指在胸锁乳突肌前缘触摸甲状腺，配合吞咽动作。同法检查另一侧甲状腺。

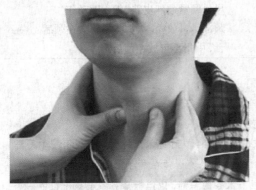 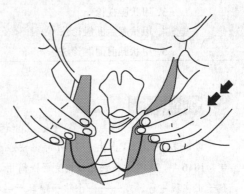

图3-15　前面触诊法　　　　　　图3-16　后面触诊法

3）将听诊器置于甲状腺上，甲状腺亢进时，可闻及连续低调"嗡嗡"的血管音。

（4）气管评估：被评估者取坐位或仰卧位，使颈部处于自然正中位置。检查者将右手示指与环指分别置于两侧胸锁关节上，中指置于气管之上，观察中指是否在示指与环指中间（图3-17）。正常人两侧距离相等，提示气管居中。

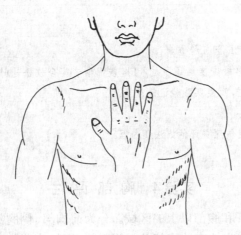

图3-17　气管触诊方法

【注意事项】

1. 按一定顺序进行评估，全面无遗漏，注意节力原则。

2. 性别检查时应注意某些疾病或药物对性征的影响。

3. 翻眼睑时动作要轻柔，以免引起被评估者痛苦和流泪。

4. 检查眼球运动时，每个方向均要从中位开始，不能每个方向连起画圈。

5. 使用压舌板检查口腔时，压舌板插入深度不可过深，以免引起恶心呕吐。

6. 操作动作应轻巧，切忌粗暴操作，尤其是怀疑有颈椎疾患时更应注意。

7. 掌握操作要领（表3-5）。

表3-5 头颈部检查

易错环节	正确动作要点
1. 间接对光反射	环境光线不可太强烈，注意遮挡检查眼
2. 眼球运动	每个方向开始前，两眼先平视前方
3. 甲状腺视诊	尽量绷紧颈部皮肤，做吞咽动作
4. 甲状腺后面触诊法	颈部尽量放松，大拇指不可放在颈后
5. 甲状腺前面触诊法	食、中指不可放在颈后

 知识链接

听诊器的发明

雷奈克，法国人，出生于1781年。受叔叔的影响，14岁时进入南特大学附设医院学习医学。1816年，35岁的雷奈克被内克医院聘用。一次，雷奈克医师在卢浮宫广场散步，看到几个孩子正在玩一种游戏——一个孩子附耳于一根长木条的一端，他能听清另一个孩子在另一端用大头针刮出的密码。绝顶聪明的雷奈克一下子想到他的一个女患者的病情……于是，他立即招来一辆马拉篷车，直奔内克医院。他紧紧卷起一本笔记本，紧密地贴在那位美丽少女左边丰满的乳房下——长久困扰着他的诊断问题迎刃而解！于是，听诊器诞生了！

 教师微课堂

【记忆口诀】

健康评估方法：一视二问三检查。

健康评估技巧：体格检查要点顺序是入门，被评估者配合放松是前提，脑眼耳手配合是必需，理论知识并用是证据，反复实践验证是常规。

【实验理解】

学生相互实验，感受健康史评估方法及内容。

实验4 胸部评估

胸部是指颈部以下和腹部以上的区域。分为前胸部、侧胸部和背部。按视诊、触诊、叩诊、听诊的顺序，先检查前胸部及两侧胸部，再检查背部，同时进行左右对称部位的对比。

【目的】

1. 评估心、肺功能。

2. 发现或排除异常体征。

3. 对胸部疾病的定位诊断。

 笔记

【适用指征】

1. 正常身体评估。

2. 不同疾病常见症状的病理检查。

3. 确定心脏大小、形态。

【操作资源】

1. 用物 听诊器、直尺、记号笔、毛毯、弯盘、洗手液

2. 环境与设施 病室安静、温湿度适宜,光线充足,备屏风。

【操作程序】

1. 核对医嘱,进行评估。

2. 洗手、戴口罩。备齐用物,携至床旁。

3. 核对床号、姓名,做好解释,告知配合要求。

4. 协助被评估者取适宜的体位,充分暴露检查处,屏风遮挡,注意保暖。

5. 检查者立于被评估者右侧,保持手部温暖。

6. 肺部听诊

(1)被评估者取坐位或卧位,均匀呼吸。

(2)检查者先用手掌心焐热听诊器胸体件,双耳戴上听诊器耳件,右手拇指与中指握住听诊器胸体件,示指放于听诊器胸体件的背面,将听诊器胸体件紧密而适度地置于听诊部位(图3-18)。

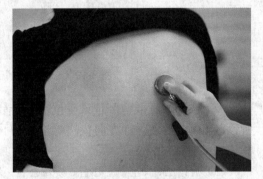

(3)听诊由肺尖开始,自上而下,左右交替逐步听诊。分别检查前胸部、侧胸部和背部的呼吸音。听诊前胸部应沿锁骨中线和腋前线;听诊侧胸部应沿腋中线和腋后线;听诊背部应沿肩胛线,自上而下逐一肋间进行。每处至少听1~2个呼吸周期。根据呼吸音的强度、性质、

图3-18 听诊器胸体件持握方法

音调、呼吸时相的长短和不同的听诊部位,可将呼吸音分为4种(表3-6)。

表3-6 呼吸音听诊

呼吸音	特点	听诊部位
气管呼吸音	粗糙、响亮且高调	胸外气管上面
支气管呼吸音	音响强、高调 吸气相短于呼气相	喉部,胸骨上窝,背部第6、7颈椎及第1、2胸椎处
支气管肺泡呼吸音	音调高、响亮 呼气音与支气管呼吸音相似	胸骨两侧第1、2肋间隙,肩胛区第3、4胸椎水平及肺尖前后部的肺野
肺泡呼吸音	柔和吹风样,音调低,音响弱,吸气相长于呼气相	除以上部位的大部分肺野

(4)嘱被评估者用同等的强度发"yi"长音,检查者将听诊器胸体件放在其前胸、背部,自上而下、从内到外比较两侧相应部位语音震颤的异同、增强或减弱。

笔记

检查者将听诊器胸体件放在被评估者前胸的前下侧部或腋下部（腋中线第5、6肋间）进行听诊。当被评估者吸气与呼气时均可闻及时即为胸膜摩擦音。

7. 心脏听诊

（1）确定心脏瓣膜听诊区（图3-19）：①二尖瓣听诊区：心尖搏动最强处，即第5肋间左锁骨中线稍内侧；②肺动脉瓣听诊区：胸骨左缘第2肋间；③主动脉瓣听诊区：胸骨右缘第2肋间；④主动脉瓣第二听诊区：胸骨左缘第3、4肋间；⑤三尖瓣区：胸骨体下端左缘，即胸骨左缘第4、5肋。

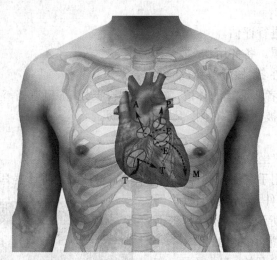

图3-19　心脏瓣膜解剖部位及瓣膜听诊区

（2）被评估者取仰卧位或坐位，检查者位于其右侧，或与其相对而坐。从二尖瓣听诊区开始，沿逆时针方向依次听诊主动脉瓣区、主动脉瓣第二听诊区、肺动脉瓣区和三尖瓣听诊区。

（3）听诊心率、心律、心音、额外心音、杂音及心包摩擦音等。

8. 心脏叩诊

（1）被评估者取平卧位，检查者位于其右侧，从心尖搏动外2～3cm处开始（左锁骨中线第5肋间），由外向内、由下而上叩诊，叩诊音由清音变为浊音时用笔做标记，如此向上逐一肋间叩诊，直至第2肋间。连接各肋间的记号，即为心浊音界的左界。

（2）在右锁骨中线上，先叩出肝浊音界，于其上一肋间（第4肋间）由外向内叩出浊音界，按肋间依次向上叩诊至第2肋间，并分别做出标记。连接各肋间的记号，即为心浊音界的右界。

（3）由外向内叩诊中，叩诊音由清音变为浊音时，表示已达心脏边界，此即心脏的相对浊音区。再继续向内叩诊，叩诊音变为实音时，表示已达心脏无肺覆盖区的边界，此即心脏的绝对浊音界。心脏相对浊音界相当于心脏在前胸壁的投影，反映心脏的实际大小和形状。

（4）用硬尺平放于胸壁上，测出各肋间的浊音界距前正中线的距离，并记录。

9. 乳房触诊

（1）被评估者取坐位，先两臂自然下垂，再双臂高举过头或双手叉腰。取仰卧位时，双臂充分外展，可在肩部垫一小枕以抬高肩部。

（2）检查者以手掌平放在被评估者乳房上，用指腹轻施压力，以来回旋转滑动的方式进行触诊，先由健侧乳房开始，后检查患侧。

（3）检查时以乳头为中心分为 4 个象限（图 3-20），沿顺时针方向按外上、外下、内下、内上的顺序进行，由浅入深触诊，最后触诊乳头和乳晕。

（4）乳房触诊内容：硬度和弹性、压痛、包块（部位、大小、外形、硬度、压痛、活动度）及乳头有无硬结、弹性消失、触痛和分泌物。

【注意事项】

1．操作环境安静，检查者注意力需高度集中。

2．操作时动作轻柔，依次暴露检查部位，注意保暖及保护隐私。

3．肺部听诊时，听诊器胸体件需手掌心焐热，才能与胸壁接触，不得隔衣听诊。

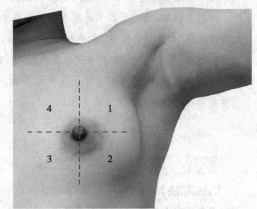

图 3-20 乳房病变定位与划区

4．肺部听诊时由肺尖开始，自上而下，先前胸、侧胸再至背部，左右两侧对称对比听诊，每处至少听 1～2 个完整的呼吸周期。

5．心脏听诊时，被评估者取仰卧位或坐位，必要时可变换体位，或做深吸气、深呼气，以便更好地辨别心音或杂音。每个瓣膜区听诊时间至少 1 分钟。

6．对疑有心脏病的病人除在各个瓣膜听诊区进行听诊外，还应在颈部、腋下等处进行听诊，以便及时发现心血管疾病的异常体征。

7．检查乳房应设有专门检查室，光线明亮，被评估者充分暴露胸部。男性检查者需有女性医务工作者陪同。

8．心脏叩诊时被评估者取坐位，检查者左手叩诊板指与心缘平行（即与肋间垂直）；患者仰卧时，检查者站于患者右侧，左手叩诊板指与心缘垂直（即与肋间平行）。

9．心脏叩诊时以检查者左中指的第 1、2 节作为叩诊板指，平贴于叩击部位表面，右手中指以右腕关节和指掌关节活动叩击左手中指第 1 指骨的前端或第 1、第 2 之间的指关节。

10．大量胸腔积液或气胸时，心界在患侧叩不出，在健侧则外移；肺实变、肺部肿瘤或纵隔淋巴结肿大时，如与心浊音界重叠，则无法确定心界；肺气肿时，心浊音界缩小或叩不出。腹腔大量积液、巨大肿瘤及妊娠末期等，可使横膈升高，心脏呈横位，叩诊时心界扩大。

11．掌握操作要领（表 3-7）。

表 3-7 胸部检查

易错环节	正确动作要点
1．胸膜摩擦音听诊	嘱被评估者屏住呼吸，区别心包摩擦音
2．测量心浊音界	不可使用软尺斜放，要测量垂直距离
3．叩诊检查	以腕关节与掌指关节活动为主，避免肘关节和肩关节参与运动。叩击后右手中指立即抬起

知识链接

叩诊法

叩诊法根据检查目的与手法不同分为间接叩诊法和直接叩诊法。

间接叩诊法：为应用最多的叩诊法。检查者将左手中指第2指节紧贴于叩诊部位，其他手指稍微抬起，勿与体表接触；右手手指自然弯曲，用中指指端叩击左手中指末端指关节处或第2指骨的远端，因为该处易与检查部位紧密接融，而且对于检查部位的震动较敏感。

直接叩诊法：检查者右手中间三手指并拢，用其掌面直接拍击检查部位，借助于拍击的反响和震动感来判断病变情况的方法。

 教师微课堂

【记忆口诀】

胸廓形似小鸟笼，上窄下宽扁锥形；上口狭小前下斜，下口封隔分腹胸；

容纳保护心肝肺，吸气下降呼气升；各器随着年龄变，肋间增宽有毛病。

胸部叩诊口诀：自上而下、由外向内、先前后背、左右对称。

【实验理解】

通过学习，掌握自检方法。

实验5 腹 部 评 估

腹部位于横膈与骨盆之间，上起于横膈，下至骨盆入口，前面及侧面为腹壁，后面为脊柱及腰肌，主要由腹壁、腹腔和腹腔内脏器组成。本实验主要介绍腹部听诊、叩诊和触诊的检查方法。其中以触诊检查最为重要。

【目的】

1. 对腹部疾病的定位诊断。

2. 评估肝、胆囊、脾脏功能。

【适用指征】

1. 正常身体评估。

2. 不同疾病常见症状患者的病理检查。

【操作资源】

1. 用物 膜型听诊器、叩诊锤、毛毯、洗手液。

2. 环境与设施 病室安静、温湿度适宜，光线充足，备屏风。

【操作程序】

1. 核对医嘱，进行评估。

2. 洗手、戴口罩。备齐用物，携至床旁。

3. 核对床号、姓名，做好解释，告知配合要求。

4. 协助被评估者取适宜的体位，充分暴露检查处，屏风遮挡，注意保暖。

5. 检查者立于被评估者右侧，保持手部温暖。

6. 腹部听诊

（1）将听诊器放于脐部附近,听诊至少一分钟,注意肠鸣音的次数和性质。正常情况下肠鸣音4～5次。

（2）被评估者取仰卧位,检查者将听诊器体件放于上腹部或用一耳凑近,同时用稍弯曲的手指在患者的上腹部做连续迅速的冲击动作。若听到胃内气体与液体相撞击而产生的声音称为振水音。正常人在进食较多液体后可出现振水音。当空腹或餐后6～8小时以上仍能闻及振水音者,则表示胃内有较多液体潴留,见于幽门梗阻、胃扩张等。

7. 腹部触诊

（1）被评估者取仰卧位,两臂自然放于身体两侧,两腿屈起并稍分开,腹肌放松,微张口作平静的腹式呼吸。

（2）检查者自左下腹开始逆时针方向检查至右下腹,再检查脐部,依次检查全腹各区域。先触诊健康部位,逐渐移向病变区域。边触诊边询问、边观察被评估者的反应与表情。若按压腹壁时,阻力较大,有明显抵抗感,多为炎性或化学性物质刺激腹膜引起的腹肌反射性痉挛所致;若按压腹壁时,感到腹壁松软无力,全腹紧张度减低,见于慢性消耗性疾病或刚大量放出腹水者、也可见于老年人和经产妇;全腹紧张度消失,见于脊髓损伤所致腹肌瘫痪和重症肌无力症等。

（3）检查者由浅入深进行按压,正常腹部触诊时无疼痛感,重按时有压迫感。若发生疼痛即为压痛。在检查到压痛后,手指按压在原处稍停片刻,使压痛感稍趋于稳定,然后迅速将手抬起,被检查者感觉腹痛骤然加剧,并伴有痛苦表情或呻吟,即为反跳痛。

（4）肝脏触诊:正常人肝脏在肋缘下一般不易触到。但腹壁松软、体形消瘦的人再深吸气时可于肋缘下触及肝下缘,但应在1cm以内,在剑突下可触及肝下缘,多在3cm以内。触诊肝脏表面是否光滑,边缘是否整齐,有无压痛感等。触诊方法有:

▲单手触诊法(图3-21):触诊肝右叶时检查者将右手平置于右锁骨中线上估计肝下缘的下方,四指并拢,掌指关节伸直,示指前端的桡侧与肋缘平行,嘱被评估者做深腹式呼吸,深呼气时,指端随腹壁松弛下陷,压向深部;深吸气时,触诊的手随腹壁抬起,上抬的速度不能早于腹壁的隆起,并以指端向前上迎触随膈肌下移的肝脏。按此方法,从下向上逐渐触向肋缘,直到触及肝缘为止。并以同样的方法在前正中线上触诊肝左叶。

▲双手触诊法(图3-22):检查者右手触诊同单手触诊法,同时将左手手掌置于被评估者右腰部,将肝脏向上轻轻托起,拇指置于右季肋部,使肝下缘紧贴前腹壁下移,并限制右下胸扩张,以增加膈肌下移的幅度,进而使吸气时下移的肝脏更易被触及。

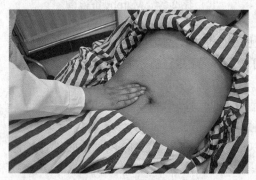

图3-21　肝脏单手触诊法

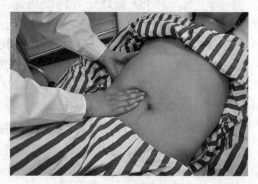

图3-22　肝脏双手触诊法

笔记

（5）脾脏触诊：正常情况下不能触及，能触及脾脏则提示脾脏肿大。触及脾脏后，应注意其大小、质地、表面情况、有无压痛等。触诊方法：

▲浅部触诊法：脾脏肿大明显且又表浅时，用右手单手触诊轻用力即可触及。

▲双手触诊法（图 3-23）：被评估者取仰卧屈膝位，检查者左手绕过患者腹前方，手掌置于其左胸下部第 9～11 肋处，将脾脏由后向前轻轻托起。右手掌平置于脐部，与左肋弓大致呈垂直方向，嘱其深呼吸，以稍弯曲的手指末端轻按腹壁，触及脾脏，直至触及脾缘或左肋缘。轻度脾大者不易触及，可嘱被评估者取右侧卧位，右下肢伸直，左下肢屈髋、屈膝，此时脾脏因重力的影响而向下、向前移位，较易触及。按压时用力不要太重，避免将脾脏挤开。

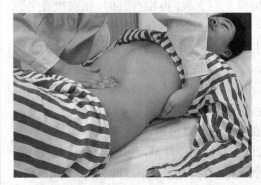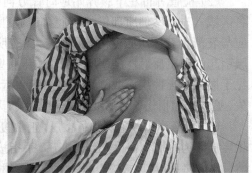

图 3-23 脾脏双手触诊法

（6）胆囊触诊：正常胆囊不能触及。当胆囊肿大超出肝缘及肋缘时，在右肋下腹直肌外缘处可触及。触诊方法：

Murphy 征检查法（图 3-24）：检查者将左手掌平放于被评估者的右肋缘部，拇指指腹压于右肋缘与腹直肌外缘交界处（胆囊点），然后嘱被评估者缓慢深吸气，在吸气过程中，有炎症的胆囊下移时碰到用力按压的拇指，即可引起疼痛，此为胆囊触痛，若因剧烈疼痛而突然屏气，称为 Murphy 征阳性。

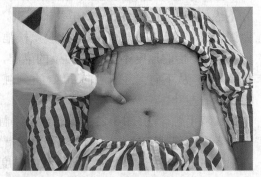

图 3-24 Murphy 征检查

（7）膀胱触诊：被评估者仰卧屈膝位，检查者站在被评估者左侧，以右手自脐部开始向耻骨联合方向触诊膀胱。膀胱位于盆腔内，空虚时不易触及。在膀胱积尿充盈增大时，在耻骨联合上缘及下腹部可触及。若触及包块，应注意与子宫或其他肿物相鉴别。

8. 腹部叩诊

（1）被评估者取仰卧位，双腿屈曲、腹部放松。先以直接叩诊法叩诊全腹一遍，再以间接叩诊法叩诊全腹一遍。一般从左下腹开始，逆时针方向。正常腹部叩诊除肝脏、脾脏呈浊音或实音外，其余均为鼓音。

（2）肝脏叩诊：被评估者取平卧位，平静呼吸，沿锁骨中线、右腋中线、右肩胛线由肺清音区向下逐一肋叩向腹部。叩诊音由清音转为浊音时，即为肝上界。此处相当于被肺遮盖的肝顶部，故又称肝相对浊音界。再向下叩 1～2 个肋间，当浊音转为实音时，此处肝脏不再被肺遮盖，称肝绝对浊音界。确定肝下界时由腹部鼓音区沿右锁骨中线、正中线向上叩诊，当叩诊音由鼓音转为浊音时即是。

（3）脾脏叩诊：采用轻叩法，被评估者取右侧卧位，在左腋中线由上往下叩诊，正常时左腋中线第 9～11 肋之间叩到脾脏浊音，上下径约 4～7cm，前方不超过腋前线。脾浊音界扩大见于各种原因所致脾脏肿大，脾浊音界缩小见于左侧气胸、胃扩张、肠胀气。

（4）胆囊叩诊：被评估者平卧，检查者立于其右侧，左手掌平放于胆囊区，紧贴皮肤，右手握空心拳，以其尺侧叩击左手背部（力量适中），观察有否疼痛感。胆囊区叩击痛是胆囊炎的重要体征。

（5）膀胱叩诊：检查者自脐往下叩诊，当鼓音变为浊音时即为膀胱浊音界，排尿后可转为鼓音。借此可与女性妊娠子宫或卵巢囊肿等形成的浊音区相鉴别。

（6）移动性浊音检查：被评估者取仰卧位，检查者自腹中部脐水平向左侧叩诊至浊音时，板指固定不动，让被评估者右侧卧，再次叩诊，如呈鼓音，提示浊音移动。同样方法向右侧叩诊。这种因体位不同而出现浊音区移动的现象，称为移动性浊音（图 3-25）。此方法为确定腹腔内有无游离积液的重要检查法。当腹腔内游离液体在1000ml 以上时，即可查出。

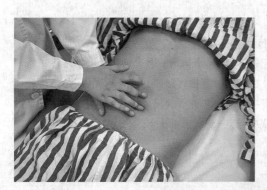
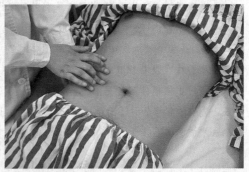
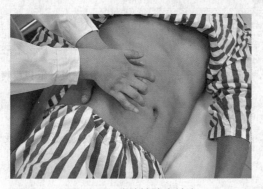

图 3-25　移动性浊音检查

【注意事项】

1. 被评估者应取仰卧位，双腿稍屈，腹肌尽可能放松。检查者手应温暖，手法轻柔，并随时观察患者表情。

2．为避免患者腹肌紧张，检查时可先将手掌置于腹壁上，同时与被评估者交谈，转移其注意力，使患者适应片刻，再行触诊检查。

3．叩诊应自上至下，从一侧至另一侧，并注意对称部位的比较与鉴别。

4．操作应规范，叩击力量要均匀适当。应视不同的检查部位、病变性质、范围大小、位置深浅等情况来确定叩击力量。

5．各种触诊手法应结合不同的检查部位，灵活应用。肝脏触诊时检查者触诊的动作需与被评估者腹式呼吸配合。呼气下压，吸气前上引触肝缘。手指上抬速度要慢于吸气速度。

6．掌握操作要领（表3-8）。

表3-8　腹部评估

易错环节	正确动作要点
1．肝脏触诊	触诊动作需与被检查者腹式呼吸配合。手指上抬速度要慢于吸气速度
2．叩诊移动性浊音	被评估者取仰卧位，检查者自腹中部脐水平向左侧叩诊至浊音时，板指固定不动，让被评估者右侧卧，再次叩诊

 知识链接

叩诊法的发明

发明叩诊方法的是18世纪奥地利医学家约瑟夫·奥安勃鲁格。

奥安勃鲁格（公元1722—1809年）是维也纳一所医院的主治医生。当时，维也纳的肺部疾病，特别是肺结核的发病率很高，在尸体解剖中常发现，患者的胸腔里充满了积水。怎样才能判断胸腔内有没有积液呢？这个难题昼夜萦绕在奥安勃鲁格的脑际。他苦思冥想，想起幼时用手指敲击酒桶猜测桶里酒量的方法，于是，奥安勃鲁格将此方法用在人的胸腔上，以寻找病灶。奥安勃鲁格经过不断地摸索，做了7年的试验，终于发明了叩诊法，然而，直到19世纪，叩诊法才被医学界接受。

 教师微课堂

【记忆口诀】

腹部听诊

主要内容肠鸣音，机械梗阻声亢进，活跃出血炎泻药，减弱低钾腹膜病，消炎"急腹"肠麻痹，血管杂音多吹风。

腹部触诊

腹部触诊最主要，内容较多有六条，压痛反跳紧张度，脏器触诊肿块包，肝胆脾肾膀胱胰，液波震颤振水涛。

腹部叩诊

肝脾叩诊上下距，三寸肝脏四七脾，肝区叩痛炎脓肿，肾区炎石结核瘤，移动浊音三体位，阳性腹水一千余。

【实验理解】

通过学习，掌握自检方法。

三、拓展

脑膜刺激征

脑膜刺激征是脑膜受激惹的体征。脑膜病变时脊髓膜受到刺激并影响到脊神经根，当牵拉刺激时可引起相应肌群反射性痉挛的一种病理反射，包括颈强直、凯尔尼格征、布鲁津斯基征。见于蛛网膜下隙出血，脑膜炎和颅内压增高等患者。

【操作步骤】

1. 向被评估者及家属解释操作过程、方法和目的。

2. 协助被评估者取适宜的体位，充分暴露检查处，屏风遮挡，注意保暖。

3. 颈强直检查　被评估者仰卧，下肢伸直。检查者左手托起其枕部，右手放于其胸前以维持胸部位置不变，做被动屈颈动作以测试颈肌抵抗力。正常时下颌可贴近前胸，若被评估者感颈后疼痛，下颌不能贴近前胸，且检查者的手感到抵抗力增强，称为颈强直（图3-26）。除颅内、脊髓病变外，颈强直也可由颈椎或颈部肌肉局部病变引起。

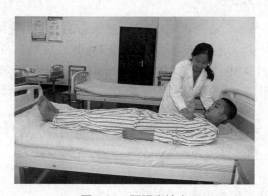

图 3-26　颈强直检查

4. 凯尔尼格征（Kernig sign）　被评估者仰卧，检查者先将其一侧髋关节、膝关节屈成90°并保持不变，再将其小腿尽量抬高伸膝，正常情况下膝关节可伸达135°（图3-27）。若在135°以内出现抵抗感，伸膝受阻且伴有疼痛、屈肌痉挛，则为阳性。

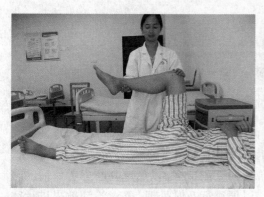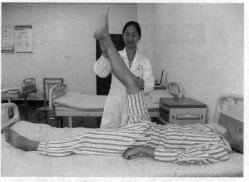

图 3-27　凯尔尼格征

5. 布鲁津斯基征（Brudzinski sign）　被评估者仰卧，下肢自然伸直。检查方法同颈强直（图 3-28）。若被动屈颈时，被检查者的双侧髋、膝关节同时发生不自主的屈曲，则为阳性。

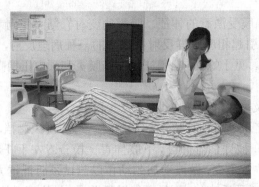

图 3-28　布鲁津斯基征

四、综合实验与思考

张女士，28 岁。劳累后心悸、气促 3 年。2 天前因劳累出现胸闷、心悸、气短、咳白色泡沫样痰，收入院。既往史：反复多次患"化脓性扁桃体炎"。护理评估资料：T 37.2℃，P 84 次 / 分，R 30 次 / 分，BP 100/76mmHg，神志清楚，呼吸急促，口唇发绀，半卧位颈静脉充盈明显，肝颈静脉反流征阳性。胸廓对称无畸形，双肺叩诊清音，两肺底可闻及湿啰音。心尖搏动在第 5 肋间左锁骨中线外 0.5cm，范围约 3cm，心尖区第一心音亢进，可闻及舒张期隆隆样杂音，左侧卧位明显。腹部平坦对称，无压痛及反跳痛。腹部叩诊无移动性浊音。双下肢无水肿。请问：

1. 该患者的初步诊断是什么？
2. 身体评估应注意哪些内容？
3. 该患者主要病因是什么？

（黄　瑾）

第二节　监测技术

学习基础

　　掌握生命体征、十二导联心电图以及多参数心电监护相关概念，熟悉其正常生理范围和异常变化，了解各项操作结果相应的临床病理意义。

　　临床医护工作人员通过对患者的生命体征进行测量，以评估其体温、脉搏、呼吸、血压；通过十二导联心电图和含血氧饱和度的多参数心电监护对心电活动以及血压、血氧饱和度等进行监测，提供可靠的、有价值的观测指标，以迅速判断患者病情的轻重以及危急程度，适时观察患者病情变化，以便进行及时处理，并对治疗效果进行客观评价。

一、生命体征判断

案例导入

王先生,56 岁,教师。因"发热 2 天"就诊。患者诉 2 天前淋雨受凉后出现面色潮红、皮肤灼热、呼吸急促,自感发热,具体体温数值未测量。患者既往有"高血压"病史 3 年,口服降压药(具体药物剂量不详),血压控制不良。为明确患者病情,门诊护士为其测生命体征。

请问:生命体征测量包含哪几项?具体操作步骤如何?

生命体征(vital signs)是体温、脉搏、呼吸以及血压的总称。生命体征是标志生命活动存在与质量的重要征象,是评估身体的重要项目之一,为临床护理工作者所需掌握的重要内容。正常人体生命体征相对平稳,波动范围较小,而疾病状态下,其指标变化比较敏感。临床护理工作人员通过对患者生命体征观察和测量,可以获得其基础生命状态资料,了解机体重要脏器功能状态,从而进一步推测患者疾病的发展、转归,为患者疾病的诊疗与护理工作提供重要依据。

实验 1 体 温 测 量

体温(body temperature),也称体核温度(core temperature),是指身体内部胸腔、腹腔和中枢神经的温度。其可随年龄、性别、昼夜、药物等影响因素而产生波动,但变化范围较小,一般不超过 0.5~1℃。由于体核温度不易测量,故临床工作中常将腋下、口腔、直肠等处所测得温度来代表体温。

【目的】

1. 判断体温有无异常,动态监测体温变化。

2. 分析热型及伴随症状,了解病情。

3. 协助诊断,为疾病治疗、康复和护理提供依据。

【适用指征】

1. 患者入院就诊体格检查。

2. 住院患者体温监测。

3. 患者体温发生变化时。

4. 急危重症患者生命体征监测。

【操作资源】

1. 用物 体温测量盘(篮)内备一消毒容器内盛体温计若干(图 3-29),另备清洁干容器,消毒纱布、记录本、笔、手表(带秒针)。若测肛温,需另备润滑油、棉签、卫生纸。

2. 环境与设施 病房或者门诊候诊室。

【操作程序】

1. 核对医嘱,评估患者,准备用物,做好解释,注意保暖。

2. 备齐用物,携至床旁,核对患者床

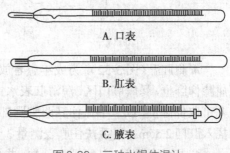

A. 口表

B. 肛表

C. 腋表

图 3-29 三种水银体温计

笔记

号、姓名。

3. 根据病情等选择测量体温的方法，再次检查体温计，将已消毒的体温计用纱布拭干，并检查是否已甩至35℃以下。根据测温部位，协助患者取适宜的体位，必要时屏风遮挡患者。

▲测腋温（图3-30）：协助患者取舒适卧位并露出腋下，如患者腋下有汗液则以干毛巾轻轻擦除，将腋表水银端置于患者腋下测量10分钟，嘱患者屈臂过胸，夹紧体温计。

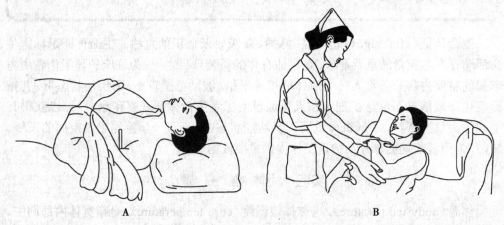

图3-30 腋温测量

▲测口温（图3-31）：将口表水银端斜置于患者舌下热窝处，嘱患者闭唇含住体温表测量3分钟，用鼻呼吸。

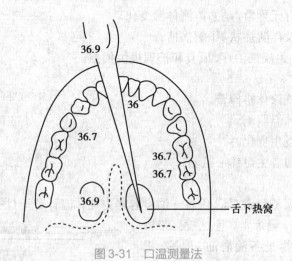

图3-31 口温测量法

▲测肛温（图3-32）：为成年患者放置好屏风或拉好隔帘，协助患者侧卧、俯卧或屈膝仰卧位，暴露肛门区，润滑肛表水银端，将肛表缓慢旋转插入肛门内3～4cm；婴儿可取仰卧位，以一手抓住其两脚踝部并提起，露出肛门部，插入肛门1.25cm，幼儿插入肛门2.5cm。用手扶住肛表测量3分钟。

4. 取出体温计，认真读取计数，并将数值准确记录。

5．协助患者穿好衣、裤，取舒适体位，整理床单元。

6．将已用过体温计进行消毒、备用。

7．洗手、三测单绘制。

【注意事项】

1．操作前认真评估患者，严格掌握禁忌证。

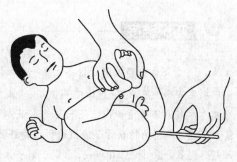

图3-32 肛温测量法

（1）婴幼儿、精神异常、昏迷、口腔疾患、口鼻手术、张口呼吸者禁忌口腔测温。

（2）患者腋下有创伤、手术、炎症，腋下出汗较多者，肩关节受伤或消瘦夹不紧体温计者忌测腋温。

（3）直肠或肛门手术、腹泻者禁忌测肛温；心肌梗死患者不宜测肛温，以免刺激肛门引起迷走神经反射，导致心动过缓。

2．不同体温测量方法选择时注意事项

（1）患者进冷、热饮食，蒸汽吸入，面颊冷热敷等需隔30分钟后方可口腔测温。

（2）沐浴、酒精擦浴应隔30分钟后方可腋下测温。

（3）灌肠、坐浴后30分钟方可直肠测温。

3．测量体温前后，应清点体温计数目并检查体温计是否完好，水银柱是否在35℃以下；甩表时勿触及他物以防破碎。

4．凡给婴幼儿、精神异常、昏迷及病情危重患者测温时，应用手扶托体温计，防止失落或折断；患者睡眠时应唤醒后再测温。

5．当患者不慎咬破体温计吞下水银时，应立即清除口腔内玻璃碎屑，以免损伤口腔以及食道、胃肠道黏膜，再口服大量牛奶或蛋清，使汞和蛋白结合，以延缓汞的吸收，在不影响病情的情况下，可服大量粗纤维食物（如韭菜），增进肠蠕动，加速汞的排出。

6．发现患者体温与病情不相符合，应守护在患者身旁重测，必要时可同时做口温和肛温对照。患者体温过高或过低，应及时报告医生，严密观察，及时处理。

7．测量时间点

（1）新入院患者每日测量体温4次，连续测量3天，3天后体温正常者改为每天测量2次。

（2）手术患者术前1天早8点测量体温，术后与新入院患者时间相同。

8．掌握操作要领（表3-9）。

表3-9 体温测量

易错环节	正确动作要点
1．用物准备	测量前注意检查体温计是否已甩至35℃以下
2．测腋温	患者腋下有汗液需擦干，以免影响测量数据的准确性
3．测口温	测量时需将口表水银端斜置于患者舌下热窝处
4．测肛温	润滑水银端，缓慢旋转插入肛门内，减少患者不适

225

知识链接

体温计的发展史

16 世纪伽利略发明了世界上第一个气体温度计，后经桑科托留斯医生根据临床工作需要改进成为酒精体温计，但由于体积过大，使用不方便。1714 年加布里埃尔·华伦海特研制了在水冰点和人体温范围内设定刻度的水银体温计，但由于体积过大，多数医生不愿使用。直到 1867 年，奥尔伯特设计了能快速而准确测量体温、长度只有约 15cm 的使用方便、性能可靠水银体温。20 世纪 70 年代，出现了电子体温计。80 年代初，由于液晶技术的长足进步，又出现了"膜状液晶体温计"以及会"讲话"的电子体温计，随着科技的发展，电子呼吸脉搏体温计、远红外线测温仪等可以进行遥测体温的先进测温仪器陆续被发明创造出来。

教师微课堂

【记忆口诀】

操作之前先评估，测温之前要甩表，口温、腋温和肛温，根据患者来选好，部位时间都不同，注意事项要记牢，测完及时把读数，数据书写需规范，终末处理应准确，以备再次测量。

【实验理解】

请学生测量腋温，进行记录。并请同一位学生分别于热水和冷水漱口后立即进行口温的测量，将三组数据进行比较分析，使学生对不同部位体温测量方法和注意事项进行深刻理解记忆。

实验 2　脉 搏 测 量

动脉脉搏（arterial pulse）简称脉搏（pulse），是指在每个心动周期中，由于心脏的收缩和舒张，动脉内的压力和容积也发生周期性的变化，导致动脉管壁产生的有节律波动。脉搏的生理变化受年龄、性别、活动、情绪、饮食、药物等影响，所以在脉搏测量中需注意脉搏波动的次数和节律即脉率和脉律的变化。

【目的】

1. 判断脉搏有无异常，动态监测脉搏变化。

2. 间接了解心脏情况，了解疾病程度以及发生发展规律。

3. 协助疾病诊断，为预防、治疗、康复和护理提供依据。

【适用指征】

1. 患者入院就诊体格检查。

2. 住院患者脉搏监测。

3. 患者脉搏发生变化时。

4. 急危重症患者生命体征监测。

【操作资源】

1. 用物　治疗盘内放置：记录本、笔、手表（带秒针），必要时备听诊器。

2. 环境与设施　病房或者门诊候诊室。

【操作程序】

1. 核对医嘱，评估患者，向患者或其家属解释测量目的、方法、注意事项以及所需配合要点。

2.备齐用物,携至床旁,核对患者床号、姓名。

3.根据患者病情等协助患者取适宜体位:患者卧位或坐位,手腕伸展,手臂放置舒适位置。

4.以示指、中指、无名指的指端按压在患者桡动脉处,力度适中,以能清楚测得脉搏波动为宜(图3-33)。

5.正常脉搏测30秒,乘以2,即为该患者1分钟脉搏次数。若发现患者脉搏短绌,则需2名护士同时测量,一名用听诊器听心率,另一名测脉率,由听心率者发出"起"和"停"口令,计时1分钟(图3-34)。

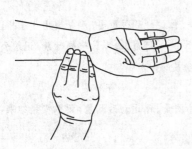
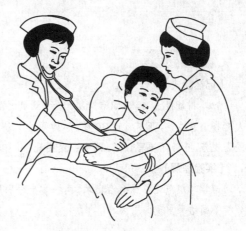

图3-33 桡动脉测量法   图3-34 脉搏短绌测量法

6.协助患者拉好衣被,整理床单元。

7.洗手,记录:将所测数值准确记录,脉搏短绌记录方法为"心率/脉率"。

8.绘制三测单。

【注意事项】

1.测量前需注意,测量脉搏前保持患者情绪稳定,若有剧烈运动、紧张、哭闹等,应休息20~30分钟后再测量,以确保所测数据准确性。

2.偏瘫患者脉搏测量应选择健侧肢体处。勿用大拇指测量脉搏,因大拇指小动脉搏动较强,易与患者动脉搏动混淆。

3.异常脉搏应持续测量1分钟;脉搏细弱难以触及时,应测心尖搏动1分钟。手术后、病情危重或接受特殊治疗者需15~30分钟测量一次。

4.掌握操作要领(表3-10)。

表3-10 脉搏测量

易错环节	正确动作要点
1.评估	剧烈运动、紧张、哭闹等应休息20~30分钟后再测量
2.测量	偏瘫患者应避开患侧肢体 脉搏短绌者应2名护士同时测量
3.记录	脉搏短绌记录方法为"心率/脉率"

笔记

知识链接

脉搏测量与脉诊的区别

西医的脉搏测量和中医的脉诊看似相同,都是以检查者示指、中指、无名指轻压患者手腕部,但两者所监测的重点不同,故不能混淆。脉搏测量由西方医学传入我国,主要检查患者脉搏跳动的节律、频率、强弱等情况,由此对心血管系统功能做出评价。而我国传统中医学的脉诊由来已久,脉诊俗称"把脉""号脉",早在晋朝时期,我国第一部脉学专著《脉诊》中,对诊脉的方法和理论就有详细论述。患者双侧寸、关、尺部位脉象的变化,可以反映人体相应脏腑的健康状况以及病变情况即切脉诊病,为患者的整体情况判断提供重要依据。

 教师微课堂

【记忆口诀】

脉搏测量很重要,注意点呀要记牢,测量之前先平静,体位舒适很重要,测量要用3手指,大拇指请靠边瞧,正常计时30秒,脉搏短绌1分钟,2个护士一起测,心率脉率同时数,记录公式需规范,千万不要写错了,测完一定要洗手,自我防护全做好!

【实验理解】

请学生规范测量脉搏后记录,同一学生分别用大拇指测量、刚运动后测量,记录测量结果、分析不同结果出现的原因。

实验3 呼 吸 测 量

呼吸(respiration)是指机体在新陈代谢过程中,需要不断地从外界环境中摄取氧气,并把自身产生的二氧化碳排出体外,机体与外界环境之间所进行气体交换的过程。呼吸过程包括三个互相联系的环节:外呼吸,包括肺通气和肺换气;气体在血液中的运输;内呼吸,即组织细胞与血液间的气体交换。呼吸是维持机体新陈代谢和生命活动的基础生理活动之一,呼吸测量对临床护理工作非常重要。

【目的】

1. 判断呼吸有无异常,动态监测呼吸变化。

2. 间接了解呼吸功能情况,了解疾病程度以及发生发展规律。

3. 协助疾病诊断,为预防、治疗、康复和护理提供依据。

【适用指征】

1. 患者入院就诊体格检查。

2. 住院患者呼吸监测。

3. 患者呼吸发生变化时。

4. 急危重症患者生命体征监测。

【操作资源】

1. 用物 治疗盘内放置:记录本、笔、手表(带秒针),必要时备棉球。

2. 环境与设施 病房或者门诊候诊室。

【操作程序】

1. 核对医嘱，评估患者，向患者或其家属解释测量呼吸目的、方法以及所需配合要点。

2. 备齐用物，携至床旁，核对患者床号、姓名。

3. 根据患者病情等协助其取适宜体位，使患者精神放松。

4. 将手指按压在患者桡动脉处，做诊脉状，眼睛观察患者胸廓或腹部起伏。注意观察患者呼吸频率（以一起一伏为一次呼吸计数）、节律、深度、形态以及有无呼吸困难等。

5. 正常呼吸测 30 秒，乘以 2，即为该患者 1 分钟呼吸次数。异常呼吸患者或者婴儿需持续测量 1 分钟。

6. 协助患者拉好衣被，整理床单元。

7. 洗手，记录：将所测得数值准确记录。

8. 绘制三测单。

【注意事项】

1. 测量呼吸前保持患者情绪稳定，若有剧烈运动、紧张、哭闹等，应休息 20～30 分钟后再测量，以确保所测数据准确性。

2. 呼吸微弱或危重患者，可用少许棉花置于鼻孔前，观察棉花被吹动的次数，测 1 分钟。

3. 掌握操作要领（表 3-11）。

表 3-11　呼吸测量

易错环节	正确动作要点
1. 准备	剧烈运动、紧张、哭闹等应休息 20～30 分钟后再测量
2. 测量	异常呼吸患者或者婴儿需持续测量 1 分钟

 知识链接

呼吸机的功能与分类

呼吸机作为一项可以人工替代自主通气功能的有效手段，已普遍用于各种原因所致的呼吸衰竭、大手术期间的麻醉呼吸管理、呼吸支持治疗和急救复苏中。根据用途呼吸机可分为专用于现场急救的急救呼吸机；专用于麻醉呼吸管理的麻醉呼吸机；专用于小儿和新生儿通气支持和呼吸治疗的小儿呼吸机等。呼吸机可以代替、控制或改变人的自主呼吸、增加肺通气量、改善呼吸功能、减轻呼吸功消耗，节约心脏储备，能够预防和治疗呼吸衰竭、减少并发症、挽救及延长患者生命起到至关重要的作用。

 教师微课堂

【记忆口诀】

检查呼吸如演戏，开场之前先平静，检查之时手按腕，眼看胸腹数起伏，一上一下为一次，正常数个 30 秒，测量完后要记录，七步洗手好防护！

【实验理解】

请学生规范测量呼吸后记录,同一学生原地快跑两分钟后测量呼吸,记录测量结果、分析不同结果出现的原因。

实验4 血压测量

血压(blood pressure,BP)是指血管内流动着的血液对单位面积血管壁的侧压力。它是推动血液在血管内流动的动力,根据所测血管不同,血压又分为动脉血压、毛细血管压以及静脉血压,通常所说的血压是指动脉血压。在一个心动周期内,当心室收缩时,血液从心室流入动脉,此时血液对动脉的压力最高,称为收缩压(systolic blood pressure,SBP);而心室舒张,由于动脉血管弹性回缩,血液仍慢慢继续向前流动,但血压下降,此时的压力称为舒张压(diastolic blood pressure,DBP)。因肱动脉方便易测,临床工作常在此处测量血压,故本节重点介绍肱动脉血压的测量方法。

【目的】

1. 判断血压有无异常,动态监测血压变化。

2. 间接了解循环系统情况、疾病程度以及发生发展规律。

3. 协助疾病诊断,为预防、治疗、康复和护理提供依据。

【适用指征】

1. 患者入院就诊体格检查。

2. 住院患者血压监测。

3. 患者血压发生变化时。

4. 急危重症患者生命体征监测。

【操作资源】

1. 用物 治疗盘内放置:血压计、听诊器、记录本、笔。

2. 环境与设施 病房或者门诊候诊室。

【操作程序】

1. 核对医嘱,评估患者,向患者或其家属解释测血压目的、方法、注意事项以及所需配合要点。

2. 备齐用物,携至床旁,核对患者床号、姓名。

3. 根据病情等选择测量肢体,协助患者取适宜体位,卷袖或脱下患者一侧衣袖,伸直肘臂使其手臂位置与心脏平行,即坐位时平第4肋,仰卧位时平腋中线,手掌向上。

4. 打开血压计垂直放妥,水银槽若有开关需开启,驱尽袖带内空气,将袖带平整缠于患者上臂中部,袖带下缘距肘窝2～3cm,松紧以能插入一指为宜。戴好听诊器,用手触及肱动脉搏动,将听诊器放于肱动脉搏动最强处,一手固定听诊器头,另一手握住加压气囊(图3-35)。

5. 关闭气囊开关,充气至肱动脉搏动音消失后再升高20～30mmHg,缓慢放气,速度以水银柱下降4mmHg/s为宜,注意水银柱刻度和听诊器声音的变化。听到肱动脉第一声搏动,水银柱所指的刻度即为收缩压读数,持续缓慢放气中,肱动脉搏动音消失时,水银柱所指刻度为舒张压读数。

6. 解开袖带,排尽袖带内空气,整理袖带放入盒内。若水银槽有开关,需将水银柱右倾 45°,使水银全部流入水银槽内,关闭水银槽开关。盖上盒盖,平稳放置。

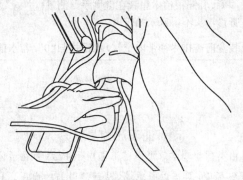

图 3-35　听诊器放置部位

7. 根据患者病情及自理程度,协助患者拉好衣袖,整理床单元。

8. 洗手、记录,将所测得血压值按照收缩压 / 舒张压 mmHg(kPa)规范记录。

9. 三测单绘制。

【注意事项】

1. 测量前需检查血压计刻度是否归零,仔细观察水银有无漏出、玻璃管有无破裂、橡胶管和加压气囊有无老化等。

2. 患者若有运动、吸烟等,应休息 15~30 分钟后再测量。偏瘫、乳腺癌根治术患者应选择健侧上肢测量。

3. 为确保测量的准确性和可比性,对于密切观察血压者,应做到四定:定时间、定部位、定体位、定血压计。

4. 袖带宽度选择以及绑袖带松紧度需适宜,否则会导致血压数值出现误差:

(1)血压值偏高:袖带太窄,因需要较高的压力才能阻断动脉血流,故测得血压值偏高;袖带过松,使橡胶袋充气后呈球状,以致有效的测量面积变窄,测得血压偏高。

(2)血压值偏低:袖带过宽,使大段血管受压,以致搏动音在达到袖带下缘之前已消失,故测出血压值偏低;袖带过紧,使血管在未充气前已受压,故测得血压偏低。

5. 测量时注意事项:

(1)避免将听诊器头塞入袖带下,以免局部受压较大,听诊时出现干扰音,以免测量数据有误。

(2)判读水银柱刻度值时,操作者视线应与水银柱弯月面同一水平,视线低于弯月面读数偏高,反之则读数偏低。

(3)发现血压听不清或异常,应重测,重测时需先将袖带内空气驱尽,使水银柱将至"0",稍等片刻再进行第二次测量。

6. 掌握操作要领(表 3-12)。

表3-12 血压测量

易错环节	正确动作要点
1. 用物准备	测量前检查血压计,水银刻度归零
2. 测量	偏瘫、乳癌根治术患者在健侧手臂测量 听诊器头不得塞入袖带内
3. 整理	装盒前需排尽袖带内空气,水银柱归"0",若水银槽有开关,需关闭

知识链接

动脉血压计的发展史

　　动脉血压测定最早由英国生理学家斯蒂芬海耶斯于1733年在活体动物——马身体进行,他在马的股动脉中接以铜插管,再连以长玻璃,从而测量马的血压。1823年法国生理学和物理学家泊肃叶改用水银测压计接上充满抗凝血剂的动脉插管与实验动物的动脉相接而进行动脉血压的测定。德国生理学家路德维希在1847年进一步用U形管水银测压计,但由于测量方法对身体损伤较大,故无法应用于人体。人体动脉血压测定采用间接测定法,多使用俄国医师科罗特科夫发明的水银血压计。随着科技的进步,利用现代电子技术与血压间接测量原理进行测压的各种类型电子血压计已成为家庭自测血压的主要工具,并且在医院临床工作中广泛应用。

教师微课堂

【记忆口诀】

　　血压计要先检查,根据病情选体位,手臂放于心脏平,袖带松紧一手指,听诊器头勿塞进,打气放气别太猛,视线要与月牙儿平,收缩压和舒张压,认真辨识记录好。

【实验理解】

　　请学生规范测量血压后记录,同一学生跑步上下一层楼后测量,记录测量结果,分析不同结果出现的原因。

实验5　三测单绘制

　　三测单为表格式,放于患者住院病历首页,一般以七天为一页,用蓝(黑)、红墨水或红蓝铅笔填写,禁用圆珠笔。主要用于绘制患者体温、脉搏、呼吸的曲线,记录入院、出院、死亡等时间,并记录患者的其他情况,如大便次数、出入液量、药物皮试结果、血压等。填写清晰,点圆线直,大小粗细、颜色深浅一致,页面清洁,以使达到准确、美观、整洁的目的。

【目的】

　　1. 记录患者住院期间生命体征、大小便等变化。

　　2. 了解疾病程度以及发生发展规律。

3．协助疾病诊断，为预防、治疗、康复和护理提供依据。

【适用指征】

患者住院期间生命体征等监测结果记录。

【操作资源】

1．用物 三测单、生命体征记录本、红蓝墨水笔或红蓝铅笔、直尺。

2．环境与设施 护士站。

【操作程序】

1．眉栏处 蓝或蓝黑钢笔填写患者姓名、科别、床位号、入院日期（年、月、日）、住院病历号（或病案号）及日期、住院日数、手术后日数等。

2．40～42℃横线之间用红墨水笔在相应时间栏内纵向填写患者入院、分娩、转入、出院、死亡时间，时间采用24小时制，使用汉字注明时间及分钟，每字占一格，转入时间由转入科室填写。

3．体温、脉搏、呼吸曲线的绘制 ①体温曲线的绘制：使用蓝墨水笔或蓝铅笔将所测体温绘于三测单上。口腔温度为"●"、腋下温度为"×"、肛门温度为"〇"，相邻两次间的体温用同色笔划线相连，相同两次体温之间可以不用连线。②脉搏、心率曲线的绘制：用红笔绘制，脉搏以红"●"符号表示，心率以红"〇"符号表示；相邻两次间的脉搏或心率以红线相连，相同两次脉搏或心率可以不用连线。③呼吸曲线的绘制：用蓝色铅笔，以"●"表示，相邻两次间的呼吸符号用同色线相连，相同两次呼吸间可以不连线。

4 底栏 使用蓝色钢笔在相应栏目内填写大便次数、出入量、血压、体重、药物过敏等内容。记录用阿拉伯数字，计量单位不写。①大便次数：用蓝（黑）色笔或蓝铅笔每隔24小时填写一次，记录前一天的大便次数，从入院第2天开始记录，每天记录1次。患者未解大便，以"0"表示；大便失禁或人工肛门用"※"表示；灌肠后大便以"E"表示，分子记录大便次数，分母为E。②尿量：根据医嘱记录尿量，导尿（留置导尿）后的尿量以"C"表示，即：导出尿量/C。③出入量：根据医嘱记录的24小时出入量，分子为出量、分母为入量。④血压：记录单位为mmHg，新入院患者需记录血压，住院患者遵医嘱测血压、记录。⑤体重：计量单位为公斤（kg）。新入院患者应测量体重，住院期间根据医嘱需要测量体重，并记录于相应栏内。如因病情重或特殊原因不能测量者，在体重栏内可填上"平车""卧"，并将具体入院方式记录在护理记录单上。⑥皮试：药物名称及结果记录于相应时间的皮试栏内，结果阴性用蓝（黑）墨水笔填写"–"，阳性用红墨水笔填写"+"。⑦其他：根据病情需要填写。⑧页码：用蓝色或蓝黑钢笔逐页填写。

【注意事项】

1．日期书写注意事项

（1）眉栏处填写"日期"时，患者入院首日应写年、月、日，中间用点隔开即"年．月．日"（如2015.10.15），其余六日只填日数，不填年、月；从第二页开始，每页的第一日均要写月、日；若在六日当中遇到新的月份或年度开始时，则应填月、日或年、月、日。

（2）"住院日数"用阿拉伯数字填写，从入院第一天开始填写直至出院，转科患者的住院日数不间断。

（3）填写"手术（分娩）后日数"用红墨水笔，以手术（分娩）的次日为手术后的第1日，用阿拉伯数字依次填写至14日止；如14日内再次手术，第一次手术后日数作为分母，第二次手术后日数作为分子，均填写至手术后14日止；第二张三测单续写手术后日数，以此类推。

2．体温绘制注意事项

（1）发热患者经物理或药物降温半小时后应重测体温，测得体温用"○"表示，绘制在降温前体温同一格内，用红色虚线与降温前的体温相连，下一次所测得体温用蓝线与降温前体温相连。

（2）所测体温与前次温度相差太大或与病情不符时，应再予复试，复测相符后在体温符号的上方用蓝色笔以小写"v"示之（verified 核实）。

（3）体温不升者，在相应时间的 35℃横线处用蓝色笔画蓝点"●"，并向下画"↓"号，长度占两小格，并将"●"与相邻温度相连（需低温测试者除外）。

（4）若患者因拒测、外出进行诊疗活动或请假等原因未能测量体温时，应在三测单 40～42℃横线之间用红钢笔在相应时间纵格内填写"拒测"、"外出"或"请假"等，并且前后两次体温断开不相连。

（5）体温和脉搏在同一点时，先画上体温的符号，再于其外画上红圆圈，若是肛温，则先画体温蓝圈，内画脉搏红点；脉搏短绌者，脉搏与心率分别用红线相连，并在脉搏和心率之间，用红线相连。

3．呼吸与脉搏重叠时，先画呼吸符号，再用红笔在外画红圈"○"。

4．掌握操作要领（表3-13）。

表3-13 三测单绘制

易错环节	正确动作要点
1．眉栏	手术（分娩）后日数用红墨水笔，以手术（分娩）的次日为手术后的第1日，用阿拉伯数字依次填写至14日止
2．40～42℃横线之间	采用 24 小时制，精确到分钟；中文书写每字占一格
3．体温绘制	口腔温度为"●"、腋下温度为"×"、肛门温度为"○"
4．脉搏绘制	脉搏以红"●"符号表示，心率以红"○"符号表示

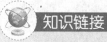 知识链接

电子体温单

随着现代信息技术的发展，医疗信息技术广泛应用于诊疗和管理系统，电子体温单作为护理电子病历的重要组成部分，主要用于记录患者体温、脉搏、呼吸等情况。电子体温单将传统手绘体温单网络化、电子化，临床护理工作者直接在电脑终端的电子体温单上输入患者姓名、性别、年龄、科别、床号、入院日期等，实现了体温单相应信息的传输、贮存、查询、打印等一系列电子自动化。临床护士通过电子体温单数据输入，图形绘制准确，减少涂改等重复劳动，使得体温单版面更整洁、清晰，护理文书更加规范。

教师微课堂

【记忆口诀】

三测单很重要,各处细节要填好,红蓝笔需分好,描绘准确不涂改,页面清晰又整洁,书写规范谨记牢!

【实验理解】

编写住院患者三天体格检查数据,请学生以病案数据为依据,规范描绘三测单。

二、心电监护

案例导入

王女士,73 岁。于 4 天前因劳累后出现胸闷、胸骨后疼痛,无左肩及后背放射性疼痛,伴有心慌汗出、气喘,右侧卧位时胸痛稍轻,咳嗽无痰,持续约 2 小时,自诉服用胃苏颗粒及休息后稍有缓解。近 4 天来患者胸痛间断发作,均未予以重视。昨日晚 20:00 患者再次出现心前区剑突下闷痛,伴有气喘、呼吸困难、恶心欲吐、出汗,误以为是胃病发作,口服阿莫西林、多潘立酮,自觉服用药物后无明显缓解,遂于今日 09:00 至我院急诊就诊,急查心电图示:急性广泛前壁心肌梗死,遵医嘱给该患者进行心电监护。

请问:心电图检查的操作步骤是什么?遵医嘱给予患者心电监护,具体步骤如何?

心电监护是通过十二导联心电图和含血氧饱和度的多参数心电监护等对患者心血管系统功能状态进行观察监测,评价患者心血管系统的功能,为临床危重症患者的病情观察、临床救治以及护理工作提供重要依据。心电监护一般分为有创监测和无创监测两类,无创检测使用安全方便,更易于患者接受,在临床诊疗护理工作中广泛使用。

实验6　十二导联心电图

心电图(electrocardiogram,ECG 或者 EKG)是指将测量电极放置在体表的不同部位,利用心电图仪记录心脏每一心动周期所产生的电活动变化描记成的曲线图。整个心脏去极化、除极和复极电激动的综合过程通过心电图不同的波段反映出来,P 波代表心房除极过程的电位变化;P-R 间期反映心脏复极过程及房室结、希氏束、束支的电活动;QRS 波群为左、右心室的除极;ST 段是心室肌全部除极完成,复极尚未开始的一段时间;T 波是左、右心室复极的过程;QT 间期代表了心室从除极到复极的时间。

【目的】

1. 记录、分析心脏电活动功能状况。

2. 协助心脏疾病和机体电解质紊乱的临床诊断,为疾病预防、治疗、康复和护理提供依据。

3. 监测药物对心脏电活动的治疗效果,为临床用药决策提供依据。

4. 判断人工心脏起搏器功能。

笔记

【适用指征】

1．健康体检。

2．住院患者心电功能检查。

3．心律失常等心血管疾患者心电功能检测。

4．急危重症患者心电功能监测。

【操作资源】

1．用物　十二导联心电图机、心电图纸、酒精棉球、无菌盖缸、无菌持物镊及镊筒、弯盘，必要时备电源插座。

2．环境与设施　病房或门诊检查室。

【操作程序】

1．核对医嘱，评估患者，向患者或其家属解释心电图检查的目的、方法、注意事项以及所需配合要点。

2．备齐用物，携至床旁，核对患者床号、姓名。

3．协助患者脱下袜子，取仰卧位，露出双侧手腕和脚踝，平静呼吸，全身放松。

4．连接好心电图机，接上电源，打开机器电源开关预热，检查心电图机性能。

5．酒精棉球消毒患者双侧手腕和脚踝内侧，连接肢体导联电极板：RA：右上肢，LA：左上肢，RL（N）：右下肢，LL：左下肢，松紧适宜。

6．协助患者掀开上衣暴露胸部，先找到胸骨角，依次数到相应肋间隙，定位后涂抹酒精棉球，连接胸前导联。胸前导联电极位置：V_1：胸骨右缘第 4 肋间，V_2：胸骨左缘第 4 肋间，V_3：V_2 与 V_4 连线中点（先确定 V_4 的部位），V_4：左锁骨中线平第 5 肋间，V_5：左腋前线与 V_4 同一水平处，V_6：左腋中线与 V_4 同一水平处。$V_1 \sim V_6$ 导联吸球颜色依次为：红、黄、绿、棕、黑、紫（仔细观察各机器颜色标注，具体以导联线标志位置）。

7．观察心电图机所显示的波形，待波形稳定后记录打印。

8．打印完成后撤掉各导联，协助患者整理衣服，关闭心电图机，拔下电源，规整电极板和导联线。

9．读图分析。

【注意事项】

1．物品准备时心电图纸与心电图机型号配套，酒精棉球可用 0.9% 生理盐水棉球替代。

2．检查者若为男性，为女性患者检查时需另请女性检查者或者患者同性别家属陪同。

3．影响心电图描绘的注意事项

（1）操作中请患者放松，注意保暖，减少由于情绪紧张、寒冷刺激等原因引发肌电干扰，影响图形采集。

（2）图形采集过程中不要移动患者四肢及躯体，以免干扰图形记录。

4．心电图机归置注意事项

（1）心电图机使用后需将电源线、各导联线、电极夹和心前区导联吸球盘曲大圆环状归置，切忌用力牵拉、扭曲或锐角折叠，以免损伤各连接线。

（2）交、直流供电两用心电图机，需按照产品说明书及时充电，使机器处于备用

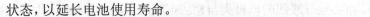

状态,以延长电池使用寿命。

5. 掌握操作要领(表3-14)。

表3-14 十二导联心电图检查

易错环节	正确动作要点
1. 准备	心电图纸与心电图机相符合
2. 导联连接	各肢体导联与胸导联标准定位后连接
3. 波形采集	波形平稳后再打印

实验7 多参数心电监护

多参数心电监护(含血氧饱和度)是应用特殊的心电监护装置对心电变化、体温、脉搏、血压、血氧饱和度等生理参数进行监控,及时发现医护人员感觉器官不易察觉的危急情况,为医务人员应急处理和进行治疗提供依据,以最大限度减少并发症,缓解并消除危重病情。多参数心电监护仪通过热敏电阻、电极、压力传感器、探头等各种功能模块,对患者的心电信号、血氧饱和度、生命体征等重要参数持续不间断实时监测,通过信息传输和存储,为危重患者的病情观察、临床救治与护理工作提供重要依据。

【目的】

1. 持续监测血压、呼吸、体温、脉搏情况,判断患者生命体征平稳状况。

2. 持续观察心电活动频率、节律和心电波形变化,判断心脏功能。

3. 持续监测血氧饱和度、呼吸末二氧化碳等,判断患者呼吸系统功能。

4. 协助疾病诊断,为治疗、康复和护理提供依据。

【适用指征】

1. 手术麻醉患者进行病情监测。

2. 急危重患者进行病情监测。

【操作资源】

1. 用物 多参数心电监护仪、电极片、酒精棉球、心电血压插件联接导线、配套的血压袖带、经皮血氧饱和度监测仪红外线探头,必要时备电源插座。

2. 环境与设施 重症监护病房或者急诊抢救室。

【操作程序】

▲运行心电监护仪

1. 核对医嘱,评估患者,向患者或其家属解释多参数心电监护监测目的、方法、注意事项以及所需配合要点。

2. 备齐用物,携至床旁,核对患者床号、姓名。

3. 接通监护仪电源,接地线,将心电血压插件联接导线以及血氧饱和度探头插件与多参数心电监护仪连接。开机,检查监护仪工作是否正常。

4. 根据患者整体评估情况协助患者半卧位或仰卧位,掀开上衣暴露胸部,注意患者保暖和隐私保护。

5. 连接心电监护导联,根据心电监护导联类型,用75%乙醇棉球对患者心前区

笔记

测量部位表面皮肤清洁,将心电导联线的电极头与相应电极片上电极扣扣好,待干后贴好电极片,协助患者整理衣被。常用五电极导联部位:右上电极(RA):胸骨右缘锁骨中线第1肋间;左上电极(LA):胸骨左缘锁骨中线第1肋间;右下电极(RL):右锁骨中线剑突水平处;左下电极(LL):左锁骨中线剑突水平处;胸导联电极(C):胸骨左缘第4肋间。

6. 患者被测肢体与心脏处于同一水平,伸肘并稍外展,将袖带展开后应缠绕在患者肘关节上1~2cm处,松紧程度应以能够插入1~2指为宜。

7. 将经皮血氧饱和度监测仪红外线探头固定在患者指端,使感应区对准指(趾)甲。

8. 根据患者病情选择监护模式,选取 P、QRS、T 波形较清晰的导联为监护导联,调节振幅。设定监测项目报警上、下限,打开报警系统。

9. 调至主屏幕,识别和排除伪差,监测异常数据,及时汇报处理。

10. 洗手,规范记录监护开始时间以及患者情况。

▲停止心电监护

1. 根据停监测医嘱,核对患者床号、姓名,向患者或其家属解释停用心电监护原因、方法、注意事项等。

2. 关闭心电监护仪,将各导联线、电极片撤除。

3. 清洁患者贴电极片处胸部皮肤,协助患者取舒适体位,整理床单元。

4. 心电监护仪及各监测插件规整处置。

5. 洗手,规范记录患者情况以及停止监护时间。

【注意事项】

1. 准备阶段注意事项

(1) 环境温度适中,注意患者保暖,以免由于寒冷等刺激诱发患者肌电干扰,影响心电监护图形采集。

(2) 各监测连接线插头和主机面板插孔相对应,且需插接到位,否则有可能影响相关数据采集。

2. 患者贴电极处胸部皮肤汗毛过多,必要时备皮,以免影响电极片粘贴牢固度;长时间进行心电监护时需定期更换电极片,注意保护电极处皮肤。

3. 测血压注意事项

(1) 血压袖带规格大小需与患者相符,松紧适宜,过松可能会导致测压偏高;过紧可能会导致测压偏低,增加患者不适感。

(2) 禁止在静脉输液手臂处测压,以免造成静脉血液回流影响药液输注。

(3) 血压袖带充气时应嘱患者不要讲话或乱动。

4. 血氧探头放置手指应与测血压手臂分开,血氧饱和度测量时患者指甲不能过长或有任何染色物,以免影响监测结果准确性。长时间测量应注意更换手指进行监护。

5. 报警系统应始终处于开启状态,出现报警应及时查明原因进行处理。

6. 叮嘱患者或其亲属不应擅自调节监护仪,以免造成数据采集错误以及仪器损坏。

7. 多参数心电监护归置注意事项

(1) 使用棉球或软布吸附适量的清洁剂擦拭监护仪。

(2) 导线上若有胶布等的残留物,使用去污剂擦拭干净。

（3）将导线盘成较大的圆圈扎起，放置专用袋内以保持清洁、整齐。

（4）监护仪由专人负责保管，放在通风干燥处，每周充电一次以备使用。

8. 掌握操作要领（表3-15）。

表3-15　多参数心电监护（含血氧饱和度）

易错环节	正确动作要点
1. 连接、检查	将各监测插件与心电监护仪连接，插接到位
2. 接血压监测袖带	禁止在静脉输液手臂处测压
3. 接血氧饱和度探头	测量手指应与测血压手臂分开

 知识链接

心电监测发展史

1943年Claude Beek首次在手术室内实施电除颤，开始ECG的监测。1962年持续床边ECG监测开始在北美第一批冠心病监护病房（CCU）中使用。20世纪70年代，Swan-Ganz肺动脉漂浮导管和持续无创血压监测技术开始在临床应用，将血流动力学监测（有创压、心排量等）引入临床，大大促进医疗水平的提高。此后，随着计算机和信号处理技术的不断发展，心电远程传输技术取得了重大突破，"心脏手机"等随之问世。2005年，我国发明了世界上第一个具有自适应分析预警功能的心电远程实时监护产品。随着云计算时代的到来，远程移动心电监护系统得到了迅速发展，综合患者生命体征监护、临床信息处理、数据交互、设备信息于一体的监护系统将给广大的医护人员在日常的临床医疗活动中带来极大的帮助。

 教师微课堂

【记忆口诀】

开机、检查、解释好，电极位置要记牢，连上袖带测血压，SpO_2探头要夹牢，选好导联和模式，打开报警设置好，转至主屏看监控，若有异常及时报，洗手记录需认真，病情监测最重要。

【实验理解】

真人操作，请学生连接心电监护仪后观察屏幕数据和波形，松脱电极片扣子或者血压袖带，观察数据的异常变化。

三、拓展

（一）体温测量仪的使用

随着医学科技的发展，红外线体温计的出现使得体温测量的方便程度有了很大提高，已渐渐替代传统水银体温计开始在家庭和医疗场所中广泛应用。非接触式红外线体温计如额温枪，通过远距离红外线对人体温度的测量，使得整个测量过程更为方便和安全。部分非接触式红外线体温计具有测量数据语音播报功能，使老年使用者以及视力不佳者读数更为方便。

额温枪操作步骤：①撩开前额部位头发；②若测量部位有汗水需先擦干；③将仪

器指向额头正中眉心上方并保持垂直,测量距离额头正中3~5cm;④按下开始键,几秒钟后显示屏出现测量温度。

注意事项:①测量体温时,测量部位不能被毛发遮挡;勿用手指触摸红外线镜头;不要将额温枪对准眼睛。②不要在风扇、空调的出风口等气流较大的地方测量。当被测者来自与测量环境温度差异较大的地方,应至少在测试环境停留30分钟以上,待与环境温度一致后再测量,否则将影响测量结果。③发热患者额头冷敷、发汗、及采取其他降温措施后会使测量结果偏低,应避免在这种情况下测量。

(二)中心静脉压测量

中心静脉压(central venous pressure,CVP)是指右心房及上、下腔静脉胸腔段的压力。中心静脉压测量属于有创监测的一种,多用于可判断患者血容量、心功能与血管张力的综合情况。

适应证:急性循环衰竭患者;休克或严重创伤需要病情监测或大量输液时;危重病人或体外循环手术时。

测压方法:①中心静脉穿刺成功后,静脉导管用三通与输液器以及测压管相连。平卧位时,将测压管零点与患者第4肋间腋中线平行;侧卧位时,将测压管零点与患者胸骨旁右侧第2肋间隙平行。②测压时,先将测压管充满液体,然后夹住输液器,当测压管水柱下降至停止的液柱高度,即为中心静脉压,用厘米水柱表示。观察后,将测压管关闭,开放输液器,以保持静脉输液。

注意事项:①穿刺或切开处局部感染、凝血机制障碍者禁用。②测压管0点必须与右心房中部在同一水平,体位变动时应重新调整两者关系。③导管应保持通畅,否则会影响测压结果。

四、综合实验与思考

1. 患者,男,32岁,货车司机。因车祸致左下肢骨折,由急诊入院,现患者神志清楚,情绪烦躁不安,护士对其进行生命体征测量。请问:

(1)患者进行生命体征检查目的是什么?

(2)该患者生命体征测量操作中需注意什么?

2. 患者,女,67岁。1年前无明显诱因出现头晕,伴一过性黑蒙,遂至当地医院就诊,建议患者行永久性起搏植入术(具体诊断治疗过程不详),患者及家属未重视,予以拒绝。3天前,患者头晕症状加重,伴有黑蒙、下肢无力,为求进一步治疗,收住入院。请问:

(1)若男护士为其做心电图,需注意什么?

(2)该患者心电图检查结果提示为三度房室传导阻滞,典型图形表现如何?

3. 患者,男,65岁。劳累性胸骨后疼痛反复发作2年,每2~3个月发作1次,每次发作时间3~5分钟,休息或舌下含服硝酸甘油0.5mg后立即缓解。1小时前饱餐后突感左前胸部压榨样剧痛,向左前臂放射,有恐惧、濒死感,舌下含服硝酸甘油0.5mg疼痛未缓解。身体评估:T 36.5℃,P 98次/分,R 18次/分,BP 152/96mmHg,平卧位,意识清楚,表情痛苦,面色苍白,冷汗,烦躁不安。肺部未闻干湿啰音。心率98次/分,律齐,心音低钝。请问:

(1)为该患者实施生命体征检查应注意什么?

（2）该患者为急性广泛前壁心肌梗死，典型心电图表现如何？

（3）患者因病情需要进行心电监护，五电极导联部位的具体定位在哪？

（4）心电监护仪使用后保养需注意什么？

学习小结

1. 学习内容

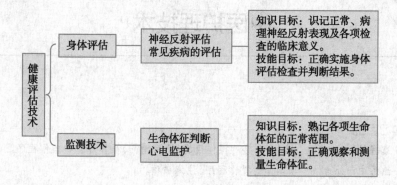

2. 学习方法

（1）学生互相充当患者实施神经反射评估及头、颈、胸、腹部位的评估。

（2）准备心电监护仪或心电图机，学生分组在真人身上安装仪器并测试。

（3）医院门诊、心电图室见习身体评估及心电图监测。

（王丹文）

笔记

第四章

中医护理技术

 学习目的

1. 掌握针刺法、灸法、推拿、刮痧的操作目的、适用指征、操作资源和操作程序。

2. 熟悉中药外治法各项操作的操作程序、注意事项。

3. 了解常用传统保健运动的动作要领。

学习要点

1. 中医针刺法、灸法、推拿、刮痧、拔罐法。

2. 中药外治法。

3. 传统保健运动。

第一节　针灸与推拿

 学习基础

熟悉中医基本理论；熟悉部分针刺手法，经络的分布和针刺配穴的原则；熟悉部分推拿手法、常用腧穴等相关知识。

　　针灸是一种中国特有的治疗疾病的手段，于患者身体的一定部位用针刺入，达到刺激神经并引起局部反应，或用火的温热刺激烧灼局部，以达到治病的目的。前一种称作针法，后一种称作灸法，统称针灸疗法。

　　推拿又有"按跷""跷引""案杌"诸称号。推拿，为一种非药物的自然疗法、物理疗法。通常是指术者运用自己的双手作用于患者的体表、受伤的部位、特定的腧穴、疼痛的地方，并运用推、拿、按、摩、揉、捏、点、拍等形式多样的手法，以达到疏通经络、推行气血、扶伤止痛、祛邪扶正、调和阴阳的疗效。

一、针刺法

 案例导入

张女士,53 岁。因头晕、头痛于门诊入院。患者诉头昏、头重、头皮局部麻木反复发作 8 年余,晨起稍好转,午后明显加重。工作繁重和情绪波动时症状加重,与天气变化无明显关系,休息可缓解。睡眠差,正常作息下难入睡,多梦,易醒。纳差,舌淡,苔薄白,脉细弱。二便正常。头颅 CT 检查无异常。予以改善睡眠、抗焦虑等治疗,并配合针灸、耳穴贴压治疗。

针刺风府、天柱、神门等穴位治疗,改善局部血运和营养状态,调畅经络,改善睡眠、头昏、头重等症状。

耳穴贴压神门、屏间、内分泌、皮质下等穴,以宁心安神、定志,改善睡眠。

运用针刺法治疗疾病,在我国历史悠久。古代以砭石刺病的方法称为"砭刺",是针刺治病的前身,《内经》总结了上古以来的针刺方法,随着时代的发展,针刺用具不断改进,针刺方法日趋增多,现临床常用的针具有毫针、三棱针、皮肤针、皮内针、火针、锃针、圆利针等。还有一种芒针,又称长针,是毫针长度的延长,同属于毫针类。

实验 1 毫针刺法

针刺疗法是以中医理论为指导,运用各种不同的针具刺入腧穴,刺激腧穴、经络,以达到防治疾病的方法,又称针法、刺法。毫针刺法指利用毫针刺入或刺激腧穴经络以防治疾病的方法,包括持针法、进针法、行针法、补泻法、留针法、出针法等。

【目的】

1. 刺激人体腧穴,调整脏腑功能。

2. 调和阴阳,疏通经络,行气活血,扶正祛邪。

【适用指征】

1. 各种痛证 如头痛、胁痛、胃脘痛、腹痛、痛经、腰痛、牙痛、咽喉肿痛等。

2. 内科病证 如中风、感冒、中暑、咳嗽、呃逆、呕吐、泄泻、痢疾、不寐、心悸、眩晕等。

3. 外科病证 如丹毒、痄腮、乳痈、肠痈、扭伤、落枕等。

4. 妇科病证 如月经不调、经闭、崩漏、滞产、回乳、胎位不正等。

5. 儿科病证 如小儿积疳、腹泻、惊风、遗尿等。

【操作资源】

1. 物品 治疗盘、75% 乙醇、棉签、无菌毫针盒(内备各种毫针)或一次性针、干棉球、纱布、镊子及清洁弯盘、必要时备屏风。

2. 环境与设施 环境宽敞明亮。

【操作程序】

1. 核对医嘱,评估患者,做好解释,注意保暖。

2. 备齐用物,携至床旁,根据针刺部位,协助患者取适宜的体位,充分暴露患处,必要时屏风遮挡患者。

3. 拇指循经按压腧穴,询问患者感觉,以确定穴位。

4. 用 75% 乙醇消毒局部皮肤,术者消毒手指。

5. 选用型号适当的毫针,检查针柄、针体是否完好。根据针刺部位选择正确的进针方法。

6. 运用提插或捻转等手法使患者产生酸、麻、重、胀感并向远端扩散,即为"得气",并根据病情运用补泻手法,达最佳针感后留针 10～20 分钟(图 4-1)。

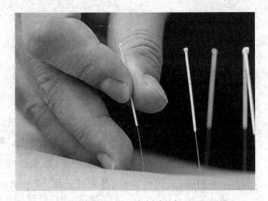

图 4-1　毫针刺法

7. 观察有无晕针、弯针、折针以及有无血肿、气胸等,并给予及时处理。

8. 为患者取适宜体位,充分暴露进针部位,注意保暖,留针时可盖毛毯或棉被于支被架上,并嘱患者不要随意变动体位,以免弯针或折针。

9. 遵医嘱留针到一定时间后起针。先用左手拇、食指夹持干棉球按住针孔周围皮肤,右手轻微捻针,缓缓退至皮下,再迅速拔出,切不可强行拔出,否则会造成出血或痛感。面部等血管丰富部位,取针后用干棉球按压片刻,以免皮下血肿。取针时核对留针穴位及针数,以免将针遗落在患者身上。

10. 操作完毕,协助患者着衣,取舒适体位,整理床单位。

11. 清理用物,洗手,记录治疗穴位名称、时间、疗效、反应并签名。

【注意事项】

1. 严格掌握禁忌证　操作前评估患者有无禁忌证(表 4-1),发现不良反应及时处理和报告。

表 4-1　毫针刺法禁忌表

禁忌证	原因
孕妇的少腹部、腰骶部、会阴部及针刺后会产生较强针感的穴位(如合谷、足三里、风池、环跳、三阴交、血海等),禁止针刺	避免局部刺激引起流产
月经期禁止针刺	避免引起崩漏
小儿囟门未闭时头顶部禁止针刺	避免损伤脑部
患有严重的过敏性、感染性皮肤病者	避免发生化脓性感染
对于儿童、破伤风、癫痫发作期、躁狂型精神分裂症发作期等,针刺时不宜留针	避免针断于体内
重要脏器所在处,如胁肋部、背部、肾区、肝区不宜直刺、深刺;大血管走行处及皮下静脉部位的腧穴如需针刺时,则应避开血管,使针斜刺入穴位	避免伤及重要脏器和大血管
患者在过度饥饿、暴饮暴食、醉酒后及精神过度紧张时,禁止针刺	避免晕针反应
有出血性倾向者	避免引发出血

2. 在针刺治疗过程中,由于患者没有心理准备等多种原因,可能出现如下异常情况,应采取措施预防,一旦发生针刺意外要及时处理。

(1) 晕针:晕针是针刺治疗中较常见的异常情况,主要由于患者没有心理准备、对针刺过度紧张、在针刺前处于饥饿、劳累等虚弱状态,或患者体位不舒适,术者针刺手法不熟练等。①预防：针刺前应先与患者交代针刺疗法的作用，可能出现的针感，消除患者的恐惧心理。对于过度饥饿，体质过度虚弱者，应先饮少量水后再行针刺；对于刚从事重体力劳动者，休息片刻后才进行。②处理措施：如患者在针刺或留针过程中突然出现头晕、恶心、心慌、面色苍白、出冷汗等表现，此时应立即停止针刺，给患者平卧休息，饮少量温开水，周围环境应避免嘈杂。若症状较重，则可针刺人中、内关、足三里、素髎等穴，促其恢复。经上述方法处理后不见好转并出现心跳无力，呼吸微弱，脉搏细弱，应采取相应急救措施。

（2）滞针：在针刺行针及起针时，术者手上对在穴位内的针体有涩滞、牵拉、包裹的感觉称滞针。滞针使针体不易被提插、捻转，不易起针。滞针的主要原因是针刺手法不当，使患者的针刺部位发生肌肉强直性收缩，致肌纤维缠裹在针体上。①预防：针刺前应向患者做好解释工作，使患者在针刺时不紧张，并在针刺前将针体擦净，不可使用针体不光滑，甚至有锈斑或者弯曲的毫针。另外，在行针时应注意不要大幅度向单方向捻转针体。②处理措施：针刺时一旦出现局部肌肉挛缩造成体位移动时，应注意术者手不能离开针柄，此时可用左手按摩针刺部位，缓慢使患者恢复原来体位，轻捻针体同时向外起针，不得留针。出现滞针后，不能强行行针、起针。嘱患者放松，并用手按摩针刺部位，使局部肌肉松弛。然后，轻缓向初时行针相反方向捻转，提动针体，缓慢将针起出。

（3）弯针：针刺在穴位中的针体，于皮下或在皮外发生弯曲，称弯针。在皮外的弯针多是由于留针被其他物体压弯、扭弯。起针时应注意用手或镊子持住弯针曲角以下的针体，缓慢将针起出。发生在皮下的弯针，是由于患者在留针或行针时变动体位，或肌肉发生挛缩，致使针刺在关节腔内、骨缝中、两组反向收缩的肌群中的针体发生弯曲。还有由于选穴不准确，手法过重、过猛，使针刺在骨组织上也会发生针尖弯曲或针尖弯成钩状。①预防：针刺前应先使患者取舒适体位，全身放松。留针时，针柄上方不要覆盖过重的衣物，不要碰撞针柄，嘱患者留针期间不得变动体位或旋转、屈伸肢体。②处理措施：起针时若发现在皮下的弯针，应先让患者将变动的肢体缓慢恢复到原来进针时姿态，并在针刺穴位旁适当按摩，同时用右手捏住针柄做试探性、小幅度捻转，找到针体弯曲的方向后，顺着针体弯曲的方向起针、若针尖部弯曲，应注意一边小幅度捻转，一边慢慢提针，同时按摩针刺部位，减少疼痛。切忌强行起针，以免勾撕肌肉纤维或发生断针。

（4）断针：针体部分或全部折断在针刺穴位内，称为断针。常见原因是由于针根部锈蚀，在针刺时折断。如果自针根部折断时，部分针体仍暴露在皮肤外，可立即用手或镊子起出残针。另一个原因是因滞针、弯针处理不当或强行起针，造成部分针体断在皮下或肌肉组织中。①预防：应注意在针刺前仔细检查针具，不使用针柄松动、针根部有锈斑、针体曾有硬性弯曲的针。针刺时，切忌用力过猛。留针期间嘱患者不应随意变动体位，当发生滞针、弯针时，应及时正确处理。②处理措施：此时让患者肢体放松，不得移动体位，对于皮下断针，可用左手拇指、食指垂直下压针孔旁的软组织，使皮下断针的残端退出针孔外，右手持镊子捏住断针残端起出断针。若针体折断在较深的部位时，则需借助于X线定位，手术取针。

（5）血肿：取针后，在针刺部位引起皮下出血，皮肤隆起，称皮下血肿。①预防：针刺前应仔细检查针具，针尖有钩的不能使用。针刺时一定要注意仔细察看皮下血

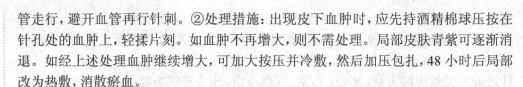

管走行，避开血管再行针刺。②处理措施：出现皮下血肿时，应先持酒精棉球压按在针孔处的血肿上，轻揉片刻。如血肿不再增大，则不需处理。局部皮肤青紫可逐渐消退。如经上述处理血肿继续增大，可加大按压并冷敷，然后加压包扎，48小时后局部改为热敷，消散瘀血。

3. 毫针进针后，为了使患者产生针刺感应，或进一步调整针感的强弱，以及使针感向某一方向扩散、传导而采取的操作方法，称为"行针"，亦称"运针"。行针手法包括基本手法和辅助手法两类。

（1）基本手法：行针的基本手法是毫针刺法的基本动作，从古至今临床常用的主要有提插法和捻转法两种。两种基本手法临床施术时既可单独应用，又可配合应用。

提插法：即将针刺入腧穴一定深度后，施以上提下插动作的操作手法。这种使针由浅层向下刺入深层的操作谓之插，从深层向上引退至浅层的操作谓之提，如此反复地上下呈纵向运动的行针手法，即为提插法。对于提插幅度的大小、频率的快慢和操作时间的长短，应根据患者的体质、病情、腧穴部位和针刺目的等而灵活掌握。使用提插法时的指力要均匀一致，幅度不宜过大，一般以3～5分钟为宜，频率不宜过快，每分钟60次左右，保持针身垂直，不改变针刺角度、方向和深度。通常认为行针时提插的幅度大，频率快，刺激量就大；反之，提插的幅度小，频率慢，刺激量就小。

捻转法：即将针刺入腧穴一定深度后，施以向前向后捻转动作的操作手法。这种使针在腧穴内反复前后来回的旋转行针手法，即为捻转法。捻转角度的大小、频率的快慢、时间的长短等，需根据患者的体质、病情、腧穴部位、针刺目的等具体情况而定。使用捻转法时，指力要均匀，角度要适当，一般应掌握在180°～360°，不能单向捻针，否则针身易被肌纤维等缠绕，引起局部疼痛和导致滞针而出针困难。一般认为捻转角度大，频率快，其刺激量就大；捻转角度小，频率慢，其刺激量则小。

（2）辅助手法：行针的辅助手法，是行针基本手法的补充，是为了促使针后得气和加强针刺感应的操作手法。临床常用的行针辅助手法有下列几种。

循法：针刺不得气时，可以用循法催气。其法是术者用指顺着经脉的循行径路，在腧穴的上下部轻柔地循按。

弹法：针刺后在留针过程中，以手指轻弹针尾或针柄，使针体微微振动，以加强针感，助气运行。本法有催气、行气的作用。

刮法：毫针刺入一定深度后，经气未至，以拇指或示指的指腹抵住针尾，用拇指、示指或中指指甲，由下而上频频刮动针柄，促使得气。本法在针刺不得气时用之可以激发经气，如已得气者可以加强针刺感应的传导与扩散。

摇法：针刺入一定深度后，手持针柄，将针轻轻摇动，以行经气。摇法有二，一是直立针身而摇，以加强得气感应；二是卧倒针身而摇，使经气向一定方向传导。

飞法：进针后不得气者，用右手拇、示两指执持针柄，细细捻搓数次，然后张开两指，一搓一放，反复数次，状如飞鸟展翅，故称"飞"。本法的作用在于催气、行气，并使针刺感应增强。

震颤法：针刺入一定深度后，右手持针柄，用小幅度、快频率的提插、捻转手法，使针身轻微震颤。本法可促使针下得气，增强针刺感应。

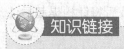

针灸疗法的广泛性

针灸治疗具备疗效好、副作用小、消费低等优势,被世界各国人民渐渐认知。在临床研究方面,用针灸治疗或辅助治疗疑难病也渐显苗头,如火针治疗慢性骨髓炎、舌针治疗脑性瘫痪、帕金森病等。

实验 2 穴 位 注 射

穴位注射又称水针,是中医的一种医治方法,主要是将药液注射至相关的穴位、压痛点及反应点,再通过针具对穴位的刺激以产生效应,达到治疗疾病的一种方法。通过针刺的机械刺激和药物的药理作用,刺激经络穴位以调整和改善机体机能和病变组织的病理状态,使体内的气血畅通,生理功能恢复正常,从而达到治愈疾病的目的。由于本法兼具针刺和药物的双重作用,因而疗效显著。

【目的】

1. 改善腧穴局部血液循环,使经气流畅、代谢增加、营养加强。

2. 组织修复,疾病治疗。

【适用指征】

1. 运动系统疾病 如痹证(肩周炎、风湿性关节炎)、腰腿痛(腰肌劳损、骨质增生、椎间盘突出)、扭伤等。

2. 神经系统疾病 如头痛、不寐、口眼歪斜、痿证、三叉神经痛、坐骨神经痛、肋间神经痛、癫狂痫证等。

3. 消化系统疾病 如胃痛(胃下垂、溃疡病、胃肠神经官能症)、腹泻、痢疾等。

4. 呼吸系统疾病 如咳嗽(急慢性支气管炎、上呼吸道感染)、哮喘、肺痨等。

5. 心血管疾病 如心悸(心动过速)、心痛(冠心病、心绞痛)、高血压等。

6. 五官科疾病 如咽喉肿痛、目赤肿痛、中耳炎、鼻炎等。

7. 妇产科、小儿科疾病 如阴挺、催产、小儿肺炎、小儿腹泻等。

【操作资源】

1. 物品 治疗盘、安尔碘、无菌棉签、快速手消毒液、污物缸、利器盒、根据需要备注射器 2～3 支,按医嘱备药物并核对正确,抽吸药液置于无菌有盖方盘,肾上腺素1 支。

2. 环境与设施 环境宽敞明亮。

【操作程序】

1. 核对医嘱,评估患者,做好解释,注意保暖。

2. 备齐用物,携至床旁,根据治疗部位,协助患者取适宜的体位,充分暴露患处,必要时屏风遮挡患者。

3. 按医嘱正确取穴(询问有无酸、麻、胀感)并做出标记。

4. 手消,用安尔碘棉签消毒注射部位,由内向外,直径大于 5cm。

5. 再次核对,注射器排尽空气后一手拇指及食(中)指绷紧局部皮肤,另一只手持注射器,针尖对准穴位,迅速刺入皮下上下提插并询问是否有酸、麻、胀感,得气后,回抽无血,将药液注入,如所用药液较多,可于推入部分药液后将针稍提起后注入余药,若患者有触电感,应立即退针,改换角度进针(图4-2)。

6. 观察是否有晕针及其他不良反应,如有无弯针、折针等。

7. 起针后用无菌干棉球按压针孔。

8. 操作完毕,协助患者着衣,取舒适体位,整理床单位。

9. 清理用物,洗手,记录穴位注射的药物、剂量、穴位名称、时间、疗效、反应并签名。

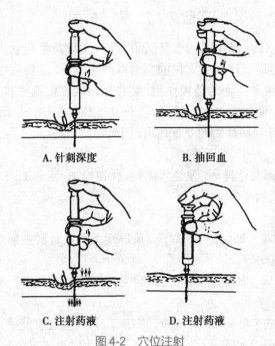

A. 针刺深度   B. 抽回血

C. 注射药液   D. 注射药液

图4-2 穴位注射

【注意事项】

1. 严格掌握禁忌证 操作前评估患者有无禁忌证(表4-2),发现不良反应及时处理和报告。

表4-2 穴位注射禁忌表

禁忌证	原因
孕妇不宜在腰骶部及下腹部注射	避免引起流产
酒后、饭后以及强力劳动时不可立即行穴位注射	避免引起休克
年老体弱及初次接受治疗者,最好取卧位,注射部位不宜过多,药量也可酌情减少	避免引起晕针
在主要神经干通过的部位做穴位注射时,应注意避开神经干	避免损伤神经
某类药物过敏者	避免过敏反应
不宜在表皮破损区针刺、注射	避免引起深部感染

2. 穴位注射的用药剂量决定于注射部位及药物的性质和浓度。

耳穴每穴注射 0.1ml;面部每穴注射 0.3~0.5ml;四肢部每穴注射 1~2ml;胸背部每穴注射 0.5~1ml;腰臀部每穴注射 2~5ml;肌肉丰厚处甚至可达 10~20ml;中

药注射液的穴位注射常规剂量为 1～4ml；刺激性较大的药物和特异性药物行小剂量穴位注射。

3．根据穴位所在部位与病变组织的不同要求，确定针刺角度和注射的深浅。

（1）头面及四肢远端等皮肉浅薄处的穴位多浅刺；腰部和四肢肌肉丰厚部位的穴位可深刺；三叉神经痛于面部有触痛点，可在皮内注射成一"皮丘"；腰肌劳损的部位多较深，故宜适当深刺注射。

（2）穴需精简，一般以 2～4 穴为宜，选择肌肉较丰满处的穴位为佳，也可选择阿是穴。穴位应交替轮换，一穴不宜连续注射。

4．告知患者配合情况。

（1）行穴位注射时，应该向患者说明本疗法的特点和注射后的正常反应。如注射局部出现酸胀感、4～8 小时内局部有轻度不适，或不适感持续较长时间，但是一般不超过 1 天。

（2）凡能引起过敏反应的药物，必须先做皮试，阳性反应者不可使用。副作用较强的药物，使用亦当谨慎。

实验 3　耳穴贴压技术

耳穴贴压是采用王不留行籽、莱菔子等丸状物刺激耳廓上的穴位或反应点，给予适度的揉、按、捏、压，使其产生酸、麻、胀、痛等刺激感应，以达到治疗目的的一种外治疗法，此疗法通过经络传导，调整脏腑气血功能，促进机体的阴阳平衡，达到防治疾病、改善症状的目的。

【目的】

1．调节神经平衡，镇静止痛，脱敏止痒。

2．疏通经络，调和气血，补肾健脾。

【适用指征】

1．疼痛性疾病　如各种扭挫伤、头痛和神经性疼痛等。

2．炎性疾病及传染病　如急慢性结肠炎、牙周炎、咽喉炎、扁桃体炎、胆囊炎、流感、百日咳、细菌性痢疾、腮腺炎等。

3．功能紊乱性疾病　如胃肠神经官能症、心脏神经官能症、心律不齐、高血压、多汗症、月经不调、神经衰弱、癔症等。

4．过敏及变态反应性疾病　如荨麻疹、哮喘、过敏性鼻炎、过敏性结肠炎、过敏性紫癜等。

5．内分泌代谢紊乱性疾病　如甲状腺功能亢进或减退、糖尿病、肥胖症、更年期综合征等。

【操作资源】

1．物品　治疗盘、王不留行籽或莱菔子等丸状物（或耳豆板）、胶布、75% 乙醇、棉签、探棒、止血钳或镊子、弯盘、污物缸。

2．环境与设施　环境宽敞明亮。

【操作程序】

1．核对医嘱，评估患者，做好解释。

2．备齐用物，携至床旁。

3．协助患者取舒适体位。

4．遵医嘱，探查耳穴敏感点，确定贴压部位。

5．75%乙醇自上而下、由内到外、从前到后消毒耳部皮肤。

6．选用质硬而光滑的王不留行籽或莱菔籽等丸状物黏附在 0.7cm×0.7cm 大小的胶布中央，用止血钳或镊子夹住，贴敷于选好耳穴的部位上（图4-3）。

7．贴压部位给予适当按压（揉）。观察患者局部皮肤，询问有无不适感。

8．操作完毕，再次核对医嘱，告知患者注意事项。

9．取舒适体位，整理床单位。

10．整理用物，洗手，做好相关护理记录。

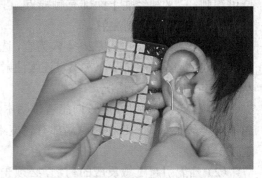

图4-3　耳穴贴压

【注意事项】

1．严格掌握禁忌证　操作前评估患者有无禁忌证（表4-3），发现不良反应及时处理和报告。

表4-3　耳穴贴压禁忌表

禁忌证	原因
耳廓局部有炎症、冻疮或表面皮肤有溃破者不宜进行耳穴贴压	避免发生化脓性感染
有习惯性流产史的孕妇不宜进行耳穴贴压	避免局部刺激引起流产
严重贫血、过度疲劳、精神高度紧张者慎用或暂不用耳穴贴压	避免引起其他不良反应
皮肤过敏者，胶布、酒精过敏者	避免过敏反应

2．观察患者贴压部位情况

（1）严密消毒，预防皮肤感染。

（2）留置期间应防止胶布脱落或污染。

（3）对普通胶布过敏者改用脱敏胶布。

（4）患者侧卧位耳部感觉不适时，护士可将胶布放松或移动位置即可。

3．治疗或缓解不同的疾病症状时，其证型、体质不同耳穴贴压的按（揉）手法也应有所区别。主要方法如下：

（1）对压法：用食指和拇指的指腹置于患者耳廓的正面和背面，相对按压，至出现酸、麻、胀、痛等感觉，食指和拇指可边压边左右移动，或做圆形移动，一旦找到敏感点，则持续对压 20～30 秒。本法属泻法，适用于实证、热证及年轻体壮者。对内脏痉挛性疼痛、躯体疼痛有较好的镇痛作用。

（2）直压法：用指尖垂直按压耳穴，至患者产生胀痛感，持续按压 20～30 秒，间隔少许，重复按压，每穴按压 4～6 次。此法仍属泻法，适应证与对压法相同。

（3）点压法：用指尖一压一松地按压耳穴。每次间隔 0.5 秒。本法以患者感到胀而略沉重刺痛为宜，用力不宜过重。本法属补法，适用于各种虚证、久病体弱，年老体衰及耳穴敏感者。

（4）轻柔按摩法：用指腹将贴压的药丸压实贴紧，然后按顺时针方向轻轻按压并旋转,以患者出现酸胀、胀痛或轻微刺痛为度。此法若用力轻微属补法,具有补虚的作用,适用于久病体衰、年老体弱及疼痛敏感者;若用力适中,属平补平泻法,是最常用的一种手法。

4. 告知患者配合情况。

(1) 保持局部皮肤清洁、干燥,预防皮肤感染。若出现胶布松动、脱落或污染及时更换。

(2) 嘱患者贴压期间用手按压刺激耳穴(每日 2~3 次,每次 1~2 分钟)以增强疗效。

5. 耳穴贴压每次选择一侧耳穴,双侧耳穴轮流使用。每次可留置 3~7 天。

 知识链接

耳穴贴压疗辅助治疗

耳穴贴压疗法具有多种特色,治疗病症亦较为广泛,尤其是对于青少年近视、弱视以及失眠、月经不调等有较好的疗效,与其他治疗方法相比,各有千秋,互有长短。在临床上,应根据情况与其他治疗方法相结合,可取得相辅相成、相得益彰之功效。

二、灸法

 案例导入

患者,男,40 岁。因右膝关节间断疼痛 6 年,加重 2 天,门诊以膝痹收入院。患者自述 6 年前无明显诱因出现右膝关节疼痛,自行休息或者服止痛药后缓解。入院症见:右侧膝关节疼痛,酸楚不适,痛有定处,屈伸不利,困重如裹,疼痛评分为 5 分,中度疼痛。纳可,夜寐欠安,二便调,舌红,苔黄腻,脉濡缓。X 线检查提示右膝关节间隙存在,间隆突显示变尖。中医诊断膝痹——着痹。治疗以除湿通络,活血化瘀,温经止痛,驱风散寒除湿为原则。给予温和灸膝关节以温经通络、止痛、祛风散寒。温和灸治疗 3 天后疼痛明显好转,疼痛评分为 2 分。艾灸对于缓解疼痛有较好的作用。

灸,烧灼之意。灸法是指用某些燃烧材料熏灼或温熨体表的一定部位,借灸火的热力和药物的作用,通过刺激经络腧穴达到温经通络、活血行气、散寒祛湿、消肿散结、回阳救逆及预防保健的作用。《医学入门》说:"凡病药之不及,针之不到,必须灸之。"施灸的材料很多,但以艾叶制成的艾绒为主。因其味苦,辛温无毒,能灸百病。根据艾灸的操作方法不同,艾灸分为直接灸和间接灸,而间接灸又可分为隔物灸和悬灸。

实验 4 悬 灸

悬灸即为悬空施灸,即将艾条悬空,离开皮肤一定距离施灸,这是一种不用针、无接触、无伤害、无副作用,具有几千年历史的绿色古老养生项目。男女老少皆可通过悬灸进行养生保健、养颜驻容。根据操作方法不同,又分为温和灸、雀啄灸和回旋灸。

【目的】

1. 遵医嘱选择穴位，解除或缓解各种虚寒性病症的临床症状。

2. 通过运用温经通络、调和气血、消肿散结、祛风散寒、回阳救逆等方法，以达到防病保健、治疗强身的目的。

【适用指征】

慢性虚弱性疾病以及风寒湿邪为患的病证，如久泻、久痢、久疟、痰饮、水肿、寒哮、阳痿、遗尿、疝气、脱肛、痿痹、腹痛、胃痛、妇女气虚血崩、老人阳虚多尿，以及虚脱急救等。

【操作资源】

治疗盘、治疗巾、无菌纱布、艾条或艾炷、火柴、弯盘、小口瓶、必要时备浴巾及屏风等。

【操作程序】

1. 核对医嘱，备齐用物，携至床旁，做好解释，核对医嘱。

2. 取合理体位，暴露施灸部位，注意保暖。必要时屏风遮挡。

3. 根据医嘱，实施相应的灸法。

（1）温和灸：将艾条的一端点燃，对准施灸腧穴或患处，约距皮肤 2～3cm，进行熏烤，使患者局部有温热感而不灼痛感为宜。一般每穴灸 10～15 分钟，至皮肤红晕为度（图 4-4）。

（2）雀啄灸：施灸时，艾灸条点燃的一端与施灸部位的皮肤并不固定在一定的距离，而是像鸟雀啄食一般，一上一下或一左一右活动地施灸（图 4-5）。

（3）回旋灸：施灸时，艾条点燃的一端

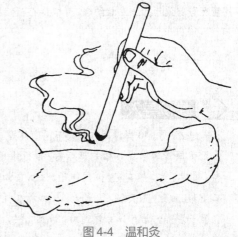

图 4-4　温和灸

与施灸部位的皮肤虽保持一定的距离，但不固定，而是向左右方向移动或反复旋转地施灸（图 4-6）。

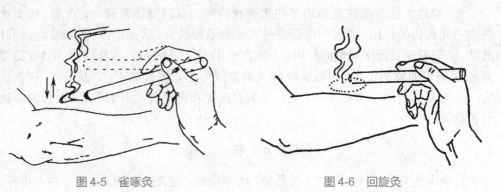

图 4-5　雀啄灸　　　　　　　　　　　　　　图 4-6　回旋灸

1. 在施灸过程中，随时询问患者有无灼痛感，调整距离，防止烧伤。观察病情变化及有无不适。

2. 施灸中应及时将艾灰弹入弯盘,防止灼伤皮肤。

3. 施灸完毕,立即将艾条插入小口瓶,熄灭艾火。

4. 清洁局部皮肤,协助患者衣着,安置舒适卧位,酌情开窗通风。

5. 再次核对,清理用物,洗手,做好记录并签名。

【注意事项】

1. 严格掌握禁忌证　操作前评估患者有无禁忌证(表4-4),发现不良反应及时处理并报告。

表4-4　悬灸禁忌表

禁忌证	原因
凡属实热证或阴虚发热、邪热内炽等证,如高热、高血压危象、肺结核晚期、大量咯血、呕吐、严重贫血、急性传染性疾病、皮肤痈疽疔疖并有发热者	避免加重病情
器质性心脏病伴心功能不全,精神分裂症,孕妇的腹部和腰骶部	避免诱发疾病 避免引起流产
颜面部、颈部及大血管走行的体表区域、黏膜附近	避免发泡遗留瘢痕,影响容貌和活动力

2. 施灸部位,宜先上后下,先灸头顶、胸背,后灸腹部、四肢。

3. 采用艾炷灸时,针柄上的艾绒团必须捻紧,防止艾灰脱落灼伤皮肤或烧毁衣物。

4. 施灸后局部皮肤出现微红灼热,属于正常现象。如灸后出现小水疱时,无需处理,可自行吸收。如水疱较大时,可用无菌注射器抽去疱内液体,覆盖消毒纱布,保持干燥,防止感染。

5. 施灸后的艾条,应装入小口瓶充分熄灭,以防复燃,发生火灾。

 知识链接

艾灸与足三里

　　相传日本德川幕府时代江户有一老寿星名为万兵虚度174岁,其妻173岁,其子153岁,个个精神抖擞,健步如飞。问其长生之术,答曰:祖传每月初八连续灸足三里穴,始终不渝,仅此而已。在气候寒冷的日本北部,人人都喜欢灸足三里作为补身长寿之术,有“勿以不灸足三里者为伍”和“不灸足三里勿作旅人”的说法。其实唐代名医孙思邈就提出:“若要安,三里常不干”,其本人就经常灸足三里,活至102岁。

实验 5　隔　物　灸

隔物灸,又称间接灸,即在艾炷与皮肤之间隔上某种药物而施灸的一种方法。根据不同的病症选用不同的间隔物,如隔姜灸、隔蒜灸、隔盐灸等。

【目的】

用艾绒或其他药物放置在体表的腧穴上烧灼、温熨等,借灸火的温和热力以及药物的作用,通过经络的传导,起到温通气血,扶正祛邪,达到治疗疾病和预防保健的作用。

【适用指征】

1. 骨质增生、颈椎病、风湿、类风湿关节炎、腰椎疼痛、腰肌劳损、肩周炎、痛经、软组织挫伤疼痛等。

2. 功能减退、免疫力下降的慢性疾病。

3. 慢性胃肠炎、慢性前列腺炎、附件炎、耳鸣、高血压、体虚易感冒、蝴蝶斑、顽固性口腔溃疡等。

【操作资源】

治疗盘、治疗巾、无菌纱布、艾炷、间隔药物(姜片、蒜片、盐等)、火柴、弯盘、镊子、必要时准备浴巾及屏风等。

【操作程序】

1. 核对医嘱,备齐用物,携至床旁,做好解释,取得患者的配合。

2. 协助取合适体位,暴露施灸部位,定穴,注意保暖。

3. 操作步骤

(1)隔姜灸:将鲜生姜切成直径大小约 2~3cm、厚约 0.2~0.3cm 的薄片,中间用针刺数孔,然后将姜片置于应灸腧穴部位或患处,再将艾炷放姜片上面点燃施灸。当艾炷燃尽,易炷再灸,直至灸完规定的壮数。

(2)隔蒜灸:将鲜大蒜切成厚约 0.2~0.3cm 的薄片,中间用针刺数孔(捣蒜如泥亦可),置于应灸腧穴或患处,然后将艾炷放在蒜片上点燃施灸。待艾炷燃尽,易炷再灸,直至灸完规定的壮数。

(3)隔盐灸:用纯净干燥的食盐填敷于应灸腧穴部位或患处,然后将艾炷放在食盐上点燃施灸。待艾炷燃尽,易炷再灸,直至灸完规定的壮数。

4. 艾炷燃烧时,应认真观察,防止艾灰脱落,以免灼伤皮肤或烧坏衣物等。

5. 施灸完毕,清洁局部皮肤,协助患者衣着,整理床单元,安置舒适体位,酌情通风。

6. 清理用物,洗手,再次核对,做好记录并签名。

【注意事项】

1. 严格掌握禁忌证 操作前评估患者有无禁忌证(表4-5),发现不良反应及时处理并报告。

表4-5 隔物灸禁忌表

禁忌证	原因
凡属实热证或阴虚发热、邪热内炽等证,如高热、高血压危象、肺结核晚期、大量咯血、呕吐、严重贫血、急性传染性疾病、皮肤痈疖并有发热者	避免加重病情
器质性心脏病伴心功能不全,精神分裂症,孕妇的腹部和腰骶部	避免诱发疾病或局部刺激引起孕妇流产
颜面部、颈部及大血管走行的体表区域、黏膜附近	避免发泡遗留瘢痕,影响容貌和活动力

2. 艾绒团必须捻紧,防止艾灰脱落烫伤皮肤或烧坏衣物。

3. 施灸后局部穿线微红灼热,属正常现象。如灸后出现小水疱,无需处理,可自

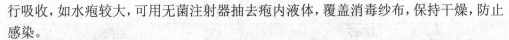

行吸收,如水疱较大,可用无菌注射器抽去疱内液体,覆盖消毒纱布,保持干燥,防止感染。

4. 熄灭后的艾炷,应装入小口瓶内,以防复燃,发生火灾。

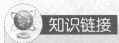 知识链接

隔物灸的历史

隔物灸临床应用已有数千年的历史,比较典型的有"炼脐"或者"蒸脐",相传为史前彭祖所发明。古代的隔物灸系将纯天然名贵中药材研末,置于肚脐或者相关穴位上,四周以面粉团围住,以防泄气,将穿有小孔的槐树皮或者生姜片置于其上,再将枣核大小的艾炷9~12壮置于槐树皮或者生姜片上,点燃施灸。一般需要数百甚至上千壮,耗时3~6小时。作为强壮保健、抗衰老之用,必须常年温灸,持之以恒,故称为"炼脐"或者"蒸脐"。相传发明"炼脐"的彭祖和进一步发展"蒸脐"的孙思邈,均超百岁,度天年乃去。孙思邈的《千金翼方》是在其百岁以后才完成的,思路敏捷,老而不衰,由此可见一斑。

实验6 麦 粒 灸

麦粒灸,即用麦粒大小的艾炷施行的艾炷灸。

【目的】

用艾粒对施灸部位施灸,借灸火的温和热力,通过经络的传导,起到温通气血,扶正祛邪,达到治疗疾病和预防保健的作用。

【适用指征】

主要适用于虚、寒、痰、瘀等证,如风湿性关节炎、类风湿关节炎、颈肩腰腿痛、落枕、肩周炎、面瘫、痿证、头痛、经痛、月经不调、胃下垂、子宫脱垂、遗尿等证。

【操作资源】

治疗盘、治疗巾、无菌纱布、艾绒、火柴、弯盘、镊子、必要时准备浴巾及屏风等。

【操作程序】

1. 核对医嘱,备齐用物,携至床旁,做好解释,取得患者的配合。

2. 协助取合理体位,暴露施灸部位,注意保暖。

3. 选择油膏或凡士林涂于施灸部位,将艾炷置于穴位上,点燃艾炷尖端,待患者觉局部温热感明显时,用镊子取下未燃尽的艾炷。易炷再灸,直至灸完规定的壮数。

4. 在施灸过程中,随时询问患者有无灼痛感,调整距离,防止烧伤。观察病情变化及有无不适。

5. 施灸完毕,立即将艾炷扔入小口瓶,熄灭艾火。

6. 清洁局部皮肤,协助患者衣着,安置舒适卧位,酌情开窗通风。

7. 清理用物,洗手,再次核对,做好记录并签名。

【注意事项】

1. 严格掌握禁忌证 操作前评估患者有无禁忌证(表4-6),发现不良反应及时处理并报告。

 笔记

表 4-6　麦粒灸禁忌表

禁忌证	原因
凡属实热证或阴虚发热、邪热内炽等证，如高热、高血压危象、肺结核晚期、大量咯血、呕吐、严重贫血、急性传染性疾病、皮肤痈疽疔疖并有发热者	以免加重病情
器质性心脏病伴心功能不全，精神分裂症，孕妇的腹部和腰骶部	以免诱发疾病或局部刺激引起孕妇流产
颜面部、颈部及大血管走行的体表区域、黏膜附近	以免发泡遗留瘢痕，影响容貌和活动力

2. 艾绒团必须捻紧，防止艾灰脱落烫伤皮肤或烧坏衣物。

3. 施灸后局部穿线微红灼热，属正常现象。如灸后出现小水疱，无需处理，可自行吸收，如水疱较大，可用无菌注射器抽去疱内液体，覆盖消毒纱布，保持干燥，防止感染。

4. 熄灭后的艾炷，应装入小口瓶内，以防复燃，发生火灾。

三、推拿

 案例导入

> 患者，男，53岁，出租车司机。腰骶部胀痛、酸痛反复发作，疼痛可随气候变化或劳累程度而变化，休息后缓解，肌肉紧张，夜寐欠安，纳食可，二便正常。近日因劳累病情加重，X 线检查提示椎体骨质增生，其他无异常发现。中医辨证为寒湿瘀阻经络，血不荣筋，筋脉不舒，而致腰部筋挛疼痛。通过推拿治疗和辅助功能锻炼后，症状明显缓解。
>
> 推拿治疗可改善局部血液循环，缓解肌肉和关节紧张，缓解疼痛，消除疲劳。

推拿手法源于人类最初的本能动作，如摩擦取暖、抚按伤痛、母婴间抚摸及人体间相互触摸等。推拿疗法在我国历史悠久，它不但用于治疗，还广泛用于预防保健。《汉书·艺文志》《周礼》《史记》《金匮要略》等均已提到了推拿治疗。在发展过程中，我国的推拿法形成许多学术思想，其中"小儿推拿""正骨推拿""内功推拿""经穴按摩"等内容丰富，方法之多，应用之广为世界瞩目。

实验 7　经穴推拿疗法

经穴推拿是以气血阴阳、脏腑理论为理论基础，根据"体表 - 内脏相关"的理论，以经络学说为指导，依靠术者的手法作用于人体的局部或穴位上，通过点按经穴配合多种推拿手法（多以腹部穴位为主，也可针对不同疾病选用背部、四肢及头面的穴位），达到治病防病的一种外治方法。

【目的】

1. 刺激和调动机体的抗病能力。

2. 驱除病邪，舒筋活络，活血祛瘀，调整气血及内脏功能作用。

【适用指征】

1. 骨外科疾病　如颈椎病、落枕、腰椎间盘突出、肩周炎、软组织扭伤等。

2. 外科疾病　如术后肠粘连、慢性前列腺炎、慢性阑尾炎、下肢静脉曲张、乳痈等。

3. 内科疾病 如胃脘痛、头痛、失眠、感冒、久泻、中风后遗症、尿潴留等。

4. 妇科疾病 如月经失调、痛经、闭经、慢性盆腔炎、产后耻骨联合分离症等。

5. 儿科疾病 如小儿发热、腹泻、疳积、惊风、便秘、脱肛、肠套叠、哮喘、遗尿、夜啼、小儿麻痹后遗症等。

6. 五官科疾病 如鼻炎、耳聋、耳鸣、斜视、近视等。

【操作资源】

治疗盘、治疗巾、推拿介质、各种规格的软垫或大小不等的枕头、大毛巾、必要时备屏风。

【操作程序】

1. 核对医嘱，评估患者，做好解释，注意保暖。

2. 备齐用物，携至床旁，根据经穴推拿部位，协助患者取适宜的体位，充分暴露患处，必要时屏风遮挡患者。

3. 核对腧穴和推拿手法，根据手法需要在推拿部位皮肤涂以少许润滑剂，或铺上治疗巾，正确运用手法和选取穴位，操作时注意手法力度、频率，时间约15～20分钟，手法用力适度，均匀柔和（图4-7）。

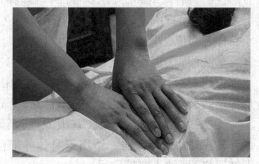

4. 观察患者有无头晕汗出、心悸气短等不适，随时听取患者对手法刺激的反应和耐受情况。

5. 观察患者局部皮肤，询问有无不适感。

6. 操作完毕，协助患者着衣，取舒适体位，整理床单位。

图4-7 推拿手法

7. 清理用物，洗手，记录推拿穴位的名称、手法、时间、疗效、反应并签名。

【注意事项】

1. 严格掌握禁忌证 操作前评估患者有无禁忌证（表4-7），发现不良反应及时处理和报告。

表4-7 经穴推拿禁忌表

禁忌证	原因
恶性肿瘤部位	避免病情加重
骨折部位	避免引起骨折部位错位
正在出血或内出血的部位	避免加重局部出血
皮肤破损、烫伤患处	避免引起局部感染
骨与关节结核、化脓性关节疾患患者	避免加重病情
妇女妊娠期、月经期腰骶部和腹部	避免引起流产和出血过多
剧烈运动后极度劳累、饥饿状态等，或极度虚弱	避免发生晕厥现象
有出血性倾向者	避免引发出血

2. 准确取穴、足够的指压强度和维持一定的指压时间是取得疗效的关键。指压时，用力应先轻后重，逐渐加强，切忌用力太猛，以免因刺激过重使病人难以忍受而

影响治疗。

（1）操作前应修剪指甲，以防损伤患者皮肤。

（2）操作中注意手法力度，手法要求：均匀、柔和、有力、持久、渗透。禁止使用暴力，防止皮肤和组织受损。

（3）操作中注意观察患者反应，随时询问了解患者对手法刺激的反应和耐受程度。若患者出现头晕目眩、心悸气短、胸闷、出冷汗等症，应立即停止，及时做好相应处理。

3. 常用手法

（1）单一手法

按法：用指或掌按压体表，称为按法。按压时用力方向要垂直向下，力量由轻到重，达到所需力量后稍停片刻。指按法适用于全身各部位，掌按法多用于腰背、腹部等。具有放松肌肉、活血通络、理气止痛、消积导滞等作用。

摩法：用指或掌在体表施术部位做环形或直线往返摩动，称为摩法。适用于身体各部位。具有理气和中、消积导滞、调理脾胃等作用。

推法：用指或掌、肘部着力于施术部位，做单一方向直线移动的一种方法。适用于身体各部位。具有舒筋通络、行气活血、消瘀止痛、松解肌肉痉挛等作用。

拿法：捏而提起谓之拿。用拇指与食、中两指或拇指与其余四指相对用力，在施术部位进行节律性提捏动作，操作时用力由轻到重，动作缓和而连贯。常用于颈项、肩部及四肢。具有舒筋通络、行气活血、开窍止痛、祛风散寒等作用。

揉法：用手掌大鱼际肌、掌根或指腹着力于施术部位，做轻柔缓和的上下、左右或环转摆动，称为揉法。适用于身体各部位。具有宽胸理气、消积导滞、活血祛瘀、温经通络、消肿止痛等作用。

擦法：用手掌大、小鱼际或掌根着力于施术部位，进行快速的直线来回摩擦的方法。常用于胸腹、腰背、四肢等部位。具有温经通络、行气活血、消肿止痛、健脾和胃、祛风散寒等作用。

搓法：用双手掌面夹住施术部位，相对用力作快速揉搓，同时上下往返移动的方法。常用于胸胁、腰背及四肢等部位。具有舒筋通络、调和气血、解痉止痛、祛风散寒等作用。

抖法：用双手或单手握住患者肢体远端，用力使肢体产生连续小幅度上下颤动的一种手法。常用于四肢。具有疏通经络、调和气血、松解粘连、放松肌筋、滑利关节等作用。

点法：用指端或关节突出部点压施术部位或穴位并垂直下压的一种手法。适用于全身各部位。具有通经活络、消积破结、调节脏腑功能、解痉止痛等作用。

抹法：用单手或双手指腹或掌面在施术部位做上下、左右或弧形曲线的抹动。分指抹和掌抹两种。常用于头面、颈项及腰背部。具有开窍镇静、醒脑明目等作用。

拍法：用虚掌拍打体表的一种手法。常用于肩背、腰臀及下肢等部位。具有舒筋通络、行气活血等作用。

滚法：用第五掌指关节背侧吸附于体表施术部位，通过腕关节的屈伸运动和前臂的旋转运动，使小鱼际与手背在施术部位做持续不断的往返滚动，称为滚法。手法频率每分钟 120～160 次。常用于颈项、肩背、腰臀及四肢等部位。具有舒筋通络、活血祛瘀、解痉止痛等作用。

一指禅推法：用拇指指端、指腹或偏峰着力于施术部位，通过腕部的往返摆动，使所产生的功力通过拇指连续不断地作用于施术部位或穴位上。手法频率每分钟120～160次。常用于头面、颈项、胸腹及四肢等部位。具有舒筋通络、调和营卫、健脾和胃、祛瘀消积等作用。

(2) 复合手法：两种以上手法结合运用，如按揉、点按、弹拨、推摩等。

(3) 小儿常用手法：推法、揉法、按法、摩法、掐法、运法、捣法等。

4. 告知患者配合情况

(1) 指压胸穴，偶尔有个别患者会发生眩晕、恶心、心悸、出冷汗等现象，严重者可出现面色白、四肢厥冷、脉搏细弱。主要是由于患者体质弱、疲劳过度、精神紧张或指压的刺激过强所致，只要停止指压，让患者平卧（头部稍低）片刻即可恢复。如经采取上述措施仍不能缓解，可指压水沟、合谷、足三里等穴。

(2) 操作后患者自觉舒适，症状改善；经穴推拿处穴位或部位潮红、皮温微热、并觉酸、麻、胀痛等。

(3) 患者自我感觉无其他不适或不良反应。

 知识链接

经穴推拿疗法的应用

经穴推拿疗法主要适用于痛症，如内脏和身体的某些部位因机能失调而引起的急性头痛、胸痛、腹痛，以及颈、肩、臂、腰、骶部的软组织损伤等，对慢性痛症如肩关节周围炎、肌纤维织炎等，若能坚持治疗，亦能获得较好疗效。对一些器质性疾患如胃、十二指肠溃疡、肾结石等所引起的疼痛，能用以缓解症状。此外，对膈肌痉挛、心悸、昏厥、胸闷、喘息、胃神经官能症等常见病症，也有一定疗效。

四、刮痧

 案例导入

李某，男，40岁。在工地施工时，突觉乏力、头昏、头痛、恶心，被工友送至医院，以暑证收入院。入院后送急诊检查，P 100次／分，BP 98/58mmHg，呼吸快而浅，舌红绛，苔干黄、脉洪数。予取风府、哑门、足太阳膀胱经背部穴刮痧，1小时后患者神志清楚，乏力、头昏、头痛、恶心等症状减轻，测血压为110/68mmHg，脉搏80次／分。

患者为暑证中的阳暑，因暑热侵袭，至邪热内郁。刮痧疗法除湿避秽，荡涤瘀浊，通达营卫，使脏腑秽浊之气通达于外，促使周身气血流畅，对于暑证起到了较好的控制作用。

刮痧法是应用边缘钝滑的器具如铜钱、硬币、瓷器片、小汤匙等物，蘸取一定的介质如植物油或清水，在病人体表一定部位或者穴位上的皮肤从上到下、从内到外进行反复刮动，使局部皮肤出现瘀斑或痧痕，使脏腑秽浊之气经腠理通达于外，从而促使气血流畅，逐邪外出，达到防治疾病的一种治疗方法。

实验 8 刮 痧 法

【目的】

1. 缓解或解除外感时邪所致高热头痛、恶心呕吐、腹痛腹泻等症状。

2. 使脏腑秽浊之气通达于外,促使周身气血流畅,达到治疗疾病的目的。

【适用指征】

本法临床应用范围较广。过去主要用于痧证,现已拓展用于呼吸系统和消化系统等疾病,如痧证、中暑、伤暑,湿温初起、感冒、发热、咳嗽、咽喉肿痛、呕吐、腹痛、疳积、伤食、头痛、小腿痉挛、汗出不畅、风湿痹痛等。

【操作资源】

治疗盘、治疗巾、刮具(牛角刮板、瓷匙、硬币、铜钱等)、擦纸、治疗碗(内盛少量清水或植物油或药液),必要时备浴巾或屏风等用物。

【操作程序】

1. 核对医嘱,备齐用物,携至床旁,做好解释。

2. 协助患者取合理体位,暴露刮痧部位,注意保暖。

3. 遵医嘱确定刮痧部位。

4. 检查刮具边缘是否光滑、有无缺损,以免划破皮肤。

5. 刮痧治疗中,用力均匀,蘸湿刮具在确定的刮痧部位从上至下,由内向外刮擦,方向单一,皮肤呈现出红、紫色痧点为宜。

6. 询问患者有无不适,观察病情及局部皮肤颜色变化,调节手法力度。

7. 刮痧完毕,清洁局部皮肤后,协助患者衣着,安置舒适卧位。

8. 清理用物,洗手,再次核对,做好记录并签名。

【注意事项】

1. 严格掌握禁忌证 操作前评估患者有无禁忌证(表4-8),发现不良反应及时处理并报告。

表 4-8 刮痧法禁忌表

禁忌证	原因
有严重心脑血管疾病、肝肾功能不全、全身水肿者	避免诱发疾病
孕妇服的腹部和腰骶部	避免局部刺激引起孕妇流产
凡体表疖肿、破溃、疮痈、斑疹和不明原因包块处 急性扭伤、创伤的疼痛部位或骨折部位	避免加重皮肤情况,影响骨折对位及愈合等
有出血倾向者,如严重贫血、白血病、再生障碍性贫血和血小板减少者	避免诱发导致出血

2. 治疗时,室内要保持空气流畅,如天气转凉或天冷时要注意避风寒。用力应均匀,力度适中;对不出痧或出痧少的部位不可强求出痧,禁用暴力。

3. 患者体位要根据病情而定,一般有仰卧、俯卧、仰靠、俯卧等,以患者舒适为宜。

4. 刮痧工具边缘光滑,没有破损。不能干刮,应时时蘸取润肤介质保持润滑,以免刮伤皮肤。

5．刮痧过程中随时观察病情变化，如患者出现面色苍白、出冷汗等，应立即停刮，并报告医生，配合处理。

6．刮痧后，让患者休息片刻，保持情绪平静，并嘱其禁食生冷、油腻、刺激之品。

7．刮痧间隔时间一般为3～6天，或以痧痕消退为准，3～5次为一个疗程。

 知识链接

刮痧疗法的历史

"刮痧"这个"痧"字也就是"痧证"。这种疗法起源于旧石器时代，人们患病时，出于本能地用手或者石片抚摩、捶击身体表面的某一部位，有时竟然能使疾病得到缓解。通过长期的实践与积累，逐步形成了砭石治病的方法，这也是"刮痧"疗法的雏形。刮痧疗法，历史悠久，源远流长。其确切的发明年代及发明人，难以考证。较早记载这一疗法的，是元代医家危亦林在公元1337年撰成的《世医得效方》。"痧"字从"沙"衍变而来。最早"沙"是指一种病证。刮痧使体内的痧毒，即体内的病理产物得以外排，从而达到治愈痧证的目的。因很多病症刮拭过的皮肤表面会出现红色、紫红色或暗青色的类似"沙"样的斑点，人们逐渐将这种疗法称为"刮痧疗法"。

五、拔罐法

 案例导入

吴某，男，42岁，工人。患者腰部反复疼痛，2013年诊断为腰痛。腰痛反复发作，经针灸数日后缓解，2015年10月，患者再次腰痛到院就诊。入院证见腰部疼痛，痛有定处，痛如锥刺，屈伸不利，行走时加剧，疼痛评分为6分。MRI显示腰4～5椎间盘膨出，诊断为腰痛-气滞血瘀。给予腰部阿是穴拔罐治疗10日后腰部疼痛缓解。再次进行疼痛评分，疼痛评分为1分。

本例腰痛为气滞血瘀证，治疗以活血化瘀，行气止痛为原则，选用具有通经活络、行气活血止痛的阿是穴拔罐，疗效较好。

拔罐法在中国有着悠久的历史，早在成书于西汉时期的帛书《五十二病方》中就有关于"角法"的记载，角法就类似于后世的火罐疗法。而国外古希腊、古罗马时代也曾经盛行拔罐疗法。

实验9 拔 罐 法

拔罐法，古称角法、吸筒法，是一种以罐为工具，借助热力排出其中空气，造成负压，使罐吸附于腧穴或应拔部位的体表而产生刺激，造成局部充血或瘀血现象，以达到防治疾病目的的一种外治方法。常用罐具有竹罐、陶罐、玻璃罐。常用拔罐方法有闪罐法、投火法、抽气法、水罐法、留罐法、走罐法、刺络拔罐法等。

（一）拔罐的方法

1．火罐法

（1）闪火法：用镊子或止血钳夹住95%乙醇棉球，点燃后在罐内绕一圈后，立即退出，然后迅速将罐扣在施术部位（图4-8）。

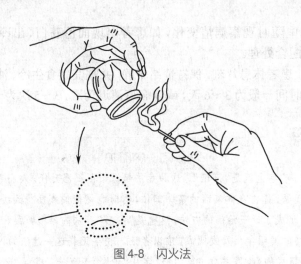

图4-8　闪火法

（2）投火法：将酒精棉球或纸片点燃后投入罐内，迅速将罐扣在施术部位（图4-9）。

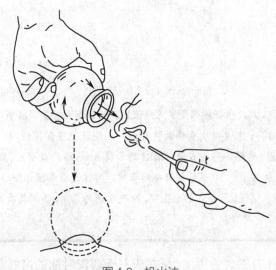

图4-9　投火法

2．水罐法　此法一般适用于竹罐。煮锅内加水或加水后放入中药包，将竹罐投入锅内煮5~10分钟，用长镊子将罐夹出，罐口朝下，迅速用湿毛巾紧扣罐口，再立即将罐扣在应拔部位上，留罐10~20分钟。观察水罐吸附情况，如患者感到过紧疼痛或烫痛，应立即起罐。

（二）拔罐法的应用

1．留罐　拔罐后留置10~15分钟，使局部皮肤充血。起罐时，以一手指按压罐口皮肤，使空气进入罐内，罐体即可取下。

2．走罐　在施术部位和罐口涂上一层凡士林或按摩乳，将罐拔好后，用手握住，向上下或左右往返推移，直至皮肤充血为止。适用于脊背、腰臀、大腿等肌肉丰厚、面积较大的部位。

3．闪罐　将罐拔住后立即起下，反复多次地拔住、起下，直至皮肤潮红、充血或瘀血即可。

4．针罐　此法是将针刺与拔罐相结合的一种方法。在针刺得气留针时，将罐拔在以针为中心的部位上，留罐与针5～10分钟，然后起罐起针。

【目的】

1．缓解风寒湿痹而致的腰背酸痛、虚寒性咳喘等症状。

2．用于疮疡及毒蛇咬伤的急救排毒等。

【适用指征】

拔罐法具有通经活络、行气活血、消肿止痛、祛风散寒等作用。其适用范围较为广泛，如风湿痹痛，各种神经麻痹，以及一些急慢性疼痛，如腹痛、腰背痛、痛经、头痛等均可应用，还可用于感冒、咳嗽、哮喘、消化不良、胃脘痛、眩晕等脏腑功能紊乱方面的病症。此外，如丹毒、毒蛇咬伤、疮疡初起未溃等外科疾病亦可用拔罐法。

【操作资源】

治疗盘，95% 乙醇棉球，直血管钳，火罐（玻璃罐、竹罐、陶罐），火柴，皮肤消毒液，干棉球等，以上用物可根据拔罐方法选用。

【操作程序】

1．核对医嘱，备齐用物，携至床旁，做好解释。

2．取合理体位，暴露拔罐部位，注意保暖和遮挡。

3．根据部位不同，选用合适火罐，并检查罐口是否光滑。

4．用止血钳夹住酒精棉球，点燃后在罐内中段烧1、2圈后（切勿烧罐口，以免罐口过热烫伤皮肤），使其罐内形成负压后并迅速扣至已经选择的拔罐部位上，待火罐稳定后方可离开，防止火罐脱落，留罐10～15分钟。

5．拔罐过程中要随时观察火罐吸附情况和皮肤颜色。

6．起罐时一手扶住罐体，另一手以拇指或食指按压罐口皮肤，待空气进入罐内即可起去。

7．操作完毕，协助患者衣着，整理床单位，安排舒适体位。

8．清理用物，洗手，再次核对医嘱，做好记录并签名。

【注意事项】

1．严格掌握禁忌证　操作前评估患者有无禁忌证（表4-9），发现不良反应及时处理并报告。

表4-9　拔罐法禁忌表

禁忌证	原因
高热、抽搐和痉挛发作者、严重肺气肿、心力衰竭或体质虚弱者	避免加重病情
有出血倾向者，如严重贫血、白血病、再生障碍性贫血和血小板减少者	避免诱发导致出血
凡体表疖肿、破溃、疮痈、斑疹和不明原因包块处急性扭伤、创伤的疼痛部位或骨折部位	避免加重皮肤情况，影响骨折对位及愈合等
孕妇的腹部和腰骶部	避免局部刺激引起流产

2. 冬季拔罐注意保暖，留罐时需盖好衣被。

3. 拔罐时应采取合适体位，使之舒适持久。并尽量选择肌肉丰厚的部位拔罐。骨骼凹凸不平和毛发较多处不宜拔罐。

4. 拔罐时根据所拔部位的面积大小而选择大小合适的罐，并检查罐口周围是否光滑，有无裂痕。

5. 拔罐时，动作要快、稳、准，起罐时切勿强拉或扭转。用火罐时应注意勿灼伤或烫伤皮肤。若烫伤或留罐时间太长而皮肤起水疱时，小的无需处理，仅敷以消毒纱布，以防擦破即可。若水疱较大，可用无菌注射器抽去疱内液体，覆盖消毒纱布，保持干燥，防止感染。

 知识链接

中医拔水罐的方法

1、蒸汽法　先将水壶置于旺火上，将壶内水煮沸，使水蒸汽从壶嘴喷出，以竹罐口对准喷气口1～2秒，随即取出，迅速扣在需拔部位上，即可吸附于皮肤之上。此法操作简便安全，是最可取的方法之一，但在使用时不要使罐口在喷气口待太久，以免温度过高，烫伤皮肤。

2、水煮法　先将完好无损的竹罐放在铝锅内煮沸1～3分钟，然后用镊子将罐口朝下夹出来，把水甩干净，口向下，迅速投入另一手持的毛巾中，把水吸干，立即扣在需要治疗的部位上，即可吸附于皮肤之上。此法是民间常用的方法之一。

六、拓展

（一）温针灸法

是针刺与艾灸相结合的一种方法，适用于既需要留针又需要施灸的疾病。在针刺得气之后，将针留在适当的深度，在针柄上穿置一段长约2cm的艾卷施灸，或在针尾上搓捏少许艾绒点燃施灸，直待燃尽，除去灰烬，每穴每次可施灸1～3壮，施灸完毕再将针取出。此法是一种简而易行的针灸并用的方法，其艾绒燃烧的热度可通过针身传入体内，使其发挥针和灸的作用，达到治疗的目的（图4-10）。应用此法更应注意防止艾灰脱落烧伤皮肤和衣物。

（二）皮肤针法

运用皮肤针叩刺人体一定部位或穴位，激发经络功能，调整脏腑气血，以达到皮肤针防治疾病目的的方法，叫皮肤针法。皮肤针刺法是丛针浅刺法，由多支不锈钢短针集成一束，叩刺人体体表一定部位，以防治疾病的一种方法（图4-11）。

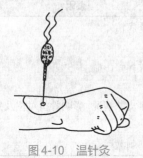

图4-10　温针灸　　　　图4-11　皮肤针

皮肤针外形似小锤状,针柄有硬柄和软柄两种规格,硬柄用硬塑做成,弹性小,软柄有弹性,一般用牛角做成,长度约 15～19cm,一端附有莲蓬状的针盘,下边散嵌着不锈钢短针。根据针的数目,分别称为梅花针(五支针)、七星针(七支针)、罗汉针(十分支针)。针尖要求不可太锐,应呈松针状,全束针尖要平齐,防止偏斜、钩曲、锈蚀和铁损。

(三)小儿退热推拿法

中医根据感邪性质不同将小儿发热分为外感和内伤两大类。外感发热多因感受风寒、风热、暑热等六淫之邪,具有起病急、传变快的特点,属实证;内伤发热多有内伤病因存在,多因乳食所伤、惊恐、阴阳失调所致;病程长,热势多样,属虚证,且外感与内伤诸因素互相影响。

针对引起发热的病因处理,是对发热处理的关键,只有这样才能从根本上解决发热。一般分为外感发热、食积发热、阴虚发热、惊恐发热4种。

1. 外感发热

主证:发热恶寒,头痛鼻塞,流涕喉痒,有汗或无汗,舌苔薄白,脉浮,指纹红或紫浮露。

治则:解表清热。

处方:轻者清肺平肝、清天河水;重者清肺平肝、退六腑,提捏大椎。

加减法:无汗加列缺;头痛鼻塞加阳池;咳嗽加八卦;呕吐纳呆加胃经。

2. 食积发热

主证:高热,呕吐酸腐,口渴引饮,纳呆,腹胀,腹痛便秘,舌苔黄腻,脉滑数,指纹紫滞。

治则:清热消食导滞。

处方:八卦、清脾胃、退六腑、清大肠。

3. 阴虚发热

主证:午后发热,手足心热,心烦易怒,盗汗,咽干,食少消瘦,舌红少苔或无苔,脉细数,指纹淡紫。

治则:滋养清热。

处方:清补脾、天河水、二马、揉涌泉。

加减法:久热不退加分阴阳;大便稀溏加揉外劳宫。

4. 惊恐发热

主证:因受跌扑惊恐后引起发热。伴有面色青黄,心悸,睡梦虚惊,甚则睡卧中手足挛缩,骤然啼哭,舌红,苔黄或黄腻。

治则:清热镇静安神。

处方:清肝经、清天河水、揉二马、捣小天心。

(四)拔罐器具改良法

随着新型材质在中医疗法的结合应用,拔罐器具也进行了改良。较常用的是真空拔罐器,是利用抽气成真空负压状态的无火拔罐器具,其主要特点是罐体透明易于观察罐内皮肤变化,罐内负压可根据患者的体质情况和病情需要随时调整,比传统火罐使用更安全,无烫伤之忧,操作简便,不易破碎,所以既适用于医院,又更广泛地适用于家庭。

七、综合实验与思考

王女士，32岁。嗜食辛辣，习惯性排便困难，一年来感肛门坠胀不适，近日大便后出现肛门少量出血，今日行痔疮手术，手术后不能自行小便。查体：膀胱充盈，诊断为术后尿潴留，医嘱：中医艾灸治疗。请问：

1. 护理操作前应如何与患者沟通？
2. 应该采取哪种灸法，选哪些穴位，如何选？
3. 根据患者生活习惯，如何进行健康指导？

（毕怀梅　杨光静）

第二节　中药外治

 学习基础

> 掌握中医基本理论；熟悉常用穴位功效，常用外用中药性能、剂型等相关知识。

中药外治技术是指使用中药，运用非口服的方法，通过刺激经络、穴位、皮肤、黏膜等达到防病治病目的的一种传统医学疗法。现代药物制剂学中的中药经皮给药系统（transdermal drug delivery systems，TDDs）或称经皮治疗系统（transdermal therapeutic systems，TTS）属于此类治疗。

一、中药熏蒸

 案例导入

> 赵某，女，45岁。主述：患荨麻疹4年，久治无效，常因劳累或遇冷时发作，发作时风团时有时无，发作时瘙痒剧烈。查体：皮疹遍布全身，均为隆起之淡红色风团，界限清楚，舌质淡，苔薄白，脉细。诊断为慢性荨麻疹。给予中药熏蒸疗法，治疗期间忌食生冷、辛辣、鱼虾等刺激性食物。经1个疗程治疗，风疹块消失，发作次数有所减少，治疗3个疗程，病即告愈，随访2年未发。
>
> 本病属病久气血亏损，以调和营卫、祛风止痒为基本治则，选用具有驱逐风寒、疏通瘀滞、祛风止痒、养血润燥作用的荆芥、防风、紫草、蝉蜕、白鲜皮、苦参、蛇床子、地肤子、土茯苓、苍术、黄柏、桂枝、细辛、当归、黄芪等药煎液熏蒸患处，对慢性荨麻疹具有良好的治疗作用。

中药熏蒸疗法是中药外治疗法的分支，在一些少数民族地区，被称为"烘雅"。中药熏蒸疗法自先秦就有记载，后世不乏其术，到清代，中药熏蒸趋于成熟，随着科学技术的日新月异，广泛应用于休闲保健、康复疗养和临床疾病治疗等诸多方面。

实验1　中药熏蒸

中药熏蒸疗法又称中药蒸汽疗法、中药汽浴疗法、中药雾化透皮疗法、热雾疗法等，是以中医理论为指导，利用药物煎煮后所产生的蒸汽，作用于局部皮肤或患处，

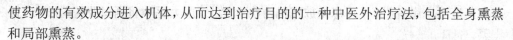

使药物的有效成分进入机体,从而达到治疗目的的一种中医外治疗法,包括全身熏蒸和局部熏蒸。

【目的】

1. 温经通络,调和气血,活血化瘀,协调脏腑功能。

2. 消肿止痛,清热解毒,杀虫止痒,疏风散寒,祛风除湿。

【适用指征】

熏蒸法的适用范围很广,涉及内、外、妇、儿、骨伤、五官、皮肤科的多种病证。

1. 内科病证 如感冒、咳嗽、哮喘等肺病病证;中风、眩晕、不寐等心脑病证;便秘、呕吐等脾胃病证。

2. 外科病证 如烫伤、痔疮、软组织损伤、血栓闭塞性脉管炎、疔疮、痈疽等。

3. 妇科病证 如痛经、闭经、带下病、外阴瘙痒、宫颈糜烂等。

4. 儿科病证 如腹泻、痄腮、麻疹、遗尿、小儿麻痹症等。

5. 骨伤科病证 如骨折、脱臼、退行性骨关节病、外伤性关节僵化症、外伤性关节滑囊炎、肋软骨炎、肩周炎、网球肘、骨质增生等。

6. 五官科病证 如结膜炎、睑缘炎、睑腺炎(麦粒肿)、巩膜炎、泪囊炎、鼻衄、鼻窦炎、唇炎、耳疮等。

7. 皮肤科病证 如湿疹、脓疱疮、皮肤瘙痒症、手足癣、银屑病、扁平疣等。

【操作资源】

1. 全身熏蒸法 浴缸或大浴盆、遵医嘱配制的熏蒸液、水温计、坐架、罩单、浴巾、拖鞋、衣裤,必要时备屏风及换药用品等。

2. 坐浴法 治疗盘、小毛巾、遵医嘱配制的熏蒸液、水温计、坐浴盆、坐浴椅、有孔木盖,必要时备屏风。

3. 四肢熏蒸法 脸盆、遵医嘱配制的熏蒸液、大毛巾或中单、卵圆钳、水温计、小毛巾、必要时备屏风。如有条件可用中草药熏蒸治疗机。

4. 眼部熏蒸法 治疗盘,治疗碗(内盛煎好的中药滤液),纱布,镊子,眼罩。

【操作程序】

1. 核对医嘱,评估患者,做好解释,注意保暖。

2. 备齐用物,携至病房,根据熏蒸部位协助患者取合适体位,暴露熏蒸部位,必要时屏风遮挡,冬季注意保暖。

3. 全身熏蒸法 备齐用物至患者所在浴室,根据患者的具体情况调节浴室的温度。浴缸或浴盆内的水温为50℃,将过滤后的药液倒入浴盆或浴缸内,稳妥放好座架,试温,保证设备安全。必要时协助患者脱衣服,扶患者坐在浴盆或浴缸座架上,用罩单围住全身,仅露出头面,使药液蒸汽熏蒸全身,每次熏蒸15~20分钟,不超过30分钟。

4. 坐浴法 将药液趁热倒入盆内,上置带孔木盖,协助患者将裤脱至膝盖,坐在木盖上熏蒸。药液偏凉时,应及时加热,每次熏蒸15~20分钟,不超过30分钟。

5. 四肢熏蒸法

(1)上肢熏蒸时,床上铺好胶单,将药液趁热倒入盆内放于胶单上。将患肢架于盆上,用浴巾或布单围盖住患肢及盆,使药液蒸汽熏蒸患肢。

(2)下肢熏蒸时,将煎好的药液趁热倒入木桶或铁桶中,桶内置1只小木凳,略

笔记

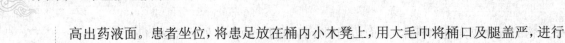

高出药液面。患者坐位,将患足放在桶内小木凳上,用大毛巾将桶口及腿盖严,进行熏蒸。

(3) 采用中草药治疗机熏蒸时,先检查机器的性能、有无漏电现象,以防发生意外。用冷水浸泡药物 20～60 分钟后,放入熏蒸机贮药罐内,接通电源预热机身(夏季 15 分钟,冬季 20～25 分钟),然后调好参数,如夏季 32℃,秋冬季节 32～35℃。患者暴露躯体坐在椅上或卧于治疗床上熏蒸,每日 1～2 次。

6. 眼部熏蒸法　将煎好的药液趁热倒入治疗碗,患者取端坐位,向前微微弯腰,面向药液,眼部对准碗口进行熏蒸,稍凉即换,每次 15～30 分钟。

7. 熏蒸过程中,密切观察患者病情变化。若感到不适,应立即停止,协助患者卧床休息。

8. 熏蒸完毕,清洁局部皮肤,协助患者衣着,取舒适体位,整理床单位。

9. 清理用物,洗手,记录并签名。

【注意事项】

1. 严格掌握禁忌证　操作前评估患者有无禁忌证(表 4-10),发现不良反应及时处理并报告。

表 4-10　中药熏蒸禁忌表

禁忌证	原因
孕妇及妇女月经期间禁止使用坐浴	避免局部刺激引起流产
患者不宜空腹熏蒸	避免发生低血糖
患者进餐前后半小时不宜熏蒸	避免发生低血糖或影响消化功能
颜面部熏蒸,操作结束后半小时内禁止外出	以防感冒
年老、心肺脑病、体质虚弱、水肿患者不可单独熏蒸,且熏蒸时间不可过长	以防发生意外及虚脱

2. 熏蒸方法

(1) 熏蒸的药液温度不宜过高,一般为 50～70℃,以防烫伤。并根据病人的耐受程度调节适宜的药液温度,特别是老年患者,由于对温度的敏感性下降,在熏蒸时要防止烫伤。

(2) 在伤口部位进行熏蒸时,按无菌技术操作进行。

(3) 包扎部位熏蒸时,应揭去敷料。熏蒸完毕后,更换消毒敷料。

(4) 中药熏蒸一般每日 1 次,视病情也可每日 2 次。

(5) 所用物品需清洁消毒,避免交叉感染。

3. 告知患者配合情况　嘱患者熏蒸过程中应适当饮水,如出现头晕、胸闷、气促、心跳加快等低血糖反应或皮肤过敏反应,应立即告知护士,停止熏蒸。

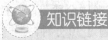知识链接

中药熏蒸仪汽疗法

中药汽疗是一种现代与传统医学相结合的先进中药外用疗法,其集中了中医药疗、热疗、汽疗、中药离子渗透疗法等多种功能,集热度、温度、药物蒸汽于一体,因病施治、药物对症、治好率高、副作用少、体感舒适。可以让患者治疗过程中达到"享受中药桑拿,体会人间舒畅"的

效果。中药熏蒸仪通过数字智能化控制保持恒温,为患者病情辨证配制的中药药液蒸发为中药蒸汽,利用中药蒸汽中的药物离子,对皮肤或患部进行直接熏蒸,根据皮肤具有吸收、渗透、排泄作用的特性,药物离子吸收渗透于全身皮肤、穴位、孔窍,能疏通经络,调和气血,使肌体内毒外出,扶正祛邪,最终达到治好疾病的目的。

二、中药泡洗

 案例导入

王某,男,36 岁,工人。2003 年 6 月 13 日初诊,症见双足趾间皮肤糜烂滋水、浸渍发白,足底可见多处成片粟米大小水疱、基底潮红、瘙痒难忍,趾间散发臭味,流黄水,曾用达克宁、华佗膏、皮炎平等外用药治疗,症状时好时发。诊断为足癣(水疱合并糜烂型)。给予中药泡洗疗法,用时以水、醋等份量加药煎沸,待温浸泡患处 30 分钟,每天两次,每剂用 3 天。6 月 19 日,见趾间糜烂处痊愈,臭味消失,瘙痒明显减轻,遂用上方加黄芩 30g、土大黄 30g、茯苓皮 20g、苍术 30g、土茯苓 3g,共外洗 3 剂。6 月 28 日再次复诊,足底粟米状水疱消失,趾间皮肤如常,自觉已无任何症状,嘱其将以前鞋袜等物品,不用或消毒后再用,继用 2 剂,巩固疗效,随访至今未见复发。

足癣在中医上称之为脚湿气或臭田螺,足癣之小水疱型或糜烂型者,多为湿热蕴结。本例选用具有祛风、清热燥湿、利水、杀虫止痒作用的丁香、苦参、川椒、黄柏、蛇床子、明矾、地肤子、土槿皮、黄芩、土大黄、茯苓皮、苍术、土茯苓等煎药泡洗,对足癣的治疗起到了很好的治愈作用。

中药泡洗是在中医理论指导下,将中药配方熬成药液淋洗、浸浴全身或患处局部的一种外治方法。中药成分在热水的热力帮助下,渗透进皮肤,被毛细血管吸收,进入人体血液循环系统,从而达到改善体质、调理身体、治疗疾病的效果。

实验 2　中药泡洗(足部药浴)

足部药浴疗法是以中医理论为基础,以经络、生物全息理论等为指导,选配适当的中草药煎煮成药液,通过药液对双足的浸泡、洗浴,进行治疗、保健的一种外治疗法。在浸泡的过程中除了水的浮力作用、水的静压力作用,水的液体微粒运动对足部的摩擦作用之外,主要是水的温热作用、药物的外治作用和足部反射区作用。

【目的】

1. 促进血液循环和新陈代谢,消除疲劳,改善睡眠,调整血压。

2. 活血通络,消肿止痛,疏通腠理,祛风除湿,调节气血阴阳平衡。

【适用指征】

足部药浴的适用范围很广,涉及内、外、妇、儿、皮肤、五官科的多种病证。

1. **内科病证**　如上呼吸道感染、咳嗽、喘证等肺病病证;胃痛、便秘、呕吐等脾胃病证;不寐、眩晕等心脑病证以及消渴等气血津液病证。

2. **外科病证**　如腰椎间盘突出症、痔疮、脱肛、血栓闭塞性脉管炎、风湿性关节炎、坐骨神经痛等。

3. 儿科病证　如哮喘、咳嗽、肺炎、腹泻等。

4. 妇科病证　如月经不调、闭经、痛经、子宫脱垂、更年期综合征等。

5. 皮肤科病证　如足癣、鸡眼、下肢丹毒等。

6. 五官科病证　如慢性咽炎、耳鸣、耳聋、慢性鼻炎、牙痛等。

【操作资源】

足浴盆或足浴桶或中药足浴治疗仪，遵医嘱配制的足浴药物（可选用散剂和液剂），足浴袋，水温计，毛巾，热水适量，必要时备毛毯。

【操作程序】

1. 核对医嘱，评估患者，做好解释，注意保暖。

2. 备齐用物，携至床旁，协助患者取适宜的体位。

3. 将足浴药疗袋放入足浴盆或足浴桶中，加热水至足浴容器的2/3，调节温度至38～45℃，患者清洗双足后放入药疗袋内进行足浴，或将药液直接倒入足浴盆或足浴桶中进行足浴，时间一般为30分钟。

4. 足浴过程中观察患者病情变化及局部皮肤情况，随时询问患者有无不适，及时检查药液的温度，温度过低时应调节温度。

5. 足浴完毕，协助患者擦干皮肤。

6. 妥善安置患者，协助患者衣着，取舒适体位，整理床单位。

7. 清理用物，洗手，记录并签名。

【注意事项】

1. 严格掌握禁忌证　操作前评估患者有无禁忌证（表4-11），发现不良反应及时处理并报告。

表4-11　足部药浴禁忌表

禁忌证	原因
孕妇及妇女月经期间禁止足部药浴	避免局部刺激引起流产
患者不宜空腹足部药浴	避免发生低血糖
患者进餐前后半小时不宜足部药浴	避免发生低血糖或影响消化功能
出血患者禁止足部药浴	避免加重出血
皮肤过敏者，某类药物过敏者	避免发生过敏反应
皮肤有溃破或创口者，局部禁用足部药浴	以防感染，病情加重
严重心脑血管疾病、肝肾功能不全患者	以防病情加重，发生意外

2. 足浴方法

（1）足部药浴时注意温度适中（最佳温度在38～45℃），最好根据足部适应情况使水温逐渐变热。并根据患者的耐受程度调节适宜的温度，特别是皮肤感觉迟钝者，温度不宜过高，以防烫伤。

（2）用辛温发汗类药物和经常药浴者，宜适当减少药浴时间。

（3）足部药浴过程中应注意保暖，避免着凉。

（4）足浴后出现皮肤过敏、脱皮、水疱等现象应暂停治疗。

（5）药疗袋应一人一袋，避免混用，以防交叉感染。

3. 告知患者配合情况　嘱患者药浴过程中应适当饮水，如出现头晕、胸闷、气促、心跳加快等低血糖反应或皮肤过敏反应，应立即告知护士，停止药浴。

三、中药外敷

案例导入

　　钟某，男，42 岁，教师。患者右踝关节反复红肿疼痛，2012 年诊断为痛风。关节疼痛常反复发作，发作时即服"秋水仙碱片"治疗，数日后疼痛均可缓解。2015 年 5 月左踝关节肿痛再发，服"秋水仙碱片"治疗 5 天后症状减轻而停药，停药后复发，遂于 2015 年 10 月来诊。来诊时症见：左踝关节微肿、疼痛，活动稍觉不便，左足踩到硬物时疼痛加剧，局部微红。实验室检查：血尿酸 485μmol/L，抗"O"（+）。诊断为痛风。给予中药外敷 5 天后症状缓解。复查血尿酸 354μmol/L，抗"O"（−）。嘱其禁食嘌呤食物，禁酒。随访至今未见复发。

　　痛风的急性发作期属风湿热痹。本例以清热通络、调气和血为原则，选用具有清热利湿，凉血活血，通络止痛作用的大黄、黄柏、栀子、杜鹃花、乳香、没药等制成膏剂进行外敷，对于痛风急性发作起到了较好的控制作用。

运用中药外敷法治疗疾病，在我国有两千多年的历史。《千金方》《外台秘要》记载了大量应用中药外敷的方法。外敷法有敷贴法、掺药、溻渍法等，多用于急性疾病。

实验 3　中药湿热敷

中药湿热敷是将中药煎汤或用其他溶媒浸泡，根据治疗需要选择常温或加热，将中药浸泡的敷料敷于患处，，通过经络血脉传递，并利用不同药物的性味作用，由经脉入脏腑，输布全身，直达病所，并利用适宜温度刺激，使局部血管扩张，促进血液循环，从而达到活血化瘀、运行气血、消肿止痛、促进血管新生的功效。

【目的】

温经散寒、疏通经络、活血化瘀、消肿止痛、运行气血。

【适用指征】

中药湿热敷适用于各种闭合性损伤、肢体经络病、高血压、糖尿病合并末梢神经病变、中风、风湿、颈腰椎骨关节病、软组织损伤疾病及各种痛证等。

【操作资源】

治疗盘、遵医嘱配制的药液、敷布数块、镊子、卵圆钳两把、弯盘、橡胶手套、橡胶单、中单、纱布等。必要时备屏风。

【操作程序】

1. 核对医嘱，评估患者，做好解释。

2. 备齐用物，携至床旁，协助患者取适宜的体位，暴露湿热敷部位，下垫橡胶单、中单，注意保暖。

3. 操作时将煎煮后的温度适宜的药液倒入容器内，敷布在药液中浸湿后，用卵圆钳取出稍加拧挤至不滴水为度，抖开，敷于患处，并轻压使之与皮肤密切接触，敷

笔记

布大小宜与患处相当。或直接将煎煮后的装药的口袋敷于患处,用中单覆盖包裹,必要时加盖大浴巾或棉被,保持温度适宜。

4. 湿热敷中注意观察敷布的温度和湿度,每5～10分钟更换敷布一次。每次治疗时间为20～30分钟,每日1～2次。

5. 观察患者病情变化及局部皮肤情况,随时询问患者有无不适。

6. 操作完毕,取下敷布,擦干局部皮肤。

7. 妥善安置患者,协助患者衣着,取舒适体位,整理床单位。

8. 清理用物,洗手,记录并签名。

【注意事项】

1. 严格掌握禁忌证 操作前评估患者有无禁忌证(表4-12),发现不良反应及时处理并报告。

表4-12 中药湿热敷禁忌表

禁忌证	原因
皮肤过敏者,某类药物过敏者	避免发生过敏反应
皮肤有溃破或开放性损伤者,不宜采用湿热敷	避以防感染,病情加重
糖尿病伴末梢神经病变,湿热敷温度不宜过高	避以免烫伤
一般内科疾病不宜使用	避以免发生意外加重病情
急性扭挫伤初期不宜湿热敷	避以免加重皮下出血、肿胀、疼痛

2. 操作方法

(1)中药湿热敷疗法在操作中应注意温度(一般为50～60℃),并根据患者的耐受程度调节适宜的温度,特别是皮肤感觉迟钝者,温度不宜过高,以免烫伤。

(2)敷布浸透药液后,应拧挤至干湿适宜。

(3)热敷敷布或药袋应折叠平整、拧干,使热量均匀透入。

(4)操作过程中随时观察患者病情变化及局部皮肤情况,询问患者有无不适。

(5)湿热敷治疗忌汗出当风。

3. 告知患者配合情况

(1)热敷所用中药,一般用量大,药物毒性大,千万叮嘱患者不得误服,以免药物中毒,务必遵医嘱使用。

(2)嘱患者操作过程中如有瘙痒、红疹、水疱等皮肤过敏反应,禁止搔抓,应立即告知护士,停止湿热敷,并遵医嘱进行处理。

(3)如出现头晕、恶心呕吐等不适,应立即停止操作,清洁局部皮肤,清除残留药物,动态观察。

实验4 中药冷敷

中药冷敷是采用中草药煎汤或取汁后制成冷敷液,用纱布直接敷于局部的一种外治方法,属中医外治法的溻渍法范畴。

【目的】

促进皮肤血管收缩,抑制血管渗出,具有镇静,止痛,止痒等作用。

【适用指征】

适用于各种皮肤疾病及痛证等。

【操作资源】

治疗盘、治疗碗、遵医嘱配制的冷敷液、敷布数块、镊子、卵圆钳两把、弯盘、橡胶单、中单、纱布、绷带等。必要时备屏风。

【操作程序】

1. 核对医嘱，评估患者，做好解释。

2. 备齐用物，携至床旁，协助患者取舒适的体位，暴露冷敷部位，下垫橡胶单、中单，注意保暖，必要时用屏风遮挡患者。

3. 操作时将冷敷液倒入容器内，保持冷敷液温度在10～15℃，敷布在药液中浸湿后，用卵圆钳取出稍加拧挤至不滴水为度，抖开，敷于患处，并轻压使之与皮肤密切接触，敷布大小宜与患处相当。

4. 冷敷中注意观察敷布的温度和湿度，每5分钟更换敷布一次，保持患处低温。每次治疗时间为15～20分钟，每日1～3次。

5. 观察患者病情变化及局部皮肤情况，随时询问患者有无不适。

6. 操作完毕，取下敷布，擦干局部皮肤。

7. 妥善安置患者，协助患者衣着，取舒适体位，整理床单位。

8. 清理用物，洗手，记录并签名。

【注意事项】

1. 严格掌握禁忌证　操作前评估患者有无禁忌证（表4-13），发现不良反应及时处理并报告。

表4-13　中药冷敷禁忌表

禁忌证	原因
皮肤过敏者，某类药物过敏者	避免发生过敏反应
皮肤有溃破或开放性损伤者，不宜采用冷敷	以防感染，病情加重
血液循环障碍者不宜冷敷	以免导致局部缺血坏死
心前区、腹部、足底等部位忌用冷敷	以免发生意外或腹泻
昏迷、感觉异常、年老体弱者慎用冷敷，如冷敷时温度不宜过低	以免发生冻伤

2. 操作方法

（1）中药冷敷疗法在操作中应注意温度（一般为10～15℃），并根据患者的耐受程度调节适宜的温度，特别是皮肤感觉迟钝者，温度不宜过低，以免冻伤。

（2）敷布浸透药液后，应拧挤至干湿适宜。

（3）冷敷敷布应折叠平整、拧干，使药效均匀透入。

（4）操作过程中随时观察患者病情变化及局部皮肤情况，询问患者有无不适。

3. 告知患者配合情况

（1）嘱患者操作过程中如有瘙痒、红疹等皮肤过敏反应，禁止搔抓，应立即告知护士，停止冷敷，并遵医嘱进行处理。

（2）如出现头晕、恶心呕吐等不适，应立即停止操作，清洁局部皮肤，清除残留药物，动态观察。

实验5　中药穴位敷贴

穴位敷贴技术是选用某些带有刺激性的药物制成一定剂型,在相关穴位上敷贴,通过药物和穴位的共同作用,从而达到调整机体和治疗疾病的一种操作方法。其中某些带有刺激性的药物贴敷穴位可以引起局部发泡化脓如"灸疮",此时又称为"天灸"或"自灸",现代也称发泡疗法。穴位敷贴除能使药力直达病灶发挥作用外,还可使药性通过皮毛腠理而由表及里,循经络传至脏腑,其疗效显著,患者易于接受。

【目的】

1. 通经活络,活血化瘀,扶正强身。

2. 清热解毒,消肿止痛,祛瘀生新,行气消痞。

【适用指征】

1. 外科病证　如各种疮疡、跌打损伤等引起的局部红、肿、热、痛。

2. 内科病证　如支气管哮喘、过敏性鼻炎等呼吸系统疾病;慢性胃炎、胃溃疡等消化系统疾病。

3. 妇科病证　如月经不调、痛经等妇科疾病。

4. 儿科病证　如小儿积痞、腹泻、厌食等儿科疾病。

【操作资源】

1. 治疗盘,遵医嘱配制的药物,0.9%生理盐水棉球,油膏刀,无菌棉垫或纱布,胶布或绷带,棉纸或薄胶纸;必要时备屏风、毛毯。

2. 如需临时调配药物,备治疗碗,药物,麻油或饴糖、清水、蜜、醋赋形剂;如敷新鲜中草药,需备乳钵。

【操作程序】

1. 核对医嘱,评估患者,做好解释,注意保暖。

2. 备齐用物,携至床旁,根据敷药部位,协助患者取适宜体位,充分暴露患处,必要时屏风遮挡。

3. 更换敷料,以0.9%生理盐水或温水清洗皮肤上的药渣,观察创面情况及敷药效果。

4. 需临时调制药物时,将药末倒入治疗碗内,根据需要,用水或饴糖、麻油、蜜等调和成稠度适宜的糊状,新鲜中草药需洗净后置乳钵内捣烂。

5. 根据敷药面积,取大小合适的棉纸或薄胶纸,用油膏刀将所需药物均匀地平摊于棉纸上,厚薄适中(图4-12)。

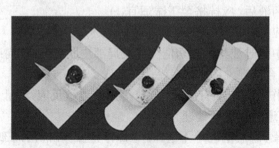

图4-12　药物敷贴

6. 将已摊好药物的棉纸四周反折后敷于患处,以免药物受热溢出污染衣物,加覆敷料或棉垫,以胶布或绷带固定,松紧适宜。

7. 观察患者局部皮肤,询问有无不适感。

8. 操作完毕,协助患者着衣,取舒适体位,整理床单位。

9. 清理用物,洗手,记录所敷药物、时间、疗效、反应并签名。

【注意事项】

1. 严格掌握禁忌证 操作前评估患者有无禁忌证(表4-14),发现不良反应及时处理并报告。

表4-14 中药穴位敷贴禁忌表

禁忌证	原因
孕妇敏感部位和穴位不宜敷贴,如脐部、腹部、腰部、合谷、三阴交等处 孕妇禁用活血化瘀成分药物,如麝香、乳香、红花、没药、桃仁等药物	避免局部刺激引起流产
小儿不宜用刺激性太强的药物,敷贴时间也不宜太长	避免因小儿的皮肤嫩薄,引起皮肤起疱、破溃
除拔毒膏外,患处有红肿及溃烂时不宜敷贴药物	避免发生化脓性感染
对刺激性强、毒性大的药物敷贴部位不宜过多,面积不宜过大,药量不宜过量,时间不宜过长	避免发泡面积过大而引起不良反应或发生药物中毒
头面部、关节、心脏及大血管附近不宜用刺激性太强的药物进行发泡	避免发泡遗留瘢痕,影响容貌或活动功能
皮肤过敏者,某类药物过敏者	避免过敏反应
有出血性倾向,不宜应用活血药物	避免引发出血

2. 正确进行药物准备,保障药物的效果

(1)药物必须均匀地平摊于棉纸上,厚薄要适中,一般以0.2~0.5cm为宜。太薄药力不够,效果差;太厚则浪费药物,受热后易溢出,污染衣被。

(2)用水、药汁或醋调配的敷药容易干燥,须经常用水、药汁、醋进行湿润,以免干燥后降低药效或引起局部不适。

(3)夏天如以蜂蜜、饴糖作赋形剂,宜新鲜配制或加适量苯甲酸钠,以防止发酵变质,影响疗效。

3. 敷贴方法

(1)对初起有头或成脓阶段的肿疡,以中间留空隙,围敷四周为宜。

(2)特殊部位如乳痈敷药时,可在敷料上剪一个缺口,使乳头露出,以免乳汁溢出污染敷料或衣被。

(3)敷贴部位应交替使用,不宜单个部位连续敷贴。对于残留在皮肤上的药物不宜采用肥皂或刺激性物品擦洗。

4. 告知患者配合情况

(1)出现皮肤微红为正常现象,若出现皮肤瘙痒、丘疹、水疱等,应立即告知护士。若出现敷料松动或脱落及时告知护士。

（2）穴位敷贴时间一般为 6～8 小时，可根据病情、年龄、药物、季节调整贴敷时间，小儿酌减。

（3）局部贴药后可出现药物颜色，油渍等污染衣物。

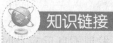 知识链接

冬病夏治

冬病夏治是中医学重要的预防医学思想。伏天人体气血旺盛，腠理开泄，此时贴敷，药力更易直达脏腑，可达激发正气目的。对于哮喘、慢支等寒冷季节发病加重的疾病而言，在阳气旺盛而未发病的夏季，通过中药敷贴等方法，调节人体脏腑功能，以减轻在冬季发作时的症状和病情，促进其康复。

实验6 中药涂药

中药涂药法是用棉签、毛笔或擦药棒将各种外用药物直接涂于患处的一种外治方法，古时又称擦药疗法。《华佗神方》载有苎麻丝搓擦患部出水，再用药末搽患处治疗皮肤病的方法。现代以药物浸制成各种洗擦剂、油剂、乳剂、膏剂等，外涂用于皮肤科。

【目的】

祛风除湿、解毒消肿、止痒镇痛等。

【适用指征】

用于各种皮肤病及疮疡、水火烫伤、蚊虫咬伤等。

【操作资源】

治疗盘、治疗碗、遵医嘱配制的药物、弯盘、镊子、棉球、皮肤清洁剂（生理盐水、1∶5000 高锰酸钾溶液、植物油或液状石蜡），擦药工具（棉签、毛笔或擦药棒）、橡胶单、中单、治疗巾，视皮肤情况备纱布、胶布、绷带等。

【操作程序】

1. 核对医嘱，评估患者，做好解释，注意保暖。

2. 备齐用物，携至床旁，根据涂药部位，协助患者取适宜的体位，充分暴露患处，酌情铺上橡胶单及治疗巾，必要时屏风遮挡患者。

3. 根据具体情况选用相应的清洁剂，对患部皮肤进行清洁消毒。用干棉球拭干皮肤上的水分，观察皮损情况。

4. 将药物倒在治疗碗内，用棉签或毛笔蘸取干湿度适宜的药物均匀地涂于患处，涂药应厚薄均匀，必要时用纱布覆盖，胶布或绷带固定。

5. 涂药完毕，协助患者穿好衣裤，取舒适体位，整理床单位。

6. 清理用物，洗手，记录并签名。

7. 30分钟后巡视患者 1 次，了解药物反应情况。

【注意事项】

1. 严格掌握禁忌证　操作前评估患者有无禁忌证（表 4-15），发现不良反应及时处理并报告。

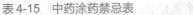

表 4-15　中药涂药禁忌表

禁忌证	原因
皮肤过敏者,某类药物过敏者	避免发生过敏反应
年老体弱者 1 次涂擦面积不得超过体表面积的 1/3	避免发生意外或毒性反应
刺激性强的药物忌用于面部及婴幼儿	避免损伤面部及婴幼儿皮肤
面部涂药时切勿误入口眼	避免发生中毒反应或刺激眼睛

2. 操作方法

（1）涂药前需询问有无药物过敏史,认真观察皮损情况,注意对患部进行清洁处理。

（2）涂药次数依病情、药物而定,混悬液必须摇匀后涂擦,油剂调敷时要防止油渍衣服和被褥等,霜剂则应用手掌或手指反复涂抹,使之渗入皮肤。

（3）涂药不宜过厚、过多,以防毛孔闭塞。

（4）毛发长的部位应先将毛发剃去再涂药。

（5）涂药后密切观察局部皮肤情况,慢性皮炎涂药时应稍用力擦涂,使药物渗入肌肤。

3. 告知患者配合情况　嘱患者如有丘疹、奇痒或局部肿胀等过敏现象时,禁止搔抓,应立即告知护士,停止用药,并将药物擦拭干净或清洗,遵医嘱内服或外用抗过敏药物。

四、中药热疗

 案例导入

赵某,男,农民。腰痛 4 年,半个月前因田地劳作扭伤腰部,有腰痛,并牵涉至两腿,左侧甚于右侧。腰部活动受限、坐卧均感不适,下肢、腿感酸麻,倚杖步行。遇阴冷天气,病情加重,下肢觉冷。X 线检查显示:第 3、4、5 腰椎增生,腰椎骶化。舌淡苔薄,脉沉无力。用中药热熨敷命门、肾俞及腰骶处,每日早晚各一次,三天后疼痛减轻,七天后能独立行走,十天后疼痛基本消失,活动自如。

患者为急性腰扭伤,以活血祛瘀、祛风除寒为原则,选用具有活血化瘀、祛风驱寒的药物,如桑枝、木瓜、独活等装入布袋内,对于急性腰扭伤具有较好的疗效。

中药热疗是以各种热源为媒介,将热直接传至机体,以达到治疗作用的方法,简称热疗。常用方法有火疗、热熨敷、蜡疗、蒸汽、热水等。

实验 7　中药火疗

中药火疗是借助在人体上燃烧大火,并用药液辅助,对人体进行加热治疗,从而达到祛病、健身、养生等作用的一种中医外治法。

【目的】

1. 调和营卫,调理阴阳。

2. 温通经脉,驱散寒邪。

3．行气活血,消瘀散结。

4．补气温阳,升阳举陷。

5．回阳救逆,补虚固脱。

6．防病保健,强身益寿。

【适用指征】

1．适用于风湿痹证引起的冷痛、酸胀、沉重、麻木等,如风寒性膝骨关节痛。

2．适用于瘀血内停,如急性腰扭伤后期。

3．脾虚寒湿体质。

【操作资源】

1．治疗盘,遵医嘱配制的药物,盛装药物的器皿,95% 乙醇,盛装酒精的器皿,点火工具,纯棉毛巾若干(按需准备不同规格),无毒保鲜膜,1 次性手套,20ml 抽取药物注射器 1 支,50ml 喷洒酒精注射器 1 只,纸巾、盆、热水、保温衣被等,必要时屏风遮挡。

2．如需临时调配药物,备治疗碗,药物等。

【操作程序】

1．核对医嘱,评估患者,做好解释,注意保暖。

2．备齐用物,携至床旁,根据火疗部位,充分暴露患处,必要时屏风遮挡患者。

3．浸湿毛巾,按照部位不同做成防火墙,洒上酒精后点燃,几次燃烧后,取下毛巾,戴一次性手套,涂抹调制的药物,轻柔按摩促进药物吸收,并用干毛巾或衣被盖住保暖。

4．需临时调制药物时,将药液倒入治疗碗内,根据需要,按照一定比例进行调配。

5．操作过程中观察患者局部皮肤,询问有无不适感。

6．操作完毕,协助患者着衣,取舒适体位,平躺休息约45分钟,整理床单位。

7．清理用物,洗手,记录火疗部位、药物、时间、疗效、患者反应并签名。

【注意事项】

1．严格掌握禁忌证 操作前评估患者有无禁忌证(表 4-16),发现不良反应及时处理并报告。

表 4-16 火疗禁忌表

禁忌证	原因
严重心、脑、肝、肺、肾疾病患者及恶性肿瘤患者	患者耐受力差,避免加重患者病情
急性炎症期以热性表现为主	避免加重热证
糖尿病患者、严重皮肤病、皮肤破损者及过敏性疾病、出血性疾病、血液病及传染病患者、女性月经期	避免引起皮肤破溃、出血等
孕妇	避免刺激引起流产
精神病患者、儿童无法控制自身行动者	避免灼伤皮肤

2．环境及患者准备 操作前,营造安全舒适的环境,注意调节室温,切断一切风源。向患者介绍该操作,打消患者的顾虑,请患者不要紧张,配合操作。

3．火疗方法 操作过程中,严格遵守操作规程。施术者注意力集中,酒精不宜过多,以防下滴灼伤患者,不宜过少,过少火力达不到疗效,灭火湿毛巾一定要放置在施术者方便取用处,同时注意询问患者的感受。

4. 告知患者 操作后,6~8小时内不能洗澡,饮食宜清淡,忌生冷辛辣油腻,同时平躺休息约45分钟。

知识链接

火疗方举例

常用火疗方:附子30g、肉桂20g、香附20g、木香20g、延胡索20g、乌药20g、姜黄20g、杜仲20g、蛇床子20g、菟丝子20g、川芎20g、当归20g、白芍20g、桂枝20g、防风20g、益母草20g、鸡血藤20g、艾叶30g、伸筋草30g、透骨草30g、丝瓜络20g、鸦胆子30g。

功效:温宫散寒,养血调经。

主治:妇人经带产寒证。

实验8 中药热熨敷

中药热熨敷是将中药加热后装入布袋,在人体局部或一定穴位上移动,利用温热之力使药力通过体表毛窍透入经络、血脉,从而达到温经通络、行气活血、散寒止痛、祛瘀消肿等作用的一种操作方法。

【目的】

1. 行气活血,祛瘀消肿。

2. 散寒止痛。

【适用指征】

1. 适用于风湿痹证引起的关节冷痛、酸胀、沉重、麻木。

2. 跌打损伤等引起的局部瘀血、肿痛。

3. 扭伤引起的腰背不适、行动不便。

4. 脾胃虚寒所致的胃脘疼痛、腹冷泄泻、呕吐等。

【操作资源】

治疗盘、遵医嘱准备药物(常用药物有坎离砂、生姜、小茴香、吴茱萸,以及当归、羌活、红花、防风、川断等祛风除湿、活血通经的药物)、凡士林、棉签、白酒或醋、双层纱布袋2个、炒具(竹铲或竹筷)、炒锅、电炉、大毛巾、纱布或卫生纸,必要时备屏风、毛毯。

【操作程序】

1. 核对医嘱,评估患者,做好解释。

2. 备齐用物,携至床旁,根据病情取合适体位,暴露药熨部位,必要时关闭门窗保暖,屏风遮挡患者。

3. 根据医嘱,将药物倒入锅中,用适量白酒或食醋搅拌均匀后,用文火炒至60~70℃,装入布袋内,用大毛巾裹好,保温、备用(用时温度在50~60℃)。或将坎离砂放于治疗碗内,加入适量食醋,搅拌均匀后装入布袋,用力揉搓,待温度升高时,即可使用。

4. 先用棉签在药熨处涂一层凡士林,将药袋放到患处或相应穴位处用力来回推熨，以患者能耐受为宜。力量要均匀，开始时用力要轻，速度可稍快，随着药袋温度的降低，力量可增大，同时速度减慢。药袋温度过低时，及时更换药袋或加温。

5. 操作时间　每次15～30分钟，每日1～2次，半个月左右为一个疗程。

6. 药熨操作过程中注意观察局部皮肤的颜色情况，同时询问患者对温度的反应，防止烫伤。

7. 操作完毕后擦净局部皮肤，协助患者着衣，取舒适体位，整理床单位。

8. 清理用物，洗手，记录治疗时间、部位、局部皮肤情况、疗效并签名。

【注意事项】

1. 严格掌握禁忌证　操作前评估患者有无禁忌证（表4-17），发现不良反应及时处理并报告。

表4-17　热熨敷禁忌表

禁忌证	原因
热证、实证	避免进一步加重热证、实证
腹部包块或包块性质不明者	避免引起其他反应
大血管处、皮肤有破损处	避免引起出血、皮肤破溃等
孕妇腹部、腰骶部	避免局部刺激引起流产
局部感觉障碍、麻醉未清醒者	避免烫伤皮肤

2. 环境、患者及药物准备　营造舒适的环境，注意调节室温。药熨前嘱患者排空小便。炒药过程中要注意安全，中途加入白酒时要将炒锅离开热源，以免发生危险。

3. 热熨敷方法　药熨温度不宜超过70℃，年老、婴幼儿及感觉障碍者，药熨温度不宜超过50℃，以免烫伤。操作过程中应保持药袋温度，温度过低需及时更换或加热，操作中注意保暖，以防感受外寒而加重病情。在热熨过程中应随时听取患者对温度的反应，观察皮肤颜色，一旦出现水疱应立即停止，并给予相应处理。布袋用后清洗、消毒备用，中药可连续使用1周。

4. 告知患者　饮食宜清淡，忌生冷辛辣油腻，注意保暖，切勿受凉。

　知识链接

葱熨法

　　根据受术部位大小，取葱白150~250g，切碎捣烂，并立即放入铁锅中炒热。热度以皮肤能够承受为宜，取出敷于治疗部位，冷却后，可再次炒热继续热熨，如此反复2~3次。适用于肾阳不足、膀胱气化不力而引起的小便不畅，产妇受寒引起的产后腰腿痛，跌打损伤（24小时后）。

实验9　蜡　　疗

蜡疗是将加热熔解的蜡制成蜡块、蜡垫、蜡束等敷贴于患处，或将患部浸入熔解后的蜡液中，利用加热熔解的蜡作为热导体，使患处局部组织受热、血管扩张、血液循环加快、细胞膜通透性增加、深部组织水肿消散，以达到消炎、镇痛等作用的一种操作方法。

【目的】

消肿,消炎,止痛。

【适用指征】

1. 适用于创伤后期治疗,如软组织挫伤范围较大者、关节扭伤、骨折复位后等。

2. 非感染性炎症,如增生性关节炎、滑囊炎、腱鞘炎、肌炎、纤维组织炎、神经炎等。

【操作资源】

治疗盘、蜡疗仪、蜡、0.9%生理盐水棉球、纱布、搪瓷盘或铝盘、小铲刀、塑料布、棉垫、脸盆、笔、绷带或胶布,必要时备屏风、毛毯。

【操作程序】

1. 核对医嘱,评估患者,做好解释。

2. 备齐用物,携至床旁,协助患者取舒适体位,充分暴露患处,注意保暖,必要时关闭门窗或者屏风遮挡患者。

3. 以 0.9%生理盐水棉球清洁蜡疗部位皮肤,如采取手足浸蜡法,则协助患者清洗手足。

4. 根据患处情况,选择合适的蜡疗方法。常用蜡疗方法如下。

(1)蜡饼法:将加热后完全熔化的蜡液倒入搪瓷盘或铝盘,厚度约 2～3cm,冷却至初步凝结成块时(表面温度 45～50℃),用小铲刀将蜡饼取出,敷贴于治疗部位,用绷带或胶布固定,外包塑料布与棉垫保温,30～60 分钟后取下。

(2)刷蜡法:熔化的蜡液冷却至 55～60℃时,用排笔蘸取蜡液快速、均匀地涂于治疗局部,使蜡液在皮肤表面冷却凝成一薄层的蜡膜,再如此反复涂刷在治疗局部,形成厚度 0.5～1.0cm 的蜡膜,外面再覆盖一块蜡饼,或者用塑料布及棉垫包裹保温。

(3)浸蜡法:将熔化的蜡液放于特别容器(如脸盆)中,温度冷却至 55～60℃时,患处局部先涂薄层冷却形成保护膜后,再将手足反复迅速浸蘸蜡液,直至蜡膜厚达 0.5～1.0cm 成为手套或袜套样,然后将手足持续浸于蜡液中 10 分钟左右后取下蜡膜。

(4)蜡袋法:将熔化后的蜡液装入耐热的塑料袋内,排出空气封口。使用时需采用热水浸泡加热,敷于治疗部位。

(5)特殊治疗:感染创面上先放抗菌消炎药物,或石蜡中加入维生素强化鱼肝油,敷于创面上治疗营养性溃疡。

5. 观察患者局部皮肤,询问有无不适感。

6. 操作完毕后擦净局部皮肤,协助患者着衣,取舒适体位,整理床单位。

7. 清理用物,洗手,记录治疗时间、部位、局部皮肤情况、疗效并签名。

【注意事项】

1. 严格掌握禁忌证 操作前评估患者有无禁忌证(表 4-18),发现不良反应及时处理并报告。

笔记

表 4-18　蜡疗禁忌表

禁忌证	原因
脑动脉硬化、心肾功能衰竭、肺结核、恶性肿瘤等患者	避免进一步加重病情
有出血倾向和出血性疾病者	避免引起出血
高热病患者,热证、实证	避免引起体温升高,进一步加重热证、实证
孕妇腹部、腰骶部	避免局部刺激引起流产
急性化脓性炎症、感染性皮肤病	避免加重炎症、引起皮肤破溃、感染等
对蜡过敏者	避免过敏反应

2. 环境、患者及药物准备　营造舒适的环境。药熨前嘱患者排便。熔蜡时要隔水加热,避免沸水进入蜡中,以免破坏蜡质或蜡疗时引起烫伤。

3. 蜡疗方法　每次治疗部位以不超过 3 个为宜,蜡疗时要准确掌握蜡温,操作速度要快,涂布均匀,不能用力挤压。小儿皮肤娇嫩,蜡温应比成人低,避免烫伤。各种蜡疗,每次时间 30～60 分钟,每日或隔日 1 次,20～30 次为一个疗程。急性病例、创面及特殊情况,视具体病情而定。蜡疗时患者感觉疼痛或者不适,应停止治疗。蜡可以反复使用,但必须去除其中的汗水、污秽物和其他杂质,并且加热到 100℃,持续 15 分钟,以达到消毒的目的。重复使用时,每次应加入 15%～25% 的新蜡。但用于创面、体腔部位的石蜡不得重复使用。蜡疗器具的清洗回收方法:蜡疗器具应放入水中煮沸,用镊子夹住纱布清洗。将熔蜡倒入深长容器中,冷却后清除沉入底层的杂质,或将完全熔解后的蜡液搅动后用 3～4 层纱布过滤,清除蜡中的杂质。

4. 告知患者　饮食宜清淡,忌生冷辛辣油腻,注意保暖,切勿受凉。

 知识链接

生物蜡美容

生物蜡美容是蜡疗法在美容界的应用,是一种无毒、无害、安全可靠、快速高效的美容方法。生物蜡存在于自然界的一切有生命的动植物如鲸蜡、蜂蜡、羊毛蜡、蚁蜡、棕榈蜡、木蜡、亚麻蜡中,含有多种脂肪酸、甘油酸、蜡质、羊毛脂、维生素等,还含有能柔韧滋润皮肤的水杨酸、甲脂以及与皮脂结构相似的磷脂。借助蜡疗的蓄热性能、黏稠性及吸附能力等,可达到扩张毛细血管、机械压迫紧肤及清洁皮肤和毛孔的污物等功效,同时生物蜡中的营养成分如维生素等被皮肤吸收,此外,还具有松解、软化瘢痕及抗炎的功效等。

五、中药离子导入

 案例导入

张某,女,28 岁,工人。2010 年就诊,腰痛、小腹痛,白带多有臭秽味,四肢无力年余,近日加重。妇检双侧附件压痛可触及条索状增厚物,诊断为慢性盆腔炎。给予中药离子导入法治疗 2 个疗程,上述症状消失。为巩固治疗,继续治疗 1 个疗程,临床治愈,随访一年无复发。

患者为慢性盆腔炎,多由湿、热、瘀造成,中药采用黄芩、黄柏、黄连,具有清热解毒燥湿之功效,采用中药离子导入具有直流电及药物的双重作用,药物经皮肤局部吸收,直达病灶,充分发挥疗效。

药物离子导入是一种常规的理疗方法,我国针灸界于 1959 年首创直流电药物离子导入,经过改进,现已广泛运用于临床中,该疗法不损伤皮肤,不引起疼痛,不刺激胃肠道,无副作用,因而比较受患者欢迎。

实验 10　中药离子导入法

中药离子导入法是利用直流电场的作用,将药物离子放在极性与该离子电性相同的直流电电极下,根据电荷同性相斥,异性相吸的原理,通电时离子产生定向运动,使中药离子经皮肤、黏膜导入组织间隙,直接作用于病变部位,达到治疗目的的一种外治法。

【目的】
祛寒除湿,活血通络,消肿止痛。

【适用指征】
风寒湿痹,关节肿痛,骨质增生,神经痛,神经炎,盆腔炎。

【操作资源】
1. 治疗盘、离子导入治疗机一台、衬垫、纱布、沙包、塑料薄膜、镊子。常用药物有川乌、草乌、丹参、蜂毒、淫羊藿、洋金花碱、黄酮甙。

2. 如需临时调配药物,备治疗碗,药物等。

【操作程序】
1. 药液调制　根据病情配备中药,用水煎、蒸馏水或酒精浸泡溶解,配制药液,浓度一般在 2%~5% 为宜。并测定药物离子的极性,从阳极导入的药物,pH 值不小于 6;从阴极导入的药物,pH 值不大于 8。

2. 根据病症选择一定部位,将敷电极的部位进行消毒。

3. 将衬垫浸湿药液拧至不滴水,紧贴患处皮肤,根据药物选择电极,将电极放在药物衬垫上,连接好导线,把塑料薄膜盖在电极板上,用沙包或绷带固定。

4. 将直流感应电疗机电位器输出端调节到"0"位,接通电源,缓慢增至预定的电流强度。一般局部电流小于 40mA,全身电流小于 60mA,小部位、指关节电流小于 10mA,面部电流小于 5mA。治疗结束时,先调至"0"位,再关闭电源。以免患者受到突然断电的电击感而感到不适。

5. 治疗时间一般每次 15~20 分钟,儿童不超过 15 分钟,每日一次,10~15 次为一个疗程。

6. 询问患者有无不适感。

7. 操作完毕,协助患者着衣,取舒适体位,整理床单位。

8. 清理用物,洗手,记录所敷药物、时间、频率、疗效、反应并签名。

【注意事项】
1. 严格掌握禁忌证　操作前评估患者有无禁忌证(表 4-19),发现不良反应及时处理并报告。

2. 患者及药物准备　做好解释工作,告知患者在治疗过程中可能出现的感觉,嘱患者治疗过程中不要移动体位,以免出现意外。调制药物时,干湿度适宜,以免影响药效。

笔记

表 4-19 中药离子导入禁忌表

禁忌证	原因
严重心功能不全或带有心脏起搏器患者	避免进一步加重病情
有出血倾向和出血性疾病	避免引起出血
高热	避免引起体温升高
孕妇腹部、腰骶部	避免局部刺激引起流产
活动性结核	避免引起结核进一步扩散

3. 中药离子导入方法 注意观察患者的反应和设备运行情况,及时调节电流,以免灼伤患者。每个衬垫只供一种药物使用,衬垫消毒要按离子分开,有条件时使用一次性衬垫。检查治疗部位皮肤感觉有无异常、破损,如有破损,可加盖小块塑料薄膜。

4. 告知患者 多次治疗后,局部皮肤可出现瘙痒、脱屑、皮疹等反应,可用青黛膏或皮炎平膏外涂,禁止搔抓。

知识链接

中药离子导入药液制作

中药离子导入药液的制作:①提取药物的有效成分配制成水溶液;②中草药酊剂;③中草药煎剂过滤后配制液;④中草药煎剂直接做导入用;⑤中药糊剂。

六、拓展

(一)中药封包疗法

中药封包疗法是将加热好的中药药包置于身体的患病部位或身体的某一特定位置如穴位上,通过封包的热蒸汽使局部的毛细血管扩张、血液循环加速,利用其温热达到温经通络、调和气血、祛湿驱寒目的的一种外治方法。

封包的操作方法:将备好的药物稍打碎,装入棉布袋内,扎好袋口;将药袋置于蒸锅或微波炉中加热至 50℃左右;待药袋温度适宜时热敷于患处。

适应证:颈椎病、骨关节炎、腹胀、痛经、盆腔炎、尿潴留等。

禁忌证:皮肤对药物过敏者禁用;妊娠期禁用,哺乳期、经期妇女慎用;不明肿块、出血倾向慎用;24 小时急性期内禁用。

(二)中药外治仪器设备更新迭代

中药外治疗法是祖国传统医学的精华,是体现中医学特色的传统医学体系重要组成部分,具有诸多优点,故长期以来被广泛流传和使用,深受人们的欢迎。

随着中药外治疗法的推广应用和科学技术的快速发展,中药外治仪器设备也不断更新迭代,如用于中药熏蒸和中药泡洗疗法的智能中药熏蒸机、超声雾化熏洗仪、智能肛周熏洗仪、智能中药泡洗设备和智能全自动足浴盆等,均可通过数字智能化控制恒温,对患者皮肤或局部进行直接熏蒸和泡洗,从而达到治疗目的。用于中药外敷疗法的智能中药湿热敷装置可将具有保温保湿物质的热敷袋放入具有自动加热恒温功能的水循环系统中加温至合适的治疗温度,从而对作用部位起到保湿和深层加热

笔记

的效果。除此之外，广泛应用于中药外治疗法的智能冷热敷装置、中药封包治疗仪、中医超声药透治疗仪、电脑恒温电蜡疗仪等均是结合现代科学技术研制而成，可灵活运用于临床多个科室，因其使用操作方便，安全卫生、疗效显著而广受医生和患者好评，为提高中药外治疗法的疗效发挥了重要作用。

七、综合实验与思考

1. 王女士，45 岁。今日下班后在回家的路上不慎扭伤左踝关节（局部肿胀，疼痛）。诊断为左踝关节软组织损伤。医嘱：双柏散 50g + 冷开水 + 10ml 蜂蜜调和外敷踝关节，每日 1 次，连续外敷 7 天。请问：

（1）在护理操作前需与患者进行哪些沟通？

（2）操作结束后应嘱患者注意什么？

（3）在整个操作过程中要注意什么？

2. 贺某，男，12 岁，体育专业学生。冬季在户外发生多处冻伤。来诊时症见：右手背及背尺侧，足后跟、足小指，脸、耳廓等多处冻疮，并且手背、脸部有裂口，现已经开始流黄水，形成溃疡，诊断为二度冻伤（水疱级）。嘱其用苍术、黄柏、白鲜皮、薏苡仁、白及、蛇床子、地肤子各等份煎药进行中药泡洗，泡洗后对溃破的患部进行包扎，每日 1 次，连续 3 个疗程。请问：

（1）在整个操作过程中需要注意什么？

（2）如果患者在操作过程中出现过敏反应应如何处理？

（梁小利　蒋新军）

第三节　传统保健运动

 学习基础

> 熟悉传统保健运动的目的、适应指征及基本方法。

祖国传统保健运动从产生至今已有两千多年的历史，有着自己独特的风格和内容。《素问·上古天真论》指出养生需"法于阴阳，和于术数。"所谓"和于术数"，即包含体育锻炼等强身健体之法。传统的运动保健是一种以中医的阴阳、脏腑、气血、经络等理论为基础，强调意念、呼吸和躯体运动相配合的保健活动。

一、导引保健

案例导入

> 徐某，男，65 岁，退休干部。因"反复咳嗽、咳痰、气促 5 余年，加重 4 天，伴气促，日常活动能力减退"入院。4 天前由于天气变化感冒后咳嗽、气促加重，咳中量黄色浓痰，伴低热。体格检查意识清楚，呼吸急促，口唇稍紫绀，双肺叩诊过清音，双肺呼吸音低，可闻及散在湿啰音，肺功能显示 FVC: 2.27，FVC%: 68.7%，FEV1: 1.22，FEV1%pred: 47.2%，FEV1/FVC: 53.50%。

诊断为：COPD（中度）。经药物治疗后，咳嗽、咳痰、低热、气促症状好转，医护人员推荐其做八段锦运动，训练前护士进行6分钟步行试验、生活质量评价及肺功能检测，每月护士进行随访，患者依从性较好。六个月后护士对其进行再次评估，6分钟步行试验、生活质量及肺功能较之前有改善。

患者为中度COPD患者，久病致身体虚弱，坚持训练八段锦可舒展经络、促进血液流通，达到健身强骨、气血得流的功效，提高身体机能，间接提高生活质量，八段锦运动的效果需要持之以恒，坚持不懈，方能体现。

导引保健是呼吸运动、肢体运动和意念活动三者相结合的一种宣导气血，引治疾病的保健方法。典型代表为八段锦。

实验1 八 段 锦

八段锦是由八种不同动作组成的健身术，故名"八段"。因为这种健身动作可以强身益寿，祛病除疾，其效果甚佳，有如展示一幅绚丽多彩的锦缎，故称为"锦"。八段锦是我国民间广泛流传的一种健身术，早在南宋时期，即已有《八段锦》专著，并有"文八段"（坐式）和"武八段"（立式）等不同形式。为了便于推广流传，还有人将其编成歌诀。八段锦不受环境场地限制，随时随地可做，简单易记易学，运动量适中，强身益寿作用显著。八段锦动作通过对外在肢体躯干的屈伸俯仰和内部气机的升降开合，使全身筋脉得以牵拉舒展，经络得以畅通，从而实现"骨正筋柔，气血以流"的功效。

【目的】
根据其八段不同的动作，具有相应的功效，整体而言达到强身健体的功效。

【适用指征】
八段锦大体分为坐式和站式两大类。站式八段锦可强身健体，舒经活络，对病患可有针对性地进行调治；坐式八段锦适合于慢性、虚弱性疾病患者。本节所介绍的是站式八段锦。

【操作资源】
操作环境安静、场地宽敞、空气流通；温湿度适宜；操作者衣着宽松，服饰以棉、丝质为佳。

【操作程序】
1. 两手托天理三焦　调理胸腹三焦；增加肺活量；活动上肢关节和胸腹肌。
2. 左右开弓似射雕　活动上肢关节及颈椎关节；锻炼握力；增加肺活量。
3. 调理脾胃须单举　调理脾胃功能；增加肺活量；活动上肢关节，锻炼胸腹肌及上下肢肌肉。
4. 五劳七伤往后瞧　增加肺活量；活动颈椎关节；锻炼眼肌及下肢肌肉。
5. 摇头摆尾祛心火　改善血液循环；调理大脑功能；增加内脏活动，调节内脏功能；活动脊椎关节，锻炼胸腹肌及下肢肌肉。
6. 双手攀足固肾　活动腰背关节，锻炼胸腹肌，有固肾强腰之效；活动上肢关节；增加肺活量。

286

7. 攒拳怒目挣气力　活动上肢关节,锻炼四肢肌肉;锻炼握力和拳击力量;改善血液循环。

8. 背后七颠百病消　增加肺活量;锻炼胸腹肌及下肢肌肉。

【注意事项】

1. 根据身体状况或病情,选择站式或坐式八段锦。

2. 空腹或进餐 1 小时之内不宜做操。

3. 锻炼时,衣着应宽松舒适,并注意安全。

4. 要求锻炼者有较高的自觉性、主动性和持之以恒的精神,且动作尽可能到位,以取得较好的效果。

 知识链接

导引图谱

导引图谱为 1972—1974 年长沙马王堆汉墓出土的帛画,是现存全世界最早的导引图谱。该导引图谱中共绘有 44 个各种人物的导引图式,每图式为一人像,男、女、老、少均有,其术式除个别人像持器械运动外,多为徒手操练,除极个别的蹲、跪(坐)式外,其余全部为立式运动。其中涉及的动物有鸟、鹞、鹤、颤、猿、猴、龙、熊等八式。

二、太极类

 案例导入

李某,男,66 岁,银行退休人员。身高:170cm,体重:75kg,BMI:25.9。近三年体检报告甘油三酯偏高,胆固醇偏高,医生建议清淡饮食,少食动物内脏,同时注意锻炼。患者通过控制饮食,饭后散步方法,发现体重并未减轻,体检甘油三酯及胆固醇稍有下降,仍旧偏高。后在公园结识一群退休老年人(晨起太极拳,傍晚太极拳),相约一起打太极拳,经过一段时间太极拳锻炼后,感觉神清气爽,坚持一年后体检,体重:68kg,BMI:23.5,甘油三酯及胆固醇基本恢复正常。

该患者属于肥胖患者,已处于亚健康状态,如不及时纠正,很可能会出现心血管方面的疾病。太极拳可加强心血管与呼吸的功能,减少体内瘀血,改善消化功能和新陈代谢。

太极是我国传统文化的瑰宝,其认为动则生阳,动极而静,静则生阴,静极而动。太极拳是“太极”的一种派生事物,太极拳、太极剑等均基于太极理论基础之上而产生的运动,该运动动静结合,阴阳平衡,有利于身体健康。

实验 2　太　极　拳

太极拳以“太极”为名,系取《易·系辞》中:“易有太极,是生两仪”之说,“太极”指万物原始的“浑元之气”。其动而生阳,静而生阴,阴阳二气互为其根,此消彼长,相互转化,不断运动则变化万千。太极拳源远流长,深受人民大众的喜爱,它起源于清代陈王庭,是将意、气、身融为一体的运动形式。因太极图呈浑圆一体、阴阳合抱之象。太极拳正是以此为基础,形体动作以圆为本,一招一式均由各种圆弧动作组成,

 笔记

动作舒展、柔和而又连绵不断,似行云流水、如环无端。外可活动筋骨,内可流通气血,不但用于攻击、防身,而且更广泛地用于健身防病,是一种行之有效的传统养生法。各种流派的太极拳很多,本节所介绍的是24式简化太极拳。

【目的】

通经活络、扶正强身、平衡阴阳、行气消痞。

【适用指征】

从中医角度来讲,太极拳的主宰在腰,虚领顶功、气沉丹田,是锻炼任脉、督脉、冲脉、带脉的重要方法;缠绕运动,劲贯四肢,一动无所不动,动则调引手三阴阳经和足三阴阳经,使气血循经络互流,有开通闭塞之功,故不仅适宜于中老年人、脑力劳动者及体质虚弱者锻炼,对各种慢性病,如神经衰弱、神经痛、高血压、心脏病、肠胃炎、溃疡病、遗精、肝病、肺病、腰部劳损、关节炎、风湿寒腿、糖尿病、内痔等,都有一定预防和治疗作用。

【操作资源】

操作场地宽敞、环境安静、空气流通;温湿度适宜;操作者衣着宽松,服饰以棉、丝质为佳。

【操作程序】

起势、左右野马分鬃、白鹤亮翅、右搂膝拗步、挥琵琶、倒卷肱、左揽雀尾、右揽雀尾、单鞭、云手、单鞭、高探马、右蹬脚、双峰贯耳、转身左蹬脚、左下势独立、右下势独立、右、左穿梭、海底针、闪通臂、转身搬拦捶、如封似闭、十字手、收势。

【注意事项】

1. 操作场地空气流通,温度适宜,忌对流风,以防复感风寒。操作者根据时令气温选择衣饰,以不妨碍肢体运动为宜。

2. 操练动作用力适中、均匀,运动幅度避免过猛过大,以能耐受为宜。

3. 操作时密切观察患者面色、体能情况,若有体力不支、面色苍白、头晕目眩等不适即停止休息。

知识链接

放松功

放松功是指利用姿势、呼吸、意念活动,通过默念"松"字进行诱导,自上而下逐步进行全身放松,以达入静状态的功法。练功时间宜早晨8~9时,或晚上9~10时;地点宜选择空气清新、环境安静的处所;练功姿势宜采取坐位或卧位;每日可练2~3次,每次约练20~30分钟。该方法具有内养脏腑、平衡阴阳、练精化气的功能,可用于心肾不交所致失眠、遗精的治疗,亦可用于消化、呼吸、生殖系统疾病的康复保健。

三、拓展

(一)易筋经

易筋经是通过对形体的牵引伸展、伸筋拔骨来锻炼筋骨、筋膜,调节脏腑经络,强壮神行。

易筋经操作方法:主要通过动作舒展、抽筋拔骨,引动脊柱,疏通夹脊,动静结

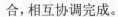

合,相互协调完成。

适应证:神经衰弱、胃肠疾病、呼吸系统疾病、肢体关节疼痛、颈腰椎疾病和痿证等。

禁忌证:严重脑、心、肝、脾、肺、肾等疾病,妊娠期禁用,哺乳期、经期妇女慎用。

（二）五禽戏

五禽戏是指模仿虎、鹿、熊、猿、鸟五种动物的动作和神态,组编而成的一套锻炼身体的功法,它是我国古代著名医家华佗整理总结而成的。

五禽戏操作方法:五禽戏由5种动作组成,分别是虎戏、鹿戏、熊戏、猿戏和鸟戏,每种动作都是模仿了相应的动物,均为左右对称地各做一次,并配合气息调理。

适应证:脾虚气滞、慢性胃炎、胃溃疡、高血压、便秘、慢性支气管炎、骨关节病及前列腺肥大等。

禁忌证:严重脑、心、肝、脾、肺、肾等疾病,妊娠期禁用,哺乳期、经期妇女慎用。

（三）六字诀

六字诀又称为六字气诀,是以呼吸吐纳为主要手段锻炼的养生健身方法。

六字诀操作方法:吹属肾水,呼属脾土,嘻属三焦,呵属心火,嘘属肝木,呬属肺金,通过以音导气,调节脏腑,吐纳引导,相辅相成,动静结合,练养相兼。

适应证:调整脏腑气机,治疗脏腑功能失调。如吹字诀补肾气,可用于腰腿无力或冷痛等。

（四）太极剑

太极剑属于太极里边的剑术套路,历史悠久,流传较广,不仅具有太极拳的运动特点,而且具备了优美潇洒、剑法清楚、开阔舒展等特点。

太极剑操作方法:动作中包括抽、带、撩、刺、击、挂、点、劈、截、托、扫、拦、抹等主要剑法,以及各种身法、步法。

适应证:中老年人、脑力劳动者及体质虚弱者及各种慢性病,如神经衰弱、神经痛、高血压、心脏病、肠胃炎、溃疡病、遗精、肝病、肺病、腰部劳损、关节炎、风湿寒腿、糖尿病、内痔等,都有一定预防和治疗作用。

禁忌证:严重脑、心、肝、脾、肺、肾等疾病,妊娠期禁用,哺乳期、经期妇女慎用。

四、综合实验与思考

刘先生,30岁,办公室科员。常年在办公室写材料、准备文件,昨晚加班到凌晨2点,今晨起觉颈项疼痛,头不能回顾。诊断为颈椎病。医嘱:防风20g、麻黄10g、桂枝10g、细辛6g、秦艽20g、威灵仙20g、附子20g、肉桂20g、川芎20g、当归20g、生姜20g、艾叶30g、伸筋草30g、透骨草30g、丝瓜络20g、鸦胆子30g,进行火疗,每日1次,连续3天。请问:

1. 在护理操作前应与患者进行哪些方面的沟通?

2. 在操作过程中及操作结束后,应该要嘱患者注意什么?

3. 针对该疾病,应该如何预防?

4. 针对该疾病,除采取中医火疗外,还可以采取其他什么中医治疗方法?

学习小结

1. 学习内容

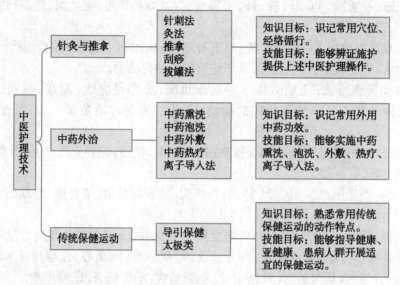

针灸与推拿	针刺法 灸法 推拿 刮痧 拔罐法	知识目标：识记常用穴位、经络循行。技能目标：能够辨证施护提供上述中医护理操作。
中药外治	中药熏洗 中药泡洗 中药外敷 中药热疗 离子导入法	知识目标：识记常用外用中药功效。技能目标：能够实施中药熏洗、泡洗、外敷、热疗、离子导入法。
传统保健运动	导引保健 太极类	知识目标：熟悉常用传统保健运动的动作特点。技能目标：能够指导健康、亚健康、患病人群开展适宜的保健运动。

中医护理技术

2. 学习方法

（1）在实验室分小组练习，学生互相充当患者，练习针刺法、灸法、推拿、刮痧、拔罐法。

（2）观看视频，学习常用中药外治法。

（3）中医院见习常用中医护理技术。

（4）观看视频或跟随指导老师，分步练习传统保健运动。

（蒋新军）

笔记

第五章

专科护理技术

学习目的

1. 掌握各项急救技术的适用指征、操作程序及抢救有效指标的判断；内、外、妇、儿科一般技术的适用指征、操作程序及注意事项。

2. 熟悉急救、内、外、妇、儿科技术中需要医护配合的操作和护理。

3. 了解上述护理技术中需要的仪器或设备的正常使用注意事项。

学习要点

1. 急救技术。

2. 内、外、妇、儿科一般护理技术。

3. 内、外、妇、儿科医护配合及拓展技术。

第一节 急救技术

掌握正常人体体表标志及临床意义；掌握心脏、肺脏、呼吸道、环甲膜穿刺点、血管的定位方法；掌握心肺复苏术、外伤急救术、人工呼吸机使用、CPAP 机使用、心脏电除颤、海姆立克急救术、DRCAB 急救评估、气管切开术等急救技术的目的、意义、适用指征；熟悉以上各急救技术操作的环境、用物要求；了解急救技术的研究进展。

1980 年 10 月，国家卫生部正式颁发了中华人民共和国成立后第一个关于急救的文件——《关于加强城市急救工作的意见》，总结了中华人民共和国急救工作的基本状况，提出了建立健全急救组织，加强急救工作，提升急救能力的一系列意见。急救技术是临床护士应掌握的重要技能。

一、心肺复苏术

实验1　CPCR技术

 案例导入

> 　　周先生，58岁，政府工作人员。因胸闷、心前区疼痛30分钟收入心血管病科进一步诊治。值班的李护士已于18：00接收了周先生，对其安置后，遂进行病情询问和身体评估，在此过程中，周先生突然呼之不应，意识丧失，大动脉搏动消失，呼吸停止，听诊未闻及心音。
>
> 　　请问：周先生发生了什么情况？如何实施急救处理？

　　心肺脑复苏（cardiopulmonary-cerebral resuscitation，CPCR）是指使心跳和呼吸骤停、意识丧失的患者迅速恢复循环、呼吸和脑功能所采取的抢救措施。

【目的】

　　使心跳、呼吸骤停的患者尽快恢复自主循环或自主呼吸，保证重要脏器的血液供应，为进一步生命支持创造条件。

【适用指征】

　　因心脏疾病、脑卒中、颅脑外伤、电解质紊乱、酸碱平衡失调、过敏反应、药物中毒、气道异物、喉头水肿、窒息、心血管介入性操作、手术及麻醉意外、溺水、电击、自缢等引起的心跳、呼吸骤停。

【操作资源】

　　1. 用物　一次性CPR屏障消毒面膜、口咽气道、复苏气囊-面罩、除颤器、背板、便携式吸引器、血压计、输液装置、复苏药物等。

　　2. 环境与设施　院外急救时，首先评估确认现场环境安全。

【操作程序】

　　单一操作者时的操作程序：

　　1. 判断意识、呼救　双手轻拍或摇动患者双肩，在患者两侧耳边呼叫"喂，你怎么啦"（图5-1），如患者无反应，立即呼救（图5-2），呼喊来人，推急救车，取除颤器。

　　2. 迅速检查呼吸、脉搏　观察患者胸部起伏、听患者有无呼吸音、感觉患者口鼻部有无气体呼出（眼看、耳听、面感）。如果没有或不能正常呼吸（即无呼吸或仅仅是喘息），告知无呼吸。用右手中指和食指并拢，从患者气管正中环状软骨滑向近侧颈动脉搏动处并口数1001、1002、1003、1004、1005……，5秒以上10秒以内，在10秒内未触到颈动脉搏动，告知无脉搏。立即启动心肺复苏术（CPR）。

　　3. 体位　迅速松开患者衣领及裤带，充分暴露胸壁，使患者仰卧于平坦坚硬的平面上。

　　4. 胸外心脏按压　双手掌根部重叠置于胸部正中两乳头连线之间的胸骨处（图5-3），十指相扣翘起，不接触胸壁，双肘关节伸直，双肩部位于双手臂的正上方，避免在按压间隙倚靠在患者的胸壁上。借身体重力有节律地垂直向下按压，按压幅度使胸骨下陷深度成人为5～6cm，儿童约5cm，婴儿约4cm（儿童、婴儿至少下压胸部前后径的1/3），然后迅速放松手掌，使胸廓自然复原（图5-4），回弹要充分。按压频率

100～120 次 / 分，抢救中断时间不超过 5～7 秒，按压与放松时间比为 1∶1，连续按压 30 次，并在口中数出"01、02、03……10、11……"。

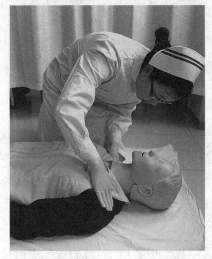

图 5-1　判断意识

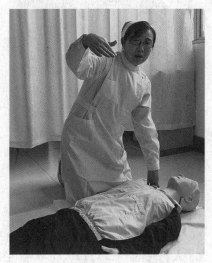

图 5-2　呼救

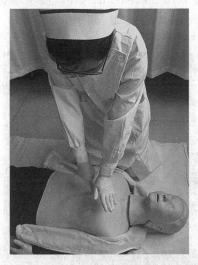

图 5-3　胸外心脏按压定位法

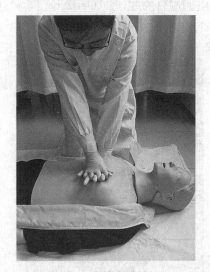

图 5-4　胸外心脏按压

5. 打开气道　观察口腔内有无分泌物或异物（图 5-5），必要时清理（图 5-6）。戴义齿者应协助取下。

（1）仰头提颏法：将一手的小鱼际置于患者前额部，另一手食指、中指置于患者颏骨骨性部分，将颏部向上抬使头部后仰，使下颌角和耳垂的连线与地面垂直（图 5-7）。

（2）托颌法：一般用于怀疑有头、颈部损伤的患者。抢救者将双肘部支撑在患者所处的平面上，双手放于患者头部两侧，以食指、中指和无名指置于患者下颌角后方，向上抬起下颌。如果需要进行人工呼吸，则将下颌持续上托，用拇指把口唇分开，用面颊贴紧患者的鼻孔进行口对口呼吸。

笔记

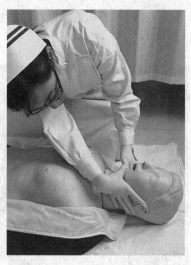

图 5-5　观察口腔有无异物

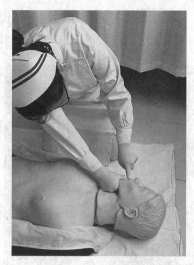

图 5-6　清理呼吸道

6. 人工呼吸　口对口人工呼吸（图 5-8）：置纱块于患者口部，救护者一手拇指和食指捏紧患者鼻孔，一手向上提颏开放气道，将口部完全包住患者的口部进行吹气，吹气时胸廓有隆起，吹气毕松开捏紧鼻孔的手，让患者被动呼出气体。连续有效吹气 2 次，每次通气量 400～600ml，频率 10～12 次 / 分，每次吹气时间不少于 1 秒。

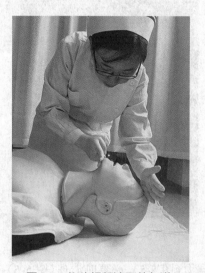

图 5-7　仰头提颏法开放气道

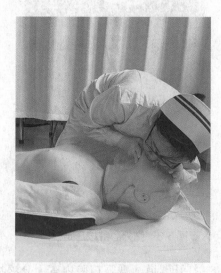

图 5-8　口对口人工呼吸

简易呼吸器：患者仰卧、去枕、头后仰，操作者于患者头部后方，一手"EC"手法固定面罩（拇指和食指成 C 形按住面罩，另三指呈 E 形托住患者下颌），一手挤压简易呼吸器，每次送气 400～600ml，频率 10～12 次 / 分。若为双人操作则双手抬下颌同时开放气道和固定面罩。

7. 循环　以心脏按压与人工呼吸之比为 30：2 的比例连续进行 5 个循环周期 CPR（心脏按压开始送气结束），持续约 2 分钟。如有除颤仪在旁，应立即给予电击除颤。

8. 判断　复苏是否有效可用眼看、耳听、面感检查呼吸情况，触摸患者颈动脉并口中数出"1001、1002……1008"检查有无脉搏(图 5-9)。复苏有效，给予复原体位(图 5-10)保持呼吸道通畅，进一步生命支持。若仍无循环体征，立即重新进行 CPR。

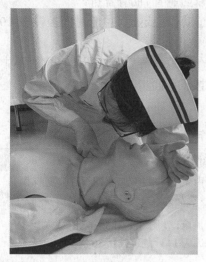

图 5-9　判断复苏是否有效

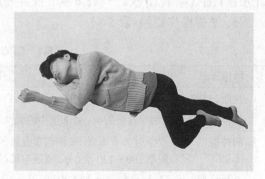

图 5-10　复苏成功后复位

判断心肺复苏有效的指征：
(1) 散大的瞳孔出现缩小，对光反射出现。
(2) 面色、口唇、甲床等色泽转为红润。
(3) 可触及大动脉的搏动，收缩压≥60mmHg。
(4) 吹气时可听到肺泡呼吸音或有自主呼吸。
(5) 意识逐渐恢复，昏迷变浅，出现反射或挣扎。
(6) 心电图出现波形，能闻及心音或心律转为窦性。

9. 评价病情变化，在危重症监护记录单上做相应记录(图 5-11)。

×××医院危重症监护记录单（模板）

姓名＿＿＿＿　性别＿＿＿　年龄＿＿＿岁　床号＿＿＿＿　住院号＿＿＿＿＿＿＿＿＿＿　年＿＿月＿＿日　第＿＿＿页

诊断　　　　　　　　　　　　　　过敏史

GCS 评分A:A_E_V_M_P:E_V_M_N:B_V_M_					镇静评分：A_P_　N_	Ramsay镇静评分		GCS评分		基础护理	管道护理	皮肤护理	其他	特殊记录
特殊用药	①	②	③	④	⑤	1分：烦躁不安 2分：…	睁眼反应： 4分：自然睁眼 3分：…	语言反应： 5分：正确回答 4分：…	肢体运动： 6分：遵医动作 5分：…	口腔护理 …	人工气道 …	气垫床 …	瘘液 性状 …	
	⑥	⑦	⑧	⑨	⑩									
时间	意识状态	生命体征	CVP/BS	机械通气	特殊泵入药	入量（ml）	出量（ml）		出入量总结（ml）					
08														
09														
10														
…														
…														
…														

图 5-11　危重症监护记录单

295

笔记

【注意事项】

1. 清除口咽分泌物、异物,以保证气道通畅。

2. 按压部位要准确,按压方法要正确,保证每次按压后胸廓回弹,放松时手掌根部不得离开胸壁,但不能着力于胸壁。用力合适,以防胸骨、肋骨骨折。

3. 尽可能减少按压的中断,若更换操作者时,动作应迅速,中断时间控制在 10 秒以内。

4. 如使用高级气道通气(气管内导管、食道 - 气管联合导管及喉罩),通气时不中止按压,通气频率 10 次 / 分(每 6 秒一次),与胸外按压不同步。

5. 掌握操作要领(表 5-1)。

表 5-1　CPCR 操作

易错环节	正确动作要点
1. 判断、呼救	患者无反应立即呼救;无呼吸、在 10 秒内无颈动脉搏动,立即行心肺复苏术
2. 体位、定位	仰卧,背垫硬板;胸部正中两乳头连线之间的胸骨处
3. 胸外按压	双手肘关节垂直、掌根部重叠按压患者胸廓,使胸骨下陷 5～6cm(成人),按压频率 100～120 次 / 分,按压与放松时间比为 1∶1,连续按压 30 次
4. 开放气道	清除气道异物,仰头提颏;
5. 人工呼吸	操作者的口包紧患者的口,连续吹气 2 次。心脏按压∶人工呼吸 = 30∶2
6. 循环	重复 5 个操作循环 CPR(约 2 分钟)

 知识链接

《2015 心肺复苏指南(CPR)和心血管急救(ECC)指南更新》
美国心脏协会(AHA)

基于大量文献资料研究的基础上,对急救技术中的重要问题提出新的建议,以提高心脏骤停患者的存活率。与 2010 年的指南相比较主要在以下几个方面进行了修改:

1. 及早识别患者并启动应急反应系统

2015(更新):一旦发现患者没有反应,医护人员必须立即就近呼救,但在现实情况中,医护人员应继续同时检查呼吸和脉搏,然后再启动应急反应系统(或请求支援)。此条建议变更的用意是尽量减少延迟,鼓励快速、有效、同步的检查和反应,而非缓慢、拘泥、按部就班的做法。

2. 胸外按压的强调事项

2015(更新):医护人员应为所有心脏骤停的成人患者提供胸部按压和通气,无论这是否因心脏病所导致。而且,医务人员比较实际的做法应是,根据最有可能导致停搏的原因,调整施救行动的顺序。医务人员的首要任务,尤其是在单独行动时,仍应是启动应急反应系统并给予胸外按压。心肺复苏的顺序可以在某些情况下改变,比如在医护人员可以快速取得并使用 AED 时。

3. 先给予电击还是先进行心肺复苏?

2015(更新):当可以立即取得 AED 时,对于有目击的成人心脏骤停,应尽快使用除颤器。若成人在未受监控的情况下发生心脏骤停,或不能立即取得 AED 时,应该在他人前往获取以及准备 AED 的时候开始心肺复苏,而且视患者情况,应在设备可供使用后尽快尝试进行除颤。

4. 胸外按压速率：100～120 次 / 分

2015（更新）：对于心脏骤停的成年患者，施救者以每分钟 100～120 次的速率进行胸外按压较为合理。建议最低的按压频率仍是 100 次 / 分。设定 120 次 / 分的速率上限，是因为有一项大型的注册系列研究表明，当按压速率超过 120 次 / 分时，按压深度会由于剂量依存的原理而减少。例如，当按压速率在 100～119 次 / 分时，按压深度不足的情况约占 35%，而当按压速率提高到 120～139 次 / 分时，按压深度不足的情况占到 50%，当按压速率超过 140 次 / 分时，按压深度不足的比例达到 70%。

5. 胸部按压深度

2015（更新）：在徒手心肺复苏过程中，施救者应以至少 2 英寸（5cm）的深度对普通成人实施胸部按压，同时避免胸部按压深度过大［大于 2.4 英寸（6cm）］。相比于较浅的按压，大约 5cm 的按压深度更有可能取得较好结果。尽管有关按压深度是否有上限的证据较少，但最近一项很小的研究表明，胸部按压深度过深［大于 2.4 英寸（6cm）］会造成损伤（不危及生命）。如不使用反馈装置，可能难以判断按压深度，并很难确认按压深度上限。施救者必须认识到，胸部按压深度往往过浅而不是过深。

6. 胸廓回弹

2015（更新）：施救者应避免在按压间隙倚靠在患者胸上，以便每次按压后使胸廓充分回弹。胸廓充分回弹即指在心肺复苏的减压阶段，胸骨回到其自然或中间位置。胸廓回弹能够产生相对胸廓内负压，促进静脉回流和心肺血流。在按压间隙倚靠在患者胸上会妨碍胸廓充分回弹。回弹不充分会增加胸廓内压力，减少静脉回流、冠状动脉灌注压力和心肌血流，影响复苏存活率。

7. 尽可能减少胸外按压的中断次数

2015（重申 2010 版的建议）：施救者应尽可能减少胸外按压中断的次数和时间，尽可能增加每分钟胸外按压的次数。

教师微课堂

【记忆口诀】

操作程序：无反应→呼救→无呼吸、脉搏→胸外按压→开放气道→人工呼吸。

【实验理解】

学生利用心肺复苏模型、录播系统进行自我训练和录像，观录像纠正错误。

二、外伤急救术

外伤急救就是对外伤患者做出的紧急的初步处理。及时合理的急救，不仅能提高抢救成功率，减少出血，减少痛苦，使伤员转危为安，而且能缩短后续治疗时间，防止和减少受伤后并发其他危险，为进一步治疗打好基础，止血术、包扎术、固定术和搬运术共组成现场外伤急救的四大技术。

实验2　止　血　术

案例导入

陈女士,30岁。2010年4月14日在我国青海玉树地震中,其右上肢掌横纹处流血不止。
请问:如何实施急救处理?

止血术(hemostasis):通过按压、包扎、填塞等各种手段阻止或减缓体表血液流出的方法。

【目的】

制止出血或减少出血量,抢救生命。

【适用指征】

各种原因导致的体表出血。

【操作资源】

1. 用物　无菌敷料(纱布垫)、绷带卷、干净毛巾或衣料,止血带等。禁止使用电线、铁丝等无弹性的材料代替止血带。

2. 环境与设施　疏散围观人群,或在治疗室进行。

【操作程序】

1. 指压止血法　用于能触及动脉搏动且按压部位有受力点的止血。根据动脉走向、部位,在出血伤口的近心端,用手指、手掌或拳头将动脉压在骨骼上进行止血。

(1) 面部出血:压迫同侧下颌角下缘、咬肌前缘的搏动点(面动脉),压向下颌骨(图5-12)。

(2) 头颈部出血:压迫伤侧气管外侧与胸锁乳突肌前缘中段之间的搏动点,将颈总动脉压向颈椎(图5-13)。

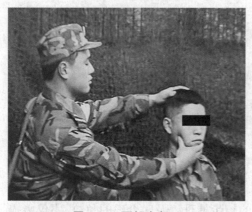

图5-12　面部止血

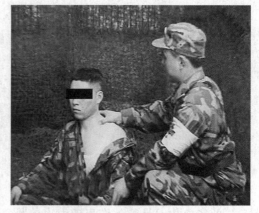

图5-13　头颈部止血

(3) 上臂出血:外展上肢90°,在腋窝中点用拇指将腋动脉压向肱骨头。

(4) 前臂出血:抬高患者伤肢,使其外展外旋,将上臂肱二头肌内侧肱动脉压向肱骨干(图5-14)。

（5）手部出血：抬高患侧手臂，将腕部掌面尺动脉和桡动脉分别压向尺、桡骨下端（图5-15）。

（6）手指出血：抬高患肢手掌，用示指、拇指分别压迫手指掌侧的两侧指动脉止血（图5-15）。

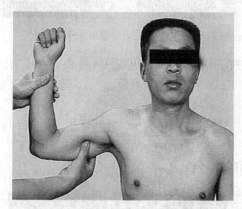

图5-14　上臂止血

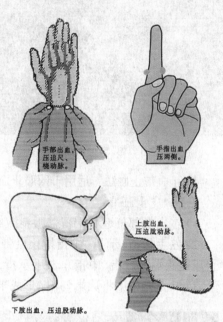

图5-15　四肢止血

（7）大腿出血：用拳头或双手拇指重叠用力压迫腹股沟中点稍下方的股动脉（位于髂前上棘与耻骨联合连线中点处）（图5-15）。

（8）小腿出血：将腘窝中部的腘动脉压向深部。

（9）足部出血：同时压迫胫前动脉（足背中间近脚腕处）和胫后动脉（足跟内侧与内踝之间）（图5-16）。

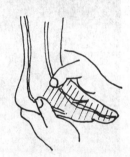

图5-16　足部止血

2.加压包扎止血法　用于小动脉、静脉和毛细血管出血。

（1）生理盐水冲洗清除异物。

（2）无菌纱布覆盖伤口。

（3）用纱布或干净毛巾、布块等折叠成相应大小的垫子放在无菌敷料上面。

（4）三角巾或绷带加压扎紧包扎。

3.屈肢加垫止血法　适用于前臂、小腿出血。

（1）伤口覆盖无菌敷料。

（2）用纱布或干净毛巾、布块等折叠成比伤口稍大的敷垫盖住伤口（图5-17），在肘窝（或腋窝、或腘窝）加垫，屈肢。

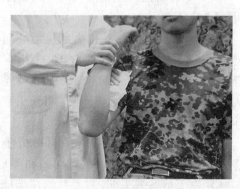

图5-17　伤部盖敷料

（3）用绷带在敷垫的上下侧呈"8"字形缠绕包扎（图5-18）；背向动脉勒紧后打结（图5-19）。

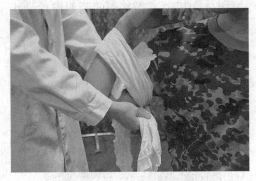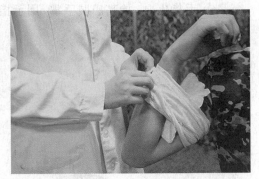

图5-18 "8"字形缠绕布带　　　　　图5-19 背向动脉勒紧后打结

4．止血带止血法　适用于四肢止血，一般在指压法和加压包扎法不能奏效时使用。

（1）橡皮止血带

1）在出血部位近心端覆盖敷料或布垫。

2）左手拇指、示指、中指持止血带头端，手背下压衬垫，右手紧拉尾端，绕肢体两圈（压住头端和示指、中指），左手示指、中指夹住尾端（图5-20）。

3）从止血带下将尾端勾出，形成半环形（图5-21）。

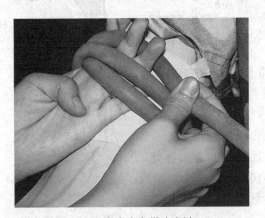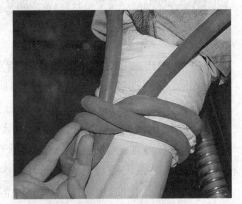

图5-20 橡皮止血带止血法1　　　　图5-21 橡皮止血带止血法2

4）将头端插入尾端半环中，拉紧尾端（图5-22）。

（2）卡式止血带：在出血部位近心端覆盖敷料或布垫，左手拇指、食指、中指捏住塑料卡，卡口向上，止血带长头向外，置于衬垫上（图5-23）；绕肢体一圈，将长头穿过卡口，拉短头固定（图5-24）。

（3）勒紧止血法：将就便材料折叠成条带状，出血部位近心端盖敷料或布垫（图5-25）；左手持条带头端，右手拉紧尾端绕肢

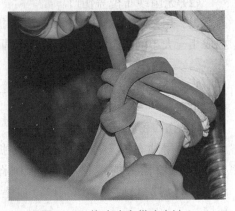

图5-22 橡皮止血带止血法3

体一周（图5-26）；用力勒紧后打一活结（图5-27）。

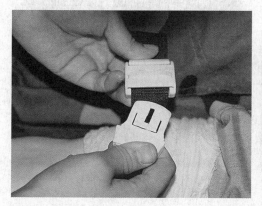

图 5-23 卡式止血带止血法 1

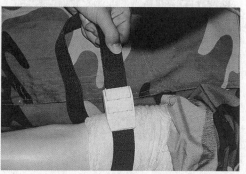

图 5-24 卡式止血带止血法 2

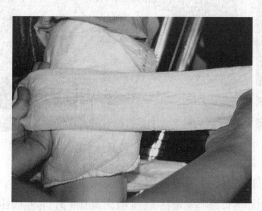

图 5-25 勒紧止血法 1

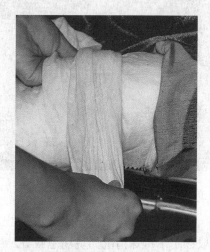

图 5-26 勒紧止血法 2

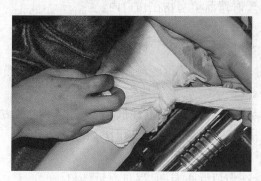

图 5-27 勒紧止血法 3

（4）绞紧止血法：在止血带缠绕不紧时，可使用棍状物品插入打结处旋转棍状物，拧紧止血带。将就便材料（毛巾、衣物等）折叠成条带状，出血部位近心端盖敷料或布垫，缠绕条带于敷料上（图5-28）；拉紧条带打结（图5-29）；用木棍（也可用笔、镊子等短棒类物体代替）插入绞紧（图5-30）；固定棍状物一端于布条内（图5-31）。

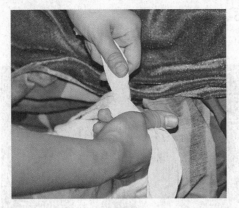

图 5-28 绞紧止血法 1

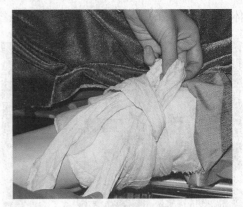

图 5-29 绞紧止血法 2

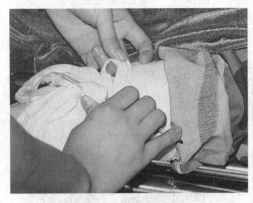

图 5-30 绞紧止血法 3

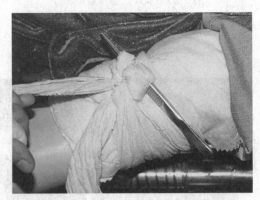

图 5-31 绞紧止血法 4

5. 填塞法 适用于深部伤口出血，如肌肉、骨端等。因此法能增加感染机会，一般应用于特殊情况如现场急救等。用大块纱布条、绷带等敷料填充其中，外面再加压包扎。所用的填充物保证无菌，并且应使用大块的敷料，以便既能保障止血效果，又尽可能避免进一步处理时遗漏填塞物在伤口内。

【注意事项】

1. 伤口有碎骨、骨折、关节脱位等禁用屈肢加垫止血法。

2. 头颈部出血时，不能同时按压两侧颈总动脉，压迫方向不能对准气管，压迫高度不能超过环状软骨。

3. 四肢（前臂和足部）出血时先抬高伤肢，再采用其他止血法。

4. 指压止血法一般用于紧急情况，压迫时间不宜过长。

5. 使用止血带止血的注意事项

（1）部位准确：扎在伤口近心端，且尽量靠近伤口。

（2）压力适当：压力以摸不到远端动脉搏动和伤口出血停止即可。

（3）下加衬垫：扎止血带前应先用纱布或毛巾等软物衬垫，不宜直接扎在皮肤上。

（4）控制时间：原则上止血带限于 1 小时左右，如为充气式止血带也不宜超过 3 小时。

（5）定时放松：每隔 0.5～1 小时放松一次，每次 2～3 分钟。

（6）标记：明显在手腕或胸前衣服写明扎止血带时间、部位等。

（7）严密观察：患肢如有剧痛、发紫，说明止血带扎过紧，应予调整。

（8）松解止血带：在输血、输液和采取其他有效的止血方法后方可解除止血带。解除止血带时应缓慢松开，防止肢体忽然增加血流，影响全身血液的重新分布，致使血压下降。若组织已发生明显广泛坏死时，在截肢前不宜松解止血带。

6. 掌握操作要领（表5-2）。

表5-2　创伤止血操作

易错环节	正确动作要点
1. 指压法止血	将动脉压瘪于骨骼上，压闭血管，阻断血流
2. 止血带止血	先覆盖敷料后扎止血带，必须做明显标志，在手腕或胸前衣服准确写上止血带的时间、部位
3. 填塞法	填充的敷料保证无菌、大块

知识链接

巧用血压计袖带止血

临床工作中经常遇到手外伤、脚外伤、手部机器绞伤需要止血的患者等，由于皮肤的表层破损或皮肤全层已经破坏，出血不止，无法用止血带止血。可应急使用血压计袖带止血，止血效果显著，固定稳妥，不易脱出。将暴露在外的伤口用无菌纱布包扎好，在伤口上臂处缠绕2圈棉纱布（袖带缠绕时间过久皮肤会有少许发紫，棉纱布内有少许棉花，可防止充气处皮肤发紫，起缓冲作用）用胶布固定，将袖带缠绕在上臂后为袖带充气加压至160～180mmHg，用纱布绷带平整地在血压计袖带上缠绕2圈后打结，防止袖带松懈漏气，注意松紧要适宜，并用止血钳夹住血压计的连接管后与血压计断开。

教师微课堂

【记忆口诀】

正确选择止血法：小血管出血用加压包扎法，较大动脉出血用止血带法，紧急时先用压迫法再采用其他止血法。

【实验理解】

学生利用模型反复进行练习。

实验3　包扎技术

案例导入

李同学，男，19岁。在体育课中不慎摔伤，右手肘部皮肤破损。

请问：作为医护人员，你会如何处理？

包扎术（dressing）是以无菌敷料或干净毛巾、布类覆盖伤口，外面用绷带或者布条缚扎的方法。

【目的】

1．保护伤口，减少污染，压迫止血。

2．固定敷料、药物、骨折位置。

3．托扶伤肢，减轻疼痛。

【适用指征】

外伤出血。

【操作资源】

1．用物　无菌敷料、三角巾、绷带、多头带、纱布、纱布垫等。

2．环境与设施　环境清洁无尘。

3．患者准备　伤口清创、覆盖敷料；若为骨折，先行固定；出血，则先进行止血；伤肢体保持功能位。

【操作程序】

重点介绍三角巾和绷带常用包扎法。

▲三角巾包扎

三角巾是最常用的包扎用品之一，适用于现场急救。主要用于包扎悬吊受伤肢体、固定敷料、固定骨折等。三角巾全部打开时，可用于包扎或悬吊上肢；三角巾折成宽带时，可用于下肢骨折固定或加固上肢悬吊等；三角巾折成窄带时，可用于足踝部的"8"字固定等。

1．头部包扎

（1）帽式包扎法

1）伤部盖敷料，折叠三角巾底边约2指宽（图5-32）。

2）底边置前额齐眉弓（图5-33）。

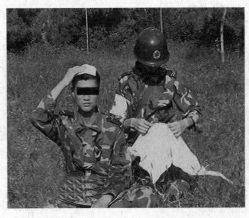
图5-32　帽式包扎法1

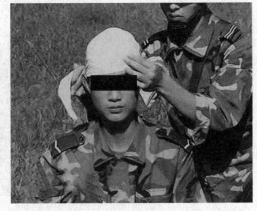
图5-33　帽式包扎法2

3）两底边角经耳上向后拉至枕部，交叉压住顶角（图5-34）。

4）经耳上绕至前额打结，拉紧顶角向上反折，塞入底角交叉处（图5-35）。

（2）风帽式包扎

1）伤部盖敷料。

2）将三角巾顶角和底边中点各打一结，置顶角结于前额，底边结于枕部（图5-36）。

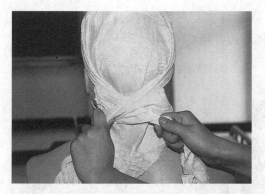

图 5-34　帽式包扎法 3

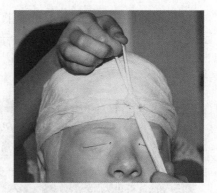

图 5-35　帽式包扎法 4

3）拉紧底边两端分别向外反折（图 5-37）。

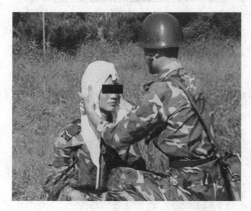

图 5-36　风帽式包扎法 1

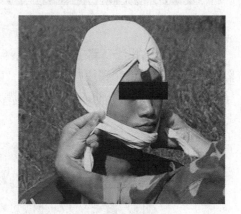

图 5-37　风帽式包扎法 2

4）左右交叉包住下额，绕至枕后打结（图 5-38）。

2. 肩部包扎

（1）单肩包扎法：三角巾折成燕尾状，将其夹角朝上方，置于伤侧的肩上，向后的一角压住并稍大于向前的一角，燕尾底部包绕上臂打结，两燕尾角分别经胸、背部拉至对侧腋下打结（图 5-39）。

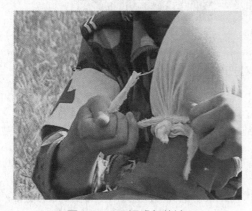

图 5-38　风帽式包扎法 3

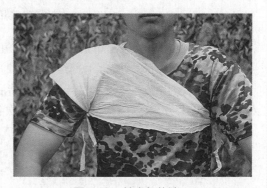

图 5-39　单肩包扎法

（2）双肩包扎法：三角巾折成燕尾、燕尾角等大，夹角对准颈后正中，披在双肩上，燕尾过肩由前往后包肩至腋下，于燕尾底边打结（图5-40）。

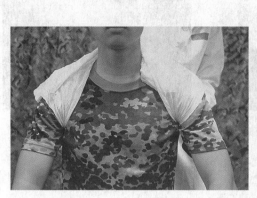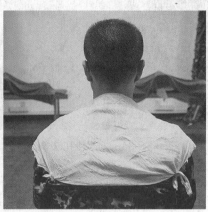

图5-40　双肩包扎法

3.胸背部包扎法　将三角巾的底部边朝下，围绕胸部于背部打结，顶角绕过肩部，并用连接的系带和底边打结。

4.腹部包扎法　三角巾底边包绕腰部打结，顶角经会阴拉至臀部与底角余头打结（图5-41）。

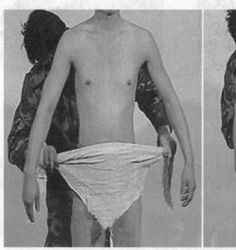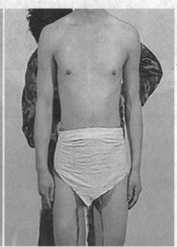

图5-41　腹部包扎法

5.臀部包扎法　三角巾折成燕尾，夹角对伤侧腰部，底边包绕伤侧大腿打结，两燕尾分别过腹腰到对侧腰部上打结（图5-42）。

6.上肢包扎法　把三角巾一底角打结后套在伤手上，另一底角过伤肩背后拉到对侧肩的后上方，顶角朝上，由外向里依次包绕伤肢，然后再将前臂屈至胸前，两底角相交打结。

7.肘（膝）关节包扎

（1）伤部盖敷料，将三角巾折为宽条带状，斜放于肘部伤口上，两端于肘窝处交叉（图5-43）。

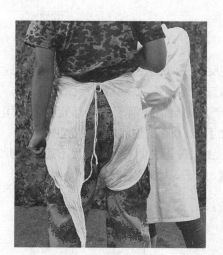

图 5-42 臀部包扎法

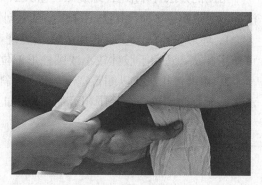

图 5-43 肘关节包扎 1

（2）两端分别绕至前方压住上下两边（图 5-44）。

（3）在肘关节外侧打结（图 5-45）。

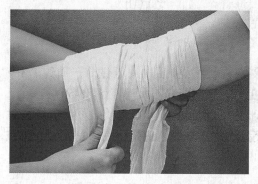

图 5-44 肘关节包扎 2

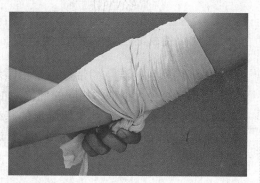

图 5-45 肘关节包扎 3

同法包扎膝关节。

8. 手（足）包扎

（1）伤部盖敷料，手心向下，手指朝顶角方向平放在三角巾上，反折顶角覆盖全手及腕部（图 5-46）。

（2）将两底角经手背左右交叉，压住顶角后绕手腕打结（图 5-47）。

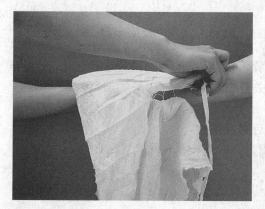

图 5-46 手包扎 1

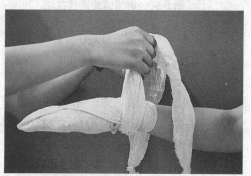

图 5-47 手包扎 2

同法包扎足部。

▲绷带的基本包扎法

常用的方法有环形法、螺旋法、蛇形法、螺旋反折法、回返包扎法、"8"字形法、回返法等。无论使用哪种包扎法，手指、脚趾无创伤时应暴露在外，以观察血液循环情况。

1. 环形包扎法　在包扎原处环形缠绕，后一周完全盖住前一周。起始和结束均可使用此法。适用于肢体较小或圆柱形部位，如手腕，脚腕，额部，颈部等（图5-48）。

2. 蛇形包扎法　以绷带宽度为间隔，斜形上缠，每周之间有间隙，互不遮盖。此法常用于临时简单固定径围相近的部位，如上臂、躯干、大腿、手指等（图5-49）。

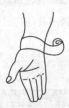

图5-48　绑带环形包扎法

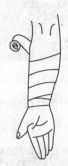

图5-49　绑带蛇形包扎法

3. 螺旋形包扎法　绷带行走呈稍倾斜螺旋状缠绕，后一周压住前一周约1/3～1/2。适用于直径大小基本相同的部位，如上臂、手指、躯干、大腿等（图5-50）。

4. 螺旋反折包扎法　在螺旋形的基础上，每周反折呈等腰三角形，反折点需对齐并保持美观，反折点不应在伤口、骨隆突处。此法常用于包扎径围相差大的小腿和前臂（图5-51）。

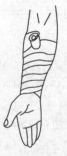

图5-50　绑带螺旋形包扎法

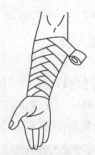

图5-51　绑带螺旋反折包扎法

5. "8"字包扎法　以关节处为中心，绷带按"8"字的书写路径进行包扎，交叉缠绕，每周遮盖上一周的1/3～1/2。适用于关节处，如肘部、肩部、髋部、膝部、足跟等，为维持功能位（图5-52）。

6. 回返包扎法　为一系列左右或前后回返包扎，直至该端全部遮盖后再做环形包扎两周固定。常用于包扎顶端部位，如头顶、残肢端、指端等。

头顶部回返式包扎法（图5-53）：

（1）伤部盖敷料。

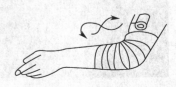

图5-52　绑带"8"字包扎法

（2）将绷带以回环法缠绕数圈。

（3）反折后绑带从后向前来回覆盖，每次覆盖前一次的1/3～2/3。

（4）环绕数圈，固定。

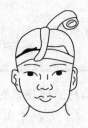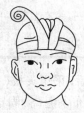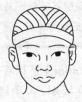

图5-53 头顶部回返式包扎法

【注意事项】

1. 包扎方向按从肢体远心端向近心端，从左到右的顺序缠绕伤口。包扎范围应超出创面边缘5～10cm。包扎的松紧度以能止住出血又不影响肢体血液循环为宜。打结时必须打活结，严禁在伤口、骨隆突处或易于受压的部位打结。

2. 做到"四要""五不"。四要即动作快、动作轻、部位准、包扎牢固。五不即不摸、不冲、不取、不送、不上药[不用手和脏物触摸伤口，不用水冲洗伤口（化学伤除外），不轻易取出伤口内异物，不送回脱出体腔的内脏，不在伤口上用消毒剂或消炎粉剂]。

3. 掌握操作要领（表5-3）。

表5-3 创伤包扎操作

易错环节	正确动作要点
1. 包扎前准备	伤口清创、覆盖敷料；骨折者先行固定；出血者先行止血
2. 体位	肢体功能位；手指、脚趾无创伤时暴露在外

 知识链接

医用弹力网帽的巧用

门诊换药过程中，常因患者伤口位置在四肢而致使伤口处的敷料不易固定，易于脱落，导致伤口暴露在空气中，增加感染概率。传统方法是用无菌纱布敷在伤口上，然后用胶布或绷带固定，这种方法虽然起到了暂时隔离、保护伤口的作用，但因胶布和绷带没有弹性，患者稍微一活动，敷料就会脱出伤口，有的患者对胶布发生过敏。为了避免以上问题，我们把医用弹力网帽的顶部剪掉，使其两端相通，然后套在伤口敷料上，达到弹性固定的作用，其效果良好，敷料无脱落现象。此法简单、易行、经济，值得推广。

 教师微课堂

【记忆口诀】

肢体功能位：肘关节屈曲90°，膝关节稍屈10°，指关节屈曲45°，踝关节90～95°（中立位）。

【实验理解】

学生互相扮演护士与患者进行练习。

实验 4　固　定　术

案例导入

张先生,男,39岁。因车祸急诊入院,检查左小腿下段肿胀畸形。

请问:如何正确为其固定患肢?

固定术(fixation)是指在骨折后,采用夹板、简便器材或健肢做支架,以棉垫、布类垫于伤肢与夹板间,再用绷带或布条缠绕、固定的方法。是在止血、包扎基础上使用的急救技术。

【目的】

1. 制动,止痛,预防疼痛性休克。

2. 保护伤口,防止骨折断端移位,造成血管或神经损伤,加重伤情。

3. 方便运送。

【适用指征】

1. 怀疑有四肢或脊柱、盆骨等骨折者。

2. 四肢闭合性骨折者(包括关节内和近关节骨折经手法整复成功者)。

3. 四肢开放性骨折,创面小或经处理创口已闭合者。

4. 脊柱及盆骨骨折者。

【操作资源】

1. 用物　固定材料中最理想的是夹板。如抢救现场一时找不到夹板,可用木板、树枝、竹片等代替。另备纱布或毛巾、绷带、三角巾等。伤者有伤口时,操作者须戴手套保护。

2. 环境与设施　环境应宽敞,方便操作。

【操作程序】

1. 锁骨骨折

(1) 用毛巾或敷料垫于两腋前上方。

(2) 将三角巾折叠成带状,两端分别绕两肩呈"8"字形。

(3) 拉紧三角巾的两头在背后打结,尽量使两肩后张(也可于背后放一 T 字形夹板,然后在两肩及腰部各用绷带包扎固定)(图 5-54)。

(4) 如仅一侧锁骨骨折,用三角巾把患侧手臂悬兜在胸前,限制上肢活动即可。

2. 肱骨骨折

(1) 腋下用毛巾或敷料垫。

(2) 用长短两块夹板,长夹板放于上臂的后外侧,短夹板置于前内侧,上至腋下,两端固定。

(3) 将肘关节屈曲 90°,使前臂呈中立位,再用三角巾把上肢悬吊,固定于胸前。

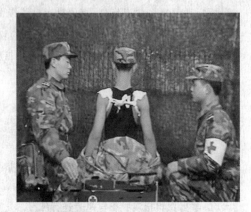

图 5-54　锁骨骨折固定法

3. 前臂骨折

（1）协助患者屈肘90°，拇指向上。

（2）取两块合适的夹板，其长度超过肘关节至腕关节的长度，分别置于前臂的内外侧。

（3）用绷带于两端固定。

（4）用三角巾将前臂悬吊于胸前，呈功能位（图5-55）。

4. 大腿骨折

（1）取一长夹板放在伤腿的外侧，长度自足跟至腰部或腋窝部。

（2）取另一夹板至腿内侧，长度自足跟至大腿根部。

（3）用绷带或三角巾分段将夹板固定（图5-56）。

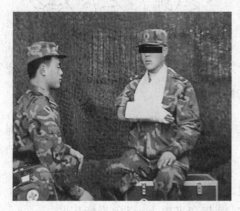 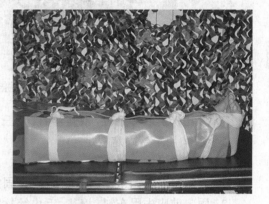

图5-55 前臂骨折　　　　　　　　　　图5-56 大腿骨折固定法

5. 小腿骨折

（1）取长短相等的夹板（从足跟到大腿）两块，分别置伤腿的内外侧。

（2）用绷带分段固定（图5-57）。

（3）紧急情况下无夹板时，可将患者两下肢并紧，两脚对齐然后将健侧肢体与伤肢分段绷扎固定在一起，注意在关节和两小腿之间的空隙处垫以纱布或其他软织物以防包扎后骨折部弯曲。

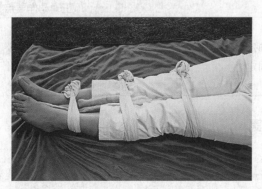

图5-57 小腿骨折固定法

6. 脊柱骨折

（1）胸椎、腰椎骨折：将患者平直仰卧在硬质木板上，颈后和头两侧垫软枕固定，用几根绷带将患者固定于木板上。

　　(2)颈椎骨折:用颈托固定;或使患者的头颈和躯干保持直线位置,用沙袋(棉布、衣物)等,将患者颈后、头两侧垫好,防止左右摆动。用木板放置头至臀下,然后用绷带或布带将额部、肩和上胸、臀固定于木板上,使之稳固(图5-58)。

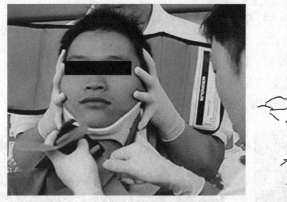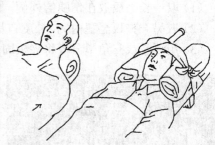

图5-58　颈椎骨折固定法

　　7.骨盆骨折取仰卧位,双腿伸直,用三角巾或大被单折叠后环绕固定骨盆,横阔带固定双膝,用窄带固定双足。

【注意事项】

1.有创口者应先止血、消毒、包扎再固定。

2.固定前应先用布料、棉花、毛巾等软物,铺垫在夹板上,以免损伤皮肤。

3.用绷带固定夹板时,应先从骨折的下部缠起,以减少患肢充血水肿。

4.夹板应放在骨折部位的下方或两侧,长度应固定上下各一个关节。

5.大腿、小腿及脊柱骨折者,不宜随意搬动,应临时就地固定。

6.固定应松紧适宜,以免影响血液循环。

7.掌握操作要领(表5-4)

表5-4　创伤固定操作

易错环节	正确动作要点
1.处理伤口	止血、清创、包扎
2.脊柱骨折固定	躺卧于硬板床,固定伤部
3.长骨骨折固定	夹板长度应过骨折部位上下两个关节
4.检查记录	末端血运情况,患者感觉

教师微课堂

【记忆口诀】

　　创伤固定操作:伤口清创→脊柱骨折卧硬板,肢体骨折用夹板(固定材料)→绑紧→制动→观察。

【实验理解】

　　学生互相扮演护士与患者进行练习。

实验5　搬　运　法

案例导入

　　周某，男，34岁。在车祸中受伤，右前臂骨折已行夹板固定。诉颈部疼痛不能转动，考虑颈椎骨折，予颈托固定。

　　请问：如何采取搬运？

　　搬运法（transportation）是指救护者徒手或利用搬运器材，安全移动和转送患者的方法。搬运要根据不同的患者和病情，因地制宜地选择合适的搬运方法和工具，而且动作要轻、快。

【目的】

1. 使患者及早脱离危险环境。

2. 使患者能尽快送达医疗机构，得到及时的抢救和治疗。

3. 防止再次受伤。

【适用指征】

需要脱离危险环境，或因病情需要进一步院内救治的患者。

【操作资源】

1. 用物　担架、三角巾、绷带、清洁碗、薄枕等。

2. 环境与设施　处理、固定受伤部位后才行搬运。

【操作程序】

1. 单人搬运法

（1）挽扶法：救护者站在患者一侧，一手牵患者手腕，另一手扶其腰部，使患者重心靠向救护者。适用于上肢骨折的患者。

（2）背负法：救护者背向患者蹲下，让患者将双臂从救护者肩上伸到胸前，并双手交叉，救护者双手托住伤病者大腿中部，上身略倾斜向前慢慢站起。脊柱骨折不能用此法，适用于老幼、体轻、清醒的患者（图5-59）。

（3）抱持法：救护者蹲在患者的一侧，面向患者，一只手放在患者的大腿下，另一只手绕到患者的背后，然后将其轻轻抱起，适于年幼患者，或伤势不重、体重轻、没有骨折者，是短距离搬运的最佳方法（图5-60）。

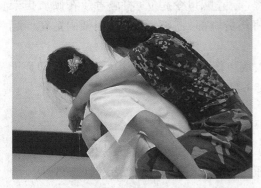
图5-59　背负法

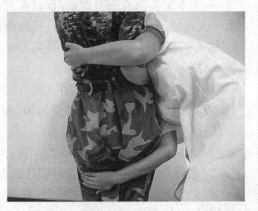
图5-60　抱持法

2. 双人搬运法　适用于头、胸、腹部重伤但脊柱无损伤者。

（1）椅托式：一人以左膝、另一人以右膝跪地，各用一手伸入患者的大腿下面并互相紧握，另一手彼此交替支持患者的背部（图5-61）。

（2）拉车式：一人站在患者的背后将两手从患者腋下插入，把患者两前臂交叉于胸前，再抓住患者的手腕，把患者抱在怀里，另一人反身站在患者两腿中间将患者两腿抬起，两名救护者一前一后地行走（图5-62）。

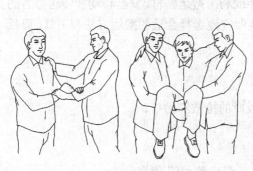

图 5-61　椅托式

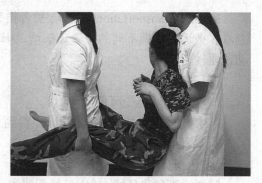

图 5-62　拉车式

（3）抬轿法：急救者四只手形成口字形。此法要点是两人的手必须握紧，移动步子必须协调一致，且患者的双臂都必须搭在两个救护人员的肩上。

3. 特殊患者搬运法

（1）昏迷伤员：使患者取侧卧或俯卧于担架上，头偏向一侧搬运。对于脑出血的患者，应稍垫高其头部。

（2）开放性气胸：患者取坐位或半卧位，可用椅托式或抱持法搬运。

（3）腹部内脏脱出：将患者双腿屈曲，腹肌放松，防止内脏继续脱出。已脱出的内脏严禁回纳腹腔，应用大小合适的碗扣住内脏，然后用三角巾包扎固定。包扎后取仰卧位，屈曲下肢，并注意腹部保温，防止肠管过度胀气。

（4）脊柱、脊髓损伤：采用四人搬运法，替伤者转身时，要维持徒手固定，减少脊柱的移动，直至患者顺利转移平躺于专用的脊柱固定板上。

一人专管头部的牵引固定，保持头部与躯干成一直线，其余3人蹲在病人的同一侧，1人托肩背，1人托腰臀，1人托膝踝部，一齐喊口令起立，将患者放在硬质担架上，伤员头部用沙袋固定两侧，并用带子将伤员胸部、腰部、下肢与担架固定在一起（图5-63）。

（5）骨盆损伤：先将骨盆用三角巾或大块包伤材料做环形包扎后，让患者仰卧于门板或硬质担架上，膝微曲，膝下加垫（图5-64）。

【注意事项】

1. 搬运要求平稳、舒适、迅速、不倾斜少震动，动作轻柔，避免二次损伤。

2. 昏迷患者搬运时应保持呼吸道通畅。有恶心、呕吐的患者应头偏向一侧。

3. 伤情严重、路途遥远的伤者，要做好途中护理，密切观察伤者的神志、呼吸、脉搏以及伤情的变化。

笔记

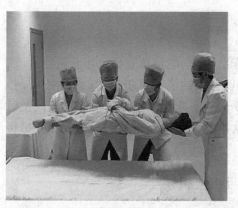

图 5-63　脊柱、脊髓损伤的伤员搬运

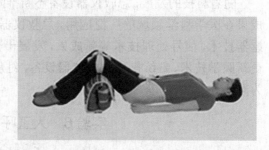

图 5-64　骨盆损伤者搬运

4. 掌握操作要领（表 5-5）。

表 5-5　创伤搬运操作

易错环节	正确动作要点
四人搬运法	头部牵引固定，与躯干成一直线，搬运动作要齐，将患者放在硬质担架上，沙袋固定头部两侧
昏迷患者	头偏向一侧搬运。脑出血患者，稍垫高其头部
腹部内脏脱出	不可回纳，用大小合适的碗扣住内脏，再用三角巾包扎固定

 知识链接

急救搬运毯的临床应用

　　目前我国急性创伤病员从事故现场转运到医院，伤员的运输工具大都是普通担架和汽车，容易因途中颠簸造成伤员二次损伤。为解决这一问题，昆明总医院脊髓损伤治疗科主任朱辉带领有关人员经过上万次实验，终于研制成功急救搬运毯并获得国家专利，实现伤员运送"零损伤"。这种急救搬运毯是一个用特殊布料制成的人形套，将特制的填充剂混合搅拌后倒入套内后快速发泡，体积不断膨胀，顷刻间依照伤员的体形变成一个像泡沫塑料一样的"模具"。医护人员手抓人形套上的提手，轻轻松松就能把伤员抬上急救车。它具有吻合性好、重量轻、固定强度高、易搬运、操作方便、牢固可靠和便于携带等特点。用这种急救搬运毯运送患者，无论是平卧、斜拉、直立等方式，还是在运送途中因路面不平造成的车辆颠簸，都不会造成伤员出现二次损伤。

 教师微课堂

【记忆口诀】

　　搬运方法：一人搬运——扶背抱，两人搬运——托拉抬，四人搬运——动作齐。

【实验理解】

　　学生互为扮演护士和患者，进行练习。

三、其他急救仪器使用

随着科技的发展,急救仪器设备不断推陈出新,功能日臻完善。随着新技术、新成果在医学科学领域的广泛应用,急救仪器设备吸纳了计算机技术、影像技术、传感器技术、信号处理技术等新成果,发展十分迅速,推动了急救医学的发展。及时更新医学技术、熟练操作急救仪器设备,对从事急诊医学和重症医学的医务人员极为重要。

实验6　人工呼吸机上机法

案例导入

王老师,男,45岁。因风湿性心瓣膜病、心功能不全于今天上午在全麻＋体外循环下行"二尖瓣膜置换术",术后转入 ICU。患者意识呈麻醉未清醒状态,自主呼吸微弱,气管插管,简易呼吸机辅助呼吸。医嘱:呼吸机辅助呼吸。

请问:如何正确完成上机操作?

呼吸机是利用机械力量,将气体送入肺内,以改善肺通气和换气,防止缺氧和二氧化碳潴留,有效治疗呼吸衰竭和抢救呼吸停止患者的强有力工具。

【目的】

1. 保证肺通气量,排出二氧化碳,纠正缺氧。

2. 改善肺通气换气功能,提高动脉血氧分压。

3. 减少呼吸肌做功,降低氧耗量。

【适用指征】

1. 急慢性呼吸衰竭,呼吸频率大于40次/分或小于5次/分。

2. 呼吸性酸碱平衡失调。

3. 心、胸、腹和神经外科手术中的麻醉。

4. 应用呼吸机进行呼吸道药物和气溶胶治疗。

5. 肺水肿。

6. 呼吸中枢控制失调,神经肌肉疾患。

7. 急性呼吸窘迫综合征。

【操作资源】

1. 用物　氧气筒、减压表或中心供气系统,呼吸机,模拟肺,呼吸回路(螺纹管道、湿化罐、贮水瓶、Y型接头)、扳手、灭菌蒸馏水。

2. 环境与设施　清洁,宽敞,安静,定期进行空气消毒。

【操作程序】

(一)检查、安装仪器

1. 检查呼吸机配件是否齐全,电源气源设备是否完好。

2. 正确安装呼吸机回路。

3. 把氧气、空气衔接管接中心供气系统或氧气筒上,调节气源压力,压力调节在

$3\sim5\text{kg/cm}^2$。

（二）上机前准备

1. 神志清醒者做必要解释。协助病人取舒适体位。

2. 依次打开电源开关（空压机、主机、加温湿化器），调节温度32～37℃。

3. 检查呼吸机回路是否漏气、接错，集水杯是否处于低位，通气是否正常，声光报警系统是否完好。接模拟肺试机，试机正常。

4. 根据病人病情、年龄、体重选择呼吸模式、送气方式、调节参数及报警上下限。潮气量成人5～12ml/kg，呼吸频率成人12～20次/分，吸呼比一般为1:(1.5～2)；通气压力成人15～20cmH$_2$O；吸入氧浓度以40%～50%为宜；触发敏感度，根据病人自主吸气力量大小调节，一般压力触发常为-1.5～-0.5cmH$_2$O，流量触发为1～3L/min。

（三）上机

1. 管道与病人连接，妥善固定管道，观察病人胸廓是否规律起伏。

面罩法：面罩盖住患者口鼻后连接；气管插管法：气管内插管后连接；气管切开法：放置套管后连接。

2. 观察人机是否同步，患者烦躁及时通知医生处理。随时观察病情，根据血气分析结果调整各参数。

3. 随时观察并记录病人的通气状况，了解病人感受。

4. 出现报警，相应处理。

（四）整理

1. 协助病人取舒适卧位，指导清醒的病人正确使用肢体语言及呼吸功能锻炼、有效排痰的方法，安慰病人。

2. 整理床单位及用物。

3. 评价病情变化，在危重症监护记录单上做好记录（图5-11）

【注意事项】

1. 头颈部与躯干间避免成直角；无禁忌证患者保持床头抬高30°～45°。

2. 严密监测生命体征、心电及血气等变化，及时调整各种呼吸参数。

3. 加强气道护理，包括翻身、拍背、吸痰、湿化。长期使用呼吸机者应定期更换管道、集水杯及湿化器。

4. 注意机器运转状态，及时处理报警。如呼吸机发生故障或报警未能排除，应断开呼吸机给予简易呼吸器手动通气，待故障解除试机正常后再连接呼吸机。

5. 间断进行脱机训练，避免患者产生呼吸机依赖。

6. 执行标准预防，预防医院感染。

7. 掌握操作要领（表5-6）。

表5-6　人工呼吸机上机操作

易错环节	正确动作要点
开机顺序	打开电源开关→检查呼吸机回路、声光报警系统→接模拟肺试机→调试参数：潮气量、呼吸频率、吸呼比、通气压力、吸入氧浓度、触发敏感度→管道与病人连接

知识链接

呼吸机集束干预策略

　　研究显示,施行呼吸机集束干预策略(ventilator bundle)能平均减低呼吸机相关性肺炎(VAP)发生率的45%。集束干预策略(bundle of care)是近年ICU内的专业新名词,中文译为集束治疗策略或集束干预策略,意为集合一系列有循证基础的治疗及护理措施,用来处理某种难治的临床疾患。呼吸机集束干预策略就是指执行一系列有循证基础的治疗及护理措施,以预防VAP。需要强调的是,在临床工作中一定要对所选择的患者持续地执行集束干预策略里面的每一项措施,而不是间断地执行或只选择其中一两项措施来执行,才能真正施行集束干预。否则违背了集束干预策略的精神,所执行的措施也不会产生明显的成效。有专家指出,这些循证指南若同时间施行,较单独地执行有着更好的效果。根据医疗改进中心(Institute for Healthcare Improvement)的建议,呼吸机集束干预策略主要包括4项措施,即:抬高床头、镇静休假、消化道溃疡的预防、深静脉栓塞的预防。

 教师微课堂

【记忆口诀】

　　上机顺序:开→查→试→设→连。

【实验理解】

　　学生可在实验室模拟临床情景进行上机操作练习;或观看教学视频学习和熟记操作步骤。有条件的到临床见习和实习。

实验7　CPAP机的使用

 案例导入

　　王大伯,男,72岁,农民。有慢性阻塞性肺疾病病史6年,近期病情加重合并肺部感染入院。查体:T 36.6℃,P 115次/分,R 30次/分,BP 122/80mmHg。胸部CT:心影变小,肺动脉稍增粗,两肺局部胸膜增厚。血气分析:pH 7.43,$PaCO_2$ 35.4mmHg,PaO_2 90mmHg,HCO_3^- 22.7mmol/L。遵医嘱行持续正压无创通气。

　　请问:如何正确使用CPAP机?

　　CPAP即持续正压通气(continuous positive airway pressure)。指对有自主呼吸的患者通过鼻罩、口鼻面罩或全面罩等无创方式将患者与呼吸机相连进行持续正压辅助通气的模式。CPAP的主要方式有专用CPAP仪、呼吸机CPAP功能等。

　　【目的】

　　改善肺的氧合,维持合适的通气(排出二氧化碳),减轻呼吸肌负荷和呼吸耗氧,维持血流动力学的稳定,为呼吸功能的恢复争取时间。

　　【适用指征】

　　1.主要用于轻中度呼吸衰竭,没有紧急插管指征,生命体征相对稳定及没有持续正压通气禁忌证的患者(患者的清醒合作非常重要)。

2．用于呼吸衰竭早期干预和辅助撤机。

3．呼吸衰竭应用持续正压通气的标准有以下基础的两项：①临床标准：中重度呼吸困难，伴辅助呼吸肌的应用和反常呼吸(RR>24次/分)，Ⅰ型呼吸衰竭(RR>30次/分)；②血气标准：$PaCO_2$>45mmHg和pH<7.35，氧合指数(OI)≤200mmHg。

【操作资源】

1．用物　CPAP机、无菌用水。

2．环境与设施　清洁，宽敞，安静，定期进行空气消毒。

【操作程序】

1．开机流程　连接呼吸机回路→连接氧源→湿化器加入无菌用水至最高刻度线→打开压缩机开关→打开主机开关→打开屏幕开关→打开湿化器开关→调节温度至32～37℃→依次予以自检、设置模式、控制参数及报警值→连接患者→观察病人监测参数、呼吸波形、环、趋势图等。

2．关机及消毒处理流程　取下连接管路→关主机→关压缩机→关湿化器→关氧源→关电源→湿化器取出倒出无菌用水→湿化器浸泡消毒(部分机器有流量传感器的按院感要求处置)→更换新的消毒后的呼吸管道，呼吸机表面用500mg/L的"84"消毒液擦洗干净→连接好各管路及湿化器→连接好呼吸回路→检测呼吸机有无漏气及运作功能→呼吸机呈备用状态。(呼吸机管路分泌物过多时先用多酶浸泡30分钟然后清水冲洗→浸泡500mg/L的"84"消毒液中30分钟→清水冲洗→晾干)

3．在护理记录单上做好记录(图5-65)。

×××医院护理记录单(模板)

姓名＿＿＿＿　性别＿＿＿　年龄＿＿＿＿　科室＿＿＿＿＿＿＿　床号＿＿＿＿　入院日期＿＿＿＿＿＿＿　住院号＿＿＿＿＿

日期	时间	T ℃	P/HR 次/min	R 次/min	BP mmHg	意识	入量		出量		SpO₂ (%)	吸氧 L/min	皮肤情况	体位	血糖 mmol/L	特殊记录	护士签名
							内容	量ml	内容	量ml							

图5-65　护理记录单

【注意事项】

1．密切监测血氧饱和度及病情变化，依照病情配合医生随时调整氧浓度流量及各参数值。

2．保持管路位置正确，应低于连接口水平以最大限度减少或防止冷凝水进入气管内。

3．加强呼吸道管理，及时有效地吸痰。

4．及时倾倒集水杯内液体。

5．密切观察管路（及面罩）等是否漏气或脱出。

6．及时加湿化罐无菌用水。

7．掌握操作要领（表5-7）。

表5-7 CAPA机的使用

易错环节	正确动作要点
1．开机顺序	连接呼吸机回路→连接氧源→湿化器加入无菌用水→打开压缩机开关→打开主机开关→打开屏幕开关→打开湿化器开关→调节温度至32～37℃→依次予以自检、设置模式、控制参数及报警值
2．关机顺序	取下连接管路→关主机→关压缩机→关湿化器→关氧源→关电源

 知识链接

CPAP 治疗阻塞性睡眠呼吸暂停综合征进展

睡眠呼吸暂停综合征是一种以睡眠过程中频繁发生呼吸暂停和（或）低通气所致血氧饱和度下降为主要特征的临床综合征。阻塞性睡眠呼吸暂停综合征（OSAS）更为常见，危害性更大，尤其是老年患者由于高血压、冠心病、血液黏稠度增高等高危因素，严重者可导致夜间睡眠猝死，发病率达 7%～13%。自 1981 年澳大利亚 Sullivan 等首次报告持续正压通气（N-CPAP）可成功治疗阻塞性睡眠呼吸暂停综合征以来，CPAP 已成为多数 OSAS 患者首选的治疗措施之一。

 教师微课堂

【记忆口诀】

开机顺序：连（回路、氧源）→加（无菌用水）→开（压缩机→主机→屏幕→湿化器）→调（温度）→设（模式、参数、报警值）→连（患者）。

【实验理解】

学生可在实验室模拟临床情景进行上机操作练习；或观看教学视频学习和熟记操作步骤。有条件的到临床见习和实习。

实验 8　心脏电除颤

 案例导入

李先生，48岁，教师。因急性心急梗死急诊入院，随后转入冠心病监护病房。患者病情进展快，出现心动过速，180 次/分，继而发生室颤，意识丧失，心跳停止，颈动脉搏动不能扪及，血压为0。

请问：如何进行心脏除颤抢救患者？

心脏电除颤（tefibrillation）也称为电复律术，是指在体表安放电极，通过电除颤释放的短暂高能量脉冲电流，间接作用于心脏来消除异位心律使之恢复窦性心律的方法。根据发电脉冲是否与心电图的 R 波同步，分为同步电复律和非同步电复律。本文介绍非同步直流电除颤。

【目的】

通过电除颤，纠正、治疗心律失常，恢复窦性心律。

【适用指征】

1. 各种原因引起的心脏骤停。

2. 心室颤动（室颤）、心室扑动（室扑）、无脉性室性心动过速者。

3. 血液循环处于停顿状态的危急时刻。

【操作资源】

1. 用物除颤仪，导联线，导电糊或盐水纱布，除颤电极片。各种抢救和心肺复苏所需要的器械和药品。

2. 环境与设施　准备遮挡，避免暴露患者隐私和影响其他患者。患者取仰卧位，卧于绝缘床，去除胸前衣物及全身携带的金属物品，确保胸部清洁干爽，有义齿者取下。

【操作程序】

1. 开启除颤仪　连接电源线，打开电源开关，设置"非同步"除颤，安放监护电极（图 5-66）。

2. 准备电极板　电极板面涂导电糊。

3. 选择能量　根据不同除颤仪选择合适的能量，单相波除颤首次应给予 360J，双相波除颤：双相切角指数波型（BTE）除颤仪首次电击能量为 150～200J，双相方波型（RBW）除颤仪首次电击能量为 120J，后续选择相同或递增能量。婴儿和儿童：首次为 2J/kg，之后继续点击 4J/kg。

4. 充电　按下充电按钮。

5. 放置电极板　两电极板分别放置于心底部（右锁骨中线第 2 肋间）及心尖部（左锁骨中线第 5 肋间）（图 5-67）。

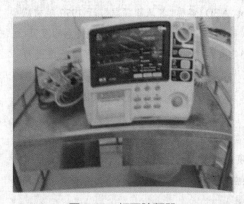

图 5-66　打开除颤器

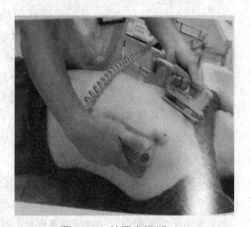

图 5-67　放置电极板

6. 放电 停止心肺复苏,嘱所有人员暂不接触患者并离床,将电极板紧贴患者皮肤,同时按下两个电极板上的"放电"按钮。

7. 除颤后立即行心肺复苏。2分钟后再进行评估。

8. 观察心电图示波及患者神志、心律,测血压、呼吸,在危重症监护记录单上做相应记录(图5-11)。

【注意事项】

1. 正确选择除颤方式。

2. 除颤电极板放置部位要准确,局部皮肤无潮湿、无敷料。如带有植入性起搏器,应避开起搏器部位至少10cm。

3. 导电糊涂抹均匀,两电极板距离应超过10cm。不可用耦合剂替代导电糊。

4. 电极板与患者皮肤密切接触,两电极板之间皮肤保持干燥,以免灼伤。

5. 放电之前确认患者身体与其他导体绝缘,警告其他抢救人员与患者脱离接触。

6. 除颤后严密监测心电、血压、呼吸和意识等,注意心律失常、低血压、急性肺水肿、栓塞、心肌损伤等并发症,一般需持续1天。

7. 如抢救现场有高浓度氧、吸入性麻醉药,须立即关闭并打开门窗,以防引起爆炸及火灾。

8. 掌握操作要领(表5-8)。

表5-8　心脏电除颤操作

易错环节	正确动作要点
1. 体位	仰卧位,卧于绝缘床
2. 电极板位置	心底部(右锁骨中线第2肋间)及心尖部(左锁骨中线第5肋间)
3. 除颤能量	单相波除颤首次应给予360J,双相波除颤首次电击能量BTE除颤仪为150～200J,RBW除颤仪为120J

知识链接

自动体外心脏除颤器

自动体外除颤器(automated external defibrillator, AED)俗称"傻瓜除颤器",于1979年初应用于临床。其最大特点是可完成心电图自动分析、除颤,不受使用者判读心电图能力的限制。AED有别于传统除颤器可以经内置电脑分析和确定发病者是否需要予以电除颤。除颤过程中,AED的语音提示和屏幕显示使操作更为简便易行。AED非常直观,对多数人来说,只需几小时的培训便能操作。美国心脏协会(AHA)认为,学用AED比学心肺复苏(CPR)更为简单。自动体外心脏除颤器,于伤者脉搏停止时使用。然而它并不会对无心率,且心电图呈水平直线的伤者进行电击。简而言之,使用除颤器本身并不能让患者恢复心跳,而是通过电击使致命性心律失常终止(如室颤,室扑等),之后再通过心脏高位起搏点兴奋重新控制心脏搏动从而使心脏恢复跳动(但有部分患者因其心脏基础疾病可能在除颤后无法恢复心跳,此时自动体外除颤器会提示没有除颤指征,并建议立即进行心肺复苏)。

教师微课堂

【记忆口诀】

操作顺序：开（开关）→涂（导电糊）→设（能量）→充（电）→放（电）。

【实验理解】

学生可在实验室模拟临床情景进行操作练习；或观看教学视频学习和熟记操作步骤。有条件的到临床见习和实习。

四、拓展

（一）海姆立克急救法

海姆立克急救法（Heimlich Maneuver），又称腹部手拳冲击法，是利用冲击腹部及膈肌下软组织，被突然的冲击，产生向上的压力，压迫两肺下部，从而驱使肺部残留空气形成一股气流，解除梗阻。

【操作方法】

1. 意识清醒患者采用立位（或坐位）腹部冲击法（图 5-68）。施救者站于患者身后，脚成弓步状，前脚置于患者双脚间，双臂环抱病人腰腹部，一只手握成拳、大拇指侧放在病人腹部中线，脐部上方，剑突下，用左手将病人背部轻轻推向前，使病人处于前倾位，头部略低，嘴要张开。再用另一只手握住此拳，迅速向内上方连续冲击。

2. 昏迷患者采用卧位腹部冲击法（图 5-69）。患者取仰卧头转向一侧并后仰，施救者骑跨于病人髋部或跪于患者一侧，一手掌根置于病人腹部，位于肚脐与剑突之间，另一手置于其上，两手重叠，迅速有力向内上方冲击，检查口腔，如异物已被冲出，取出后应立即检查呼吸心跳，如无应立即行心肺复苏术。

3. 必要时冲击可重复7～8次，每次冲击动作应分开和独立。

4. 患儿骑跨并俯卧于急救者的胳臂上，头低于躯干；操作者握住其下颌，固定头部；将患儿胳臂放在急救者的大腿上；操作者用另一只手的掌根用力拍击患儿两肩胛骨之间的背部4～6次，再将患儿翻身，在婴儿胸骨下半段，用食指及中指压胸5次，重复上述动作，直到异物排出。

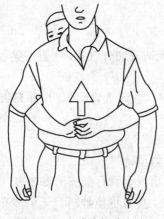

图 5-68　立式腹部冲击法

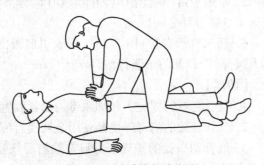

图 5-69　卧式腹部冲击法

【注意事项】

1. 用力要适当，防止暴力冲击。

2. 在使用本法后检查病人有无并发症（如：腹部和胸膜内脏破裂、撕裂及出血、肋骨骨折等）发生。

3. 如果患者呼吸道部分梗阻，气体交换良好，则鼓励患者用力咳嗽，并自主呼吸。当患者呼吸道完全梗阻，采用其他排出异物无效且患者情况紧急时，才能使用该法。

（二）DRCAB 急救评估

第一步【D】danger（危险）：评估现场环境。

确保现场环境安全这是急救关键，既是确保救助者和患者的人身安全，还为了避免患者的二次受伤。比如有人触电，就要拔掉危险的电源；交通事故发生时要立即设置交通故障标志；有人在地铁里晕倒，要迅速疏散周围人群。

第二步【R】response（反应）：评估患者意识状态。

跪在患者右侧，轻拍其双肩，在其两耳边呼叫，判断患者的意识是否清楚，患者无反应，马上呼叫急救系统。

第三步【C】circulation（循环）：评估脉搏。

10 秒内颈动脉无搏动，立即施行心肺复苏术。进行胸外按压。

第四步【A】airway（气道）：畅通气道。

去除患者口中鼻中的异物，保证气道畅通。

第五步【B】breathing（呼吸）：评估呼吸。

没有或不能正常呼吸（即无呼吸或仅仅是喘息），进行人工呼吸。

（三）气管切开术

气管切开术（tracheotomy）指切开颈前段气管前壁，插入气管套管，建立新通道进行呼吸的一种技术。

【操作步骤】

1. 解释　向清醒患者及家属解释操作过程、方法和目的。

2. 备物　备气管切开包、无菌手套、消毒用品、1% 普鲁卡因、生理盐水、吸引器、吸痰管、照明灯等用物。

3. 体位　取仰卧位，肩下垫一小枕，头后仰，保持正中位。使下颌、喉结、胸骨切迹在同一直线。

4. 将手术无影灯置于床头，打开气管切开包。

5. 常规消毒，铺无菌巾、麻醉、切口、分离组织，确认及切开气管，一般在第3、4或第4、5软骨环之间。

6. 插入气管套管（图 5-70），用吸引器吸出分泌物。固定气管套管，用系带缚在病人颈部，于颈部的一侧打结。

【护理】

1. 气管套管的固定　颈部系带的松紧以宽松一指为度。

2. 气管套管的消毒　更换使用金属套管应每日取出内套管行煮沸消毒2次。

3. 气管切口处的护理　每日常规消毒气管切口处，及时更换敷料。无菌纱布敷料完全覆盖气管切开伤口。

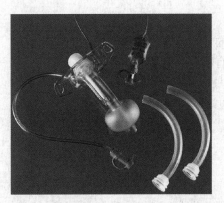

图 5-70　气管套管

4. 充气气囊的管理　根据患者是否需机械通气决定充气量,机械通气患者要求充气达气道密封状态,气囊压力保持在 25～30cmH$_2$O。非机械通气并可自行排痰者可少量充气或不充气。对有误吸危险的患者,主张进行充气以预防误吸发生。

5. 气道湿化和温化　人工气道病人应根据气道湿化标准来调整气道湿化程度,以利于病人痰液排出。湿化温度控制在 32～37℃。

6. 并发症的观察　主要并发症包括皮下气肿、出血、气胸及纵隔气肿、窒息或呼吸骤停、局部继发感染。

7. 拔管　拔管前应先连续堵管 48 小时,如患者在活动、睡眠时无呼吸困难,可予拔管。

五、综合实验与思考

1. 患者,男,47 岁。因酒后驾驶发生车祸,神清,头部、右手臂受伤出血,腹部开放性损伤,腹部脏器脱出,大腿畸形明显骨折。假如你是一名急诊科护士,接到 120 急救电话跟随急救队赶到现场。请问:

(1) 你要做哪些院前急救措施?

(2) 你将如何协助将患者转运到医院进行进一步治疗?

2. 患儿,男,8 岁。因失足落水,抢救上岸时已昏迷,呼之不应,呼吸微弱。请问:

(1) 你作为目击者,首先如何将异物排出?并简述急救措施。

(2) 急救过后患儿仍处于昏迷状态,自主呼吸微弱,转运到医院后,医嘱给予气管插管,呼吸机辅助呼吸,如何正确完成上机操作?

3. 患者,男,69 岁,个体户。因"反复咳嗽,咳痰,气促 8 年,加重 3～4 天"收入呼吸内科。查体:T 36.4℃,P 110 次 / 分,R 23 次 / 分,BP 124/78mmHg,神志清,精神疲倦,强迫体位,气促貌,球结膜水肿,气管居中,颈静脉充盈明显,肝颈静脉反流征(+),桶状胸,肋间隙明显增宽,双肺呼吸音低,左肺明显,双肺可及细湿啰音,右肺叩诊过清音,左肺叩诊鼓音,HR 110 次 / 分,心律齐,各瓣膜区未及杂音,腹软,全腹无压痛,肝肾区无叩击痛,移动性浊音阴性,双下肢无水肿,病理征阴性。床边卧位胸片:两肺感染,肺气肿,右上肺大泡考虑,左侧气胸考虑。入院诊断:左侧自发性气胸,慢性阻塞性肺疾病急性加重 I 型呼吸衰竭。给予心电血氧饱和持续正压通气

（CAPA）。请问：

（1）写出 CAPA 机的使用流程。

（2）使用 CAPA 机有哪些注意事项？

（吴小婉）

第二节　内科护理技术

 学习基础

　　掌握呼吸系统、消化系统的结构，常见内科疾病的病因与主要护理措施；熟悉胰岛素剂型、种类等相关概念，血糖监测与胰岛素注射的意义；了解上消化道出血的原因与抢救的流程。

　　内科护理技术是采用护理程序将内科护理的理论、知识和技能运用于护理对象，实施整体护理，以减轻患者痛苦、促进康复、增进健康的专业技术。内科护理技术与其他临床各科护理技术有着密切的联系，在临床护理中占有极其重要的位置，是临床各科护理技术的基础及关键。本节重点介绍临床多发病、常见内科疾病的护理技术。

一、一般技术

 案例导入

　　患者，男性，63 岁。因呼吸困难 2 天入院。患者咳嗽、咳痰，胸闷、动则气促。15 年前起出现咳嗽，咳白色泡沫痰。每逢劳累、气候变化或受凉后，咳嗽、咳痰加重，冬季病情易复发。4 年前患者开始气喘，并逐渐加重，平时服用氨茶碱等药后症状可减轻。3 年前诊断为糖尿病。本次因受凉后上述症状加重，每日咳痰量约 30ml，痰黏稠，不易咳出。护理评估资料：T 36.8，P 114/ 分，R 36/ 分，BP 100/60mmHg，血糖 13.2mmol/L，心律正常。患者呈慢性重病容，神志清楚，半坐卧位，桶状胸，下肢轻度水肿。实验室资料：红细胞、中性粒细胞均升高，$PaO_2 < 60mmHg$、$PaCO_2 > 50mmHg$。

　　请问：

　　1. 如何保持气道通畅？

　　2. 入院后如何监控血糖？

实验 1　排　痰　法

　　护理呼吸系统疾病，特别是痰液较多的患者时，护理人员常通过叩击背部，体位引流等方法，促进痰液排出，以利炎症控制，防止发生肺泡萎缩和肺不张。

　　【目的】

　　利用重力、叩击的作用，促使痰液顺体位引流至支气管咳出，减少痰液淤积，保持呼吸道通畅。

　　【适用指征】

　　1. 支气管扩张、囊性肺纤维化或肺脓肿等分泌物增多，排出不畅者。

2．咳嗽无力患者，如老年、恶病质、手术后或创伤性疼痛患者。

3．支气管碘油造影检查前后。

【操作资源】

1．用物　多功能床、痰杯、漱口水、治疗车。

2．环境与设施　清洁、安静、无对流风、必要时屏风遮挡。

【操作程序】

1．核对医嘱，评估患者，明确患者病变部位，并做好解释。

2．备齐用物，携至床旁。指导患者做深呼吸及有效咳嗽，根据医嘱给予支气管扩张药、祛痰药或雾化吸入。

3．根据病变部位协助患者取易于排出痰液的体位（图 5-71）。鼓励患者间断做深呼吸及有效咳嗽，必要时辅以叩背（图 5-72）。叩背应从外向里，从下向上。

4．引流完毕，协助患者漱口、面部清洁，取舒适体位，整理床单位。

5．整理用物，洗手，记录体位引流后患者排出的痰液量、颜色和性质，遵医嘱将痰液送检。

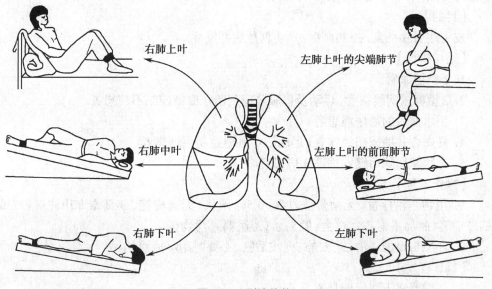

图 5-71　引流体位

【注意事项】

1．严格掌握禁忌证

（1）严重心、脑、肺部疾患且病情不稳定者。

（2）一般状况差无法耐受体位引流者。

（3）胸廓或脊柱骨折、近期大咯血和严重骨质疏松者。

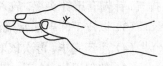

图 5-72　叩背

2．合理安排引流时间　引流宜在饭前 1 小时或饭后 1~3 小时进行，以免导致呕吐。引流时鼓励病人适当咳嗽。每次引流 15~20 分钟，每日 1~3 次。一般可安排在晨起时、晚餐前及睡前。对于耐受力差的患者可适当减少引流时间和次数。

3．加强巡视　密切观察患者病情、生命体征以及痰量等变化；若引流过程中出

笔记

现面色苍白、头晕、呼吸困难、发绀、大汗、心悸、咯血等情况立即停止引流，及时报告医生，采取相应急救措施。

4. 应采用病人既能接受，又易于排痰的引流体位。操作中专人守护，注意安全，防坠床。

5. 掌握操作要领（表5-9）。

表5-9　排痰法

易错环节	正确动作要点
叩背	虚掌，从外向里，从下向上。

实验2　胰岛素注射技术

胰岛素是糖尿病治疗中的常用药物，皮下注射是胰岛素最基本的给药方式。正确的胰岛素注射技术不仅关系到药物的有效吸收及减少并发症的产生，而且可以减轻注射疼痛，有利于患者长期坚持治疗。

【目的】

皮下注射胰岛素，控制血糖，预防糖尿病并发症。

【适用指征】

1. 1型糖尿病。

2. 2型糖尿病经饮食、运动及口服降糖药治疗血糖控制不理想者。

3. 手术前后的糖尿病患者。

4. 妊娠合并糖尿病经饮食、运动治疗血糖控制不理想者。

5. 全胰腺切除后继发性糖尿病患者。

【操作资源】

1. 用物　治疗盘、无菌带盖方盘、0.5%碘伏、无菌棉签、胰岛素专用注射器（或胰岛素笔、胰岛素笔芯）、弯盘、胰岛素（遵医嘱）、污物桶。

2. 环境与设施　清洁、安静、光线适宜、必要时用屏风遮挡。

【操作程序】

1. 注射器皮下注射胰岛素

（1）核对医嘱，评估患者，并做好解释。

（2）遵医嘱用普通1ml注射器或胰岛素专用注射器抽取胰岛素（40U=1ml），初步排气，针帽套于针头上，放入无菌带盖方盘中。

（3）以皮下注射法常规注射胰岛素（图5-73）。

（4）注药完毕，再次核对，协助患者整理衣物。

（5）整理用物，洗手，记录。

2. 胰岛素笔注射

（1）核对医嘱，评估患者，并做好解释。

（2）携用物至患者身旁，核对患者。协助患者取舒适体位，并暴露注射部位。

（3）将胰岛素笔芯装入胰岛素笔。所注射的胰岛素若为混悬液或预混胰岛素，应将胰岛素笔上下摇晃数次，直至药液呈均匀的乳白色。

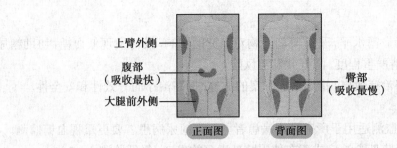

图 5-73 胰岛素注射部位

（4）常规消毒注射部位皮肤。

（5）用 75% 乙醇消毒笔芯前端橡皮膜，打开包装，取出针头，顺时针旋紧针头，拔去针帽，放于弯盘内。初次使用笔芯，将剂量调节旋钮调至 2 个单位，针尖向上直立，手指轻弹笔芯架，按下注射键。可重复上述操作直至排出一滴胰岛素，表示排气成功。

（6）旋转调节剂量按钮，遵医嘱调至所需注射的单位数。注射时左手轻轻捏起注射部位皮肤；右手持胰岛素笔，快速垂直刺入，深度为针梗的 2/3，按下注射键。

（7）注射完毕，针头在皮下至少停留 10 秒，拔出针头。

（8）再次核对医嘱，套上外针帽，旋下针头，弃于锐器盒内，戴回笔帽。

（9）整理用物，洗手、记录。

【注意事项】

1. 胰岛素笔与胰岛素笔芯要匹配使用。使用前检查笔芯中的药液有无结晶、絮状物等改变。每次安装新笔芯和针头时必须排气，以保证注射笔和针头畅通。

2. 胰岛素笔的针头应该一次性使用。

3. 胰岛素注射完毕后，剂量显示窗显示为"0"，继续按住注射按钮，在皮下停留 10 秒钟以上再拔出针头，以保证胰岛素剂量准确。

4. 要经常更换注射部位。常用注射部位有上臂三角肌下缘、腹部脐周 5cm，大腿前侧与外侧，臀部外上侧。不同部位胰岛素吸收由快至慢依次为腹部、上臂、大腿、臀部。

5. 掌握操作要领（表 5-10）。

表 5-10 胰岛素注射技术

易错环节	正确动作要点
取胰岛素	操作前将胰岛素从冰箱取出，室温放置 20～30 分钟，使温度接近室温
排气	注射前排净药液及针头里气体，保证注射剂量准确
消毒皮肤	待酒精完全挥发干净后再注射
捏起皮肤	用拇指和食指或中指捏起表皮以及皮下组织，避免连同肌肉层一起捏起

实验 3 血糖仪监测技术

定期血糖监测是糖尿病治疗过程中关键的环节之一。血糖仪是一种测量血糖水平的便携式电子仪器，可以快速测量糖尿病患者血糖水平，帮助患者实现血糖自我监测。

笔记

【目的】

1．测量患者血糖水平，了解降糖药物对血糖的影响，及时发现低血糖，协助糖尿病诊断、判断病情严重程度，降低并发症风险。

2．观察降糖治疗效果，指导治疗方案的调整，提高治疗的有效性和安全性。

【适用指征】

血糖仪自我监测适用于所有糖尿病患者。下列糖尿病患者要更重视血糖监测。

1．初次接受胰岛素治疗或正在使用胰岛素泵的患者，每天监测4～7次。

2．1型糖尿病患者空腹血糖＞12mmol/L每天监测4～7次。

3．2型糖尿病患者空腹血糖＞16.2mmol/L每天监测4次。

4．反复出现低血糖，妊娠或计划妊娠时，调整胰岛素的用量时，要及时监测血糖。

【操作资源】

1．用物　治疗盘、75%乙醇、无菌棉签、血糖测试试纸、血糖仪（号码与试纸号码一致）、一次性采血针、锐器盒、污物桶、手套等。

2．环境与设施　清洁、安静、温湿度适宜。避免血糖仪附近使用手提电话或其他产生电磁干扰的设备。

【操作程序】

1．核对医嘱，评估患者近期血糖水平、进餐时间，采血部位的情况，并做好解释。

2．洗手、戴口罩。备齐用物，携至床旁。核对姓名、床号及检验单。协助患者取舒适体位。选择采血部位。

3．用75%乙醇消毒采血部位，晾干手指。

4．打开血糖仪电源开关，验证血糖仪与试纸的校正码相一致，将试纸安装在血糖仪上。

5．安装采血针，调节采血深度，避免扎得太浅或太深。把采血针针尖放置于采血部位，按发射按钮采血。使用后的采血针弃于锐器盒内。

6．弃去第一滴血液，采集第二滴自然流出血液至需要量。

7．待血糖仪屏幕出现滴血标志时，将第二滴血液吸入或滴入至测试区，直至屏幕出现数字显示。

8．读取血糖测量结果并记录。

9．整理用物、洗手。

【注意事项】

1．血糖仪保养　血糖仪应在正常室温下放置在干燥清洁处，避免碰撞、沾水。要定期清洁和保养机器，清除血渍、布屑、灰尘。清洁时，应用软布蘸清水擦拭，避免清洁剂清洗或将水渗入血糖仪内。勿擦拭、清洁试纸条的插槽。

2．试纸保存　血糖试纸应在干燥环境下保存。避免放置在卫生间、厨房、冰箱。每次取出一条试纸应立即盖紧试纸筒的密封盖，以免试纸受潮；打开一筒新试纸尽量在三个月内用完；尽量选购有独立包装的血糖试纸。手部潮湿或是脏污时，请勿接触试纸条。

3．监测结果

（1）医生或糖尿病教育者应每年检查 1～2 次患者的自我监测技术，尤其当自我监测结果与糖化血红蛋白或临床情况不相符时，必须检查其监测技术的质量控制情况（包括对照静脉血浆葡萄糖水平监测和与医院血糖监测的一致性）。

（2）血浆葡萄糖水平比全血葡萄糖水平高 10%～15%，在解释血糖水平时应注意所采用的仪器是检测的血浆葡萄糖还是全血葡萄糖。

（3）患者应做好血糖监测日记，包括：血糖测定时间，血糖值，进餐时间及进餐量，运动时间及运动量，用药量、时间以及一些特殊事件的记录。

4．针刺后勿用力挤压手指采血部位。

5．采血后的一次性针头置于锐器盒内处理。

6．掌握操作要领（表 5-11）。

表 5-11　血糖仪监测

易错环节	正确动作要点
1．皮肤消毒	酒精消毒采血部位后要晾干手指。避免用含碘消毒剂（如碘伏、碘酒）消毒皮肤，以免碘与试纸中的酶发生反应，产生误差
2．采血	酒精干透后取血 采血量必须足以完全覆盖试纸测试区。取血时若血量少不能挤手指，防止混入组织液，干扰血糖浓度

 知识链接

不同时间段测血糖的意义

1．空腹血糖　主要反映在基础状态下（最后一次进食后 8～10 小时）没有饮食负荷时的血糖水平，是糖尿病诊断的重要依据。

2．餐后 2 小时血糖　反映胰岛 B 细胞储备功能的重要指标，即进食后食物刺激 B 细胞分泌胰岛素的能力。测餐后 2 小时的血糖能发现可能存在的餐后高血糖，能较好的反映进食与使用降糖药是否合适，这是空腹血糖不能反映的。

3．睡前血糖　反映胰岛 B 细胞对进食晚餐后高血糖的控制能力。是指导夜间用药或注射胰岛素剂量的依据。

4．随机血糖　可以了解机体在特殊情况下对血糖的影响，如进餐的多少，饮酒，劳累，生病，情绪变化，月经期等。

理想的检测时间点检测法：

5 点检测法：空腹检测 1 次，三餐后 2 小时 3 次，睡前 1 次。

8 点检测法：三餐前 3 次，三餐后 2 小时 3 次，睡前 1 次，夜间 1 次。

实验 4　哮喘药物经口鼻吸入方法

《全球哮喘防治创议》等指南均把吸入性药物治疗列为哮喘的首选疗法。吸入性药物治疗局部作用强，且全身不良反应少。护理人员应教会哮喘患者对吸入装置的使用。

【目的】

缓解和控制哮喘发作。

【适用指征】

哮喘急性发作或缓解期,患者一般状况尚可,可配合良好以及做深、慢的吸气。

【操作资源】

1. 用物 根据医嘱选用适合的吸入剂及吸入装置。

2. 环境与设施 清洁、安静、温湿度适宜。避免鲜花、地毯等易引起哮喘的装饰。

【操作程序】

1. 定量气雾吸入器(MDI)

(1) 打开喷口盖,用力摇匀。

(2) 在平静呼吸下头略后仰,缓慢地呼气,尽可能呼出肺内空气。

(3) 将吸入器吸口紧含口中,屏住呼吸,以食指和拇指紧按吸入器,使药物释出,喷药的同时做缓慢深吸气。

(4) 将喷嘴从口部移开,屏气10秒钟,然后用鼻将气慢慢呼出,将盖子套回喷口(图5-74)。

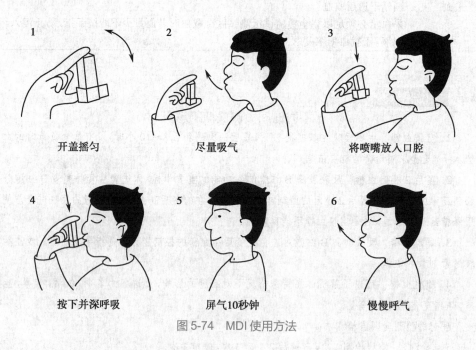

开盖摇匀　　　　尽量吸气　　　　将喷嘴放入口腔

按下并深呼吸　　　屏气10秒钟　　　慢慢呼气

图5-74 MDI使用方法

2. 都保干粉吸入器(图5-75)

(1) 旋转并拔出瓶盖,确保旋柄在下方。

(2) 拿直都保,握住底座和药瓶中间部分,向某一方向旋转到底,再向另一方向旋转到底,当听到"咔嗒"声,表明一次剂量的药粉已装好。当第一次使用时旋转2~3次;第二次开始每次只旋转一次。

(3) 先呼气,将吸嘴置于齿间,用双唇包住吸嘴,用力且深长地吸气,然后将吸嘴从嘴部移开,屏气10秒后缓慢呼气。

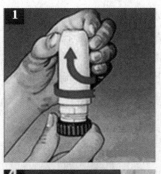 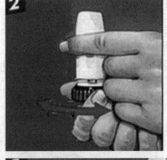 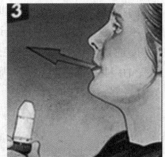

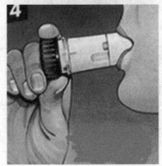 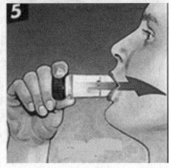 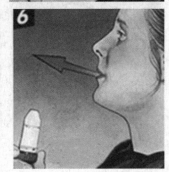

图 5-75 都保使用方法

知识拓展

判断都保吸入技术

由于药粉剂量很少,使用都保吸入时,患者可能感觉不到,或误认为装置中没有药物。护理人员可指导患者在吸嘴后蒙一块深色布,按照吸入法吸入药物后,如果发现药粉粘在深色布上,说明吸入动作正确(图 5-76)。当都保红色记号出现时,即表示应及时另配一个以便使用。

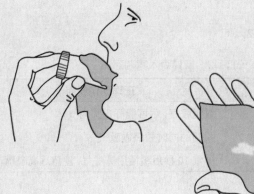 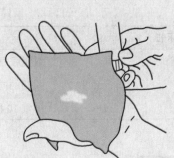

图 5-76 检查都保药物释放情况

3. 准纳器干粉吸入(图 5-77)

(1)一手握住外壳,另一手大拇指握在拇指柄上,向外推动拇指直至完全打开。

(2)向外推动滑动杆发出"咔嗒"声,即装入一个标准剂量的药物以供吸入,在剂量指示窗口有相应显示,此时不要随意拨动滑动杆以免造成药物的浪费。

（3）握住准纳器,使之远离嘴,在保证平静呼吸的前提下尽量呼气,将吸嘴放入口中,通过准纳器深而平稳地吸入药物;切勿从鼻吸入。将准纳器从口中拿出,继续屏气10秒。每次吸完,将拇指放在拇指柄上,向后拉,发出"咔嗒"声,表明准纳器已关闭,滑动杆自动复位。

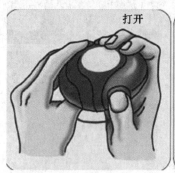 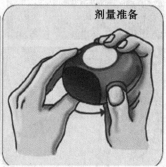 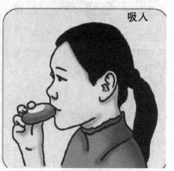

打开　　　　　　　　剂量准备　　　　　　　　吸入

图 5-77　准纳器使用方法

【注意事项】

1. 各种吸入装置在呼气时注意避开喷嘴,以免药池中药物受潮。

2. 都保依赖吸气流速,不适合6岁以下儿童及严重哮喘发作者。准纳器不适合4岁以下儿童及严重哮喘发作者。

3. 都保旋转底座时必须垂直,否则定量不准确。

4. 每次吸药后及时漱口,以减少药物在口咽部的沉留引起声音嘶哑、真菌感染等不良反应。

5. 吸入器使用完毕后,用干净的纸巾擦拭吸嘴,盖上并旋紧瓶盖。不要随意拧动吸嘴,禁止随意拆装。气雾剂喷嘴及粉剂吸嘴均只能用干布或干纸擦拭外侧部,严禁用水或液体冲洗。

6. 掌握操作要领（表 5-12）。

表 5-12　口鼻吸入哮喘药物

易错环节	正确动作要点
1. 喷药前呼气	缓慢呼气,尽可能呼出肺内气体
2. 喷药	喷药的同时做缓慢吸气
3. 屏气	屏气10秒后缓慢用鼻呼气,注意远离喷嘴

知识链接

哮喘发作时急救处理要点

哮喘急性发作或急性加重指呼吸急促、咳嗽、胸闷或这些症状组合的发作及进行性加重。

哮喘急性发作时,首先吸入短效 β_2 受体激动剂气雾剂,每次2～4喷,如果症状没有得到缓解,20分钟后可重复喷药,重复3次后仍不能缓解,应及时到医院急诊。

笔记

当出现以下情况,应当立即去医院就诊:

1. 严重的哮喘急性发作。

2. 患者症状对初始使用的支气管舒张剂反应迟缓,且至少持续3小时。

3. 在口服糖皮质激素治疗开始后,2~6小时症状没有改善。

4. 哮喘症状进一步恶化。

实验5 中心静脉压测量技术

中心静脉压(central venous pressure,CVP)是指上、下腔静脉或右心房处的压力,反映右心房压力,是临床观察血流动力学的主要指标之一。其数值高低取决于心功能、血容量、静脉血管张力、胸膜腔内压等因素。

【目的】

观察血流动力学,了解有效循环血容量和右心功能。

【适用指征】

1. 急性循环衰竭患者,鉴别血容量不足或心功能不全。

2. 需要大量补液、输血时,监测血容量的动态变化。

3. 拟行大手术的危重患者,监测血容量,维持CVP在适当水平,以提高对手术的耐受。

4. 血压正常而伴少尿或无尿时,鉴别少尿为肾前性因素或肾性因素。

【操作资源】

1. 用物 简易中心静脉压测定标尺、无菌测压导管、无菌手套、治疗盘、生理盐水、输液架、胶布、治疗车。

2. 环境与设施 清洁、安静、温湿度适宜。关闭门窗,用屏风遮挡。

【操作程序】

1. 核对医嘱,评估患者一般状况,导管置入长度,是否通畅,并向患者及家属做好解释。

2. 洗手、戴口罩。备齐用物,携至床旁。核对患者。协助患者取平卧位。

3. 按中心静脉置管术穿刺置管。常用的穿刺路径有:经颈外静脉穿刺置管、经颈内静脉穿刺置管、经锁骨下静脉穿刺置管、经股静脉穿刺置管。

4. 将输液器插入生理盐水容器中,挂于输液架上,进行初步排气。

5. 将无菌测压导管嵌于测压标尺的凹槽内,上方直接开口于空气中,并固定在输液架上。使标尺的零点处于患者右心房水平(平卧时在腋中线第4肋间),将输液器头皮针取下,并将三通管分别与输液管和测压导管相连,排气,连接三通与中心静脉导管进行输液(图5-78)。根据液体流速再次确认导管通畅程度。

6. 调节三通管开关,使生理盐水自下而上流入测压管,首次测压液面可升至20~25cm左右,再次测压时液面应高于预计的中心静脉压水平。

7. 调节三通管开关使测压管与中心静脉导管相通,测压管内液体开始下降,当液面不再下降时,液平面在量尺上的读数即为中心静脉压,读取数据。

8. 测量结束后,调节三通管开关进行中心静脉导管输液,保持静脉导管的通畅。

笔记

需要再次测压时,重复上述 5、6 步骤即可。

9．整理用物,洗手,记录。

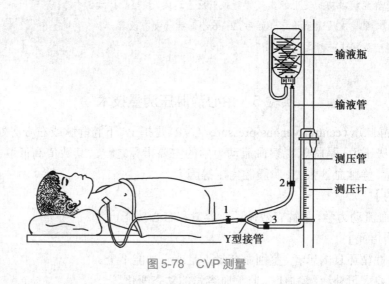

图 5-78　CVP 测量

【注意事项】

1．注意禁忌证

（1）穿刺或切开处局部有感染者。

（2）血小板减少或其他凝血机制严重障碍者。避免从颈内及锁骨下静脉穿刺,以免操作中误伤动脉引起局部大血肿;必须进行穿刺者,可行颈外静脉穿刺。

2．患者取平卧位,测压前确定标准点,应注意与右心房在同一平面上。

3．中心静脉置管应保持通畅,否则会影响到测压结果;通畅的标志是回血好,测压管内液面随呼吸波动。

4．接呼吸机辅助呼吸的病人,当吸气压 $>25cmH_2O$ 时,胸膜腔内压增高,会影响 CVP 值。测压时可根据病情暂时脱开呼吸机。

5．患者咳嗽、吸痰、呕吐,躁动不安时均可影响 CVP 值,会使测量值偏高,应该安静 10～15 分钟后再行测量。

6．测压前禁止应用血管活性药物和胶体类药物,如必须使用,应在测压前用生理盐水冲测压管路后再行测压,以保持通畅。

7．严密监测并发症:心律失常、血管损伤或血管破裂、空气栓塞、颈部血肿、纵隔血肿、心包压塞以及全身及局部感染等。

8．掌握操作要领（表 5-13）。

表 5-13　测量中心静脉压

易错环节	正确动作要点
1．定标尺	标尺零点与右心房在同一平面上,卧位平腋中线第 4 肋间,体位变动时应重新调整两者关系
2．测定	导管应保持通畅

知识链接

CVP 的影响因素及临床意义

1. 影响因素　CVP 的高低主要受右心收缩力与射血功能、循环血容量及体循环静脉系统血管紧张素影响。

2. 临床意义　CVP 高于 12cmH_2O 提示有右心功能不全的可能；CVP 高于 $15\sim20$cmH_2O 提示有明显的右心衰竭，且有发生肺水肿的可能；CVP 低于 5cmH_2O 提示有效循环血容量不足。CVP 降低可见于败血症、高热所致的血管扩张；当血容量不足而心功能不全时，CVP 可能表现为正常。

实验6　腹围测量护理操作技术

腹围是经肚脐绕腹一周的长度，以厘米为单位，最常用于判断胎儿发育情况，是产检的项目之一，此外还用于肥胖、水肿患者病情的判断。临床测量时个体本身的差别较大，所以实际情况要结合患者身高体重等综合因素考虑。

【目的】

1. 怀孕 20 周后动态观察胎儿发育，及时发现胎儿发育迟缓、巨大儿或羊水过多等妊娠异常。

2. 观察患者腹胀的程度，利尿效果。

3. 观察患者肥胖程度。

【适用指征】

1. 妊娠 20 周以上的孕妇。

2. 肥胖、水肿的患者。

【操作资源】

1. 用物　卷尺、纸、笔、按需准备好用物。

2. 环境与设施　清洁、安静、温湿度适宜。关闭门窗，屏风遮挡。

【操作程序】

1. 携用物至床旁，解释操作目的。告知患者测量前排空膀胱。

2. 协助患者取平卧位，指导患者缓慢呼吸。将患者衣服拉起、注意保暖、保护隐私。

3. 将皮尺沿脐部绕一周、松紧适宜。

4. 记录患者呼吸末的腹围数值。评价测得的数值与上次数值相差值是否相符。如果数值相差太大或太小，及时汇报医生。

5. 告知患者相关注意事项。

6. 用物整理，洗手，记录。

【注意事项】

1. 每次测试时需采取同一姿势、部位、时间段，注意保暖、保护隐私。

2. 测量腹围时注意皮尺松紧度适宜。

3. 掌握操作要领（表5-14）。

表 5-14 腹围测量

易错环节	正确动作要点
1. 测试前	嘱患者排空膀胱
2. 测定	皮尺沿脐部绕一周,避免过紧

实验 7 结核菌素试验

结核菌素试验也称为芒图试验,是基于Ⅳ型变态反应原理的一种皮肤试验。试验通过皮内注射结核菌素纯蛋白衍生物(即 PPD)用来检测机体有无感染过结核杆菌。

【目的】

1. 判断机体是否受到结核菌感染,协助结核病诊断。

2. 选择卡介苗(BCG)接种对象,为接种卡介苗提供依据,如结核菌素试验阳性时,表明体内已感染过结核菌,无需再接种卡介苗。阴性者是卡介苗的接种对象。

3. 为测定免疫效果提供依据。一般在接种卡介苗 3 个月以后,应做结核菌素试验,了解机体对卡介苗是否产生免疫力。假如结核菌素试验阳性,表示卡介苗接种成功,反之需重新进行卡介苗接种。

【适用指征】

1. 胸片检查异常的患者。

2. 与涂阳肺结核患者密切接触者。

3. 涂阴肺结核患者和需与其他疾病鉴别诊断者。

【操作资源】

1. 用物 治疗盘内盛 PPD、1ml 注射器及 4~5 号针头、75% 乙醇、无菌纱布、棉签、砂轮、弯盘、利器盒、医嘱执行单、笔、手表。

2. 环境与设施 清洁、安静、安全、光线适宜。

【操作程序】

1. 核对医嘱,评估患者一般状况,是否发热、药物过敏史及晕针史,穿刺侧肢体活动程度及穿刺点皮肤状况,并向患者做好解释。

2. 洗手、戴口罩。备齐用物,携至床旁。再次核对患者。协助患者取坐位或平卧位。

3. 遵医嘱用 1ml 注射器准确抽取 0.1mlPPD 溶液并排气。

4. 选择注射部位(左前臂掌侧下段),避开瘢痕处。

5. 用 75% 乙醇消毒皮肤,待干。

6. 再次核对。

7. 检查注射器内是否有空气或再次排气。

8. 左手在穿刺部位下方绷紧皮肤,右手持注射器,使针头斜面在上,和皮肤呈 5° 角刺入皮内,待针头斜面全部进入皮内后,放平注射器,左手拇指固定针栓,右手注入 PPD 0.1ml,使局部形成一皮丘,注射完毕迅速拔针,切勿按压。

9. 整理用物,协助患者取舒适卧位,向患者交代注意事项,将呼叫器放于患者可及位置。

10. 洗手,记录。

11. 判断结果。注射后 48～72 小时检查注射部位反应后测量患者皮肤硬结的横径和纵径平均直径(横径 + 纵径 /2),观察局部皮肤是否出现水疱、坏死或淋巴管炎等;把结果填写在记录本和报告单上(内容包括硬结直径和局部皮肤是否出现水疱、坏死或淋巴管炎等)并签名。

【注意事项】

1. 禁忌证

(1)各种传染病的恢复期,结核菌素试验可能发生不良反应,使病情加重。

(2)有器质性病变,如心血管病、肾脏病、胃肠病的急性期。

(3)有过敏反应史者,特别是对其他预防注射有过敏史及免疫缺陷的婴儿。

(4)体弱及严重衰竭者。

(5)高热患者。

2. 告知患者注射后的注意事项:注射后至看结果前不能用清洁剂清洗注射部位;穿刺部位出现红、肿、痒是 PPD 注射后的反应;观察期间禁止在注射部位抓、擦、挠、揉;48～72 小时后看结果。

3. 判断结果时必须在光线充足的地方,被检查者手臂肌肉要充分放松。

4. 掌握操作要领(表 5-15)。

表5-15 结核菌素试验(PPD)

易错环节	正确动作要点
1. 抽吸药液	玻璃及塑料对结素有明显吸附作用,抽取后务于 1 小时内用完,否则效价降低影响效果
2. 注射	皮内注射,避免刺入过深影响结果
3. 结果判断	以硬结为反应标准

二、拓展技术

医院工作的良好开展离不开医护人员的密切配合。默契的医护配合能够确保医院的医疗护理质量,减少医疗差错事故的发生,更好的发挥团队的力量。内科医护配合技术是医护合作中的一个重要部分,是临床专科护士广泛使用的重要专科技术,以下主要介绍脑电图机、消化道三腔二囊管压迫止血、骨髓穿刺术等内容。

(一)脑电图机操作

【操作步骤】

1. 打开电源先预热机器、稳压,然后开机。

2. 检查前清洁患者头皮,涂擦导电膏,严格按照国际统一标准,准确安放常规 16 导联脑电图电极,特殊情况下的蝶骨电极按统一标准安放(图 5-79)。

3. 机器连通患者后,检查各导联图像监测是否清晰、基线是否稳定,检查导联线与采集盒接头接触情况及电极与头皮极接触情况,排除干扰。正式描记脑电图前应调整好阻抗、噪音,调整走纸速度。

4. 一切正常后,进入记录操作,让患者闭眼、放松、平静呼吸,一般记录 10～15 分。疑诊为癫痫患者时需做过度换气和闪光刺激诱导有无异常波形出现。

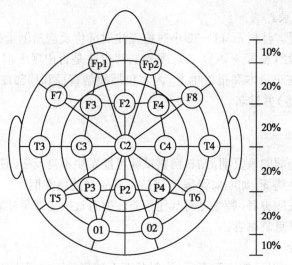

图 5-79 脑电图机电极安放

5. 监测过程中,要定期观察仪器运行是否正常,保持室内安静,避免有人走动及各种外界干扰。

6. 检查结束,停止记录,退出界面,断开导联线与采集盒的连接,取下患者头上盘状电极,清除电极膏,消毒、干燥备用。

【护理】

1. 环境要求

(1)脑电图仪应放置于屏蔽室内,防止外界交流电干扰,保障脑电图描记的稳定,波形清楚。

(2)室温要求保持温暖(不低于 18℃),避免因寒冷引起的肌电干扰。

(3)禁止人员随意在室内特别是接近被检者行走,避免因此引起的磁场干扰。

2. 操作前准备

(1)被检查前 3 天停服镇静剂、安眠药及抗癫痫药物。

(2)嘱被检者在检查前一天洗头,检查当天应进食,不宜空腹。

(3)对初次接受检查者,事先应做好解释工作,消除紧张心理,更好地配合检查。

(4)如果放置电极部位的皮肤有污垢或毛发过多,应预先清洁皮肤或剃毛发。

3. 操作时注意

(1)正确涂擦导电膏,应将导电膏均匀涂擦放置电极的皮肤处,不能只涂在电极上。避免用棉签或毛笔蘸生理盐水或酒精等替代导电膏,这类方法处理会造成极化电位不稳定,易引起基线漂移或其他伪差。

(2)若常规脑电图无法明确是否有异常波形时,应进行 24 小时脑电图监测,进一步明确脑电图改变与临床症状间的相关性。

4. 操作后

(1)脑电图仪器必须有专人保管,定期保养、调试。放置时应避免高温、日晒、受潮、撞击,使用完毕后盖好防尘罩。每天做完脑电图后必须洗净电极。

(2)使用时安放电极及拿起电极时应轻柔,收藏时应按电极顺序放好,避免混成一团,可悬挂放置,避免扭转或锐角折叠。

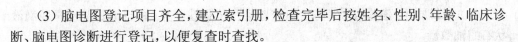

（3）脑电图登记项目齐全，建立索引册，检查完毕后按姓名、性别、年龄、临床诊断、脑电图诊断进行登记，以便复查时查找。

（二）消化道三腔二囊管压迫止血法

三腔二囊管是利用牵引充气的气囊分别压迫胃底和食管下段的曲张静脉，达到止血的目的，为进一步治疗赢得时间。

【操作步骤】

1. 携用物至床旁，核对患者，向患者及家属解释操作目的，告知患者插管时的配合方法，并给患者做深呼吸和吞咽示范动作。协助患者取半卧位。

2. 在三腔管前端及胃管、胃气囊、食管气囊外部涂以液状石蜡油润滑。

3. 清洁鼻腔，颌下垫棉垫，将三腔管的远端从患者鼻腔插入，达咽喉部时，嘱其做吞咽动作，以利于三腔管顺利送入。将三腔管插至 65cm 处时，若通过胃管抽出胃液，提示前端已达胃部。

4. 用注射器按原预测好的气量，向胃囊注入空气 150～200ml，注气毕用止血钳夹毕，以免漏气。将三腔管向外牵拉，直至感觉有弹性阻力，用 0.5kg 重的沙袋通过滑轮牵引三腔管，固定于床架；抬高床架，使牵引角呈 40°～45°，牵引物距地面 30cm 左右。

5. 食管气囊可根据患者出血情况确定是否注气。如需注气则向食管气囊注入 100～150ml 空气，然后用止血钳夹住开口。

6. 将胃管连接于胃肠减压器上，负压调至 -8kPa，定时抽吸负压吸引器，了解止血是否有效。

7. 协助患者取舒适卧位，整理床单位，清理用物，洗手并记录。

【护理】

1. 插管前护理　操作前检查三腔管上各段长度标记是否清晰，各管腔是否通畅，气囊是否漏气，气囊膨胀是否均匀；先用 50ml 注射器向胃囊内注气 150～200ml，再向食管气囊内注气 100～150ml，反折管口后仔细检查气囊有无损坏、漏气或变形，并将三腔管的三个腔分别做好标记。检查漏气有 3 种方法：①放入水中查看有无气泡逸出；②观察注入气量是否与抽出气量相等；③将气囊放在耳边倾听有无漏气声。如有损坏，及时更换。

2. 插管中护理

（1）胃囊充气量必须足够，以使胃囊充分膨胀，防止在向外牵引三腔管时胃囊过小而滑入贲门进入食管。

（2）若气囊向上移位，堵塞咽喉，此时应立即放松牵引和抽出食管气囊内空气并通知医生。如出现呼吸困难或窒息，应立即剪断二囊管拔出管道。给予吸氧等急救措施。

3. 插管后护理

（1）密切观察患者出血情况，注意脉搏、血压、肠鸣音的变化，观察三腔二囊管管腔是否滑出，如有新鲜血液应及时报告医生，并协助处理。

（2）每 4 小时用血压计测定气囊内压力一次，一般胃囊压力应为 6.7kPa（50mmHg），食管囊压力为 5.3kPa（30～40mmHg）。为补充测压后外逸的气体，测压后可补充空气 5ml。每 2 小时抽吸胃内容物一次，观察出血量及性质以判断出血程度。

（3）建立两条静脉通道，以保证及时输入止血药和新鲜血液。

笔记

（4）每日刷牙、漱口4次，防止口腔感染及坠积性肺炎，每日沿三腔从鼻腔滴液状石蜡油数滴。

（5）三腔管压迫期限为72小时，若出血不止，可适当延长，每隔12～24小时将食管气囊放气及缓解牵引一次，以防食管胃底黏膜发生糜烂坏死。食管囊注气不可过多，以免过分压迫食管黏膜引起坏死。

（6）气囊压迫48小时后胃管内仍有鲜红血液吸出，说明气囊压迫止血无效，应立即报告医生。压迫无效者，应及时检查气囊内压力，偏低者需再注气，注气后压力不升者，提示囊壁已破裂。

（7）记录每日胃液吸出量及性质，以供每日补充水、电解质时参考。

（8）出血停止12小时后方可从胃管内注入药液或流质饮食，注入前认清标记，严防错灌到食管气囊或胃气囊引起气囊破裂。

（9）肝病患者为避免诱发肝性脑病，可通过胃管注入药液，促使肠道内积血或其他含氨物质排出，同时抑制肠道细菌以减少氨的生成。

（10）出血停止24小时后，可将食管囊内的气体放出，放松牵引，继续观察有无出血；24小时后仍无出血者，即可拔除三腔二囊管。先口服液体石蜡20～30ml，抽尽胃囊内气体，反折胃管末端，缓缓拔管。

（三）骨髓穿刺术

骨髓穿刺术是采取骨髓液的一种常用诊断技术，适用于各种血液病的诊断、鉴别诊断及治疗随访，如不明原因的红细胞、白细胞、血小板数量增多或减少及形态学异常；不明原因发热的诊断与鉴别诊断，可作骨髓培养、骨髓涂片找寄生虫等。

【操作步骤】

1. 穿刺部位选择 ①髂前上棘：常取髂前上棘后上方1～2cm处作为穿刺点，此处骨面较平，容易固定，操作方便；②髂后上棘：位于骶椎两侧、臀部上方骨性突出部位；③胸骨柄：此处骨髓含量丰富，当上述部位穿刺失败时，可做胸骨柄穿刺，但此处骨质较薄，其后有心房及大血管，严防穿透发生危险，较少选用；④腰椎棘突：位于腰椎棘突突出处，极少选用。

2. 摆好体位，确定穿刺点 胸骨及髂前上棘穿刺时取仰卧位，前者还需用枕头垫于背后，以使胸部稍突出。髂后上棘穿刺时应取侧卧位。腰椎棘突穿刺时取坐位或侧卧位。

3. 穿刺点周围皮肤常规消毒（范围：直径≥15cm），操作者戴无菌手套，覆盖无菌洞巾。

4. 用2%利多卡因作局部皮肤、皮下及骨膜麻醉。

5. 将骨髓穿刺针固定器固定在适当的长度上（胸骨穿刺约1.0cm、髂骨穿刺约1.5cm）。操作者左手拇指和示指固定穿刺部位，右手持针向骨面垂直刺入（若为胸骨穿刺，针体略向腹部倾斜，针体与骨面呈30°～45°角），当针尖接触骨质后则将穿刺针围绕针体长轴左右旋转，缓缓刺入骨质。当感到阻力消失，且穿刺针已固定在骨内时，表示已进入骨髓腔。若穿刺针未固定，则应再刺入少许达到能固定为止。

6. 拔出针芯，放于无菌盘内；接上干燥的10ml或20ml注射器，用适当力量抽吸，若针头确在骨髓腔内，抽吸时患者感到一种轻微锐痛，随即有少量红色骨髓液进入注射器中。骨髓吸取量以0.1～0.2ml为宜。

7. 将抽取的骨髓液滴于载玻片上,急速涂片数张作形态学和细胞化学染色检查。如临床疑有败血症,则于骨髓涂片后,再接上注射器抽取骨髓液 1.0ml 于试管中,送骨髓细菌培养。

8. 如未能抽出骨髓液,则可能是针腔被皮肤或皮下组织块堵塞,此时应重新插上针芯,稍加旋转或再刺入少许或退出少许,拔出针芯,如见针芯带有血迹时,再行抽吸即可取得骨髓液。如仍吸不出骨髓成分或仅吸出少许稀薄血液,则称为“干抽”,此种情况多见于骨髓纤维化、恶性组织细胞病、恶性肿瘤骨髓转移等,需要更换其他部位重新穿刺。

9. 抽吸完毕,应将针芯迅速插入。左手取无菌纱布置于针孔处,右手将穿刺针连同针芯一起拔出,随即将纱布覆盖于针孔上,并按压 1～2 分钟,贴上一次性敷贴或用胶布将纱布加压固定。

10. 穿刺后注意局部有无出血,一般静卧 2～4 小时,无任何变化可正常活动。

【护理】

1. 术前护理

(1)准备用物:治疗盘、骨髓穿刺包(含骨髓穿刺针、孔巾、纱布等)、2% 利多卡因、棉签、无菌手套、皮肤消毒液、5ml 注射器、20ml 注射器、玻片、培养基、无菌敷料、胶布等。注射器与穿刺针必须干燥,以免发生溶血。

(2)术前常规进行出、凝血时间检查,有出血倾向患者操作时应特别注意,血友病患者禁止做骨髓穿刺。

(3)用普鲁卡因作局部麻醉,病人需做皮试。

(4)向病人解释本检查的目的、意义及操作过程,取得配合。

(5)协助病人采取适宜的体位。

2. 术中护理

(1)协助医生做好穿刺。密切观察患者情况。穿刺针头进入骨质后避免摆动过大,以免折断;胸骨穿刺不可用力过猛、过深(胸骨外板厚仅 1.35mm,髓腔 7.5mm),以防穿透内侧骨板伤及心脏、大血管。

(2)抽吸液量如为做细胞形态学检查则不宜过多,以免影响有核细胞增生度判断、细胞计数及分类结果。

(3)骨髓液取出后应立即涂片,否则会很快发生凝固,致涂片失败。

(4)如穿刺过程中,感到骨质坚硬、穿不进髓腔,提示可能是大理石骨病,应做骨骼 X 线检查,不可强行操作,以防断针。

3. 术后护理

(1)向病人说明术后穿刺处疼痛是暂时的,不会对身体造成影响。

(2)注意观察穿刺处有无出血,如有渗血,立即更换无菌纱布,压迫伤口直至渗血停止。

(3)指导病人 48～72 小时内不要弄湿穿刺处,多卧床休息,避免剧烈活动,防止伤口感染。

(四)胰岛素泵护理技术

模拟正常胰岛功能,在 24 小时内自动、连续地按预定的基础率注射胰岛素,同时还提供餐前大剂量注射,帮助患者维持全天血糖的稳定。

【操作步骤】

1. 操作前准备

（1）检查：安装电池，检查机器功能是否正常。取出储药器，检查是否有破损，裂缝或渗漏。

（2）抽取胰岛素：消毒胰岛素瓶口，将针头套在储药器乳头部，左手持胰岛素药瓶，右手将储药器针头刺入胰岛素瓶内，并将储药器的活塞缓缓向下拉出，使药室内慢慢充满胰岛素。排出气泡，取下移液罩。逆时针转动活塞，使其脱离储药器。将输注管路接头接在储药器乳头部，并拧紧接头。

（3）马达复位：将胰岛素泵进行马达复位，按 ACT 进入菜单—充盈—马达复位（注意：每次更换储药器时均要将马达复位）。

（4）手动充盈：将储药器放入泵内，根据手动充盈屏幕提示，按住 ACT 进行手动充盈，直至针尖露出液滴为止。

（5）设置参数：参数包括①日期和时间；②设置基础率；③设置追加胰岛素的最大剂量。根据注射执行单设置基础率。

2. 注射及固定

（1）携带用物至床旁，向患者解释安装胰岛素泵的步骤，目的和注意事项。协助病人取舒适体位。

（2）选择注射部位，主要为腹部，以 0.5% 碘伏消毒肚脐外 5cm 处偏上或偏下（避开腰间皮带），75% 乙醇脱碘，直径在 5cm 以上。左手捏起皮肤，右手持穿刺针与皮肤呈 30°～40° 快速刺入针梗的 2/3，穿刺针应平行于腹部，以免弯腰时有针刺痛感。

（3）穿刺完毕后，用 3M 胶贴固定，并注明上泵日期、时间，一般不超过 7 天。定量充盈管路前段小软管（9mm：0.5U；6mm：0.3U）。

（4）洗手、记录。记录胰岛素泵的型号，安装时间，基础率，换管时间，更换注射部位时间和剩余量。

【护理】

1. 观察穿刺部位有无出血、红肿，针头是否滑脱，输注管路是否连接良好通畅。

2. 每日定时血糖监测，根据血糖值遵医嘱调整基础率的设置。

3. 告知患者在使用胰岛素泵过程中的注意事项；低血糖反应症状；出现低血糖反应时紧急应对等。

知识链接

胰岛素使用量的计算

1. 对治疗前未使用胰岛素者，可根据体重计算胰岛素泵的用量。

T1DM：一日总量 = 体重（kg）×0.4（单位）。

T2DM：一日总量 = 体重（kg）×（0.6～0.8）（单位）。

2. 对已使用普通胰岛素、血糖控制尚可者，可根据用泵前的每日胰岛素使用总量来计算：

一日总量 = 用泵前胰岛素总量×（70%～80%）。

3. 对已使用普通胰岛素、血糖控制不佳者，可根据用泵前的每日胰岛素使用总量来计算：

一日总量 = 用泵前胰岛素用量或适当增加。

（五）纤维支气管镜检查术

纤维支气管镜检查是利用光学纤维内镜对支气管管腔进行的检查。纤维支气管镜可经口腔、鼻腔、气管导管或气管切开套管插入段、亚段支气管，甚至更细的支气管，可在直视下行活检或刷检、钳取异物、吸引或清除阻塞物，并可作支气管肺泡灌洗，行细胞学或液体成分的分析。同时可利用支气管镜注入药物，或切除气管内腔的良性肿瘤等。纤维支气管镜检查是支气管、肺和胸腔疾病诊断及治疗不可缺少的手段。

【操作步骤】

1. 操作前准备

（1）病人准备：向病人及家属说明检查目的、操作过程及有关配合注意事项，以消除紧张情绪，取得合作。纤维支气管镜检查是有创性操作，术前病人应签署知情同意书。病人术前 4 小时禁食禁水，以防误吸。病人若有活动性义齿应事先取出。门诊病人应携带有关检查资料（如门诊病历、影像学资料、心电图、血常规、凝血全套结果等）。

（2）术前用药：评估病人对消毒剂、局麻药或术前用药是否过敏，防止发生变态反应。术前半小时遵医嘱给予阿托品 1mg 或地西泮 10mg 肌注，以减少呼吸道分泌物和镇静。

（3）物品准备：备好吸引器和复苏设备，以防术中出现喉痉挛和呼吸窘迫，或因麻醉药物的作用抑制病人的咳嗽和呕吐反射，使分泌物不易咳出。

2. 操作过程　纤维支气管镜可经鼻或口插入，目前大多数经鼻插入。病人常取仰卧位，不能平卧者可取坐位或半坐位。插管后直视下自上而下依次检查各叶、段支气管。支气管镜的末端可做一定角度的旋转，术者可依据情况控制角度调节钮。护士密切观察病人的生命体征和反应，按医生指示经纤维支气管镜滴入麻醉剂做黏膜表面麻醉，并根据需要配合医生做好吸引、灌洗、活检、治疗等相关操作。

【护理】

1. 纤维支气管镜检查完毕，继续让患者平卧休息 10～20 分钟，如无特殊不适可协助患者回病房，或在家属的陪同下回家，并指导患者如出现异常情况应及时就诊。

2. 检查术后 2～3 小时方可进食，因为咽喉部麻醉后患者的吞咽反射减弱，易使食物误入气管造成误吸，并指导患者检查后的第一餐以半流质少辛辣刺激性饮食为主。

3. 检查完毕后密切观察患者的病情变化，主要是呼吸频率、节律的变化和口唇的颜色，及时发现各种并发症，以便及时处理。

4. 指导患者少说话，并适当的休息，1 周内不要做较用力的动作，不可用力咳嗽咳痰，以防引起肺部的出血，并向患者说明术后可能出现鼻腔及咽部的不适、疼痛、声嘶、头晕、吞咽不畅等，休息后可以逐渐好转。

5. 行肺部活检术后出现少量的咯血属正常现象，表现为痰中带血或少量的血痰，其原因是因为检查中支气管黏膜擦伤，活检或细胞刷检查时黏膜损伤，这种情况一般不必特殊处理，1～3 天可以自行愈合，如一旦出现大咯血，应立即报告医生，及时治疗抢救，并采取有效的护理措施。

（六）肺通气功能检查术

肺通气功能检查是呼吸系统疾病的必要检查之一，让患者按照指令"吹气"，仪器给出分析结果,对身体无任何损伤,无痛苦和不适。与 X 线胸片、CT 等检查相比,肺功能检查更侧重于了解肺部的功能性变化,是呼吸系统疾病的重要检查手段。肺功能检查可了解呼吸系统的生理状态,明确肺功能障碍的机理和类型,判定病变损害的程度,估计肺的功能储备,为医生诊断和治疗提供参考。该项检查是一种物理检查方法,对身体无任何损伤,无痛苦和不适,具有敏感度高、重复检测方便和患者易于接受等优点。

【操作流程】

1．准备好仪器、定标。测病人身高、体重。

2．让病人接上咬口先平静呼吸,几个呼吸周期后指导病人将气缓慢吐出来到不能再吐为止。

3 让病人用力、快速吸饱气到肺总量位而不能停顿。

4．马上开始以最大能力、最快速度用力呼气到残气量位置,时间≥6 秒。

5．最后深吸一口气或回到平静呼吸。

6．让病人离开咬口并计算检查结果。

【护理】

1．测试前准备

(1) 向患者解释测试的内容和目的,使患者配合。

(2) 询问患者最近一次的吸入性支气管扩张剂的用药情况。

(3) 测试前让患者休息 15 分钟。

2．测试中护理

(1) 安排患者取坐位,两脚着地,避免身体前倾,必要时须摘除假牙。

(2) 含紧口嘴,保证测试过程中不漏气。

(3) 鼓励患者按照医生指令吸气或呼气。

(4) 让患者在测定之间有足够的时间休息。

 知识链接

常用肺功能指标

1．肺活量(VC) 是指最大深吸气后作最大呼气所能呼出的气量,是评价肺功能的常用指标。正常值男性 3500ml,女性 2500ml。临床常用实际值占预计值的百分数表示,正常值应大于 80%。影响因素:呼吸肌力、肺、胸廓的弹性及气管阻力。临床意义:作为反映肺组织或呼吸器官病理改变或呼吸肌力量强弱的指标。

2．功能残气量(FRC) 静息状态下,呼气末肺内残留气体量称之为功能残气量,其值相对稳定。正常男性为 1500ml,女性为 1000ml。功能:吸气时,稀释吸入肺的气体氧浓度;呼气时,维持肺泡内气体,以保证气体交换。故而稳定吸气和呼气时的动脉氧分压,使其在呼吸时无明显波动。影响因素:肺弹性(肺气肿时肺弹性减低,FRC 增加)、末梢气管阻力。

3．残气量(RV) 最大深呼气后肺内残留的气量称为残气量。正常残气量个体差异大,衡量残气的多少用它与肺总量的百分比表示,即:残气 / 肺总量 ×100%,青年人为 25%～30%,中年与老年人一般也不超过 35%～40%。临床意义:结合肺功能其他指标可用为诊断肺气肿的主要指标之一。

4. 肺总量（TLC） 是指最大深吸气肺内所含的气量，等于肺活量加残气量。正常男性平均为 5000ml，女性为 3500ml。临床意义与肺活量相同。

5. 潮气量（TV） 在静息状态下，每次吸入或呼出的气体量称之为潮气量。

6. 每分钟静息通气量（VC） 是指在静息状态下，每分钟吸入或呼出的气量，也被称为每分通气量（MV），VC（或 MV）= 潮气量 × 呼吸频率。正常男性为 6.6L/min，女性为 5.0L/min。临床意义：大于 10L/min 为通气过度，可导致呼吸性碱中毒；小于 3L/min 为通气不足，可导致呼吸性酸中毒和低氧血症。

7. 用力呼气肺活量（FEV） 是指在深吸气后以最大速度、最大用力呼出的全部气量；可以计算出第一秒（FEV1）、第二秒、第三秒呼出气量，并分别计算其占用力呼气肺活量的百分比，其正常平均值：第一秒为 83%，第二秒为 96%，第三秒为 99%。

（七）腹膜透析疗法

腹膜透析（peritoneal dialysis，PD）是利用自身腹膜作半透膜，通过弥散和对流的原理，规律、定时地向腹腔内灌入透析液并将废液排出体外。以清除体内潴留的代谢产物和过多的水分，纠正电解质和酸碱平衡，同时通过透析液补充机体所必需的物质。通过不断更新腹透液，达到肾脏替代或支持治疗的目的。

【操作步骤】

（一）术前计划

手术置管前首先要制订出相应的置管计划。根据患者的身高、胖瘦、坐姿时腰带位置等体表特征和术者的技术特点，选择合适的导管类型、手术切口、隧道的路线和透析导管出口位置。并做好标记。同时评估患者，看患者是否适合腹膜透析手术。对术后耐受性以及手术风险进行评估。

（二）置管

左右半腹均可，但置管后导管末端应位于膀胱（子宫）直肠窝，此处腹腔大网膜相对较少，又可避开阑尾。应避免隧道出口的方向朝上。

1. 解剖法置管 为维持性腹膜透析患者置管的常用方法。该方法确切可靠，并发症少，但要求操作者技术娴熟，有一定的外科手术基本功。采用皮肤切开，插入导管，插入时应避开腹壁的大血管，以免引起出血。导管的深部涤纶套应置入腹壁肌肉层，以确保组织迅速长入。连接腹膜透析外接短管，确认无渗血、渗液后，依次缝合皮下组织和皮肤。透析时间安排如下：

（1）间歇性腹膜透析（IPD）：适合刚开管的病人和水肿患者。一般每日 7 次，每次灌注腹透液 1000～2000ml，保留腹腔时间 1～2 小时。

（2）持续性非卧床腹膜透析（CAPD）：一般每日 3～5 次，每次灌注腹透液 2000ml，保留腹腔时间 4～6 小时，最后一次保留腹腔至次晨。

（3）持续循环腹膜透析（CCPD）：每晚 3～4 次，每次灌注腹透液 2000～3000ml，最后一次保留在腹腔，持续整个白天。

2. 腹腔镜法置管 该方法可在直视下将腹膜透析导管末端置于膀胱直肠窝或子宫直肠窝。此法简便、安全、创伤小、恢复快，但该法技术要求较高，需由专科医师实施。

【护理】

1. 术前护理

(1) 术前一晚要保持良好的睡眠,缓解患者的紧张情绪。应进食易消化食物,保持大便通畅。

(2) 术前应排空大小便,使腹部保持空虚,方便术者操作。

(3) 严格无菌操作,操作时必须戴口罩、帽子、洗手。

(4) 腹部及会阴部剃毛备皮,注意脐部清洁。

2. 置管术后早期护理

(1) 鼓励患者术后早期下床活动,以减少腹膜透析液引流不畅。

(2) 术后导管应制动以利于导管出口处的愈合,减少渗漏、功能不良及导管相关感染的发生率。

(3) 术后12小时可使用第一代或第二代头孢菌素1~2g。

(4) 在出口完全愈合之前,应用透气性好的无菌纱布覆盖,通常待伤口拆线时再行清洁换药,但遇渗液、出汗较多、感染或卫生条件不良时,应加强换药。换药应由受过训练的专业人员严格按照无菌要求操作。

(5) 记录全身一般情况变化,包括血压、脉搏呼吸;检查透出液的颜色和质量,记录腹透液出量、超滤量,发现超滤量下降应检查原因,及时处理。观察隧道口有无渗血、渗液,若有,及时更换敷料,报告医生做相应处理。

(6) 腹透患者从腹透液中大量丢失蛋白质,每天至少10g,腹腔感染时丢失更严重,所以必须进优质高蛋白饮食,摄入蛋白量1.2~1.5g/(kg·d),以防低蛋白血症和营养不良。

(7) 如出量1500ml/d以上,患者无明显高血压、水肿等,则可正常饮水。

3. 导管及出口处的护理

(1) 进行出口处护理时应戴帽子和口罩,操作前常规洗手。

(2) 定期使用生理盐水清洗隧道出口,再用含碘消毒液消毒隧道出口皮肤,最后用无菌纱布覆盖。对于无感染的出口,也可不用生理盐水清洗,但每周至少应消毒1次。

(3) 保持导管出口处干燥。

(4) 无论在伤口感染期或愈合期均不应行盆浴和游泳。淋浴时应注意保护出口处,淋浴完毕后出口处应及时清洗、消毒。

(5) 术后2周内应特别注意导管固定,否则可导致出口处损伤和愈合不良。应使用敷料或胶布固定导管,在进行各项操作时注意不要牵扯导管。

(6) 导管及外接短管应紧密连接,避免脱落。

(7) 在进行导管及外接短管护理时不可接触剪刀等锐利物品。

(8) 外接短管使用6个月必须更换,如有破损或开关失灵时应立即更换。如果患者在家庭透析时出现导管或外接短管损伤或渗液,应嘱其终止透析,夹闭管路,并立即到腹膜透析中心就诊处理。

(9) 碘伏帽一次性使用,无需使用消毒剂,不可用碘伏直接消毒短管。

三、综合实验与思考

1. 王女士,31岁。患哮喘1年。今日上午先感到鼻咽部发痒,打喷嚏和流清涕,

随之胸闷咳嗽,咳白色黏液痰并出现呼吸困难,至昨晚已不能平卧。晚间气急加剧遂来院治疗。入院见患者呈端坐位张口呼吸,呼吸声重,伴有哮鸣音,大汗淋漓,体温37.2℃,脉搏126次/分,血压150/92mmHg,口唇发绀,胸廓稍饱满,左肺叩诊清音,右肺叩诊鼓音,听诊左肺布满哮鸣音,心脏听诊无特殊。请问:

(1)请做出病情评估。

(2)列出主要的护理诊断。

(3)如何教会患者使用定量气雾吸入器(MDI)?

2.李先生,55岁。9年前曾患急性肝炎,经住院1个月保肝治疗,查肝功能3次正常后出院,近半年来常感全身乏力、食欲减退、右上腹不适。3周前因出差劳累后纳差更明显,有腹胀、失眠。5天前无明显诱因出现腹泻,水样便,每日7~8次,自服小檗碱未见好转。2日来呕血3次,病人自觉心慌,今晨家人发现病人面色苍白,四肢湿冷,巩膜黄染,尿色加深,急送急诊室。

体检:体温38.2℃,脉搏104次/分,呼吸25次/分,血压98/50mmHg;神志清,面色略苍白,巩膜黄染,右侧颈部可见一个蜘蛛痣,两手肝掌明显;心肺无特殊;肝肋下未触及,脾肋下可及;下肢凹陷性水肿(+),神经系统检查未见异常。

实验室检查:血常规红细胞$2.9×10^{12}$/L,血红蛋白90g/L,白细胞$2.8×10^9$/L,血小板$55×10^9$/L。尿常规阴性。大便隐血试验(++)。医嘱立即补液。请问:

(1)患者呕血的原因是什么?

(2)按照入院后时间顺序及轻重缓急的原则列出患者的主要护理问题。

(3)根据上述所列护理问题,各列出1项护理措施。

(4)若使用三腔二囊管压迫止血,请回答压迫止血期的护理注意事项。

3.患者,男,47岁。因口干多饮1个月,伴乏力、体重减轻于今日入院,患者平素体健,形体肥胖,体重80kg,1个月来体重下降至70kg,体重指数(BMI)为27.7,无糖尿病家族史,父母体健。入院查空腹血糖16.4mml/L,餐后2小时血糖24.1mmol/L,下肢皮肤及足趾间有抓痕,足麻木感。无视物模糊,心、肺、神经系统等检查均阴性。诊断为2型糖尿病。医嘱3U胰岛素注射及每日血糖监测7次(三餐前后及睡前)。请问:

(1)列出主要的护理诊断。

(2)如何教会患者使用胰岛素笔及血糖仪?

(晋溶辰)

第三节 外科护理技术

学习基础

掌握常见外科疾病如创伤、外科感染、颅脑术、胸腹部术等的围手术期护理措施,无菌术;熟悉"T"形引流管、胸腔闭式引流管、脑室引流装置、亚低温治疗仪、人工肛门等器械或用物适用的疾病及使用的目的;了解手术室的基本环境布局及手术室的管理。

外科护理学是护理学的重要分支,它是阐述和研究对外科患者进行整体护理的一门临床护理学科,而外科护理技术是外科护理学中的重要组成部分。本章主要介绍临床外科常见的护理操作技术,包括伤口换药技术、"T"形引流管的护理、胸腔闭式引流管的护理、脑室引流装置的使用、亚低温治疗仪的使用、骨牵引的护理、人工肛门护理法、伤口负压引流球护理、胃肠减压术以及医护配合技术等使学生掌握相关的护理操作技能,以适应临床岗位的要求。

一、一般技术

实验1　伤口换药技术

案例导入

陈先生,38岁。左臂外伤缝合后5天,伤口局部红肿,疼痛,触之有波动感,体温38.5℃。遵医嘱行伤口换药术,每日换药1次,合并使用抗生素。

请问:为该患者换药的目的是什么?有哪些注意事项?

伤口换药技术(wound dressing technique)又称更换敷料,根据患者的伤口部位、形态、大小、渗出液颜色、感染等情况,选择合适的伤口清洗剂、敷料和处理方法对伤口进行处理,达到预防或治疗伤口感染,促进伤口愈合的目的。

【目的】

1. 检查伤口情况并清除分泌物,去除伤口内的坏死组织、异物及脓液,保持伤口的清洁和引流通畅,控制感染,使肉芽组织健康生长,促进伤口愈合,减少瘢痕形成。

2. 清洁创面,创造一个相对无菌的环境,避免再次创伤。

3. 清洁创面,创造一个利于生长与愈合的环境,使伤口尽早愈合。

【适用指征】

1. 缝合伤口拆线或拔除引流管时更换敷料。

2. 伤口出血、渗血等需更换敷料。

3. 烧伤创面、污染伤口、感染伤口、慢性溃疡、肠瘘、肠造口、窦道等,根据不同情况给予换药。

【操作资源】

1. 用物　2个无菌换药碗(1个盛无菌敷料,1个盛酒精棉球、盐水棉球、引流物),2把镊子(一把用于清洁创口周围皮肤,另一把用于伤口内换药),1个弯盘(盛放污染敷料)。根据创口情况加用引流条、纱布条、油纱布、外用药。其他应包括有无菌治疗巾、治疗单、纱布、棉垫、棉签、胶布、绷带、胸腹带、普通剪刀及污物桶等(图5-80)。

2. 环境与设施　换药室内设检查床、污物桶、站灯、小车等,室内分清洁区和污染区,光线充足,冬天注意为患者保暖。

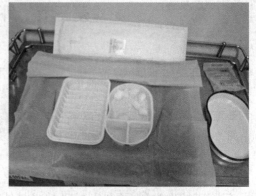

图5-80　用物及环境准备

【操作程序】

1. 除去敷料 用手取去外层敷料后（勿用镊子），再用镊子取下内层敷料和外引流物；用盐水湿润与伤口粘连的最里层敷料后再揭去，避免损伤肉芽组织或引起创面出血。为减少患者的疼痛，揭除敷料的方向应与纵轴方向平行，且揭除敷料的镊子与接触伤口的镊子要分开（图 5-81）。

2. 消毒伤口周围皮肤 用两把镊子消毒伤口，一把接触伤口，另一把接触敷料作为传递。用碘伏或酒精消毒周围皮肤，消毒伤口的顺序应由创缘向外擦洗，消毒范围一般应达伤口外周围皮肤 10cm 以上（大于敷料覆盖的范围），避免酒精倒流入创口，引起疼痛和组织损伤。而化脓创口则需由外向内缘擦拭。

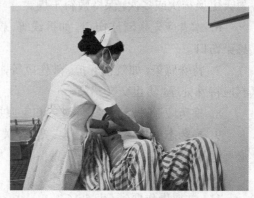

图 5-81 除去敷料

3. 创面处理 应根据具体情况采取相应措施。

（1）清洁伤口：用盐水棉球清洗创面，伤口内如果有线头、异物和坏死组织等注意清除（图 5-82）。

（2）感染伤口：用盐水棉球清除分泌物，若分泌物及坏死组织多而深的创面，可选择生理盐水或适当的消毒液冲洗（如厌氧菌感染可予 3% 过氧化氢冲洗，铜绿假单胞菌感染可用 1% 醋酸或 1%～2% 苯氧乙醇溶液冲洗）。

4. 覆盖无菌敷料并固定 以无菌敷料覆盖伤口，分泌物多时可加棉垫，并剪取适当长度、宽度的胶布固定。胶布粘贴的方向应与肢体或躯体的长轴垂直。根据情况使用胸腹带或绷带包扎（图 5-83）。

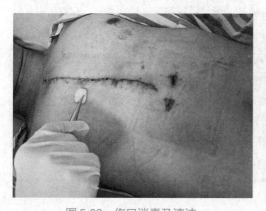

图 5-82 伤口消毒及清洁

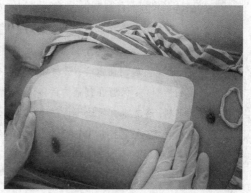

图 5-83 包扎固定

【注意事项】

1. 术者戴口罩及帽子。

2. 严格执行无菌操作技术。

3. 换下的污染敷料放入敷料桶内。

4. 伤口较深的患者，轻轻挤压伤口使分泌物流出，若用棉球进入伤口清洗脓液及分泌物，应注意勿让棉球落入伤口造成异物存留。

笔记

5．换药时间视伤口情况决定。一般无菌手术切口或清洁伤口，术后2～3天更换一次敷料。放置引流管的无菌手术切口或清洁伤口，术后24～48小时更换一次敷料，并适当处理引流物，视伤口情况决定再次换药的时间。感染伤口应根据伤口情况每天更换一次或多次，保持敷料干燥。

6．术者应先换清洁伤口，如拆线等，再换感染伤口，最后才为严重感染或特异性感染伤口。

7．特殊感染，如气性坏疽、破伤风等，应在隔离室换药，专门供应物品，换下的敷料应特殊处理，防止交叉感染。

8．换药应避开晨间护理、进餐和家属探视的时间。

9．换药态度和蔼，动作轻柔、熟练，关心体贴病人，尽量减少病人的痛苦，避免不必要地暴露病人的身体，冬季注意保暖。

10．操作完毕后认真清洗双手。

11．掌握操作要领（表5-16）。

表5-16　伤口换药技术

易错环节	正确动作要点
除去伤口敷料	用手取去外层敷料后，再用镊子取下内层敷料和外引流物；用盐水湿润伤口粘连的最里层敷料后再揭去
消毒伤口周围皮肤	由创缘向外用碘伏或酒精消毒周围皮肤，避免酒精倒流入创口；化脓创口则需由外向内缘擦拭

 知识链接

伤口湿性愈合学说

1962年，英国的G D Winten博士通过猪体组织研究发现聚乙烯薄膜覆盖伤口使其愈合较快，上皮的形成速率是暴露伤口的2倍，随后提出了伤口湿性愈合学说。其原理为：湿润环境可加快表皮细胞的迁移速度，刺激毛细血管生成，促进成纤维细胞和内皮细胞生长，促进角质细胞增殖，从而促进创面愈合；湿润环境能有效预防伤口渗液粘连创面，避免新生肉芽组织再次受到机械性损伤；保留在创面中的渗液释放并激活多种酶和酶活化因子，促进坏死组织与纤维蛋白的溶解；渗液能有效地维持细胞的存活，促进多种生长因子释放，刺激细胞增殖；密闭状态下的微酸环境，能直接抑制细菌生长，并有利于白细胞繁殖及发挥功能，同时可防止细菌透过，预防和控制感染。

 教师微课堂

【记忆口诀】

换药顺序：一去旧（敷料）、二消毒、三清洁、四盖新（敷料）。

【实验理解】

学生两人为一组，互换扮演患者与医护人员，手上涂红药水，模拟伤口，作为患者亲自体验换药的整个过程，加深对操作的理解。

附：伤口细菌培养标本采集

对于损伤范围较大的伤口，应该从不同的部位采集多份标本，采集部位应首先清除污物，用碘酒、酒精消毒皮肤，防止皮肤表面的污染菌混入标本，而影响检测结果。若标本较小，则应加无菌等渗盐水以防干燥。开放性脓肿的采集，应用无菌棉签采集脓液和病灶深部分泌物。封闭性脓肿，则需用无菌干燥注射器进行穿刺抽取。疑为厌氧菌感染者，在取脓液后应立即排尽注射器内空气，将针头插入无菌橡皮塞送检，因标本接触空气可导致厌氧菌死亡，而降低临床分离率。

实验2 "T"形引流管护理

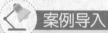 案例导入

李女士，48 岁。1 天前突然出现右上腹绞痛，且逐渐加重，并伴有恶心、呕吐。查体：T 40.5℃，P 130 次 / 分，BP 85/60mmHg，皮肤巩膜黄染，表情淡漠。右上腹有腹膜刺激征。B 超显示胆管扩张。血常规：白细胞计数、中性粒细胞比例均增高，血胆红素增高。肝功能异常。诊断为急性梗阻性化脓性胆管炎，拟行胆总管切开减压和 T 管引流术。

请问：怎样为该患者行 T 管引流术后护理？

"T"形管引流术（T tube drainage）是行胆道手术时，在胆总管切开处放置一根类似于"T"形的引流管，一端通向肝管，一端通向十二指肠，由腹壁切口穿出体外再连接引流袋的一种引流方法。

【目的】

1. 引流胆汁、减压。

2. 引流残余结石。

3. 支撑胆道。

4. 经 T 管溶石或造影。

【适用指征】

适用于各种胆道疾病、损伤、术后需留置 T 管患者。

【操作资源】

1. 用物　治疗车、治疗盘内盛一次性引流袋、弯盘、一次性治疗巾、无菌手套、止血钳、消毒液、棉签等。

2. 环境与设施　病室环境清洁、安静、宽敞明亮，适合操作。

【操作程序】

1. 与患者沟通，观察引流情况

(1) 携用物至床旁，向患者介绍操作目的。

(2) 协助患者摆好体位，暴露右腹壁及 T 形引流管（图 5-84），同时注意保暖。

(3) 观察胆汁的颜色、性质、量及气味。检查 T 管有无脱出、是否通畅。

2. 更换引流袋

(1) 戴手套，在 T 管接口处下方铺治疗巾、摆放弯盘。

(2) 在 T 管近端用止血钳夹闭，检查待换引流袋并挂于床边，将出口处活塞拧紧。

 笔记

（3）操作者一手捏住 T 管，一手捏住引流袋接头，从接口处分离，并将引流袋丢弃于医用垃圾袋中。

（4）消毒 T 管接口处，将待换引流袋与 T 管紧密连接，然后松止血钳，观察是否有引流液流出。

3．固定

（1）妥善固定 T 管和引流袋，防止 T 管脱出。由于引流袋内引流物沉重，再加上体位的改变，易使 T 管上的固定线滑动或断裂致使 T 管脱出，造成严重后果。因此腹带绑好后，应用线绳把 T 管妥善系在腹带上。

（2）维持有效引流，引流袋应低于 T 管皮肤出口平面。嘱患者平卧时引流袋应低于腋中线水平，站立或活动时不得高于腹部皮肤出口平面，以防引流液反流。

（3）保持引流通畅，勿受压、折叠、扭曲。

4．处置

（1）撤治疗巾，脱手套，整理患者衣物及床单位。

（2）记录引流液的颜色、性质、量及气味。

（3）按规定处理用物。

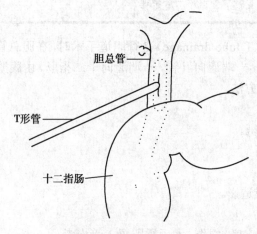

图 5-84　T 形引流管

【注意事项】

1．严格遵守无菌操作，每天更换引流袋时需先夹闭 T 管。

2．保持引流管通畅，妥善固定管道。嘱患者翻身活动时注意保护 T 管，使之不受牵拉，以防 T 管脱出；勿挤压、扭曲 T 管；常予挤捏，以防堵塞。

3．维持有效引流，引流量较多时，及时倾倒引流液体。

4．严密观察并记录引流液的颜色、性状及量。如有异常应及时通知医生进行处理。

5．保护引流口周围皮肤，若出现胆汁皮肤漏，可局部涂氧化锌软膏，以防止胆汁浸渍而引起局部皮肤破溃感染。

6．观察患者生命体征与腹部情况，若出现胆瘘、胆汁性腹膜炎等并发症时应及时通知医生处理。

7. T 管引流时间一般为 10～14 天左右，拔管前应先夹闭 T 管 1～2 天，在夹管期间及拔管后应注意观察是否有发热、腹痛、黄疸等情况。

8. 加强对患者及家属健康指导，告知其注意事项，共同管理好 T 管。

9. 掌握操作要领（表 5-17）。

表 5-17　"T"形引流管护理

易错环节	正确动作要点
更换	消毒 T 管接口处，将待换引流袋与 T 管紧密连接，松开止血钳，观察是否有引流液流出
固定	妥善固定 T 管和引流袋，引流袋应低于 T 管皮肤出口平面，保证引流通畅，勿受压、折叠、扭曲 T 管

 知识链接

引流管的发展

引流是在机体某一部分与其他部分或与外界建立开放通道以达到治疗目的的外科重要治疗手段。早在公元前 3 世纪，医学之父、古希腊名医 Hippocrates 的病案中就已有利用麦秆导尿引流膀胱的记载。随后，各国的医学家们在引流管方面进行了不同的尝试与改进。1859 年，Chassaignac 开始应用软橡皮管作引流。1882 年，Kehrer 首创并发展了烟卷引流。1895 年，Kellogg 和 Kehrer 建立了双套管引流的雏形。

 教师微课堂

【记忆口诀】

一铺二夹三分四接，妥善固定，有效引流，并观色、量、质。

【实验理解】

拿一引流袋，内盛墨绿色颜料水，固定于模型腹部，嘱学生动手操作，感受 T 管引流的步骤，加深理解。

实验 3　胸腔闭式引流管护理

 案例导入

王先生，37 岁。被汽车撞伤入院，主诉左侧胸腹疼痛，神志清楚，面色发绀，呼吸急促，脉搏细速，四肢湿冷，烦躁不安。查体：P 122 次 / 分，R 22 次 / 分，BP 80/60mmHg。检查发现左侧胸壁有一小伤口，可见肋骨断端，出血不止，伤口处可闻及"嘶嘶"样声音，左上腹压痛明显。

急诊医生给予急救处理，迅速封闭伤口，使开放性气胸转变为闭合性气胸，清创缝合开放性伤口，并立即行胸腔闭式引流以恢复胸膜腔内正常压力。

请问：患者入住病房后，护士如何为其做好胸腔闭式引流管护理？

　　胸腔闭式引流术（care of closed pleural drainage）是依靠水封瓶中的液体将胸膜腔与外界隔离。当胸膜腔内因积气、积液而形成高压时，胸膜腔内的气体或液体排至引流瓶中；当胸膜腔内压恢复时，水封瓶中的液体则被吸到引流管下端而形成负压水柱，从而阻止空气进入胸膜腔。

【目的】

1. 引流胸腔内的积气、积血、积液。

2. 重建胸膜腔内负压，促进肺的复张。

3. 平衡胸膜腔两侧压力，防止纵隔移位和肺萎缩。

【适用指征】

1. 自发性气胸、外伤性血胸、气胸者。

2. 大量或持续胸腔积液，需彻底引流以利于诊断和治疗者。

3. 脓胸早期彻底引流，以促进炎症消散和肺复张。

4. 开胸术后引流。

【操作资源】

1. 用物　治疗车内盛无菌引流瓶、生理盐水、无菌换药包（内含血管钳2把、弯盘2个及纱布2块）、无菌手套、消毒瓶、开瓶器、胶布、棉签、医用垃圾袋等。

2. 环境与设施　环境宽敞明亮，适合操作。

【操作程序】

1. 观察引流液的颜色、性质、量，向患者介绍操作目的及注意事项，并取得患者配合（图5-85）。

2. 戴手套，检查待换引流瓶的密闭性能，保持管道连接处的紧密。

3. 打开待换引流瓶，向瓶中倒入生理盐水500ml，以使水封瓶长管淹没于液面下3~4cm，妥善固定并保持直立，注明时间和水量（图5-86）。

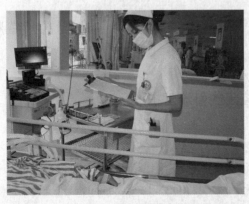 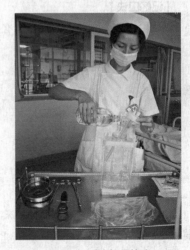

图5-85　观察引流液　　　　　　　　　　图5-86　倒生理盐水

4. 用两把止血钳双向夹闭引流管并分离接口处（图5-87）。

5. 消毒胸膜腔引流管接口端，并连接好待换的引流瓶（图5-88）。

6. 松开止血钳，保持引流管通畅，使瓶内水柱上下波动在4~6cm范围。

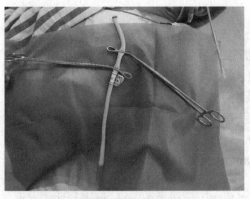

图 5-87　止血钳双向夹闭引流管

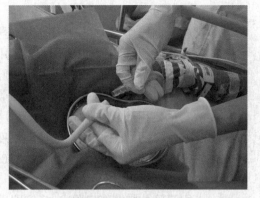

图 5-88　消毒，连接引流瓶

7. 妥善固定引流装置，使引流瓶低于胸壁引流口平面 60～100cm，并注意观察患者反应（图 5-89）。

8. 定时挤压引流管并保持引流装置的密闭和无菌以及胸壁引流口处敷料的清洁干燥（图 5-90）。

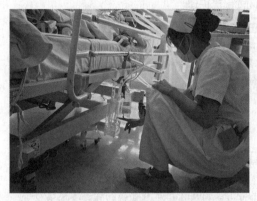

图 5-89　妥善固定并观察

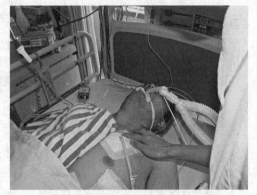

图 5-90　引流装置及敷料

9. 脱手套、整理床单位，记录引流液的颜色、性质、量。

10. 按规定处置用物，并告知患者注意事项（图 5-91，图 5-92）。

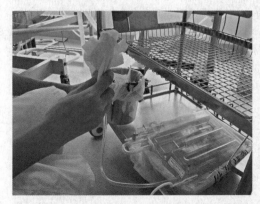

图 5-91　处理用物

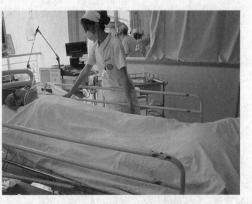

图 5-92　告知注意事项

【注意事项】

1. 严格无菌操作,始终保持引流瓶低于胸部水平位以下,防止反流。

2. 注意检查引流装置的密闭性以及引流管是否脱落。在搬动患者和更换引流瓶时须双重夹闭引流管,严防空气进入胸膜腔。

3. 术后定时挤压近端引流管,以免血凝块堵塞。

4. 妥善固定引流管并保持适宜长度。患者翻身时,引流管不受压、扭曲、牵拉和滑脱,并注意观察引流瓶内水柱的波动幅度。

5. 注意观察患者反应。若出血量>100ml/h,鲜红色,伴血凝块,脉搏增快,提示活动性出血,应立即通知医生。

6. 若引流管从胸壁伤口脱出,应立即用手捏紧引流口周围皮肤,并立刻通知医生。

7. 拔管后注意观察患者是否有胸闷、憋气、皮下气肿、伤口渗液出血等情况,若有异常,应立即通知医生处理。

8. 做好健康指导,待血压平稳后,可取半卧位。鼓励患者进行有效咳嗽和深呼吸运动,促使引流通畅、充分。

9. 掌握操作要领(表5-18)。

表5-18 胸腔闭式引流护理

易错环节	正确动作要点
更换	向引流瓶中倒入生理盐水,使水封瓶长管淹没于液面下3～4cm,用止血钳双向夹闭引流管并分离接口处
固定	妥善固定引流装置,引流瓶低于胸壁引流口平面60～100cm

 知识链接

封闭式负压引流术

封闭式负压引流术(vacuum assisted closure)是利用负压吸引装置与特殊创面敷料连接,间歇或持续在创面处产生低于大气压的压力,再通过一系列的作用机制促进创面愈合的治疗方法。1985年美国医生Chariker和Jeter用纱布包裹一根扁的外科引流管,将其放在伤口内,盖上透明密封贴膜,并用它包裹引流管,将引流管连接负压泵,进行伤口治疗。这是人们早期应用负压治疗创面的有益探索。1993年,德国的Fleischmann博士创造性的提出将传统负压引流与现代封闭性敷料相结合的新型引流技术。随后美国的Argenta和Morykwas等相继对这项技术进行了临床和实验研究,以封闭式负压引流命名,获得了美国食品和药物管理局(FDA)的认可,在北美和欧洲得到迅速推广。

 教师微课堂

【记忆口诀】

一查二夹三换接,四松五定观引流,无菌操作牢记心。

【实验理解】

拿一引流装置,内盛红色颜料水,固定于模型胸部,嘱学生动手操作,感受胸腔闭式引流的步骤,加深理解。

实验 4 脑室引流装置的应用

 案例导入

高女士,58 岁。主诉:头痛伴头晕 3 小时。3 个小时前无明显诱因,突感头痛伴有头晕,恶心呕吐 3 次,为胃内容物。无意识丧失,无四肢抽搐,无大小便失禁,家属急忙送医院急诊。神经系统检查:神志恍惚,不言语,查体欠合作,不主动睁眼,双侧瞳孔等大等圆,对光反射存在,四肢刺激后有收缩,Babinsky 征左(+)右(±),Hoffmann 征左(+)右(-)。入院后急诊于局麻下行双侧脑室引流术,术后患者逐渐清醒,经反复腰穿放脑脊液后,患者于 2 周后痊愈出院。

请问:为该患者行脑室引流有哪些注意事项?

经颅骨钻孔行脑室穿刺后或在开颅手术中,将有数个侧孔的引流管前端置于脑室内,末端外接一无菌引流瓶(袋),将脑脊液引出体外,称为脑室引流。它是神经外科常用的急救手段。脑室内出血量大、脑室铸型、合并有脑室系统梗阻者,均应行脑室引流术(ventricular drainage)。

【目的】

1. 清除血肿,解除占位和脑脊液循环通路梗阻。

2. 降低颅内压,减少血红蛋白对脑室壁的刺激,减轻脑水肿。

3. 间断冲洗、持续引流。

4. 动态观察病情变化。

5. 动态颅内压监测。

【适用指征】

1. 因脑积水引起严重颅内压增高患者。

2. 脑室内出血。

3. 开颅术中降低颅内压,术后解除反应性颅内高压。

4. 诊断鉴别、检查、治疗。

【操作资源】

1. 用物 口罩、换药碗、无菌纱布、引流瓶(袋)、止血钳、胶布、无菌手套、棉签、安尔碘、无菌治疗巾等。

2. 环境与设施 环境清洁、舒适、安静。

【操作程序】

1. 核对医嘱、患者基本信息。

2. 告知患者及其家属操作的方法、目的、意义,取得患者及其家属的理解与配合。

3. 评估环境,携病历至病床,再次核对患者床号、姓名等信息,观察患者引流管是否通畅,评估患者的意识、瞳孔、生命体征、有无头痛等。

4. 准备用物,洗手,戴口罩,协助患者取舒适卧位。

5. 检查并打开新的引流瓶(袋),戴好橡胶手套。

6. 用清洁的血管钳双重夹闭患者的引流管,在引流管接口处下方铺无菌巾,去除敷料。

7．戴无菌手套，消毒引流管接口，撤下旧引流瓶（袋）。

8．再次以安尔碘棉签螺旋式消毒引流管接口。

9．连接新引流瓶（袋），用无菌纱布包裹，胶布固定。

10．妥善固定引流瓶（袋），使引流管开口高于侧脑室平面10～15cm，观察引流是否通畅（图5-93）。

11．撤除无菌治疗巾，脱手套。

12．在引流袋上写明更换日期及时间。

13．用速效手消毒液消毒双手，脱口罩，整理、记录。

14．做好相关健康教育。

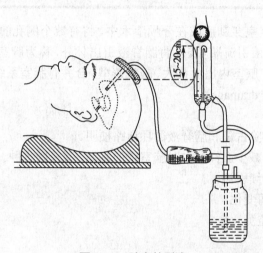

图5-93 脑室外引流

【注意事项】

1．更换引流袋时严格无菌技术操作。

2．搬动患者前先夹闭引流管，将患者安置稳定后再打开引流管；翻身时避免引流管牵拉、滑脱、扭曲、受压。

3．有精神症状、意识障碍者应当约束。

4．引流不畅时立即告知医生。

5．引流时间不宜超过5～7天。

6．停止引流前可夹闭引流管观察24小时。

7．掌握操作要领（表5-19）。

表5-19 脑室引流装置的应用

易错环节	正确动作要点
更换引流瓶（袋）	引流管接口下铺无菌巾，双重夹闭引流管，撤除敷料/纱布；戴手套，分离连接管，消毒接口，连接新引流瓶（袋），用无菌纱布包住接口
调节高度、固定	使引流管开口高于侧脑室平面10～15cm，观察引流是否通畅 妥善固定，在引流瓶（袋）上注明时间及日期

知识链接

脑室外引流术

多年临床研究表明脑室外引流术（external ventriculardrainage,EVD）不但能解除占位效应，尽快恢复脑脊液循环，还能减少血性脑脊液带来的刺激、各种代谢产物所致的脑水肿及毒性作用。从 EVD 手术的发展来看，小骨窗手术取代了传统的外科开颅侧脑室切开术，而立体定位技术、脑室镜等高科技手段与 EVD 技术的结合成为了外科手术微侵袭化的发展趋势，以 EVD 为核心的外科手段治疗重症 IVH 的有效性已经被广泛认可，但围绕一些细节问题上还存在较多分歧。如围绕 EVD 合理引流时间的长短，有人认为引流管应尽早拔除，也有人认为引流时间的长短与颅内感染的发生无关，受医学伦理学要求所困，目前尚无随机对照试验能给出确定答案。

 教师微课堂

【记忆口诀】

操作顺序：平卧、铺巾、夹闭、分离、消毒、连接、撤除、调节、固定。

【实验理解】

学生可用输液器制作简易引流瓶（袋），用西瓜等圆形水果代替头颅，练习操作步骤，加深理解操作。

实验5　亚低温治疗仪的应用

 案例导入

李某，男性，68 岁。有高血压病史 20 余年，因与他人争吵，突然出现头痛、呕吐、言语不清，跌倒在地，之后神志不清，大小便失禁。查体：昏迷，左侧瞳孔直径 8mm，右侧瞳孔直径 3mm，血压 189/100mmHg，呼吸 16 次 / 分，体温 39.8℃。头颅 CT 示一侧基底节内囊区高密度影。医嘱：使用亚低温治疗仪进行降温。

请问：为该患者使用亚低温治疗的目的是什么？如何操作？

亚低温治疗在临床又称冬眠疗法。它是用药物或者物理的方法使患者的温度降低，以达到治疗的目的。国际医学界将机体低温分为轻度低温（33～35℃），中度低温（28～32℃），深度低温（17～27℃）和超深度低温（16℃以下）。轻、中度低温（28～35℃）称之为亚低温。临床常用的物理方法是使用亚低温治疗仪。亚低温治疗仪（hypothermia therapy apparatus）也就是降温毯，它可使患者体温处于一种可控的低温状态，使中枢神经系统处于抑制状态，对外界及各种病理性刺激的反应减弱，降低机体新陈代谢及组织器官氧耗，改善血管通透性，减轻脑水肿及肺水肿，提高血中氧含量，促进有氧代谢，改善心肺功能及微循环等，对机体起保护作用。

【目的】

1. 降低脑组织耗氧，减少乳酸堆积。

笔记

2. 保护血脑脊液屏障,减少脑水肿,降低颅内压。

3. 减少对脑细胞结构蛋白的破坏,促进脑细胞的结构和功能修复,从而保护脑组织。

【适用指征】

1. 重症(GCS6~8分)和特重症型颅脑伤患者(GCS3~5分)、广泛性脑挫裂伤脑水肿。

2. 原发性和继发性脑干损伤。

3. 难以控制的颅内高压。

4. 中枢性高热。

5. 各种原因所致的心搏骤停,如电击伤、溺水、一氧化碳中毒所致的脑缺血及低氧患者。

6. 新生儿缺氧缺血性脑病。

7. 心肺复苏后脑病。

【操作资源】

1. 用物　亚低温治疗仪。

2. 环境与设施　电源、蒸馏水等。

【操作程序】

1. 评估患者、告知患者及家属使用降温毯的目的。

2. 操作前水温箱加水至水位计标线水平。接通电源,将降温毯铺于患者身下。

3. 按操作规程调节体温设定,水温设定,调节完毕治疗仪呈默认状态。当使用降温功能时,水温设置范围在4~10℃、10~15℃、15~20℃挡位;当使用复温功能时,水温设置范围为35~40℃。体温设置有33~34℃、34~35℃、35~36℃、36~37℃四挡,按体温设置键设定。

4. 将体温探头置于患者腋下,固定完好。

5. 开机,查看治疗仪运行状态;监测患者生命体征的变化。

6. 向患者及家属交代注意事项。

7. 治疗完毕,可按体温开关"ON/OFF",治疗仪停止工作。

8. 做好护理记录。

【注意事项】

1. 严密观察生命体征变化。在使用降温毯的过程中,要对患者进行心电监护和血氧饱和度的监测。

2. 保持室内空气清新、清洁。夏季室内温度高,可以调节室温在22℃左右,相对湿度控制在60%。降温毯根据患者病情进行毯面温度的调节,控制降温速度使体温不至于急剧下降。

3. 使患者体温保持在一个恒定水平。患者体温降至正常达到预期的体温后应观察一段时间,待病情稳定或好转后才可停机。对高热持续时间长的患者可以适当延长时间,发现异常病情及时处理。长时间的低温治疗可以加重脑缺血,长期使用的患者要密切观察病情变化。

4. 做好基础护理,预防并发症。应每1~2小时翻身叩背一次,经常变换体位,进行局部按摩,避免压疮。经常巡视注意肢体温度、颜色,观察末梢循环配合使用肌松冬眠合剂,保持患者安静,血压不低于100mmHg。

5. 保证静脉输液顺利通畅。做好降温患者的肢体保暖，尽量使用静脉留置针和深静脉置管。

6. 固定体温探头，以防脱落。发现体温不正常应及时检查，及时纠正。

7. 掌握操作要领（表5-20）。

表5-20 亚低温治疗仪的应用

易错环节	正确动作要点
操作过程	（1）水温箱加水至水位计标线水平
	（2）接通电源，铺毯
	（3）设定机温和水温，设置体温下限报警值
	（4）连接传感器
	（5）开机，查看治疗仪运行状态；监测患者生命体征的变化

 知识链接

低温治疗技术

低温用于治疗最早可以追溯到几个世纪以前。18世纪早期，Larrey男爵观察到低体温能减少伤兵的死亡。早期由于使用低温过低（30℃或更低），并发症较多（低血压、心律失常、凝血障碍等），效果不确定而使低温的研究和临床应用受限。20世纪90年代初期，低温脑保护研究又重新成为热点。实验研究发现轻到中度低温（32～35℃）有显著的脑保护作用，同时由于降温程度不大，副作用明显减少，此后轻到中度低温技术在神经外科得到了广泛的应用。然而2001年Clifton等报道的9个医学中心亚低温治疗重型颅脑创伤患者的前瞻性研究结果示：亚低温治疗不能显著改善重型颅脑创伤患者的疗效，仅能显著提高格拉斯哥评分。

 教师微课堂

【记忆口诀】

使用顺序：加水、连接、开机、调节、治疗、关机。

【实验理解】

学生角色扮演患者、护士，加深理解操作。

实验6 骨牵引护理

 案例导入

患者，女，52岁。下楼时不慎摔伤，右下肢疼痛，不能活动，家人连忙拨打120急救电话，急诊平车推入病房。入院时神志清楚，表情痛苦，T 36.5℃，P 78次/分，BP 123/70mmHg，左髋部肿胀，叩痛明显，右下肢外旋缩短畸形，左下肢末梢血运及感觉正常。患者疼痛剧烈，医嘱予曲马多0.1mg静脉滴注后，疼痛缓解。X线提示：右股骨颈头下型骨折，在局麻下行右胫骨结节牵引，5日后在腰硬联合麻醉下行右髋关节置换术。

请问：为患者行髋关节置换术时护士怎样进行操作配合？有哪些注意事项？

利用力学原理,用适当的持续牵引力及对抗牵引力,作用于患肢,达到整复和维持复位的治疗方法称为牵引术(traction),分为持续性皮牵引、持续性骨牵引和兜带牵引三大类。其中,骨牵引是将不锈钢针穿入骨骼的坚硬部位,通过牵引钢针而牵引骨骼,故又称直接牵引。

【目的】

1.患肢制动、抬高。

2.保持患肢功能体位。

3.减轻患者疼痛。

4.整复和维持复位。

5.矫正和预防关节畸形、病理性骨折。

【适用指征】

1.骨折、关节脱位的复位及维持。

2.挛缩畸形的矫正治疗和预防。

3.炎症肢体的抬高和制动。

4.骨、关节疾病治疗前的准备,如解除痉挛、改善回流、消除肿胀等。

5.防止病理性骨折。

【操作资源】

1.用物　肥皂、清水、骨牵引器械包(骨圆针、克氏针、手摇钻、骨锥)、切开包、牵引弓、牵引绳、重锤等。

2.环境与设施　环境舒适、安静;有牵引床、牵引架。

【操作程序】

1.操作前准备

(1)向患者及家属解释操作目的、意义、步骤、注意事项,询问患者药物过敏史,取得患者与家属的理解与配合。

(2)评估患者与环境,准备牵引用物,用肥皂和清水去除牵引肢体局部油污,必要时需备皮,摆好患者体位。

2.操作中配合

(1)协助医师选择进针部位,用手摇钻将牵引针钻入骨质并从对侧皮肤穿出,针孔用乙醇纱布覆盖,然后协助医师安装相应的牵引弓。

(2)根据病情和牵引部位,选择合适的牵引重量。一般下肢的牵引重量是体重的1/10~1/7;小腿骨折为体重的1/15~1/10;上臂骨折为体重的1/20~1/15。

3.操作后护理

(1)将新做牵引的患者列入交班项目。

(2)协助患者做好生活护理。

(3)牵引护理:①密切观察患者病情,特别是患肢血运情况。当出现肢端皮肤发冷、发绀、疼痛、肿胀、感觉障碍、运动障碍时,及时查明原因并告知医生;②下肢牵引时抬高床尾15°~30°(图5-94);头部牵引时,应抬高床头(图5-95);③牵引绳和滑车应在同一直线上、滑动自如;牵引锤保持悬空,牵引锤重量应根据肢体长度及影像学资料、骨折对位情况及时调整,不能随意加减,以保持牵引装置的有效性;④保护针眼部位清洁、干燥。每日在针眼处滴75%乙醇,并观察针眼有无偏移;⑤注意肢体保暖；⑥指导患者进行功能锻炼。

（4）预防并发症：①足下垂：下肢牵引时，应在膝外侧垫棉垫，防止腓总神经受压迫；足底用托板将距小腿关节摆放于功能体位。若病情允许，应嘱患者定时做距小腿关节活动；②保持床单位清洁、平整、干燥。在易发生压疮的部位用棉垫、软枕等进行预防性保护；③坠积性肺炎：鼓励患者做深呼吸运动，有效咳嗽。如情况允许，协助患者改变体位；④便秘：鼓励患者多喝水，进食高纤维食物，指导患者进行腹部按摩（从右下腹至右上腹，再至左上腹、耻骨联合上方）；⑤血栓性静脉炎：指导患者进行有规律的功能锻炼，保持肌力和关节的正常活动度。

（5）心理护理：热情接待患者，主动与患者沟通，帮助其熟悉环境、人员、制度等，对其进行全面评估，及时告知患者病情以及治疗方案等。

（6）健康宣教：①简单介绍骨牵引的机制、方法，保持有效牵引的方法；②教会家属被动活动关节及肌肉按摩的方法、要领、体位正确摆放方法；③指导患者进行功能锻炼；④告知复查时间。

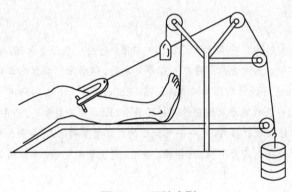

图 5-94　下肢牵引

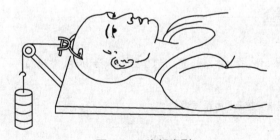

图 5-95　头部牵引

【注意事项】

1．牵引时，在进针和出针部位用 1% 普鲁卡因溶液局部注射浸润麻醉。

2．小儿慎用骨牵引，对于年老体弱患者，要根据诺顿评分表等量表评估其有无压疮的危险。

3．在牵引针两头分别安上一个小玻璃瓶，以免牵引针头刺伤患者或划破床单。

4．牵引时尽量让创面悬空、暴露，以免产生组织压迫和粘连。

5．测量皮温的方法：可以采用半导体数字式皮温计，测温点以牵引钉为中心，沿平行、垂直于身体纵轴的两个方向，分别测量距牵引钉 0.5cm、1.0cm、1.5cm 处的皮

温,取平均值。

6. 护士应协助患者保持合适牵引体位,防止滑移。

7. 股骨颈和股骨粗隆间骨折做骨牵引时,必须是患肢外展中立位。股骨上段骨折行骨牵引时,患肢应尽量外展,患者保持半卧位,以利于骨折对位。

8. 掌握操作要领(表5-21)。

表5-21 骨牵引术

易错环节	正确动作要点
协助医生操作	局部消毒、麻醉;连接牵引器并固定,在针眼处盖以无菌纱布,牵引针的两端用小瓶或软木塞封住
调节	患肢放于牵引架上,调整好体位,连接牵引绳及重量,根据调节部位,抬高床尾或床头15cm

 知识链接

骨牵引技术

骨牵引技术在骨科治疗中有着不可取代的位置,特别是在基层医院,它仍是骨科医生应掌握的基本技能之一。虽然骨牵引存在一些不足之处,但骨牵引装置和牵引方式在不断地改进和创新。如 Meinig 等设计的摆动式骨牵引床、Roller 牵引,自从 1959 年 Nickle 及 Perry 首先报告用 halo 架治疗脊柱畸形及创伤性颈椎不稳后,halo 架不断改进,应用范围不断扩大,还有学者设计了新的脊柱牵引器具,用一个可调节的柱形装置将 halo 头圈与两侧股骨髁上牵引针连接起来。患者可在此装置下翻身、摄像、手术,而位置无变动,类似的骨牵引改进和创新还很多。

 教师微课堂

【记忆口诀】

操作顺序:准、核、评、摆、协、调、整、记("准和平、百协调、整记")。

【实验理解】

学生角色扮演患者、护士,加深理解操作。

实验7 人工肛门护理法

 案例导入

王某,82岁。因内科疾病入院,灌肠后便血,经指检后发现距肛门4cm处有菜花状包块,病理报告:直肠癌。医生就其病情、手术意义、手术方式等与患者及其家属进行了沟通,拟行直肠癌根治术,术后在腹壁建立一个永久性人工肛门。通过精心治疗与护理,目前患者恢复良好。

请问:护士应如何指导该患者进行人工肛门的护理?

人工肛门(artificial anus)即通过手术使大便改道,不再从肛门排出,又称人造肛门、肠造口或肠造瘘,多见于低位直肠癌根治术后、结直肠癌术后临时造口、肠梗阻患者等。护士做好人工肛门护理,对患者的康复尤为重要。

【目的】

1.更换清洁造口袋。

2.防止人工肛门并发症。

3.帮助患者掌握人工肛门自我护理的方法,提高生活质量。

【适用指征】

适用于各种原因导致的临时性或永久性肠造口患者。

【操作资源】

1.用物 口罩、治疗盘、造口袋(一件式或两件式)、剪刀、纱布、棉签、棉球、弯盘、治疗碗、镊子、一次性垫单、无菌手套、无菌生理盐水100ml、造口尺寸表、防漏膏或防漏条、造口护肤粉、皮肤保护膜等。

2.环境与设施 环境宽敞、明亮、舒适、屏风遮挡。

【操作程序】

1.核对医嘱、患者信息。

2.告知患者操作目的、过程。

3.评估患者年龄、病情、造瘘口的功能状况及心理接受程度,患者对造瘘口护理掌握情况。

4.操作者准备好用物,洗手、戴口罩,携用物至病房,并用屏风遮挡患者(或拉上窗帘、床帘)。

5.更换造口袋

(1)第一步:剥离(图5-96)。

协助患者取平卧位,暴露造口部位,铺中单于造口侧下方,将治疗车置于易取物处,将适量生理盐水导入治疗碗内。操作者戴好无菌手套,一手按压患者造口袋周围皮肤,一手轻揭造口袋,自上而下撕除底盘,剥离患者身上的造口袋,观察排泄物性状、颜色及量,弃于医疗垃圾袋内。

(2)第二步:清洁(图5-97)。

在治疗碗内置入适量棉球,倒入适量生理盐水,用镊子夹棉球,清洁造口及周围的皮肤,观察周围皮肤是否有皮疹、发红或皮肤破溃。然后,用干棉球蘸干皮肤上的水分。

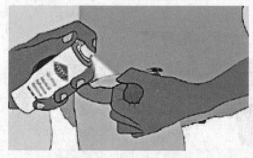

图5-96 剥离人工肛门袋

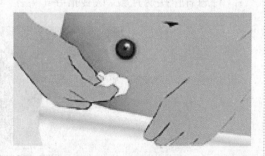

图5-97 清洁皮肤

367

（3）第三步：处理异常情况。

1）如果造口局部或周围皮肤有出血、破溃、过敏等现象，用生理盐水棉球或棉签再次清洁后喷洒护肤粉，并用干棉球扫除多余的粉末；如果造口或周围渗血，用无菌棉签按压1~3分钟；如果出血量较多，应及时通知医生查看。

2）造口袋要使用防漏膏，且要排袋内空气，不留褶皱。如果发现造口周围皮肤有凹陷或皱褶，用生理盐水棉签和防漏膏（或防漏条）填平，以免排泄物由折口处流出刺激皮肤。

3）如果造口黏膜缺血坏死，黏膜颜色暗红、发黑，不必强行剥脱，应告知医生。

4）如果造口皮肤黏膜分离，应使用护肤粉填充分离处，后用防漏膏（或防漏条）覆盖涂平。

5）如果造口狭窄，用食指或中指涂润滑油后，慢慢、轻柔扩张造口3~5分钟，若严重狭窄应通知医生，判断是否需要重建。

（4）第四步：测量。

操作者先用造口尺测量造口内径（图5-98），再用剪刀剪造口袋底板（造口底板孔径大于造口直径2mm），再用手指磨光底板内圈（图5-99）。

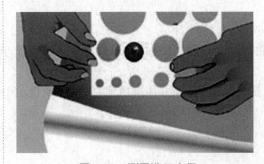 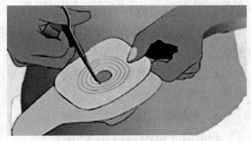

图5-98 测量造口内径　　　　　图5-99 修剪造口袋底板

（5）第五步：粘贴和封口（图5-100~图5-102）。

揭去造口袋底板上的保护纸，根据患者的体位摆放造口袋开口，将底板剪孔对准造口，自下往上贴，轻按底板内侧边缘，抚平底板周边。开口式的造口袋以夹子或者夹条封口。

（6）第六步：整理和记录。

整理床单位、治疗车，脱手套，用快速手消毒液消毒双手，记录。

（7）第七步：健康宣教。

对患者作疾病宣教、饮食指导。

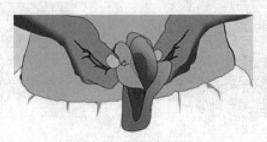

图5-100 撕去保护纸

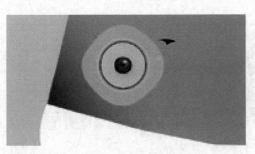
图 5-101　粘贴造口袋

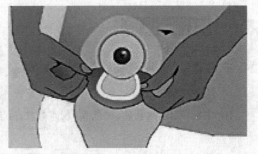
图 5-102　扣上造口袋

【注意事项】

1．注意保护患者隐私。

2．操作中要注意向患者及其家属讲解操作要点，动作轻柔，并指导患者及其家属的自我护理方法。

3．推荐使用温开水或者生理盐水清洁皮肤，造口及周围皮肤的观察贯穿于操作过程中。

4．粘贴造口底盘前，应保证皮肤干爽、平整。

5．造口袋底盘孔径裁剪应大于造口直径 2mm。

6．伤口与造口距离近时，要注意保护伤口。

7．护士要主动接近患者，根据患者的性别、年龄、文化、职业及经济情况采用不同的交谈方式，充分沟通，向患者说明肠造口的目的、意义。同时，护理人员还应消除家属进行人造肛门护理时的心理不适，以免加重患者的自卑感、被抛弃感。日常生活中，指导家属鼓励患者做力所能及之事，帮助患者重新回到社会。

8．掌握操作要领（表 5-22）。

表 5-22　人工肛门护理法

易错环节	正确动作要点
剥离	操作者戴好无菌手套，自上而下撕除底盘；观察排泄物性状、颜色及量，弃于医疗垃圾袋内
粘贴和封口	自下往上贴，轻按底板内侧边缘，抚平底板周边，夹闭造口袋下缘

🌐 知识链接

造口护理的发展

1917 年英国 Mummery 最早提出"造口护理"。1958 年，美国医生 Rupert Beach Turnbull 及其患者 Norma Gill 在克利夫兰医学中心开始了肠造口治疗护理工作。1961 年世界上第一个造口学校诞生，培养出世界上第一位肠造口治疗师。1978 年世界 ET 协会正式诞生。1988 年我国学者喻德洪教授访问了美国俄亥俄州克里夫兰基金医院及其肠造口治疗学校，并将造口护理的理念带到国内，在上海举办了首届"肠造口培训班"。2001 年 2 月 4 日，我国第一所造口治疗师学校建立，由中山大学肿瘤医院、中山大学护理学院、香港大学专业进修学院和香港造瘘治疗师学会在广州联合举办。

教师微课堂

【记忆口诀】

更换造口袋顺序：剥离、清洁、处理、测量、粘贴、封口，观察贯穿全过程。

【实验理解】

学生可以用垃圾袋、硬纸板、胶布等材料，自己制作造口袋，熟悉造口更换术。

实验8 伤口负压引流球护理

 案例导入

某市2009年度医疗器械不良事件监测分析报告显示：截至2009年12月30日，全市总计上报医疗器械不良事件290例，其中，2例硅胶负压引流球的引流管周围感染，3例使用一次性负压引流器医疗器械不良事件，2例表现为无负压无法引流，1例表现为引流管堵塞，引流不畅。

请问：在日常的护理工作中如何对伤口负压引流球进行正确的护理，从而减少不良事件的发生呢？

负压引流技术（vacuum sealing drainage）是利用负压原理将创口内的渗血、渗液吸至引流装置中，以减少感染机会，促进伤口愈合。临床常用的引流装置有负压引流球等。

【目的】

1. 维持引流通畅，使创口内积血和积液排出，消灭死腔，以控制感染，促进伤口愈合。

2. 减轻引流液对伤口周围皮肤的刺激，预防感染，促进伤口愈合。

3. 增加引流功能，便于观察引流液的量、颜色和性质。

【适用指征】

适用于乳腺癌根治术后，甲状腺全切或甲状腺癌颈部解剖术后，体腔或体表巨大肿瘤切除术后，肠癌根治术后。

【操作资源】

1. 用物 负压引流球、量杯、消毒用具、清洁敷料、垃圾桶等。

2. 环境与设施 环境清洁，温度适宜，光线明亮，关闭门窗，屏风遮挡。

【操作程序】

1. 核对医嘱，评估患者情况，备好用物推车至患者床旁。

2. 核对患者信息，向患者解释操作目的，说明术后留置负压引流球的重要性及注意事项，取得配合。

3. 关闭门窗，协助患者取舒适卧位，暴露引流部位，检查引流管是否阻塞、脱落；引流管连接处下方垫治疗巾，除去旧敷料，观察引流管周围皮肤情况。

4. 消毒引流管所在部位皮肤，更换引流管周围敷料。当负压引流球中的引流液量超过引流球体积的一半时，应将引流液排出，再重新排气，造成负压，进行持续引流。

5.协助患者取舒适卧位,用别针将负压引流球固定在合适位置,不可高于伤口位置;避免患者活动造成引流管的折叠或脱落。

6.整理用物,用量杯测量引流液的量,观察颜色等。洗手,详细记录引流液情况。

【注意事项】

1.负压引流球必须保持无菌密闭和负压状态。

2.保持引流管通畅,经常检查有无漏气、堵塞和导管滑脱。

3.定期放出引流球内液体,操作时严格执行无菌操作技术。

4.观察引流液的色、质、量,并准确记录。

5.术后3~5天,引流量逐渐减少,至无液吸出时,拔除引流管。

6.引流期间保持敷料清洁、干燥,定期更换。

7.掌握操作要领(表5-23)。

表5-23 负压引流球护理

易错环节	正确动作要点
操作步骤	负压引流球内液体达到1/2时要及时倾倒
注意事项	保持负压状态和引流通畅,定期消毒更换

 知识链接

封闭式负压引流技术

1985年美国的Chariker和Jeter医生应用纱布包裹一根扁的外科引流管,将它们放在伤口内,盖上透明的密封贴膜,并用贴膜包裹引流管,将引流管连接于负压泵,来进行伤口的治疗,通过他们的临床研究,认为封闭负压引流系统对腹部外伤后合并肠瘘的处理具有里程碑意义。这是人们早期应用负压治疗创面的有益探索。

1993年,德国乌尔姆大学创伤外科的Fleischmann博士创造性地提出将传统负压引流与现代封闭性敷料相结合的新型引流技术,该技术用医用泡沫敷料包裹多侧孔引流管,将泡沫敷料裁剪后置于创面,并用半通透性的薄膜密闭创面,再通过连接引流瓶及负压源进行负压引流。该技术首先被运用于感染创面治疗并取得显著效果,随后美国的Wake Forest大学的Argenta和Morykwas等相继对这项技术进行了临床和实验研究,并以封闭式负压引流命名,获得了美国食品和药物管理局认可,在北美和欧洲得到迅速推广。

 教师微课堂

【记忆口诀】

操作步骤:姑伯讲孝道(估,备,解,消,倒)。

【实验理解】

学生可用台式血压计中的皮球模拟一次性负压引流球进行按压排气,加深理解。

实验9 胃肠减压术

案例导入

王先生,42 岁。主因突发左上腹痛,伴发热 4 小时入院。查体:全腹压痛及反跳痛,伴肌紧张,左上腹明显,肠鸣音减弱;并伴有恶心及呕吐,呕吐物为胃内容物,无呕血及黑便,心肺检查正常。腹腔穿刺抽出稀薄液体,有食物残渣。实验室检查:白细胞:$20×10^9/L$,K^+:3mmol/L。其余均正常。患者既往有 20 年溃疡病史。腹部 X 线显示:膈下有游离气体。B 超检查提示:胃穿孔。急诊行胃肠穿孔修补术。术后给予禁食,胃肠减压,静脉高营养,抗感染、补液等对症治疗。术后 1 周拔出胃管,进流质饮食。

请问:护士为该患者行胃肠减压术的具体步骤,有哪些注意事项?

胃肠减压术(gastrointestinal decompression)是利用负压吸引原理,将胃肠道积聚的气体和液体吸出,以降低胃肠道内压力,改善胃肠壁血液循环,有利于炎症的局限,促进伤口愈合和胃肠功能恢复的一种治疗方法。

【目的】

1. 解除或缓解肠梗阻所致的症状。

2. 进行胃肠道手术的术前准备,以减少胃肠胀气。

3. 术后引流胃内积液及胃肠道内积气,减轻腹胀及缝合口张力,利于伤口的愈合。

4. 通过对胃肠减压吸出物的判断,可观察病情变化和协助诊断。

【适用指征】

1. 急性胃扩张。

2. 麻痹性肠梗阻,如急性原发性腹膜炎、出血性小肠炎、低血钾等引起,以解除或减轻梗阻。

3. 外科手术后、感染、外伤等所引起动力性肠梗阻。

4. 机械性肠梗阻,如蛔虫梗阻引起。

5. 消化道出血、穿孔。

6. 一般消化道手术前后用以排出胃、肠内容物与积气。

【操作资源】

1. 用物 胃肠减压包(内有治疗碗 1 个、胃管 1 根、压舌板 1 个、止血钳 1 把、纱布数块、液状石蜡棉球小瓶、弯盘 1 个),胃肠减压装置或吸引器,20ml 注射器 1 个,温开水小杯 1 个,棉签,胶布,手套,剪刀,笔,听诊器,毛巾。

2. 环境与设施 病房清洁、明亮,减少人员走动。备屏风。

【操作程序】

1. 评估患者 评估患者有无意识障碍及腹痛、腹胀、恶心等症状;有无鼻孔阻塞,鼻腔黏膜有无红肿、破损,鼻中隔有无偏曲,口腔黏膜有无破损、溃疡,有无龋齿、义齿,食管静脉有无曲张等。

2. 体位 清醒患者取坐位或半卧位;昏迷者平卧,头偏向一侧(图 5-103)。

3. 插管

(1)铺巾、弯盘置于患者口角旁,清洁、湿润鼻腔,打开胃肠减压包,戴手套。比量胃管放置长度并做好标记,成人 45～55cm(可将胃管插至 55～65cm,最深可插入 75cm),婴幼儿 14～18cm,约前额发迹至剑突(图 5-104)。

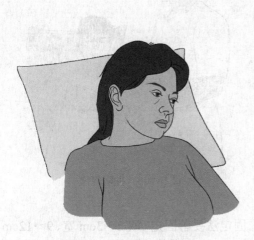

图 5-103　取合适体位

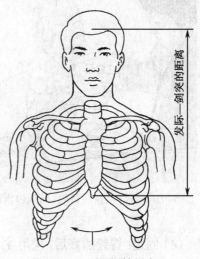

图 5-104　测量插管长度

(2)将胃管前段涂以润滑油,用止血钳夹闭胃管末端,顺鼻腔下鼻道缓缓插入。胃管插至咽部时,清醒患者嘱其头稍向前倾并作吞咽动作;昏迷患者可将其头部托起使下颌贴近胸骨柄以加大咽部通道弧度,同时将胃管送下,插至已量好的长度。插管过程中若出现恶心、呕吐可暂停插入,嘱患者深呼吸,平稳后再继续;插入不畅时,应查看胃管是否盘在口中。若出现严重呛咳、呼吸困难、发绀等情况时可能为误入气管,应立即拔出,待休息片刻后重插(图 5-105,图 5-106)。

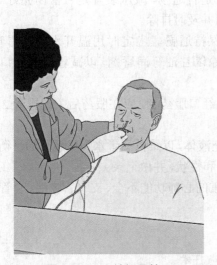

图 5-105　开始插胃管

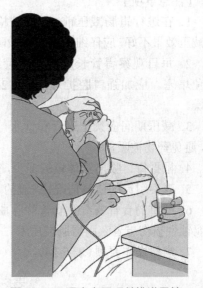

图 5-106　嘱患者吞咽并推进胃管

(3)检查判断胃管是否已插入胃内,有 4 种方法:①能抽出胃液;②注入少量空气,听诊胃部有无气过水声;③将胃管末端置于水中,有无气泡逸出;④抽出少量胃液做 pH 值测试,若为碱性即表示胃管已通过幽门(图 5-107,图 5-108)。

笔记

373

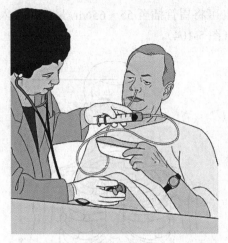

图 5-107　证实胃管在胃内：听气过水声

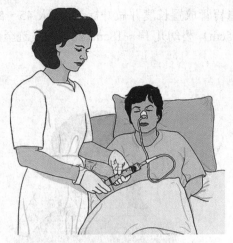

图 5-108　抽吸胃液

（4）固定：胃管插好后，采用 Y 型胶布固定法妥善固定（取 2～3cm 宽、9～12cm 长的胶布，将一端撕开约 5～7cm，使之成 Y 型，将 Y 型胶布整端从鼻根至鼻尖贴于鼻梁上，撕开端的 2 条胶布分别按顺时针和逆时针的方向向下螺旋形绕贴于胃管上，具有固定牢靠且舒适美观的优点）。调整减压装置，负压不宜过大。一般在 38mmHg 左右，即将负压装置压下 2/3 即可。将胃管与减压装置连接好并固定于床旁。若无减压器者，可用注射器每半小时抽吸一次。

4．保持负压吸引，直到腹胀消失。拔管时，应停止负压吸引后再拔出，以防损伤消化道黏膜。

【注意事项】

1．在进行胃肠减压前，应详细检查胃管是否通畅，减压装置是否密闭完好等。如减压效果不好，应仔细检查发生故障的原因并及时排除。

2．每日观察胃管长度防止胃管脱出并保持通畅。应定时用温开水冲洗胃管，以免堵塞。应加强口腔护理，每天 2 次，并涂以甘油等润唇剂，以减轻口渴和口唇干燥。

3．减压期间应禁止进食和饮水。如必须经口服药者，应在服药后关闭胃管 2 小时，避免药物被吸出。

4．根据每日吸出液体量的多少，充分补充液体，以维持患者水和电解质的平衡。

5．观察引流的通畅情况，引流的量、颜色和性状，并做记录。

6．严重的食管狭窄及食管静脉曲张、严重的心肺功能不全、支气管哮喘、食管和胃腐蚀性损伤患者禁用胃肠减压术。

7．掌握操作要领（表 5-24）。

表 5-24　胃肠减压术

易错环节	正确动作要点
插管	取合适体位，动作轻柔，插至正确长度位置，若出现插管困难或误入气管，应立即拔出。4 种方法检查胃管是否在胃内
固定	采用 Y 型胶布固定法妥善固定

知识链接

胃肠减压管最佳插管长度

　　有文献报道,插胃肠减压管直至导管侧孔全部进入胃内的深度为 55~60cm。亦证明要使导管侧孔完全达到胃内,起到良好的减压效果,插管深度必须在 55cm 以上。对以往插管回顾,插入胃管后,只能抽出少量胃液,有时仅抽出少量黏液而无胃液抽出,听诊胃中有气过水声,虽证明胃管在胃内,但术后减压效果不佳,患者出现腹胀,胃蠕动恢复慢,使置管时间延长。观察组将胃肠减压管插入深度增加 10~13cm,达到 55~68cm,能使胃液引流量增多,患者腹胀明显减轻,其效果明显优于对照组,说明此方法可取。测量方法可由传统法从耳垂至鼻尖再至剑突的长度加上从鼻尖至发际的长度为 55~68cm,术中观察胃管顶端正好在胃窦部,侧孔全部在胃内,有利于引流。

 教师微课堂

【记忆口诀】
量长度、选体位、轻插管、判断准、固定牢。

【实验理解】
利用实验室仿真模型,反复训练,以熟练掌握操作。

二、拓展技术

　　医院工作的良好开展,离不开医护人员的密切配合。默契的医护配合能够确保医院的医疗护理质量,减少医疗差错事故的发生,更好地发挥团队的力量。外科医护配合技术是医护合作中的一个重要部分,是临床专科护士广泛使用的重要专科技术,以下主要介绍手术区皮肤准备、手术人员无菌准备、医护手术配合基本操作、脑室引流术、胸腔穿刺术、腰椎穿刺术等内容。

(一)手术区皮肤准备

　　手术区皮肤准备(operation area skin preparation)是预防切口感染的一项重要环节,包括剃除手术区的毛发和清洁皮肤。如切口周围的毛发不影响手术操作,可不剃除,因为剃毛时可造成肉眼看不到的表皮损伤,反而会形成了细菌生长繁殖的基础。

【操作步骤】

　　①核对患者床号、姓名、手术名称及部位(图 5-109)。②向患者及家属解释操作过程,方法和意义,了解患者需求,取得配合。③用物准备:治疗盘、一次性备皮包(包括弯盘、纱布块、备皮刀、一次性手套、一次性垫单、肥皂液或石蜡油)、手电筒、棉签、毛巾、小剪刀,必要时放 75% 乙醇(图 5-110)。④根据手术部位,协助患者取合适的体位,并暴露皮肤,注意保暖(图 5-111)。⑤打开一次性备皮包,操作者戴手套,将一次性垫单垫于患者备皮部位下,将皂液均匀地涂抹于局部皮肤(图 5-112)。⑥备皮时,一手绷紧皮肤,一手持备皮刀,刀架与皮肤成 30°~45° 角,依次从左到右、从上到下分区剃除毛发。腹部手术患者需要用石蜡油棉签清理脐部油脂和污垢,再用棉签蘸 75% 乙醇消毒脐部(图 5-113)。⑦剃除完后,用手电筒在水平视线上照射,仔细检

查是否刮干净，皮肤有无割痕和刮伤。⑧用温水毛巾洗去局部肥皂液和毛发，再次检查手术区的皮肤和毛发是否清理干净（图5-114）。

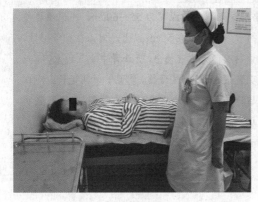
图5-109　核对患者信息

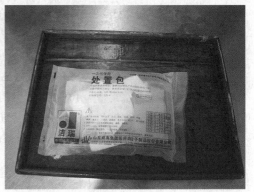
图5-110　用物准备

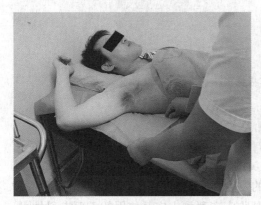
图5-111　暴露患者皮肤

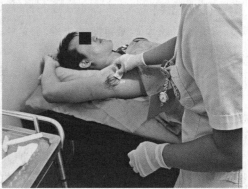
图5-112　涂肥皂液

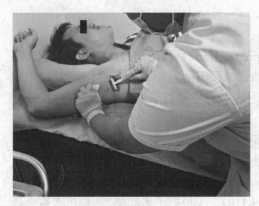
图5-113　备皮

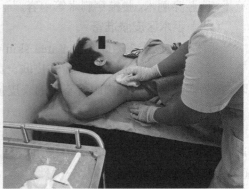
图5-114　清洁及检查

【护理】

1. 备皮前护理

（1）操作前评估：①适应证：切口周围毛发影响手术操作的患者。②禁忌证：手术部位皮肤有红肿、破溃、疖肿、擦伤、瘢痕等异常情况。对于毛发稀疏的患者，不主张术前备皮,但需做皮肤清洁。

(2)操作前指导:①向患者及家属说明操作目的、过程、注意事项,取得合作。②术前一天指导患者用含抑菌成分(醇类、洗必泰)的沐浴乳沐浴,嘱患者清洗切口周围皮肤,清理皮肤皱褶内污垢;在条件允许的情况下,最好沐浴两次(根据患者身体状况和皮肤清洁度情况而定)。

2．备皮中护理　①注意保护患者隐私。注意保暖,根据手术部位选择皮肤暴露的范围。②病情观察:操作过程中应密切观察患者脉搏、面色等,如有不适,立即停止操作。③备皮时需绷紧皮肤,不能逆行剃除毛发,动作轻柔,避免伤及毛囊。④腹部手术应清洁患者脐部,棉签要深入脐窝。

3．备皮后护理

(1)撤去一次性垫单、治疗巾及橡胶单。

(2)脱去手套,帮助患者恢复体位。

(3)告知患者备皮后沐浴,卧床患者则应给予床上擦浴。

(4)撤去屏风,开窗通风。

(二)手术人员无菌准备

手术人员无菌准备是避免患者伤口感染,确保手术成功的必要条件之一。手术人员的无菌准备工作包括常规准备、外科手消毒、穿无菌手术衣、戴无菌手套、脱手术衣及手套等。

常规准备

手术人员应保持身体清洁,进入手术室时,首先在非限制区内换上手术室专用鞋,取下身上的所有饰物;穿上专用洗手衣和裤,将上衣扎入裤中,自身衣服不得外露;戴好专用手术帽和口罩,要求遮盖住头发、口鼻;指甲短且无甲下积垢。戴眼镜者可用肥皂液涂擦镜片后,再擦干,以防止呼出热气上升使镜片模糊。手臂皮肤有破损及感染时,不宜参加手术。

外科手消毒

手臂皮肤上有暂居和常驻两大类细菌,暂居菌分布于皮肤表面,易被清除;常驻菌则深居毛囊、汗腺及皮脂腺等处,不易清除,且可在手术过程中逐渐移至皮肤表面,因此,手臂洗刷消毒后,还需穿无菌手术衣,戴无菌手套,防止细菌进入手术切口。

外科手消毒是指通过机械性洗刷及化学消毒的方法,尽可能祛除双手及前臂的暂居菌和部分常驻菌,以达到消毒皮肤的目的。传统的常规外科洗手法有肥皂水刷手法、碘伏刷手法和灭菌王刷手法。

1．肥皂水刷手法

(1)肥皂洗手:按普通洗手方法将双手及前臂用肥皂和清水洗净。

(2)肥皂刷手:用消毒毛刷蘸取肥皂液,从指尖向上刷洗到肘上10cm。刷手时尤应注意甲缘、甲沟、指蹼等处。每刷完一遍,指尖朝上肘向下,用清水冲洗手臂上的肥皂水。然后,另换一消毒毛刷,同法进行第二、三遍刷洗,共约10分钟。每侧用一块无菌毛巾从指尖至肘部擦干,擦过肘部的毛巾不可再擦手部,以免污染。

(3)消毒液泡手:将双手及前臂浸泡在70%乙醇桶内5分钟,浸泡范围至肘上6cm处。若有乙醇过敏,可改用1:1000苯扎溴铵溶液浸泡,也可用1:5000氯己定(洗必泰)溶液浸泡3分钟。

（4）浸泡消毒后，保持拱手姿势待干，双手不得下垂，不能接触未经消毒的物品。

2．碘伏洗手法

（1）肥皂洗手：按传统肥皂水刷手法刷洗双手、前臂至肘上10cm，约3分钟。清水冲净，用无菌小毛巾擦干。

（2）碘伏刷手：用浸透0.5%碘伏的纱布，按肥皂刷洗法的方法、顺序和范围，刷一侧手和手臂。同法涂擦另一侧手臂共3分钟。换纱布再擦一遍。

（3）保持拱手姿势，自然干燥。

3．灭菌王刷手法

（1）先用肥皂洗手至肘上10cm。

（2）用蘸灭菌王3～5ml的消毒毛刷刷手、前臂至肘上10cm，3分钟，流水冲净，无菌毛巾擦干。用灭菌王液纱布涂擦，从手指尖到肘上6cm处，自然待干。

4．连续手术洗手法　如手术者要参加多台手术，在第一台手术后由助手解开手术衣腰带，将手术衣自背部向前反折脱下，使手套口随衣袖口翻转于手上，再将右手抓住左手手套翻折部外面拉下；然后，以左手指插入右手手套内面将右手手套推下。然后在75%乙醇或1%新洁尔灭内浸泡5分钟，或用0.5%碘伏擦手和前臂3分钟，稍晾干再穿手术衣、戴无菌手套再次上台手术。注意在脱手套过程中手部不能接触手套外面以免污染。如双手已被污染或前一次手术为污染手术，则在连台手术前必须按洗手法重新洗手，消毒手和手臂。

5．急诊手术洗手法　紧急情况下，采用快速洗手法，即以2.5%～4%碘酒擦手、前臂、及部分上臂，再用75%乙醇脱碘两遍。

穿无菌手术衣法

双手消毒后，呈拱手姿势，用背部开门。入手术间，开始穿手术衣。

1．开放手术衣穿法（图5-115）

（1）取出无菌手术衣，站在较宽敞的地方。

（2）认清衣服的上下、正反面并注意衣服的折法。手术衣的衣襟（开口）对前方，袖筒口对自己，提住衣领，向两边分开，轻轻抖开手术衣。

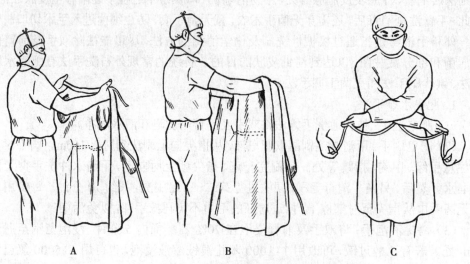

A　　　　　　　B　　　　　　　C

图5-115　开放手术衣穿法

（3）将手术衣轻轻向前上方抛起，两手臂顺势伸入袖内，手向前伸。

（4）请巡回护士从身后抓住两侧的衣领角向后拉，双手前伸出袖口。

（5）稍弯腰使腰带悬空（避免手接触手术衣正面），两手交叉提起腰带中段向后传递（腰带不交叉，手不能超过腋中线），请巡回护士将腰带系好。穿好无菌手术衣后，双手应保持在腰以上、胸前及视线范围内。

2. 全遮盖式手术衣穿法（图 5-116）　在手术中，手术人员的背部，往往会触及手术器械台以及手术人员相互接触而造成无菌区的污染。包背式手术衣是在普通手术衣的背部增加了一块三角巾，穿妥后可将术者背部包裹，减少了手术中污染的机会。

（1）～（4）同上法。

（5）戴好无菌手套。

（6）解开胸前衣带的活结，右手捏住三角部相连的腰带，递给巡回人员或已穿戴好手术衣和手套的手术人员。巡回人员应用消毒钳夹住腰带的尾端，穿衣者原地自转一周，接传递过来的腰带并于胸前系好。

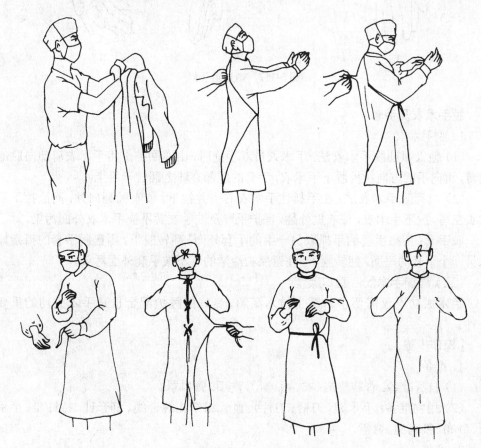

图 5-116　全遮盖式手术衣穿法

戴无菌手套（图 5-117）

穿好无菌衣后，取出手套夹内无菌滑石粉，轻轻地涂擦双手，使之干燥光滑。若为一次性手套则无需预先涂擦滑石粉。用左手捏住手套套口翻折部从手套袋内取出，分清手套左右，将右手插入右手手套内，再用右手 2、3、4 指插入左手手套的翻折部,帮助左手指、掌插入手套内。双手分别折叠腕部衣袖,将手套翻折部拉上盖住手术衣袖口。用无菌生理盐水冲净手套外面的滑石粉,减少对组织的刺激。

注意事项:戴手套时,先穿手术衣,后戴手套;未戴手套的手只可接触手套的内面,而不应接触手套的外面,相反,已戴上手套的手,只可接触手套的外面,而不应接触手套内面;等待手术时,双手应拱手置于胸前或放置于胸部的衣袋里。切不可下垂或双手交叉置于腋下。

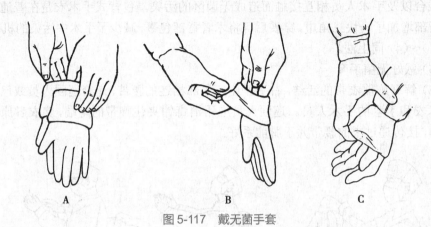

图 5-117 戴无菌手套

脱手术衣及手套

1. 脱手术衣

(1)他人帮助脱手术衣法:手术人员双手抱肘,由巡回护士将手术衣肩部向肘部翻转,再向手的方向拉扯脱下手术衣,手套的腕部亦随之翻转于手上。

(2)自行脱手术衣法:左手抓住手术衣右肩并拉下,使衣袖翻向外,同法拉下手术衣左肩,脱下手术衣,使衣里外翻,保护手臂及洗手衣裤不被手术衣外面污染。

脱手套:用戴手套的手抓取另一手的手套外面,翻转脱下,用已脱手套的拇指伸入另一个手套的里面,翻转脱下,注意保护清洁的手不被手套外面污染。

(三)医护手术配合基本操作

手术成功不仅需要手术医生技术高超,良好的医护配合也是手术成功的重要条件。

【操作步骤】

1. 准备

(1)自身准备:着装整洁(衣、帽、鞋),洗手,戴口罩。

(2)用物准备:手术刀(刀柄、刀片)、血管钳结扎缝合线、缝合针、持针器、手术镊、纱布、换药碗、弯盘。

2. 实施

(1)准备无菌桌:①把手术包、敷料包放于器械桌上,用手打开第一层包布(双层无菌巾),只接触包布的外面,由里向外展开,保持手臂不穿过无菌区。②用持物钳打开第二层包布,接着铺双层大单,先铺对侧,后铺近侧,垫在桌面的无菌巾共厚6层,无菌单应至少下垂30cm。③穿好无菌手术衣及戴好无菌手套后,打开无菌包。将器械按使用先后次序及类别排列整齐放在无菌桌上。

笔记

（2）安装刀片（图 5-118）：①左手持刀柄，右手持持针器夹刀片中部。②将刀片槽型孔狭窄处的边缘对准刀柄头的两侧，顺着刀片槽，向下推刀片，刀片端的斜面必须与刀柄头端斜面平行。

（3）穿针（图 5-119～图 5-121）：①左手持针，右手持持针器夹针鼻端 1/2 与 1/3 交界处，递交左手。②将线端处理好，用线剪剪成斜面，粗线可先将线拉紧后再剪，或压成扁平状穿入针孔。③线过孔 7～8cm 后，将线折回卡进持针器尖缝中，再根据所需线长度将线剪断。

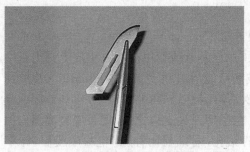

图 5-118 持针器夹持刀片

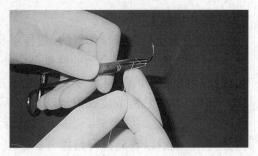

图 5-119 持针器持针

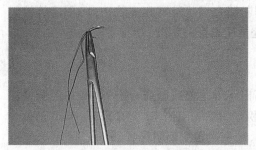

图 5-120 持针器持针

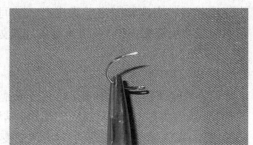

图 5-121 持针器持针

（4）卡线：①左手持持针器，右手拇指与示指捏住断线处。②中指向下压线，示指向上猛弹，线即卡断。

（5）持针器传递：①右手持持针器中上部，将线置于手掌中或手背后。②针鼻向下，将持针器柄用轻微拍击动作递至医生掌心。

（6）血管钳传递：右手持血管钳，弯度转向示指，用轻微拍击动作，将钳柄递至医生掌心中。

【注意事项】

1. 无菌桌应在手术日晨铺好。

2. 备用（第二、第三手术接台）无菌桌要用双层无菌单盖好，备用的无菌桌超过 4 小时不可再用。

3. 铺无菌桌的无菌单应下垂桌缘下 30cm 以上，周围的距离要均匀。桌缘下视为污染区。

4. 未穿无菌手术衣及戴无菌手套者，手不得穿过无菌区及接触无菌包内一切物品。

5．凡落到桌缘平面以下物品，必须重新更换，术中污染的器械、用物不能放回原处。如术中接触胃肠道等污染的器械应放于弯盘等容器内，勿与其他器械接触。

6．洗手护士应及时清理无菌桌上器械及用物，保持桌面清洁整齐，并及时供应手术人员所需器械及物品。

（四）脑室引流术

脑室引流术（ventricular drainage）是将引流管置于脑室内（通常是侧脑室），引流出脑室内的脑脊液、血性液体，以减轻其对脑室的刺激，降低颅内压、减轻症状的外科技术。

【操作步骤】

向患者及家属解释操作目的、过程以及方法。

根据患者病情选择合适的穿刺部位。①用甲基紫或亚甲蓝液在头皮上画出正中矢状线，再以选中的穿刺点为中心画出头皮切口线，切口长度一般为3cm。②皮肤用3% 碘酊或75% 乙醇或皮肤消毒液进行两次消毒，覆以无菌手术巾，并以切口膜或缝线固定于头皮上。③用5% 利多卡因局麻，全层切开头皮和骨膜，用骨膜剥离器向两侧分离，止血后以乳突撑开器撑开。④颅骨钻孔，骨蜡封闭骨缘，电凝硬膜后，十字形切开。⑤电凝局部皮层，以脑室穿刺针按照预定方向穿刺侧脑室。针头穿过脑室壁时可感阻力突然减小，拔出针芯可见脑脊液流出，按原穿刺通道置入引流管，确认引流通畅后将引流管固定于头皮上。⑥间断缝合帽状腱膜和皮肤切口，引流管接无菌引流袋或引流瓶，切口及引流管各连接处再次消毒，以无菌纱布妥善包扎。

【护理】

1．术前护理

（1）术前评估：①适应证：颅内压增高出现脑危象或脑疝，颅内感染需经脑室注入药物，脑室内出血、蛛网膜下腔出血、脑积水、颅内压监测。②禁忌证：穿刺部位有明显感染、脑血管畸形、大脑半球占位病变、脑室受压变形明显者。

（2）术前准备：①向患者及家属进行宣教，讲解穿刺引流的目的，消除患者的紧张心理，取得患者的配合。②剃头，清洁局部皮肤。③协助医生准备好穿刺用物，包括颅骨钻、脑室穿刺包、脑室引流装置（图5-122）等。

2．术中护理 ①病情观察：操作过程中应密切观察患者意识、瞳孔和生命体征的变化，如有异常及时报告医生。②协助医生连接引流装置（图5-123）。

3．术后护理

（1）一般护理：患者取平卧位（图5-124），头枕无菌治疗巾。保持病区安静，密切观察意识、瞳孔、生命体征变化。对意识不清、躁动不安、有精神症状的患者及小儿患者，应予约束，防止患者自行拔出引流管而发生意外。

（2）引流管的护理：①妥善固定：为避免引流管滑脱，应适当限制患者头部活动范围；活动及翻身时应避免引流管牵拉、滑脱、扭曲、受压。②保持引流通畅：引流管不可受压、扭曲、成角、折叠；注意观察引流管是否通畅；若引流管内不断有脑脊液流出，管内的液面随患者呼吸、脉搏等上下波动则表明引流管通畅；若引流管内无脑脊液流出时，应及时告知医师查明原因。③保持引流瓶或引流袋的合适高度：脑室引流瓶内中心玻璃管出口高于脑室穿刺点15～20cm（图5-125）；脓性引流及慢性硬脑膜下血肿引流袋高度应至少低于创腔30cm（图5-126）；瘤腔引流袋在术后48 小时内放置在与头部瘤腔一致的位置，48 小时后可将引流袋略微放低（图 5-127）。④控制引流速度和量：术后早期应注意控制引流速度，防止引流过快致使颅内压骤然下降而发生意外。引流液每日不超过 500ml 为宜。如有感染引流量可相应增多，但同时应注意补液，以免水、电解质失衡。⑤观察和记录引流液：正常脑脊液无色透明，无沉淀。术后 1～2 日脑脊液可略呈血性，以后转为橙黄色。若脑脊液中有大量血液或血性脑脊液的颜色逐渐加深常提示有脑室内出血。若脑脊液浑浊呈毛玻璃状或有絮状物提示颅内感染。⑥严格遵守无菌操作原则：保持头部创口或穿刺点敷料干燥。如发现敷料潮湿，应立即查明原因并及时更换。更换引流瓶或引流袋时，应先夹闭引流管，以免管内脑脊液逆流进入脑室，并记录引流量。搬运患者时先夹闭引流管，以防引流袋高度变化造成短时间内引流过量或逆流。每周做一次脑脊液细菌培养。⑦拔管：拔管前一天可试行抬高引流瓶或夹闭引流管，以便了解脑脊液循环是否通畅，颅内压是否有再次升高的情况。夹管后初期应密切观察。如患者出现头痛、呕吐等颅内压增高症状，应立即开放关闭的引流管，通知医师。拔管后切口处发现有脑脊液漏出时，要及时告知医师处理。

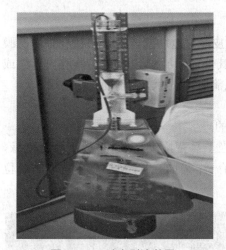

图 5-122 脑室引流装置

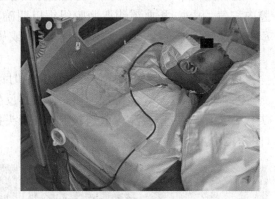

图 5-123 完成连接

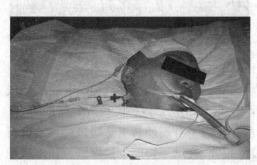

图 5-124 患者卧位

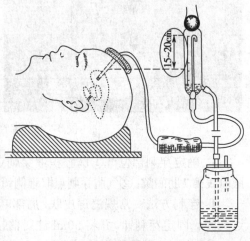

图 5-125 脑室外引流

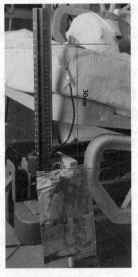

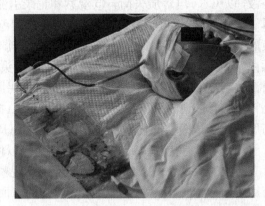

图 5-126 脓腔引流　　　　　　　　　图 5-127 瘤腔引流

（五）胸腔穿刺术

胸腔穿刺术（thoracentesis）简称胸穿，是经皮肤穿过胸壁，穿入胸膜腔，抽取胸膜腔内积气、积液、积血或钳取胸膜组织以明确其性质，协助诊断、排出胸腔内积液或积气以缓解压迫症状、避免胸膜粘连增厚，或从胸腔内注射药物辅助治疗的操作。

【操作步骤】

1．向患者及家属解释操作过程、方法和目的。

2．患者体位安置　①抽液时，协助其反坐于靠背椅上，双手平放于椅背上缘，头伏臂上；不能起床者，可取斜坡卧位，床头抬高；②抽气时，协助受术者取半卧位（图 5-128）。

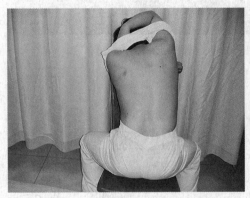
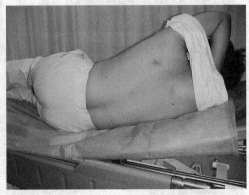

图 5-128 胸腔穿刺的坐姿体位

3．确定穿刺部位　①胸腔积液穿刺点取患侧肩胛线或腋后线第6～8肋间隙或腋前线第7肋间隙；②气胸穿刺点取患侧锁骨中线第2肋间隙或腋前线第4～5肋间隙。

4．穿刺方法　常规消毒皮肤，局部麻醉。术者持针沿肋骨上缘缓慢刺入胸壁直达胸膜。固定穿刺针，并将50ml注射器接至胶管，在助手协助下抽取胸腔积液或积气。胶布固定，稍压片刻。

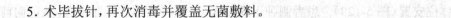

5. 术毕拔针，再次消毒并覆盖无菌敷料。

【护理】

1. 术前护理

（1）术前评估：①适应证：胸腔积液性质不明者；胸腔大量积液或气胸；胸膜腔内药物治疗；脓胸抽脓灌洗治疗。②禁忌证：有严重出血倾向，血小板明显减少或用肝素、双香豆素等进行抗凝治疗者；大咯血、严重肺结核及肺气肿者；体质衰弱、病情危重者。

（2）术前指导（或准备）：①向受术者及家属说明操作目的、过程、注意事项（如术中不能移动位置，避免深呼吸和咳嗽），消除受术者紧张情绪取得合作，必要时给予镇静药。②术前遵医嘱进行普鲁卡因皮试。

2. 术中护理　①病情观察：操作过程中应密切观察受术者脉搏、面色等变化，以判其对穿刺的耐受性，如受术者出现"胸膜反应"或其他不适，应减慢抽吸或立即停止抽液。②抽液、抽气量：每次抽液、抽气均不宜过快、过多，防止胸腔内压骤然下降，出现复张后肺水肿或循环障碍、纵隔移位等意外。首次总排液量不宜超过600ml，首次总抽气量不宜超过1000ml，以后每次抽吸量不应超过1000ml。如胸腔穿刺目的是明确诊断，抽液50～100ml积液，放入无菌试管送检。若为治疗需要，抽液、抽气后可注射药物。③穿刺过程中每次分离注射器前，应将穿刺针尾端橡皮管及时夹闭，避免气体进入，防止发生气胸。

3. 术后护理

（1）一般护理：①记录穿刺时间、抽液或抽气的量、胸腔积液的颜色、质地以及受术者术中状态。②密切观察病情变化，观察穿刺部位如有无红、肿、热、痛，有无出现体温升高、渗血、渗液等异常，并及时通知医生。③协助受术者取舒适卧位，嘱24小时后方可洗澡，避免穿刺部位感染。④鼓励受术者深呼吸，促进肺膨胀。

（2）术后并发症处理：①胸膜反应多见于精神紧张的患者，表现为头晕、面色苍白、出汗、心悸、胸闷、胸壁剧痛等，或连续咳嗽、气促及咳泡沫痰等征象。应立即停止操作，将其平卧或置头低仰卧位，多数患者可自行缓解。若不缓解者可予0.1%肾上腺素0.3～0.5ml皮下注射。若伴有心率减慢、心排出量减少及血压下降等血管迷走神经兴奋表现，可采用阿托品0.5～1.0mg肌内注射。②复张性肺水肿多发生于肺复张后24小时之内，表现为抽液后立即出现剧烈咳嗽、呼吸急促、胸痛、烦躁不安、眩晕及心悸等，继之咳出大量白色或粉红色泡沫痰，有时伴有发热、恶心或呕吐，严重者可出现休克及昏迷。体格检查可发现病侧肺野布满湿啰音、呼吸频率加快、心动过速等。应立即给氧，纠正低氧血症，湿化瓶内用50%乙醇去泡沫。必要时采取机械通气、补充液体和应用正性肌力药物等抢救措施。

（六）腰椎穿刺术

腰椎穿刺术（lumbar puncture）简称腰穿，是用腰椎穿刺针经腰椎间隙刺入椎管内的一种诊疗性技术。常用来检查脑脊液的性质。对诊断脑炎、脑膜炎、脑瘤、脑血管病变等神经系统疾病有重要的意义。同时，也可了解蛛网膜下腔是否阻塞等，有时也可用于鞘内注射药物。

【操作步骤】

1. 向患者及家属解释操作过程、方法和目的。

2. 体位安置（图 5-129）　患者侧卧于硬板床上，保持背部与床面垂直，头部向前胸屈曲，两手抱紧膝盖并紧贴于腹部，使躯干尽可能地弯曲呈弓形；或者由助手站于患者对面，用一手挽患者头部，另一手挽住双下肢腘窝处并用力抱紧，可使脊柱尽可能后凸，以增加椎间隙的宽度，便于进针。

3. 确定穿刺点　通常以双侧髂嵴最高点连线与后正中线的交点为穿刺点，此处相当于第 3～4 腰椎棘突间隙，有时也可以在上一或下一腰椎间隙进行。

4. 常规消毒皮肤后戴无菌手套、盖无菌洞巾，用 2% 利多卡因从皮肤到椎间韧带，逐层做局部麻醉。

5. 穿刺方法　术者以左手固定穿刺点皮肤，右手持穿刺针缓慢进针，进针角度与背部垂直，针尖稍斜向头部，成人进针深度约为 4～6cm，儿童约为 2～4cm。当针头穿过韧带与硬脑膜时，有阻力突然消失落空之感。此时将针芯缓慢抽出（目的是防止脑脊液快速流出，形成脑疝），可见脑脊液流出。

6. 放液前先接通测压管测压　正常的侧卧位，成人脑脊液压力为 70～200mmH_2O（0.098kPa=10mmH_2O）或 40～50 滴 / 分。如继续做 Queckenstedt 试验，可了解蛛网膜下腔是否有阻塞。即在测完初压后，先由助手压迫患者一侧颈静脉 10 秒，再压另一侧颈静脉，最后同时压迫双侧颈静脉。正常情况下，压迫颈静脉后，脑脊液的压力会立即快速升高一倍左右，在解除压迫后 10～20 秒，可迅速下降至原来的水平，称为梗阻试验阴性，提示蛛网膜下腔通畅；如压迫颈静脉后，脑脊液压力未升高，则称为梗阻试验阳性，提示蛛网膜下腔完全阻塞；如压迫后压力慢慢上升，放松后又慢慢下降，则提示不完全阻塞。但颅内压增高者，禁止使用此试验。

7. 撤去测压管，收集脑脊液 2～5ml 送检；如需做培养，则用无菌试管留取脑脊液。

8. 术毕，将针芯插入，一起拔出穿刺针，覆盖消毒纱布，以胶布固定。

9. 为避免引起术后低颅内压头痛，去枕平卧 4～6 小时或 6～8 小时。

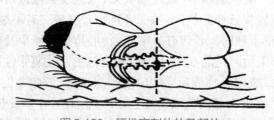

图 5-129　腰椎穿刺体位及部位

【护理】

1. 术前护理

（1）术前评估：①适应证：协助诊断，主要用来测定脑脊液压力（必要时进行脑脊液动力学检查），进行脑脊液常规、生化、细胞学、细菌学和免疫学等检查，可向蛛网膜下腔注入造影剂，进行空气或碘水脊髓造影等；进行治疗，主要用于引流炎性分泌物、血性脑脊液或造影剂等，或向蛛网膜下腔注入各种药物。在某些脑蛛网膜炎、脑膜炎、脑炎和正压型脑积水时，也可以放出适量脑脊液来降低颅内压和改善临床症状。②禁忌证：对怀疑有颅内压升高的患者必须先做眼底检查；若有明显的视乳头水肿或有脑疝先兆的患者，严禁穿刺。处于衰竭、休克或濒危状态及局部皮肤炎症、颅后窝有占位性病变的患者都应列为禁忌。

（2）术前指导（或准备）：①向患者及家属介绍穿刺目的、过程、注意事项，以取得合作，并签署《知情同意书》。②评估患者病情，检查意识、瞳孔、各项生命体征以及有无视盘水肿等。

2．术中护理　①术中要重视患者的隐私，尽量减少患者身体的暴露，做好防护措施。②病情观察：操作过程中应密切观察受术者脉搏、面色等变化，以判断其对穿刺的耐受性。一旦有异常应立即停止操作，采取相应措施。③注意患者保暖。交代患者术中要放松肌肉，勿大声咳嗽，不憋气。④备好急救药品及物品，密切观察患者术中情况。

3．术后护理

（1）病情观察：密切观察患者生命体征变化。若发现异常及时向医生报告，给予对症处理。

（2）体位：患者去枕平卧 4～6 小时或 6～8 小时，避免引起术后低颅内压性头痛，并有利于穿刺点闭合。

（3）标本：抽取的脑脊液标本应立即送检。

三、综合实验与思考

1．李女士，48 岁。骑车出门买菜途中，因躲避对面行人，不慎跌倒，造成右前臂划破，同时被摩托车和行人压倒在地。入院查体：脉搏细速 103 次 / 分，患肢末梢循环良好、无麻木，左肘擦伤、渗血，血压 98/70mmHg。右前臂外伤缝合后 3 天，局部伤口红肿，疼痛，触之有波动感，体温 38.5℃。请问：

（1）目前该患者主要存在的护理问题是什么？

（2）应采取何种措施？

2．患者男性，46 岁。因腹痛、高热、寒战、黄疸送入院，入院后诊断为胆总管结石合并感染，行胆总管切开取石和 T 管引流术。现为术后第 7 天，患者情况良好，继续留置 T 管。查体：T 36.6℃，P 80 次 / 分，BP 115/80mmHg，黄疸逐渐消退，腹部平软，未出现腹胀、腹痛等表现。实验室检查：WBC $6×10^9$/L，中性粒细胞 0.70。请问：

（1）患者目前最主要的护理诊断是什么？

（2）应采取什么有针对性的护理措施？

3．王某，女，51 岁。因外伤住院，诊断为开放性气胸，查体：BP 83/40mmHg，P 110 次 / 分，R 25 次 / 分，患者伤口处可闻及"嘶嘶"样声音。请问：

（1）该患者的处理原则是什么？

（2）若行胸腔闭式引流，如何保证患者引流管通畅？

（3）患者何时可以考虑拔管？

（4）拔管后应注意什么？

4．患者，男，54 岁。因突发意识不清入院。既往有高血压病史，未规律服用降压药物，医生查体：患者浅昏迷状态，双侧瞳孔等大等圆，直径约 3.0mm，对光反射迟钝，颈部抵抗，心肺腹未见异常，左侧肢体瘫痪，右侧肢体刺痛躲避，双侧巴氏征阳性，经影像学检查后，急诊给予双侧脑室外引流术，术程顺利，术后常规抗炎、止血、降颅压等治疗，并给予双侧脑室内注入尿激酶促进血肿溶解排出。请问：

（1）在更换脑室引流袋前，护士与患者家属应进行哪些沟通？

（2）在整个操作过程中护士应注意什么？

5. 邱某，女，78 岁。因"神志不清，酣睡 4 小时"入院。患者前一天晚上 20：00 述劳累睡下，次日凌晨 00：10 家人发现其酣睡，呼之不应，出汗多，小便失禁，急送医院。既往有高血压病史 15 年。入院后查体：T 39.5℃，P 78 次／分，R 26 次／分，BP 195/105mmHg；右侧肢体无力。拟诊"脑出血"收入院。入院后遵医嘱使用亚低温治疗仪进行降温。请问：

（1）应如何操作？

（2）使用过程中应注意哪些事项？

6. 患者，男，35 岁，汉族。因意外车祸致右髋部受伤 20 天，平车送至医院就诊。查体：一般情况良好，耻骨联合及右骶髂关节处有明显压痛，骨盆挤压试验（＋），右下肢较左下肢短缩 5cm。X 线片示：右髂骨翼骨折，骶髂关节脱位，右耻骨、坐骨支骨折，耻骨联合分离。入院 4 天后，医嘱给予患者行大重量右股骨髁上牵引治疗。请问：

（1）在护理操作前，需要与患者进行哪些沟通？

（2）该患者的牵引量应为多重？

（3）在操作结束后，应嘱患者注意什么？

7. 患者李某，男，52 岁。临床诊断为直肠恶性肿瘤，在全麻下行腹腔镜直肠癌根治术（Dixon），术后前三天，持续高热，腹腔引流液浑浊，双侧双套管持续冲洗，B 超显示少量盆腔积液，一个星期后，行剖腹探查术见吻合口瘘，于是，又行乙状结肠造口术、冲洗引流术。请问：

（1）在行造口袋更换术前，护士应与患者及家属进行哪些沟通？

（2）在整个操作过程中，护士应注意什么？

8. 李女士，53 岁。因"体检发现左乳房肿块 1 年，增大 1 个月"入院。患者 1 年前体检发现左乳有一肿块，约黄豆大小，未重视。近来感肿块增大触痛，遂来院就诊，拟诊"左乳肿块"收入院。入院后予完善各项检查，后行"左乳肿块切除术"。术中见肿块与周围组织粘连明显，冰冻切片示"左乳浸润性导管癌"。在全麻下行"左乳癌改良根治术"。术后左胸壁予加压包扎，置左腋下、左胸壁负压引流管各一根，连接引流球进行引流。请问：

（1）如何对患者伤口负压引流球护理？

（2）操作结束后应如何对患者进行健康宣教？

（3）在整个操作过程中要注意什么？

9. 王女士，50 岁。2 个月前出现上腹不适、疼痛、食欲减退，有反酸、嗳气，服抗酸药无明显好转，2 个月来体重下降 3kg。经胃肠检查确诊为胃癌，在全麻下行胃癌根治术，术后留置胃管和腹腔引流管。请问：

（1）可能存在的护理诊断／问题有哪些？

（2）应给予护理措施的要点有哪些？

（蔡益民）

第四节　妇产科护理技术

　　掌握女性生殖系统解剖与生理；熟悉孕产妇的护理、妇科疾病患者的护理、计划生育指导及妇女保健等知识；了解妇产科护理技术操作资源要求。

　　妇产科护理不仅是临床护理，同时也是预防保健护理，掌握妇产科护理技能，及时解决女性现存的及潜在的健康问题，为女性提供减轻痛苦、促进康复及预防保健的知识，是维护和促进女性健康的一项重要工作。

一、一般技术

　　王女士，26 岁，孕 1 产 1，自述乳房胀痛、会阴部疼痛 1 天。患者 3 天前阴道自然分娩一女婴，体重 3700g，分娩时给予左侧会阴侧切，因产后尿潴留行导尿术。查体：会阴侧切处红肿、硬结、压痛明显；左侧乳房外上象限有团块状硬结，右侧乳房外上及内下象限可触及条索状硬块。T 37.8℃，P 82 次 / 分，R 18 次 / 分，BP 110/60mmHg。诊断：会阴伤口硬结，乳汁淤积。

　　请问：护士在产后应做哪些指导避免产妇出现乳汁淤积？会阴伤口硬结处理的方法有哪些？护士在操作的过程中应注意的事项有哪些？

实验 1　会阴擦洗 / 冲洗

　　会阴擦洗 / 冲洗是用消毒溶液对会阴、肛门进行清洁、消毒的过程，是妇产科最常见的一项护理技术。

【目的】

1. 保持会阴及肛门周围清洁，去除异味，促进舒适。

2. 预防生殖系统、泌尿系统的逆行感染。

3. 促进会阴伤口愈合。

【适用指征】

1. 长期卧床、生活不能自理的患者。

2. 会阴、阴道手术前后的患者。

3. 妇科或产科手术后留置尿管的患者。

4. 产后会阴有伤口的患者。

【操作资源】

1. 用物　治疗盘内放置无菌镊子 2 把、无菌干棉球（或无菌大棉签）若干、无菌干纱布 2 块、留置导尿管者备集尿袋、消毒弯盘 2 个、一次性手套；一次性治疗垫、擦洗液（如 1：5000 高锰酸钾、0.02% 碘伏溶液或 0.1% 苯扎溴铵溶液）；冲洗时另备冲洗壶、橡胶垫、便盆。

2. 环境与设施　治疗车,必要时备屏风。

【操作程序】

1. 核对医嘱,评估患者及环境,做好解释。

(1)核对病历,了解患者情况,选择适宜溶液。

(2)评估患者的自理能力、合作程度、耐受力,介绍会阴擦洗/冲洗的方法及配合要点,嘱其冲洗前排空膀胱。

(3)评估环境的温度、光线及私密性等。

2. 应用七步洗手法清洗双手,戴口罩。备齐用物,携至床旁,正确识别患者的身份;拉好隔帘(必要时用屏风遮挡),协助患者脱下一条裤腿,取膀胱截石位,臀下垫治疗垫(会阴冲洗时臀下垫橡胶垫,放好便盆)。

3. 用一把镊子夹取配好的消毒棉球,再用另一把镊子夹住棉球进行擦洗,一般擦洗三遍,第一遍擦洗顺序应先从上到下,从外到内,即自耻骨联合向下擦至臀部,再自阴阜向下擦净中间,擦净会阴部的血迹、污垢及分泌物等;第二遍的擦洗顺序是从内到外或以伤口为中心向外擦洗,每擦洗一个部位更换一个棉球,最后擦洗肛门,并将擦洗后的棉球丢弃。第三遍顺序同第二遍,必要时可根据患者的情况增加擦洗次数,最后用干纱布擦干(如行会阴部冲洗,注意先将便盆放于橡胶单上,镊子夹住消毒棉球,一边冲洗、一边擦洗。冲洗的顺序同会阴部擦洗)。

4. 擦洗/冲洗结束后,为患者更换消毒会阴垫,协助患者穿好衣裤并整理好床铺。

【注意事项】

1. 环境安静适宜,患者轻松配合,注意保暖和遮挡。

2. 擦洗时动作要轻柔,注意无菌操作;合理安排擦洗患者,伤口感染的患者安排在最后擦洗,避免交叉感染。

3. 进行会阴冲洗时,应用无菌棉球堵住阴道口,防止污水进入阴道,导致上行感染。

4. 擦洗溶液温度适中,注意保暖。有留置尿管者,应注意观察导尿管是否通畅,避免打折或脱落。

5. 擦洗时注意观察会阴部及会阴伤口周围有无红肿,分泌物的颜色、性质,伤口愈合情况,发现异常及时记录并报告医生。擦洗结束后,为患者更换消毒会阴垫并整理好床铺。

6. 产后及会阴部手术的患者,每次排便后均应擦洗会阴,预防感染。

7. 掌握操作要点(表5-25)。

表5-25　会阴擦洗/冲洗

易错环节	正确动作要点
1. 安置患者体位	嘱患者排空膀胱,取膀胱截石位,拉上床帘或使用屏风,注意室温及隐私保护
2. 擦洗/冲洗	一把镊子取棉球,另一把镊子夹住棉球擦洗,不可混用。每擦一个部位更换一个棉球

知识链接

会阴部清洁应该适度

　　女性会阴部的各个孔道彼此很接近，容易发生交叉感染，而会阴部潮湿、温暖，容易滋生病菌，适度的清洁是必要的。但是过度清洁会破坏会阴皮肤表面的保护组织，打破局部的酸碱平衡，局部失去自洁作用而更容易发生感染。因此，会阴部清洁应该适度。

教师微课堂

【记忆口诀】

　　擦洗顺序：一遍上到下，外到内；二三遍内到外，伤口为心莫弄乱。

【实验理解】

　　学生运用模拟操作，领会擦洗的步骤，加深理解操作。

实验 2　会阴湿热敷

　　会阴湿热敷是将热源和药物直接放置在病损部位上，促进局部血液循环，改善组织营养，增强局部白细胞的吞噬作用，起到消炎、止痛和促进组织再生的作用。

【目的】

　　1. 促进血液循环，增强局部白细胞的吞噬作用和组织活力，促进组织再生。

　　2. 抗感染，消肿、止痛。

　　3. 使血肿局限，有利于外阴伤口的愈合。

【适用指征】

　　会阴部血肿、会阴水肿、会阴伤口硬结及早期感染等患者。

【操作资源】

　　1. 用物　治疗盘内放置无菌长镊子 2 把、纱布数块、纱垫、无菌棉签、医用凡士林、弯盘、水温计、一次性治疗垫、防水垫、95% 乙醇或加热的 50% 硫酸镁溶液（41～48℃）；必要时备热水袋。

　　2. 环境与设施　热水瓶，必要时备屏风及换药用物。

【操作程序】

　　1. 核对医嘱，评估患者及环境，做好解释。

　　(1) 核对病历，了解患者情况，选择适宜溶液。

　　(2) 评估患者的自理能力、合作程度、耐受力及病损部位情况，介绍湿热敷的方法及配合要点，嘱其排空膀胱。

　　(3) 评估环境的温度、光线及私密性等。

　　2. 应用七步洗手法清洗双手，戴口罩。备齐用物，携至床旁，正确识别患者的身份；拉好隔帘（必要时用屏风遮挡），协助患者脱衣裤，取屈膝仰卧位，暴露会阴，臀下垫防水垫、一次性治疗垫。

　　3. 先行会阴擦洗，清洁局部，热敷部位先涂一薄层凡士林，盖上纱布。

　　4. 用水温计测溶液温度（41～48℃）后，将溶液倒入消毒弯盘内，将纱布浸透，双

笔记

手各持 1 把镊子将浸入溶液中的纱布拧至不滴水,摊开并折叠后敷于患处,外面盖上纱垫保温。每 3～5 分钟更换热敷垫 1 次,也可用热水袋或电热包放在纱垫外,延长更换敷料的时间,1 次热敷约 15～30 分钟。

5. 热敷完毕,观察热敷部位皮肤,用纱布拭净皮肤上的凡士林,协助患者整理衣裤,更换清洁会阴垫,并整理好床铺。

【注意事项】

1. 会阴湿热敷温度一般为 41～48℃。对休克、昏迷、虚脱和术后感觉不灵敏的患者应特别警惕,防止烫伤。

2. 湿热敷面积应为病损范围的 2 倍。

3. 会阴湿热敷应该在会阴擦洗、清洁外阴局部伤口污垢后进行。

4. 在热敷的过程中,护士应随时评价热敷的效果,定期检查热水袋的完好性,防止烫伤,并为患者提供一切的生活护理。

5. 掌握操作要点(表 5-26)。

表 5-26　会阴湿热敷

易错环节	正确动作要点
1. 安置患者体位	患者排空膀胱,取屈膝仰卧位。拉上床帘或使用屏风,注意室温及隐私保护
2. 湿热敷	热水袋或电热包放在纱垫外,用毛巾包裹,防止烫伤局部及周围组织

 知识链接

硫酸镁的作用原理

50% 硫酸镁溶液是一种高渗溶液,作用原理是通过镁离子的透入,改善组织间隙与细胞内的渗透压,从而达到局部组织渗出液的吸收和消肿。

 教师微课堂

【记忆口诀】

清洁局部再湿敷,纱布拧至滴水无。更换时间三至五,保证温度烫伤无。

【实验理解】

学生运用模拟操作,领会湿热敷的方法,加深理解操作。

实验 3　坐　　浴

坐浴是将会阴部直接浸泡在一定温度的药液中,借助水温与药物的作用,达到清洁或辅助治疗的效果。

【目的】

1. 清洁外阴,改善局部血液循环,消除炎症。

2. 减轻外阴局部炎症及疼痛,使创面清洁,促进组织修复。

【适用指征】

1. 用于外阴瘙痒、尿道炎、外阴感染、子宫脱垂、会阴伤口愈合不良等。

2．各种外阴炎、阴道炎症、前庭大腺炎。

3．外阴、阴道及经阴道手术的术前准备。

【操作资源】

1．用物　坐浴盆、坐浴盆架、41～43℃坐浴溶液2000ml、无菌纱布。

2．环境与设施　必要时备屏风及换药用物。

【操作程序】

1．核对医嘱，评估患者及环境，做好解释。

（1）核对病历，了解患者情况，根据坐浴目的选择适宜溶液。

（2）评估患者的自理能力、合作程度、耐受力及会阴部情况，介绍坐浴的方法及配合要点，嘱其排空膀胱。

（3）评估环境的温度、光线及私密性等。

2．应用七步洗手法清洗双手，戴口罩。备齐用物，携至床旁，正确识别患者的身份；拉好隔帘（必要时用屏风遮挡）。

3．根据患者病情需要按比例配制好溶液，用水温计测溶液温度（41～43℃）后，将坐浴盆放于坐浴架上，协助患者暴露臀部及外阴，将全臀及外阴部浸泡于溶液中，持续约20～30分钟。

4．坐浴结束后用无菌纱布擦干外阴部，穿好衣服，整理用物。

【注意事项】

1．注意保暖和遮挡。

2．月经期妇女、阴道流血者、孕妇及产后7天内的产妇禁止坐浴。

3．严格按比例配制坐浴液，水温适中，不能过高或过低，以免烫伤或冻伤皮肤。浓度过高容易造成黏膜烧伤；浓度太低影响治疗效果。

4．坐浴前应先擦净外阴及肛门周围。

5．坐浴时应将臀部及全部外阴浸入药液中。

6．掌握操作要点（表5-27）。

表5-27　坐浴

易错环节	正确动作要点
1. 坐浴溶液的选择	1. 滴虫性阴道炎　0.5%醋酸溶液、1%乳酸溶液或1:5000高锰酸钾溶液 2. 老年性阴道炎　0.5%～1%乳酸溶液 3. 阴道假丝酵母菌病　2%～4%碳酸氢钠溶液 4. 外阴炎及其他非特异性阴道炎、外阴阴道手术前的准备　1:5000高锰酸钾溶液、0.2%苯扎溴铵溶液、0.025%碘伏溶液、中成药液如洁尔阴等溶液
2. 坐浴	坐浴液温度：热浴水温41～43℃；温浴水温35～37℃；冷浴水温14～15℃；坐浴时间：热浴及温浴20～30分钟，冷浴一般2～5分钟

 知识链接

坐浴的温度

坐浴根据不同的水温及不同的作用分为热浴、温浴和冷浴三种形式。热浴水温在41～43℃，适用于急性炎性浸润和渗出性病变，一般先熏后坐；温浴水温在35～37℃，适用于术前准备及慢性盆腔炎症；冷浴水温在14～15℃，适用于原发性闭经、膀胱阴道松弛等。

教师微课堂

【记忆口诀】

根据病情选溶液，根据类别定时间。热浴温度四十一到三，温浴温度三十五到七，冷浴温度十四五。

【实验理解】

学生运用模拟操作，领会坐浴的方法，加深理解操作。

实验4　阴道冲洗技术

阴道冲洗技术是用消毒液对阴道及后穹窿进行清洁、消毒的一项技术，是妇产科手术前进行阴道准备的内容之一。

【目的】

1. 减少阴道分泌物，促进阴道血液循环，缓解局部组织充血。

2. 控制和治疗阴道炎症、宫颈炎症。

【适用指征】

1. 各种阴道炎、宫颈炎的治疗。

2. 阴道手术前或子宫切除术前的阴道准备。

3. 宫腔内放疗后常规清洁冲洗。

【操作资源】

1. 用物

（1）物品：一次性灌洗器1个、卵圆钳1把、弯盘1个、消毒大棉球（或医用长棉签）、橡胶垫1块、治疗垫1块、手套1副、水温计1支、便盆1个；必要时备窥阴器1个。

（2）冲洗溶液：常用的有生理盐水、1∶5000高锰酸钾溶液、0.2%苯扎溴铵溶液、2.5%乳酸溶液、2%～4%碳酸氢钠溶液、4%硼酸溶液、0.025%碘伏溶液、0.5%醋酸溶液等。非特异性阴道炎患者，选用生理盐水或一般消毒液；假丝酵母菌病患者，选用碱性溶液；滴虫性阴道炎患者选用酸性溶液。

2. 环境与设施　妇产科诊床、输液架、必要时备屏风。

【操作程序】

1. 核对医嘱，评估患者及环境，做好解释。

（1）核对病历，了解患者情况，根据冲洗目的选择适宜溶液。

（2）评估患者的自理能力、合作程度、耐受力，介绍阴道冲洗的方法及配合要点，嘱其冲洗前排空膀胱，引导患者至处置室或检查室。

（3）评估环境的温度、光线及私密性等。

2. 应用七步洗手法清洗双手，戴口罩。备齐用物，根据病情配制冲洗液500～1000ml，携至床旁，正确识别患者的身份；协助患者上妇科检查床，拉好隔帘（必要时用屏风遮挡），协助患者取膀胱截石位，臀下垫橡胶垫和治疗垫，放好便盆。

3. 用水温计测冲洗溶液温度（41～43℃）后，将其倒入灌洗器中，而后挂于输液架上，高度距床面60～70cm，排去管内空气。

4. 操作者戴手套，先冲洗外阴部，然后用手分开小阴唇，将冲洗头沿阴道侧壁缓缓插入至阴道后穹窿部，边冲洗边围绕宫颈口上下左右移动冲洗头；或用窥阴器充分暴露宫颈后再冲洗，冲洗时转动窥阴器，将整个阴道侧壁及阴道穹窿冲洗干净后，向下按压窥阴器，使阴道内的残留液体完全流出。

5. 冲洗溶液流至剩 100ml 左右时，夹住皮管，拔出冲洗头和窥阴器，再一次冲洗外阴部，协助患者坐于便盆上，流出阴道内残留液体。

6. 擦净外阴部，撤离便盆，整理床铺，协助患者整理衣物。

【注意事项】

1. 环境安静适宜，患者轻松配合，注意保暖和遮挡。

2. 冲洗液温度以 41～43℃ 为宜，温度过高会烫伤患者的阴道黏膜，温度过低造成患者不舒适。

3. 灌洗溶液应根据不同的灌洗目的选择。滴虫性阴道炎患者，应用酸性溶液；假丝酵母菌病患者，则用碱性溶液；非特异性阴道炎者，用一般消毒液或生理盐水；术前患者阴道炎灌洗可选用聚维酮碘（碘伏）溶液、高锰酸钾溶液或苯扎溴铵溶液。

4. 灌洗筒与床沿距离不超过 70cm 为宜，以免压力过大，水流过速，使液体或污物进入宫腔，或冲洗液与局部作用的时间不足。

5. 冲洗时动作要轻柔，冲洗头插入不宜过深，避免损伤局部组织引起出血或刺激后穹窿引起不适。

6. 必要时可用窥阴器张开阴道。灌洗时，应轻轻旋转窥阴器使冲洗液达到阴道各部。

7. 产后 10 天或妇产科手术 2 周后的患者，若合并阴道分泌物有臭味、浑浊、阴道伤口愈合不良、黏膜感染坏死等，可行低位阴道灌洗，灌洗筒高度不超过床沿 30cm，以避免污物进入宫腔或损伤阴道残端伤口。

8. 未婚妇女禁止使用阴道窥阴器，可用导尿管进行阴道冲洗；月经期、产后或人工流产术后子宫颈口未闭或有阴道出血的患者，不宜行阴道灌洗，以免引起上行性感染；宫颈癌患者有活动性出血者，为防止大出血，禁止灌洗，可行外阴擦洗。

9. 掌握操作要点（表 5-28）。

表 5-28 阴道冲洗技术

易错环节	正确动作要点
1. 冲洗中	冲洗时边冲洗边围绕宫颈口上下左右移动冲洗头，注意流速，充分冲洗。必要时用窥阴器，未婚妇女禁止用阴道窥阴器。冲洗前后均应冲洗外阴部
2. 冲洗后	扶患者坐起，使残液充分流出，擦拭外阴

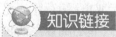 知识链接

阴道的内环境

阴道内是弱酸性环境，平时有几十种细菌在滋生，由于阴道"卫士"的存在而相安无事，乳酸菌就是其中的"卫士"之一，它可以将阴道细胞内的糖原分解成乳酸，使阴道维持一定的酸度，从而限制致病菌繁殖。

教师微课堂

【记忆口诀】

冲洗顺序：外阴—官颈—阴道侧壁及阴道后穹隆—外阴。

【实验理解】

学生运用模拟操作，领会阴道冲洗的方法，加深理解操作。

实验5　阴道或宫颈上药

阴道或宫颈上药是将治疗的药物通过某种手段直接涂至或放置在阴道或宫颈病变处的一项技术，是妇产科一项常见的护理操作，可教会患者或家属自行上药。

【目的】

用于治疗各种阴道和子宫颈的炎症等。

【适用指征】

1. 各种阴道炎、慢性宫颈炎。

2. 子宫颈锥切术后创面出血。

3. 子宫全切术后阴道残端炎。

【操作资源】

1. 用物　阴道冲洗用品、窥阴器、消毒干棉球、长镊子、消毒长棉签、带尾线的大棉球或纱布、一次性手套、治疗垫、药品等。

2. 环境与设施　输液架，必要时备屏风。

【操作程序】

1. 核对医嘱，评估患者及环境，做好解释。

（1）评估患者的目前的状况，介绍上药的方法及配合要点，嘱其排空膀胱。

（2）评估环境的温度、光线及私密性等。

2. 应用七步洗手法清洗双手，戴口罩。备齐用物，正确识别患者的身份；协助患者上妇科检查床，拉好隔帘（必要时用屏风遮挡），上药前先行阴道冲洗、擦洗或坐浴，将窥阴器暴露阴道、宫颈后，用消毒干棉球拭去宫颈、阴道后穹窿及阴道壁的黏液或炎性分泌物，使药物直接接触炎性组织面而提高疗效。

3. 根据病情及药物的性质、性状采取相应的上药方法。

▲药片纳入法：患者取膀胱截石位或蹲位，暴露阴道，操作者或患者戴手套，分开大小阴唇，用示指将药物（栓剂、片剂或丸剂）沿阴道后壁推进，直至示指完全伸入为止。

▲宫颈棉球上药法：操作者用窥阴器暴露宫颈后，用长镊子夹持带有尾线的宫颈棉球浸蘸药液后塞压至子宫颈处，先轻轻将窥阴器退出阴道，而后取出镊子，将线尾露于阴道口外，用胶布固定于阴阜侧上方。于放药12~24小时后，牵引棉球尾线自行取出。

▲局部涂擦法：①非腐蚀性药物：操作者用消毒长棉签蘸药液或药膏涂擦在阴道壁或子宫颈上。②腐蚀性药物：操作者用窥阴器暴露宫颈后，用消毒长棉签蘸少许药液，涂于宫颈的糜烂面，并将棉签插入宫颈管内约0.5cm，保留1分钟后用生理盐水棉

球擦去表面残余的药液,然后用干棉球吸干。

▲喷雾器上药法:操作者用窥阴器暴露宫颈后,用喷雾器喷射,将药物均匀喷于炎性组织表面上。

4. 操作后整理床铺,协助患者整理衣物,对物品进行分类处理。

【注意事项】

1. 上药前应先清洁阴道及宫颈,拭去黏液或炎性分泌物。

2. 月经期或子宫出血者不宜阴道上药,以免引起逆行感染。

3. 未婚妇女上药时禁止应用窥阴器。

4. 阴道栓剂应于晚上或休息时上药,以免起床后脱出,影响治疗效果。

5. 应用腐蚀性药物时,要注意保护好阴道壁及正常的组织,上药前将纱布或干棉球垫于阴道后壁及阴道后穹窿,以免药液下流灼伤正常组织。药液涂好后用干棉球吸干,并如数取出所垫纱布或棉球。

6. 应用非腐蚀性药物时,应转动窥阴器,使阴道四壁均能涂布药物。

7. 宫颈棉球上药者,放药完毕切记嘱患者按时取出阴道内的棉球。

8. 子宫颈如有腺囊肿,应先刺破,并挤出黏液后再上药。

9. 用长棉签涂药,棉花应捻紧,涂药时顺同一方向转动,以免棉花遗留在阴道内。

10. 用药期间禁止性生活。

11. 掌握操作要点(表5-29)。

表5-29 阴道或宫颈上药

易错环节	正确动作要点
1. 准备	上药前先清洁阴道及宫颈,拭去黏液或炎性分泌物,保证上药效果
2. 宫颈棉球上药	先退出窥阴器后取出镊子,以防退出窥阴器时将棉球带出或移动位置
3. 局部涂擦	腐蚀性药物:若糜烂面乳头较大的可反复涂药数次,使局部呈黄褐色,再用长棉签蘸少许药液插入宫颈管内约0.5cm,并保留约1分钟。每次涂完药均应擦去宫颈表面残余的药液,然后用干棉球吸干

 知识链接

妇科疾病的流行病学

全球妇科疾病发病率已达65%以上,而在育龄期妇女中,妇科疾病发病率已超过了70%。2010年全国妇女常见病总患病率为28.8%。在各种妇女常见病中,阴道炎占第一位,患病率为13.2%;其次为宫颈炎,患病率为12.1%。妇女尖锐湿疣患病率为33.8/10万,部分西部省份高发。

 教师微课堂

【记忆口诀】

药片纳入法:膀胱截石位,药片示指推。

宫颈棉球上药法:窥阴器暴露,长镊子夹住,浸药的棉球压至宫颈处,先退窥器镊子再出,线尾固定于阴阜侧方处。

局部涂擦法：长棉签蘸药，糜烂面上药，腐蚀性药物干棉球抹掉。

喷雾器上药法：暴露宫颈，均匀喷雾。

【实验理解】

学生运用模拟操作，领会阴道上药及宫颈上药的方法，加深理解操作。

实验6　母乳喂养

母乳喂养（breast feeding）是指产后产妇用自己的乳汁喂养婴儿。母乳是婴儿的第一天然食品，其具有温度适宜、清洁、安全、喂养方便、经济实惠的特点。世界卫生组织全面推行母乳喂养并已将促进、保护和支持母乳喂养作为卫生工作的重要环节。

【目的】

1. 促进乳汁分泌，降低母亲患乳腺癌、卵巢癌的风险。

2. 有助于预防产妇产后出血，促进子宫复旧。

3. 母乳易消化，营养全面合理，提高小儿免疫力，抵御疾病，促进小儿发育。

4. 有助于小儿的牙齿发育及保护。

5. 增进母子感情交流，促进小儿心理健康发育。

【适用指征】

分娩后无禁忌喂养要求的母亲。

【操作资源】

1. 用物　毛巾、温水、洗手液。

2. 环境与设施　洗手设施，必要时备屏风和毛毯。

【操作程序】

1. 哺乳前准备　婴儿处于清醒状态、有饥饿感，更换干净的尿布后，产妇洗净双手，用温水擦拭乳房及乳头。

2. 产妇采取舒适的哺乳姿势如摇篮式、环抱式、半躺式及侧卧式，一手和前臂托住婴儿的背部及臀部，另一手四指并拢位于乳房下方，拇指分开位于乳房上方，呈 C 字形托住乳房（乳汁较多时且出现宝宝因乳汁过多导致呛咳时可以使用剪刀式）。婴儿的身体转向产妇，婴儿的头、臀、足呈一条直线。产妇抱紧孩子进行二贴一对准（胸贴胸、腹贴腹、鼻尖对准乳头），以乳头轻触婴儿的上嘴唇，在婴儿张大嘴时，将乳头和大部分乳晕送入婴儿口中。两侧乳房交替喂哺。

3. 哺乳结束时，产妇用示指向下轻轻按压婴儿的下颌，使其张口，退出乳头。

4. 哺乳完毕后将婴儿抱起，头部略高，轻拍婴儿的背部 1~2 分钟，排出胃内气体，防止溢乳。

【注意事项】

1. 产后应于 1 小时内开始哺乳，促进泌乳和子宫复旧，每次哺乳前应轻轻按摩乳房，刺激泌乳反射。

2. 喂哺时应保持婴儿的头和颈略微后仰，以免鼻部受压影响呼吸。

3. 哺乳时应该吸空一侧乳房后，再吸吮另一侧乳房。两侧乳房交替吸吮，保证两侧乳房大小均衡。

4. 每次喂哺完毕应将婴儿抱起，轻拍背部 1～2 分钟，排出胃内气体，防止吐奶。

5. 哺乳的时间及频率取决于婴儿的需要及乳母感到奶胀的情况，一般 24 小时哺乳 8～12 次。

6. 产妇应佩戴舒适的棉质乳罩，有利于泌乳及保健。

7. 掌握操作要点（表 5-30）。

表 5-30 母乳喂养

易错环节	正确动作要点
1. 哺乳准备	哺乳前洗手，清洗乳房及乳头，轻轻按摩乳房，刺激泌乳反射
2. 哺乳	哺乳时注意防止婴儿鼻部受压引起窒息；听到婴儿的吞咽声，表明含接乳房姿势正确，吸吮有效。哺乳后将婴儿抱起，从下至上轻拍背部，排出胃内空气，防止溢奶

 知识链接

母乳喂养的意义

研究显示，用母乳喂养的婴儿发展更为健康，效果包括增强免疫力、提升智力、减少婴儿猝死症的发生、减少儿童期肥胖、减少罹患过敏性疾病的几率等。目前，世界卫生组织认为，母乳喂养可以降低儿童的死亡率，它对健康带来的益处可以延续到成人期。世界卫生组织、国际母乳会等都要求纯母乳应喂至 6 个月，母乳喂养应至少 12 个月，最好到两岁。因为调查表明，母乳喂养的时间越长，宝宝日后患癌症、脑膜炎、骨质疏松、糖尿病和哮喘等疾病的几率越低。为了使母亲们能够实行和坚持在最初 6 个月的纯母乳喂养，世界卫生组织和联合国儿童基金会建议，在婴儿出生的头一个小时里就开始母乳喂养。

对于母乳量不能满足婴儿需要的情况可以采取乳旁加奶的方法。乳旁加奶是提高母乳喂养成功率的一项重要措施。乳旁加奶设备一般由 1 个储奶瓶（或用注射器）和 1 根柔软的细管组成，医院可以自制。使用时将储奶瓶装上所需容量的母乳（吸出的备乳）或配方奶，用吊绳倒悬于母亲颈部，细管一端连接储奶瓶，另一端紧贴母亲乳头，用胶布固定；哺乳时将连接管和乳头一同含入婴儿口中；当婴儿吸吮乳房时，可同时获得额外的乳汁，确保摄入量，更有助于增加对乳房的吸吮刺激。待母亲乳汁分泌量增加，可减少储奶瓶中的奶量，逐渐过渡到直接母乳喂养。

 教师微课堂

【记忆口诀】
C 型杯或剪刀手，胸贴胸、腹贴腹、鼻尖对准乳头。

【实验理解】
学生运用模拟操作，领会母乳喂养的方法，加深理解操作。

实验 7 乳汁排空技术

乳汁排空技术即用手或吸奶器挤出或吸出产妇乳汁的过程。

【目的】

1．缓解奶胀或解除乳腺管堵塞及乳汁淤积。

2．婴儿出生体重过轻或婴儿生病吸吮力降低时,挤奶喂养婴儿。

3．母亲与婴儿暂时分开时,挤奶喂养婴儿。

【适用指征】

1．母婴分离时。

2．母亲的乳头内陷,婴儿吸吮力不强时。

3．乳汁淤积时。

4．乳头疼痛暂时不能哺乳时。

【操作资源】

1．用物　大口清洁容器一个、消毒的吸奶器一个、毛巾一条,另备热水、脸盆。

2．环境与设施　治疗车、必要时备屏风。

【操作程序】

1．评估孕妇及环境,做好解释。

（1）了解产妇目前的状况,评估产妇的自理能力、合作程度、耐受力,向孕妇介绍乳汁排空的方法及配合要点。

（2）评估产妇乳房局部皮肤情况、乳汁蓄积情况等。

（3）评估环境温度及光线情况。

2．应用七步洗手法清洗双手,戴口罩,携用物至床旁,向产妇解释,拉上隔帘。

3．产妇取半卧位、坐位或站立位,用热毛巾敷一侧乳房3～5分钟后,操作者一手放于乳房下托起乳房,另一手用大小鱼际肌从乳房边缘向乳头中心按顺时针方向螺旋式按摩乳房,同时热敷另一乳房。

4．乳汁排空

▲人工乳汁排空法:操作者用手将乳房托起,将容器靠近乳房,乳头对着容器的口,将拇指及示指放在距乳头根部2cm处的乳晕上下方,两指相对,其他手指托住乳房。拇指及示指向胸壁方向(内侧)轻轻下压,压力作用在拇指与示指间乳晕下方的乳窦上,沿着乳头,向外有节奏挤压放松,依次将乳晕下方乳窦内的乳汁挤出(每个部位挤奶3～5次,每侧乳房挤奶3～5分钟,双侧乳房轮流交换,双侧乳房挤奶20～30分钟)。乳房的各个方向按照同样方法,如此反复数次,排空乳房内每一个乳窦中乳汁。

▲吸奶器乳汁排空法:将吸奶器的广口罩置于产妇乳头周围的皮肤上,压紧勿漏气,轻轻挤压吸奶器后半部的橡皮球,使吸奶器呈负压状态,放松橡皮球,乳汁慢慢地流入吸奶器容器内,如此反复吸空乳房内每一个乳窦中乳汁。

5．每侧3～5分钟,两侧交替,整个过程20～30分钟。

6．整理用物,清洁消毒容器,洗手,正确放置乳汁。

【注意事项】

1．环境安静适宜,产妇轻松配合,注意保暖和遮挡。

2．乳汁排空前可嘱产妇喝一杯热饮如牛奶、汤类,并按摩产妇后背,帮助其建立射乳反射。

3．产妇取半卧位、坐位或站立位均可,以感到舒适为宜,身体略向前倾。

4. 挤奶前需热敷双侧乳房 3～5 分钟并适当给予按摩。

5. 用吸奶器挤奶时，每次使用前均要将吸奶器消毒。

6. 掌握操作要点（表 5-31）。

表 5-31　乳汁排空技术

易错环节	正确动作要点
1. 安置体位	体位以舒适为宜，身体略前倾
2. 乳汁排空	热敷乳房时勿烫伤。建议挤奶由产妇自行操作，避免别人操作用力不当引起的疼痛，从而抑制射乳反射；压乳晕的手指不可有滑动或摩擦式动作，不可挤压乳头。用吸奶器挤奶时应保持吸奶罩与乳晕周围皮肤紧密接触，勿漏气

 知识链接

初乳的益处

产后 7 天内的乳汁称为初乳。初乳色黄质稠，量虽少，但含有比成熟乳更多的蛋白质和免疫物质。初乳中的免疫球蛋白，能保护孩子免受细菌和病毒的感染。初乳中含有大量的抗体和白细胞，是新生儿抵抗疾病的保护伞。此外，初乳中含有新生儿不可缺少的铁、铜、锌等微量元素。所以初乳具有营养和免疫的双重作用，宝贵的初乳不可丢掉。

 教师微课堂

【记忆口诀】

乳房托起，拇指示指压挤，双侧乳房交替，排空乳窦中乳汁。

【实验理解】

学生运用模拟操作，领会乳汁排空的方法，加深理解操作。

实验 8　骨盆、宫高测量法

骨盆测量法（pelvis measurement）是通过骨盆内测量和骨盆外测量，了解孕妇骨盆的形态、大小等情况，估计胎儿和骨盆之间的比例，判断孕妇能否自然分娩或者是否会导致难产等。

宫高测量法（uterine height measurement）通过对孕妇的宫底高度的测量，估计胎龄及大小，了解胎儿在宫内生长发育情况的过程。

【目的】

1. 评估骨盆大小及形状，判断胎儿能否经阴道分娩。

2. 估计胎龄及胎儿大小，了解胎儿在宫内生长发育情况。

3. 根据胎儿及盆骨的相关数据进行评估，选择适宜的分娩方式。

【适用指征】

妊娠中晚期的妇女。

【操作资源】

1. 用物　骨盆测量器，皮尺，无菌手套 1 副，液体石蜡棉球，治疗垫 1 块，碘伏消

 笔记

毒棉球,无菌镊子1把,消毒纸。

2. 环境与设施 环境温度适宜,关闭门窗,屏风遮挡。

【操作程序】

1. 评估孕妇及环境,做好解释。

(1) 了解孕妇目前的状况,评估孕妇的自理能力、合作程度、耐受力,向其介绍测量的方法及配合要点。

(2) 评估孕周,是否为高危妊娠等,嘱孕妇排空膀胱。

(3) 评估环境温度及光线情况。

2. 应用七步洗手法清洗双手,戴口罩,携用物至床旁,向孕妇解释,拉上隔帘,头稍垫高,放松,脱去衣裤。

3. 宫高测量 孕妇排空膀胱取仰卧屈膝位,检查者将皮尺一端置于耻骨联合上缘中点,另一端贴腹壁沿子宫弧度置于子宫底的最高点处,测的距离即为子宫底高度。

4. 骨盆测量

(1) 骨盆外测量(external pelvimetry)

1) 髂棘间径(interspinal diameter,IS):孕妇仰卧于床上,双腿伸直。用骨盆测量器测量两侧髂前上棘外侧缘间的距离(图5-130),正常值为23～26cm。

2) 髂嵴间径(intercristal diameter,IC):孕妇仰卧于床上,双腿伸直。用骨盆测量器测量两侧髂嵴外缘间最宽的距离(图5-131),正常值为25～28cm。

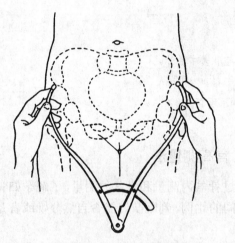 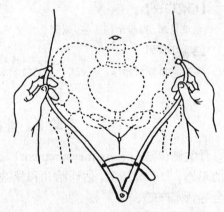

图 5-130 测量髂棘间径 　　　图 5-131 测量髂嵴间径

3) 骶耻外径(external conjugate,EC):孕妇取左侧卧位,右腿伸直,左腿屈曲,用骨盆测量器测量耻骨联合上缘中点至第五腰椎棘突下凹陷处(相当于两侧髂嵴联线中点下1～1.5cm处或米氏菱形窝上角)的距离(图5-132)。正常值为18～20cm。此径线可间接推断骨盆入口前后径长短,是骨盆外测量中最重要的径线。

4) 坐骨结节间径(intertuberous diameter,IT):又称出口横径(transverse outlet,TO),孕妇取仰卧位,两腿向腹部弯曲,双手抱膝,检查者面向孕妇外阴部,触摸到坐骨结节,用骨盆测量器测量两坐骨结节内缘间的距离(图5-133)。正常值为8.5～9.5cm。也可用检查者的手拳推测,能容纳成人横置手拳的即为正常。此径线直接测出骨盆出口的横径长度，如出口横径小于8cm应测量出口后矢状径，坐骨结节间径与出口后矢状径的和大于15cm时，一般足月胎儿可以娩出。

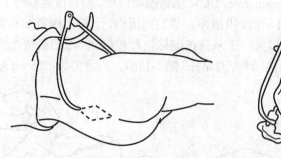

图 5-132 测量骶耻外径

5）出口后矢状径（posterior sagittal diameter of outlet）：即坐骨结节间径中点至骶尖的距离。孕妇仰卧于床上，两腿向腹部弯曲，双手抱双膝，检查者戴手套，涂润滑油，用戴手套的右手食指伸入孕妇肛门向骶骨方向，拇指放于孕妇体外的骶尾部，两指共同找到骶骨尖端，用骨盆出口测量器一端置于骶骨尖端处，一端放于坐骨结节间径中点，测得的值即为出口后矢状径值（图 5-134）。正常值为 8～9cm。

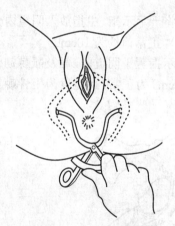

图 5-133 测量坐骨结节间径

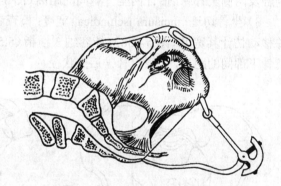

图 5-134 测量出口后矢状径

6）耻骨弓角度（angle of pubic arch）：孕妇仰卧于床上，双腿屈曲，检查者两手的拇指的指尖斜着对拢放于耻骨联合下缘，左右两拇指平放于耻骨降支上，测量两拇指之间的夹角即为耻骨弓角度（图 5-135）。正常值为 90°。

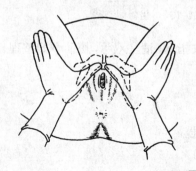 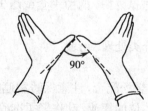 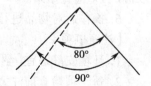

图 5-135 测量耻骨弓角度

（2）骨盆内测量（internal pelvimetry）：适用于骨盆外测量有狭窄者。测量时孕妇取仰卧膀胱截石位，用碘伏棉球消毒外阴，检查者戴手套，涂润石蜡油。

1）对角径（diagonal conjugate，DC）：或称骶耻内径，即自耻骨联合下缘至骶岬上缘中点的距离。检查者将示指、中指伸入孕妇阴道内，示指上缘紧贴耻骨联合下缘，中指尖触骶岬上缘中点，以另一手示指正确标记此接触点，退出阴道内的手指，测量中指尖至此接触点间的距离，即为对角径（图5-136）。正常值为12.5～13cm。

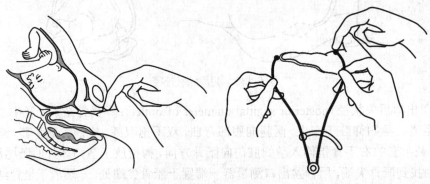

图 5-136　测量对角径

2）坐骨棘间径（bi-ischial diameter，BD）：检查者将一手示指、中指放入阴道内分别触及两侧坐骨棘，估计两坐骨棘间的距离（图5-137），正常值约为10cm。

3）坐骨切迹（incisura ischiadica）宽度：检查者将示指置于阴道内，触及骶棘韧带并移动估计其宽度（图5-138），能容纳3横指（5.5～6cm）为正常，此宽度为坐骨棘与骶骨下部间的距离，代表中骨盆后矢状径。

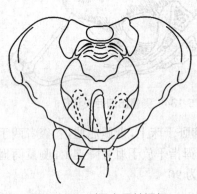
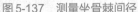

图 5-137　测量坐骨棘间径

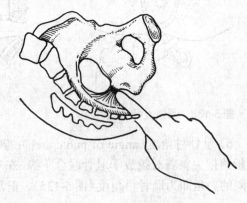

图 5-138　坐骨切迹宽度

5. 用消毒纸协助孕妇擦拭外阴，摘掉手套或退去指套，清洗双手，协助孕妇整理衣裤，告知检查结果。

6. 操作后对物品进行分类处理，记录。

【注意事项】

1. 环境安静适宜，孕妇轻松配合，注意保暖和遮挡。

2. 每一项检查前注意体位的摆放，动作轻柔准确。

3. 测得的距离以厘米为单位。

4．骨盆内测量宜在孕 24～36 周，孕妇阴道松软时为宜，过早测量阴道较紧，临近预产期时测量易引起感染。

5．测量腹围时，注意子宫的敏感度，皮尺应紧贴腹部，减少误差。

6．掌握操作要点（表 5-32）。

表5-32　骨盆、宫高测量法

易错环节	正确动作要点
1．测量前	测量前问清孕周，嘱孕妇排空膀胱，以免影响测量结果
2．骨盆测量	骨盆内径测量时需外阴消毒，戴手套涂润滑油，对角径测量时中指指尖触不到骶岬上缘中点时，表示对角径>12.5cm
3．宫高测量	皮尺应紧贴腹部，注意让孕妇腹部放松

 知识链接

骨盆测量的时机

　　胎儿能否通过骨盆而顺利分娩，不仅与胎儿的大小有关，而且与骨盆的大小也密切相关。骨盆外测量应该在孕 12 周左右，通过骨盆出口测量器测量孕妇的出口后矢状径，以间接了解骨盆的大小及形态；孕早期和中期无需做骨盆内测。第一次骨盆内测量在妊娠晚期 28～32 周；第二次是在妊娠 37～38 周时，同时检查宫颈成熟度。孕晚期进行骨盆内测量主要通过中骨盆测量器依靠阴道测量坐骨棘间径，若坐骨棘间径过小会影响分娩过程中胎头的下降。

　　胎儿体重的估算方法

　　估算胎儿体重的方法：胎儿体重（g）＝宫底高度（cm）×腹围（cm）+200

 教师微课堂

【记忆口诀】

　　手测宫底高度记忆歌诀：三月联合上二三，四耻五下六上一，七三八剑九下二，十月正在脐剑间。

　　各个径线的记忆口诀：入（入口前后径）门要发（18cm）财，出（出口横径）门责罚我（8.5cm），家中（中骨盆横径）实（10cm）在好，对（对角径）门要爱我（12.5cm），见你我（减去 1.5）生儿（谐音2，真结合径为 11cm，1+1=2）。

【实验理解】

　　学生运用模拟操作，领会骨盆、宫高测量的方法，加深理解操作。

实验9　听诊胎心音技术

　　听诊胎心音技术（auscultation of fetal heart sound technology），即用多普勒胎心听诊仪或者用胎心听筒在孕妇的腹壁上，找到靠近胎背上方的位置，对胎心进行听诊的过程。

【目的】

1．了解胎儿胎心音强弱、节律及胎心率是否正常。

2. 了解胎儿在子宫内的情况。

【适用指征】

1. 孕期进行产前检查的孕妇。

2. 中晚期妊娠的孕妇。

【操作资源】

1. 用物　多普勒胎心听诊仪(或胎心听筒)、秒表、耦合剂或湿棉签、卫生纸。

2. 环境与设施　治疗车、必要时备屏风。

【操作程序】

1. 核对医嘱,评估孕妇及环境,做好解释。

(1) 了解孕妇目前的状况:如孕周、胎方位、胎次、胎动情况;有无妊娠合并症及并发症;胎心电子监护情况。

(2) 评估孕妇的局部皮肤情况:如有无破溃、水肿,有无宫缩及宫缩间歇时间、持续时间等。

(3) 评估孕妇的自理能力、合作程度、耐受力,向孕妇介绍听胎心音的方法及配合要点。

2. 应用七步洗手法清洗双手,戴口罩。

3. 备齐用物,携至床旁,正确识别孕妇的身份;拉好隔帘(必要时用屏风遮挡),协助孕妇取半卧位或仰卧位。

4. 合理暴露腹部,触诊胎方位,判断胎背的位置;选择宫缩间歇期进行听诊,用耦合剂或湿棉签均匀润湿听诊部位,然后用多普勒胎心听诊仪(或胎心听筒)在靠近胎背的上方听诊,枕先露时听诊位置在脐左(右)下方;臀先露时,听诊部位在脐左(右)上方;肩先露时,听诊部位在脐部下方(图 5-139),听到胎心波动音后,计数 1 分钟。

5. 操作过程中注意孕妇有无异常情况发生,发现异常及时处理。

6. 听诊结束,擦净听诊部位,协助孕妇整理衣裤,取左侧卧位,整理床单位,感谢孕妇及家属的配合。

7. 操作后对物品进行分类处理:棉签放入医疗垃圾桶内;多普勒胎心听诊仪(或胎心听筒)用含氯消毒湿纸巾(毛巾)或 75% 乙醇进行擦拭后放回原处。

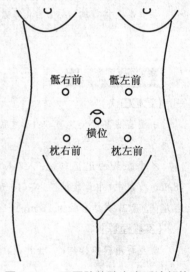

图 5-139　不同胎位胎心音听诊部位

8. 清洗双手,记录听诊的日期、时间、胎心音次数、有无异常情况及孕妇的反应等,并签全名。

【注意事项】

1. 环境安静适宜,孕妇轻松配合,注意保暖和遮挡。

2. 选择宫缩间歇期进行听诊,胎心音应与子宫杂音、腹主动脉音及脐带杂音相鉴别。

3．测胎心时应注意胎心的强弱和节律，有疑问时应延长听诊的时间。

4．正常胎心率范围是 110～160 次 / 分，若胎心率<120 次 / 分或>160 次 / 分，需立即触诊孕妇的脉搏做对比鉴别，必要时给予吸氧，改变孕妇体位，进行胎心监护，并及时通知医生。

5．告知孕妇事项

（1）胎心率的正常范围是 110～160 次 / 分，若胎心率<110 次 / 分或>150 次 / 分时应变换体位重新测量。

（2）若胎心率低于 100 次 / 分提示胎儿宫内缺氧，若胎心率高于 160 次 / 分提示胎儿病情危重，需紧急抢救。

（3）胎心音监测是实时监测结果。

6．掌握操作要点（表 5-33）。

表 5-33　听诊胎心音技术

易错环节	正确动作要点
1．安置患者体位	靠近护士，协助孕妇取半卧位或仰卧位，注意观察有无仰卧位综合征出现，确保舒适，同时注意遮挡，保护患者隐私
2．听诊	听诊前先触诊，判断胎背位置，选择宫缩间歇期进行听诊，在胎背侧上方的孕妇腹壁听得最清楚。时间不得少于 1 分钟

知识链接

胎动的测量

妊娠中晚期指导孕妇每日早、中、晚固定时间取左侧卧位各测胎动次数 1 小时，将 3 次测得的数值之和乘以 4，计算出 12 小时胎动的次数，正常胎动每小时 3～5 次，若 12 小时胎动小于 10 次或每小时小于 3 次提示胎儿宫内缺氧。

教师微课堂

【记忆口诀】

先触背再湿润，选择间歇再听诊，脐下左（右）枕先露，脐上左（右）臀先露，脐部下方肩先露。

【实验理解】

学生运用模拟操作，领会听诊胎心音的方法，加深理解操作。

实验 10　四步触诊法

四步触诊法（four maneuvers of leopold）是指检查者通过触诊判定胎先露、胎产式、胎方位、子宫大小与孕周是否相符、先露是否衔接，并估计胎儿的大小和羊水量的多少的方法。

【目的】

1．明确胎产式、胎方位、胎先露及胎先露是否衔接。

2. 检查子宫大小并判断与孕周是否相符。

3. 估计胎儿大小及头盆关系。

4. 估计羊水的多少。

【适用指征】

妊娠24周以后的孕妇。

【操作资源】

环境温度适宜,关闭门窗,屏风遮挡,检查者手温暖。

【操作程序】

1. 七步洗手法清洗双手,戴口罩。

2. 评估孕妇及环境,做好解释,放下隔帘,嘱孕妇排尿后仰卧于床上,头稍垫高,露出腹部,双腿略屈曲分开,腹部放松。

3. 检查者站在孕妇右侧;前三步触诊时,检查者面向孕妇头端;第四步触诊时,检查者面向孕妇足端(图5-140)。

第一步手法:检查者面向孕妇头端,双手置于子宫底部,了解子宫外形并手测宫底高度,估计胎儿大小与孕周是否相符。再以两手指腹相对交替轻推,判断宫底部的胎儿部位。圆而硬且有浮球感则为胎头,宽而软且形状略不规则为胎臀。

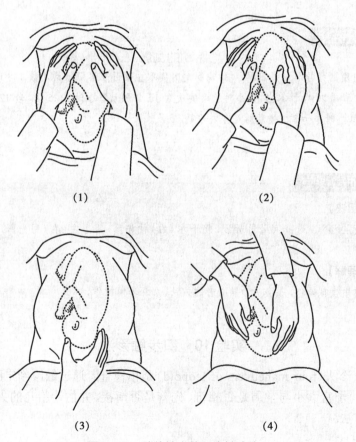

(1)   (2)

(3)   (4)

图5-140 胎位检查的四步触诊法

第二步手法：检查者面向孕妇头端，双手手掌分别置于腹部左右两侧，一手固定，另一手轻揉深按检查，两手交替进行。判断胎背及胎儿四肢在母体腹壁的位置。触到平坦饱满一侧为胎背，并确定胎背是向前、向后还是向侧方；触到高低不平，可变形者为胎儿肢体。

第三步手法：检查者面向孕妇头端，右手置于耻骨联合上方，拇指与其余四指分开，握住先露部，再次确认是胎头还是胎臀，左右推动先露部，确定是否衔接。若胎先露部可以自由地左右移动，表示尚未衔接入盆。若胎先露已固定不动，则已衔接入盆。

第四步手法：检查者面向孕妇足端，两手分别置于先露部两侧，沿骨盆入口方向向下深按，再一次核实先露部的判断是否正确，并确定先露部衔接入盆程度。若先露为胎头时，一手能顺利进入骨盆入口，另一手则被胎头隆起部阻挡。若难以确定时可行肛门指检或B超协助判断。

4. 协助孕妇整理衣裤，根据需要协助其起身，收起隔帘，告知孕妇检查结果。

5. 清洗双手，记录触诊的日期、时间、胎头的位置、是否衔接入盆等，并签全名。

【注意事项】

1. 注意人文关怀，向孕妇解释，征得同意后方可触诊，同时做好孕妇的隐私保护及注意保暖。

2. 检查前嘱孕妇排空膀胱，放松腹肌。

3. 触诊时注意动作轻柔准确。

4. 触诊后难以确认胎头是胎臀时，可以通过肛门指检、阴道检查或B超协助诊断，但注意妊娠36周以后应避免做阴道检查。

5. 此检查不适宜妊娠早期妇女。

6. 掌握操作要点（表5-34）。

表5-34 四步触诊法

易错环节	正确动作要点
1. 安置患者体位	嘱患者排空膀胱，仰卧，下肢屈曲，注意观察有无仰卧位综合征出现，确保舒适，同时注意遮挡，保护患者隐私
2. 触诊	前三步触诊时，检查者面向孕妇头端；第四步触诊时，检查者面向孕妇足端。检查者先温暖自己的双手，注意动作要轻柔准确，勿反复触诊

 知识链接

正常的胎产式、胎方位、胎式

正常的胎产式：胎儿的脊柱是顺着母亲的脊柱方向的。

正常的胎方位：头先露：胎头朝下，最先进入骨盆。

正常胎式为胎头俯屈、两臂交叉于前胸、两下肢盘曲于腹前，其体积及体表面积均明显缩小，整个胎体成为头端小，臀端大的椭圆形，以适应妊娠晚期椭圆形宫腔的形状。

教师微课堂

【记忆口诀】

不同孕周与子宫底高度：12周——耻骨联合上2~3横指，16周——脐耻之间，20周——脐下1横指，24周——脐上1横指，28周——脐上3横指，32周——脐与剑突之间，36周——剑突下2横指。

【实验理解】

学生运用模拟操作，领会四部触诊的方法，加深理解操作。

实验11　（产前）肛门指检术

（产前）肛门指检术是检查者用一个手指头伸入孕妇的肛门，以检查胎先露、胎位、宫颈及骨盆腔等情况，了解宫口扩张及胎头下降程度的过程。

【目的】

1. 了解宫颈的厚薄、软硬度，估计宫口扩张的程度。

2. 了解有无胎胞，是否破膜。

3. 了解胎先露的部位、胎位，判断胎头下降的程度。

4. 了解产妇骨盆腔的大小，检查坐骨棘是否突出、坐骨切迹的宽度、骶尾关节活动度以及骶骨盆侧壁的倾斜程度等。

【适用指征】

1. 妊娠晚期为确定胎先露的部位的孕妇。

2. 临产产妇。

【操作资源】

1. 用物　指套或1次性手套1副，液体石蜡或肥皂水适量，治疗垫1块，消毒纸1块。

2. 环境与设施　环境温度适宜，关闭门窗，屏风遮挡。

【操作程序】

1. 核对医嘱，评估孕妇及环境，做好解释。

（1）了解孕妇目前的状况：如孕周、胎方位、胎次情况；胎心电子监护情况；有无宫缩及宫缩间歇时间、持续时间等。

（2）评估孕妇的自理能力、合作程度、耐受力，局部皮肤情况：如有无破溃、水肿等。向其介绍肛门指检的方法及配合要点，嘱其排空膀胱。

（3）评估环境的温度、光线及私密性。

2. 七步洗手法清洗双手，戴口罩。备齐用物，携至床旁，正确识别患者的身份，做好解释，放下隔帘，铺治疗垫，嘱孕妇平卧于床上，退下衣裤，取膀胱截石位，放松。

3. 检查者立于产妇的右侧，阴道口用消毒纸遮盖，避免粪便污染。

4. 检查者右手示指戴指套蘸取液体石蜡或肥皂水润滑，按摩肛门后将示指轻轻伸入直肠内。

5. 检查者用伸入的示指向后触及尾骨尖端，了解尾骨的活动度，再向两侧触摸坐骨棘，判断是否突出并确定先露部位的高低。然后用示指的指端掌侧探查子宫口，摸清四周的边缘,估计宫口扩张的情况(图 5-141)。仅能摸到宫口的一窄边时,提示宫口近开全;摸不到宫口边缘时,提示宫口已开全。已破膜者可直接触及胎头,若触及条索状物并有血管搏动时,应考虑脐带脱垂或先露。

6. 检查完后将示指轻轻退出,用消毒纸擦净肛门部。

7. 摘掉手套或退去指套,清洗双手,协助孕妇整理衣裤,告知孕妇检查结果。

8. 记录指检的日期、时间、先露的部位、胎位及下降程度、宫口扩张情况及骨盆腔情况等,并签全名。

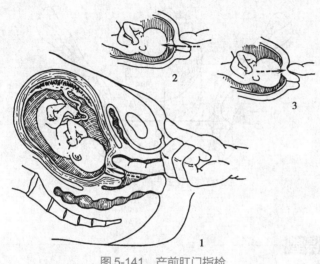

图 5-141　产前肛门指检

【注意事项】

1. 注意人文关怀,向孕妇解释,征得同意后方可指检,同时做好孕妇的隐私保护及注意保暖。

2. 检查前嘱孕妇排空膀胱,腹部及会阴部放松。

3. 告知孕妇手指伸入后肛门有憋胀感,可张口深呼吸;检查时注意观察孕妇的反应,如有异常,应立即停止操作。

4. 检查者应采取拇指伸直,其余各指弯曲的手势以利于示指伸入,注意动作轻柔。

5. 临产后应在宫缩时根据产次、宫缩的强弱适时进行指检,一般临产初期每 4 小时检查 1 次,经产妇或宫缩频繁者间隔时间应缩短。

6. 未破膜者在胎先露前方可触及有弹性的羊膜囊;已破膜者可直接触及胎头,确定胎位。

7. 当考虑脐带脱垂或先露时,应及时给予处理。

8. 掌握操作要点(表 5-35)。

表 5-35　(产前)肛门指检术

易错环节	正确动作要点
1. 安置患者体位	嘱患者排空膀胱,仰卧,取膀胱截石位,注意观察有无仰卧位综合征出现,同时注意遮挡,保护患者隐私
2. 肛门指检	选择在宫缩时进行检查,检查者动作要稳、准、柔、快

知识链接

胎头下降的标志

　　胎头下降的标志是胎头颅骨最低点与坐骨棘平面的关系，胎头颅骨最低点平坐骨棘平面时以"0"表示；在坐骨棘平面上 1cm 以"-1"表示；在坐骨棘平面下 1cm 以"+1"表示，依此类推。一般宫口扩张 4～5cm 时，胎头下降达坐骨棘平面。潜伏期胎头下降不显著，活跃期下降加速，平均 0.86cm/h（图 5-142）。

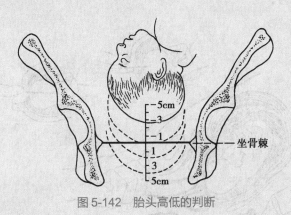

图 5-142　胎头高低的判断

 教师微课堂

【记忆口诀】

　　示指伸入，了解尾骨活动度。触摸坐骨棘，判断是否突出。摸清宫口边缘，估计扩张程度。

【实验理解】

　　学生运用模拟操作，领会肛门指检的方法，加深理解操作。

二、拓展技术

　　医院工作的良好开展离不开医护人员的密切配合。默契的医护配合能够确保医院的医疗护理质量，减少医疗差错事故的发生，更好的发挥团队的力量。妇产科医护配合技术是医护合作中的一个重要部分，是临床专科护士广泛使用的重要专科技术，以下主要介绍会阴切开缝合术、产钳术与胎头吸引术、人工剥离胎盘术、手术（药物流产）流产术、阴道后穹窿穿刺、经腹壁羊膜腔穿刺术、宫颈活组织检查、诊断性刮宫术、胎儿电子监护、高危妊娠评分法、产后抑郁筛查等内容。

（一）会阴切开缝合术

　　会阴切开缝合术是为了扩大阴道手术的术野或减轻分娩压力而采取的手术方式。目的是保护会阴软组织，避免胎头长时间压迫及会阴过度延伸造成的组织损伤。其术式分为会阴正中切开术和会阴后-侧切开术（图 5-143，图 5-144）。

【操作步骤】

　　1. 向患者及家属解释操作过程、方法和目的，监测生命体征。

　　2. 产妇体位安置　膀胱截石位。

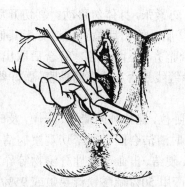
图 5-143　会阴后 - 侧切开

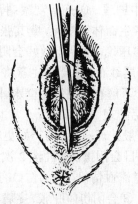
图 5-144　会阴正中切开

3. 确定切开部位　①会阴后 - 侧切开在会阴后联合中线偏左或右侧 45°位置。②会阴正中切开在会阴后联合中线垂直处。

4. 切开方法　常规消毒，采用阴部神经阻滞（图 5-145）或皮下浸润的麻醉（图 5-146）。会阴后 - 侧切开时术者左手示、中指伸入阴道与先露部之前，撑起会阴壁，将会阴切开剪放在切开位置，待子宫收缩时做会阴全层切开约 4～5cm；会阴正中切开时沿会阴后联合中线垂直切开约 2.5～3cm，避免发生会阴Ⅲ度裂伤。胎儿、胎盘娩出后，阴道内填塞带尾纱布块，缝合后取出纱布。

5. 术毕拔针，再次消毒并常规做肛门检查。

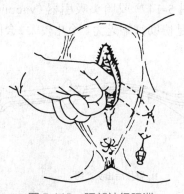
图 5-145　阴部神经阻滞

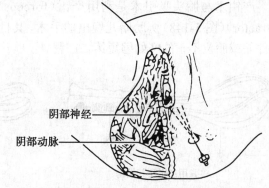
图 5-146　皮下浸润的麻醉

【护理】

1. 术前护理

（1）术前评估：①适应证：a. 需缩短第二产程者，如胎儿较大，胎头位置不正，宫缩乏力；胎儿宫内窘迫；妊娠合并有心脏病、高血压综合征等高危妊娠。b. 初产妇需行产钳术、臀位助产术、胎头吸引术。c. 会阴条件差、阴道口狭小，会阴部存在严重撕裂可能时。d. 预防因会阴阻力引起的早产儿颅内出血时。②禁忌证：判断不具备阴道分娩条件者、存在难以控制的出血倾向者。

（2）术前指导及准备：①向受术者及家属说明操作目的、过程、注意事项，消除受术者紧张情绪取得合作。②术前遵医嘱进行普鲁卡因皮试。

2．术中护理　①病情观察：操作过程中应密切观察产程进展，选择适宜的时机，注意受术者生命体征变化，嘱其张口呼吸，勿紧张，身体勿移动。②切开后指导产妇正确运用腹压娩出胎儿，做好会阴保护。③胎儿娩出后检查阴道有无其他地方的裂伤，填塞带尾纱布，缝合时注意将皮肤对合整齐，不留死腔。缝合后取出带尾纱布，做肛门指检了解有无阴道后壁水肿，并排除缝线是否穿透直肠黏膜，做好器械清点。

3．术后护理

（1）一般护理：①协助产妇更衣，取侧卧位，保持外阴清洁、干燥，及时更换消毒会阴垫，每日会阴擦洗 / 冲洗 2 次，便后及时清洁会阴。②密切观察病情变化，观察宫缩及阴道流血情况，局部伤口有无红肿、硬结、出血及脓性分泌物等异常，并及时通知医生。③会阴伤口肿胀、疼痛者，局部应用 50% 硫酸镁湿热敷或 95% 乙醇湿敷，同时配合切口局部理疗，促进愈合。④正常会阴正中切口术后 3 天拆线，会阴后侧切口术后 5 天拆线。

（2）术后并发症处理：①会阴切开处出血多见于局部小动脉未结扎、止血不彻底、伤口撕裂未处理等，仔细检查后重新缝合。②会阴血肿多见于止血不良，而缝合后留死腔。处理为清除血块，判断出血原因，给予缝合或伤口开放，应用抗生素控制感染，必要时给予输血。③会阴切开缝合感染多见于消毒不彻底、会阴污染、缝线过紧导致血供不畅。处理为拆除缝线、局部换药及应用抗生素，必要时重新缝合并配合理疗。④会阴切口硬结及瘢痕多见于缝合过密过浅、线头未吸收，处理为局部坐浴，配合理疗，必要时手术切除。

（二）产钳术与胎头吸引术

产钳术与胎头吸引术是利用产钳（forceps）（图 5-147）或胎头吸引器（vacuum extractor）（图 5-148）协助胎儿娩出的手术，其目的是协助宫缩乏力、胎儿较大、会阴条件差或胎位不正的产妇缩短第二产程。

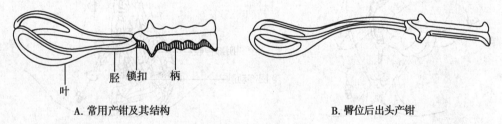

　　叶　　　　胫　锁扣　　柄

　A. 常用产钳及其结构　　　　　　　　　B. 臀位后出头产钳

图 5-147　产钳

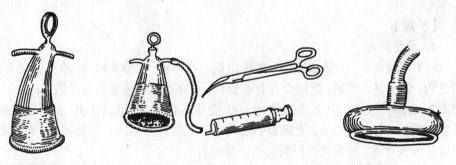

A.牛角形空筒胎头吸引器　　B.直筒形胎头吸引器　　C.金属扁圆形胎头吸引器

图 5-148　胎头吸引器

【操作步骤】

1. 向患者及家属解释操作方法和目的,取得产妇及家属的配合。

2. 产妇体位安置　取膀胱截石位,导尿排空膀胱,冲洗后消毒外阴,铺巾。

3. 确定胎位,如需侧切应先行会阴侧切。

4. 操作方法

(1)产钳术:术者沿先伸入阴道后壁与胎头之间的右手掌面放置产钳左叶,而后沿伸入阴道后壁与胎头之间的左手掌面放置产钳右叶,保证胎头矢状缝在两钳叶正中,确认无软组织及脐带夹入,合拢产钳,在宫缩时先向外、向下缓慢牵拉产钳,而后再平行牵拉,当胎头着冠后上提钳柄,使胎头仰伸娩出。

(2)胎头吸引术:正确放置胎头吸引器,使其头端与胎头顶部紧密贴合,调整吸引器横柄与胎头矢状缝一致,抽吸空气形成负压,按分娩机转牵引,胎头娩出阴道口时,解除负压取下吸引器。

5. 术毕检查软产道有无裂伤,必要时缝合。

【护理】

1. 术前护理

(1)术前评估:①适应证:因临产后宫缩乏力时,需缩短第二产程;胎头拨露于会阴部达半小时未能娩出者;产妇有剖宫产史或子宫有瘢痕不宜过分用力者;产妇患有心脏病、妊娠高血压综合征,有胎儿宫内窘迫征象者;臀位后出胎头娩出有困难者;胎头吸引阻力较大而失败者;②禁忌证:明显头盆不称,估计胎儿无法从阴道分娩者;明显头盆不称,胎头颅骨最低点在坐骨棘水平或在坐骨棘以上者;宫口未开全或胎膜未破,胎头双顶径未达坐骨棘水平者;胎头位置高,未达到阴道口者;确定死胎、胎儿畸形者;

(2)术前指导及准备:①向产妇及家属说明操作目的、方法、注意事项,消除受术者紧张情绪取得合作,指导产妇正确使用腹压。②检查产钳或胎头吸引器使其处于完好备用状态。③导尿排空膀胱,摆体位,阴道检查,评估头盆位置及产程进展,再次确定适应证。

2. 术中护理　①接好器械后,准备新生儿抢救用品。②病情观察:操作过程中应密切观察宫缩、胎心及生命体征变化,根据需要给予吸氧或补充能量。③器械使用注意事项:使用胎头吸引器时不应超过2次,避免反复牵拉,牵引时间不应超过20分钟;产钳牵拉时应在宫缩时进行。④胎儿娩出后及时清理呼吸道,肌注维生素 K_1,观察有无头皮损伤、头皮血肿及颅内出血,以便及时处理,进行 Apgar 评分。

3. 术后护理

(1)一般护理:①检查软产道,有软组织撕裂伤及时给予处理。②密切观察产妇宫缩、阴道流血、会阴切口及排尿等情况。③保持外阴部清洁,每日行会阴擦洗2次。④密切观察新生儿有无产伤、颅内出血等情况,做好新生儿护理。

(2)术后并发症处理

1)产妇并发症:①宫颈裂伤多因宫口未开全或宫颈被胎头吸引器夹住造成,应给予缝合。②阴道裂伤多因会阴切口过小或阴道壁组织弹性差所致,应给予缝合。③阴道血肿多因阴道壁被吸入吸头器所致,故旋转吸引器前必须仔细检查,排除软组织受夹,血肿不大时可不必处理,若不缓解可做清除血肿处理。

2）胎儿并发症：①头皮血肿多由于负压过大或牵引力过大，牵引时间过长所致，血肿小者无需特殊处理，多于一个月内自然吸收；若头皮血肿迅速增大，有活动性出血者应切开止血。②颅内出血多由产伤和缺氧引起，密切观察新生儿的面色、反应及肌张力等，有异常时应及时通知医生，保持病室安静，减少搬动，1 次 / 天肌内注射维生素 K_1，连续 3 天，抗惊厥、降颅压及应用脑代谢激活剂等治疗。③骨折多与吸引负压过大或牵引力过猛有关，线性骨折不需处理可自愈，若骨折影响功能或影响脑组织，应行手术治疗。

（三）人工剥离胎盘术

人工剥离胎盘术指胎儿娩出后，接生者用手剥离并取出滞留于子宫腔内胎盘的手术。目的是使产妇尽快娩出胎盘，减少产后出血。

【操作步骤】

1. 向患者及家属解释操作方法和目的。

2. 产妇体位安置　产妇取膀胱截石位，排空膀胱，外阴消毒。

3. 宫口紧时可肌注哌替啶及阿托品，必要时行全身麻醉。

4. 术者戴手套，一手紧握腹部子宫底，另一手五指并拢呈圆锥形沿脐带进入子宫腔，找到胎盘边缘，而后手背紧贴子宫壁，插入胎盘与子宫壁之间，缓慢地用尺侧缘的手掌将胎盘自宫腔分离，待全部分离后，牵拉脐带，娩出胎盘（图 5-149）。

5. 术毕认真检查胎盘、胎膜完整性。

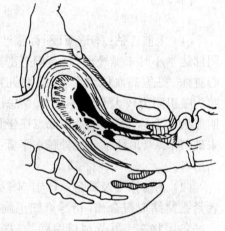

图 5-149　人工剥离胎盘术

【护理】

1. 术前护理

（1）术前评估：①适应证：胎儿娩出后，在胎盘娩出前有活动性出血者；胎儿娩出后 30 分钟，胎盘尚未剥离或部分剥离引起子宫出血，采取牵拉脐带、按摩子宫、应用缩宫剂仍无效者；前置胎盘或胎盘早期剥离，胎儿娩出后仍有活动性出血者。②禁忌证：植入性胎盘，切勿强行剥离。

（2）术前指导及准备：①向产妇及家属说明操作目的、过程及意义，消除紧张情绪，取得产妇的配合。②导尿，排空膀胱，做好输血准备。

2. 术中护理：①操作过程中应密切观察产妇的生命体征变化，给予解释与安慰。②操作时注意无菌，动作轻柔，切忌强行剥离。③立即检查取出的胎盘、胎膜是否完整，如有缺损应根据缺损的多少和当时子宫收缩、阴道流血的情况决定是否清宫，尽量减少子宫内操作次数和时间。④必要时给予输血。

3. 术后护理

（1）一般护理：①严密观察子宫收缩及阴道出血情况，若宫缩不佳，及时按摩子宫并注射子宫收缩剂。②观察有无发热、阴道分泌物异常等体征，遵医嘱给予抗生素预防感染。

（2）术后并发症处理：①子宫出血多见于胎盘剥离困难或剥离不全时，影响子宫收缩而致大出血。需立即清除子宫内容物,加强宫缩,控制出血。若不能有效控制时应急症开腹处理。②子宫损伤或穿孔多由于手术操作不当所致,子宫穿孔小、出血不多时可注射宫缩剂及应用抗生素严密观察;子宫损伤重或出血不止者应开腹探查并予修复或切除。③产后感染多为未严格无菌操作或徒手剥离胎盘后未常规应用抗生素,应严密观察感染征象并遵医嘱应用抗生素。

(四)手术(药物)流产术

手术(药物)流产术指为避孕失败且不愿生育者、患有遗传病或其他严重疾病不宜继续妊娠者及发现胚胎异常者通过手术或药物进行终止妊娠的方法。

▲手术流产术

【操作步骤】

1. 向患者及家属解释操作方法、过程、注意事项及后果。

2. 受术者体位安置 取膀胱截石位,排空膀胱,外阴、阴道消毒,铺无菌孔巾。

3. 双合诊检查,确定子宫的大小、位置及附件情况。

4. 用阴道窥器暴露宫颈并进行消毒。

5. 探测宫腔及扩张宫颈(宫颈管)。

6. 手术方法

(1)负压吸引术:吸引管与吸引器连接,测负压无误后,将吸引管送入子宫底,打开负压,按顺时针吸引子宫1~2周,感觉到子宫缩小、子宫壁粗糙及吸头移动受阻时,停负压,取出吸管,再用刮匙绕宫腔轻刮一周,检查吸出物。

(2)钳刮术:宫颈钳夹持宫颈前唇向外牵引,使子宫呈水平位,用宫颈扩张器逐步扩张宫颈管,用胎盘钳夹破胎膜,钳取胎盘及胚胎组织,核对胎儿及胎盘完整后,用刮匙或负压吸刮清理宫腔。

7. 术毕取下器械,整理用物。

【护理】

1. 术前护理

(1)术前评估:①适应证:妊娠14周内要求终止妊娠者(妊娠10周内行吸宫术,10~14周行钳刮术)、患有某种疾病不宜继续妊娠者;②禁忌证:各种疾病的急性期、生殖器官急性炎症、术前两次测体温高于37.5℃以上、全身状况不佳不能耐受手术者。

(2)术前指导及准备:①向受术者及家属说明操作目的、过程、注意事项,取得合作。②嘱受术者排空膀胱。③遵医嘱应用药物,准备器械及消毒物品。

2. 术中护理 ①病情观察:操作过程中应密切观察受术者腹痛、面色等情况,观察有无人工流产综合征的出现,给予安慰,及时通知医生,适当降低吸宫的压力,动作轻柔,必要时应用药物缓解症状。②扩张宫颈或宫颈管时动作要轻、稳、准,吸宫时根据宫腔的深度选择吸引管的型号(宫腔深在10cm以下选6号吸管,10~12cm选7号吸管,12cm以上选8号吸管)。钳刮术破膜后可酌情肌注缩宫素。③配合术者检查吸出物、有无绒毛及胚胎组织,必要时送检。

3. 术后护理

(1)一般护理:①指导受术者在观察室休息1~2小时,观察有无腹痛及阴道流血现象。②保持外阴清洁,1个月内禁止盆浴及性生活。③注意休息,吸宫术术后休息

笔记

2 周,钳刮术术后休息 2～4 周。④加强营养,适当应用抗生素预防感染。⑤若有腹痛、阴道流血多或持续出血达 10 天以上者,应随时就诊。⑥指导夫妇双方科学避孕。

(2) 术后并发症处理:①术中出血:多发生在妊娠周数较大者,应尽快除去胎盘组织和宫腔内容物,再注射宫缩剂,止住出血。②术后感染:多因吸宫不全、术后过早性生活、器械敷料消毒不严或术中破坏无菌环境导致,表现为发热、下腹疼痛、白带混浊或阴道不规则出血,应卧床休息,给予支持疗法,应用抗生素,宫内有残留者应按感染性流产处理。③漏吸:与孕周过小、子宫畸形、子宫的位置异常和术者的技术水平有关,应复查子宫的大小、位置及形态,重新行吸宫手术。④子宫穿孔:多见于子宫位置过度倾屈、子宫畸形、哺乳期子宫较软、宫颈发育不良及术者未查清子宫位置或技术不熟练,表现为突然感到下腹部剧烈疼痛,伴有恶心、呕吐、肛门下坠等不适,严重者面色苍白、出冷汗、四肢发凉,甚至昏厥等,应立即停止手术,给予缩宫素及抗生素静脉滴注,严密观察生命体征,收住院治疗。⑤吸宫不全:多因子宫的位置异常或术者技术不熟练导致部分胎儿及胎盘组织滞留宫腔,表现为阴道流血量多、阴道流血超过 10 天或流血暂停后又有大量出血,应 B 超确诊后行刮宫或清宫术。⑥羊水栓塞:多因宫颈损伤和胎盘剥离使血窦开放,使羊水进入母体的血液循环,表现为寒战、呛咳、气急、烦躁不安等症状,随后出现发绀、呼吸困难、心率加快、抽搐、昏迷、血压下降,出现循环衰竭和休克状态。应立即给予吸氧、解痉、抗过敏、抗休克等抢救措施(图 5-150)。

▲药物流产术

药物流产是用药物终止早孕的一种避孕失败的补救措施,目前临床常用的药物有米非司酮和米索前列醇。

【操作步骤】

1. 做 B 超检查,确认是宫内孕,孕周 7 周以内。

2. 向患者及家属解释服药方法、注意事项及不良反应。

3. 服药方法:米非司酮 25mg,每日 2 次口服,连续 3 天,于第 4 天上午顿服米索前列醇 0.6mg。

4. 密切观察患者的血压、脉搏、药物副作用、出血量、排出物有无胎囊及胎囊大小等。

【护理】

1. 术前护理

(1) 术前评估:①适应证:停经在 49 日以内,确诊为早孕的而自愿要求结束妊娠的健康妇女;不宜行手术流产的高危妊娠,如近期剖宫产后、近期人工流产术后、连续多次人工流产、子宫位置异常、生殖道畸形、瘢痕子宫等不宜行吸宫术的早孕者;对手术流产恐惧或有疑虑者。②禁忌证:疑为宫外孕者;带宫内节育环者;对应用米非司酮有禁忌者(如血液病、糖尿病、肾上腺疾病、肝肾功能异常及血管栓塞等);对米索前列醇有禁忌者(如高血压、低血压、青光眼、哮喘、心脏病、贫血及过敏体质等)。

(2) 术前指导及准备:①详细评估孕妇病史及身心状况,做 B 超检查,核实适应证和禁忌证。②测生命体征,登记孕妇的姓名、服药及随访日期。③向患者及家属解释服药方法、注意事项及可能的副反应。如药物宜在空腹或进食 2 小时后用凉开水送服,大部分孕妇在服用米索前列醇后 6 小时内排出胚囊,极少部分在 1 周内排出等。

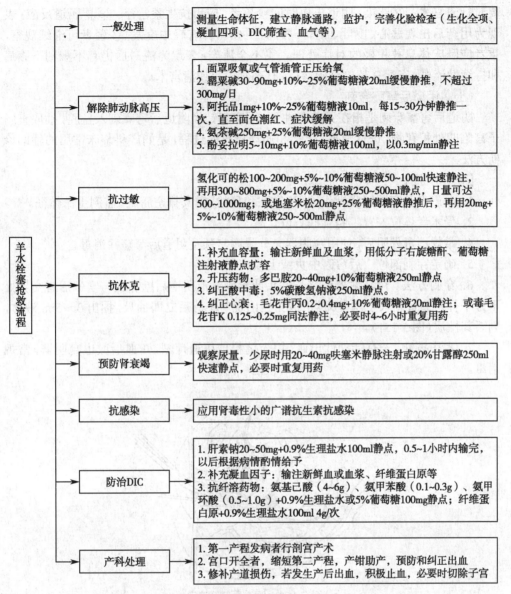

图 5-150　羊水栓塞的抢救流程图

2．术中护理　①病情观察：密切观察孕妇的反应，有无迷走神经兴奋的症状，轻者无需处理，重者通知医生。②观察孕妇阴道流血情况，有无胚囊排出。如排出胚囊前后有活动性出血，可给宫缩剂或立即刮宫止血。③组织物排出后需再留院观察 1 小时。

3．术后护理

（1）一般护理：①密切观察流产后阴道流血情况，若流血量多、时间长或出现发热、腹痛等情况，应及时来院就诊。②注意会阴清洁，阴道流血未净时禁盆浴及性生活。③药物流产失败者，及时行刮宫术。④流产后 2 周内适当休息，加强营养，不做重体力劳动。⑤定期门诊复查，指导科学避孕。

（2）术后不良反应及并发症处理：①阴道流血：一般药物流产后阴道出血时间在两周内且出血量不超过平时月经量，若出血时间超过 2 周且量多时，应查明原因，必要时行清宫术。②感染：阴道出血时间较长者，应用抗生素治疗。③胃肠道反应：表现为用药后出现恶心、呕吐、腹痛、腹泻，并常常伴有轻中度发热，轻者可继续观察，重者应卧床休息并积极的对症处理。④不全流产：表现为流产后仍有不规则下腹痛和持续性流血，应行 B 超检查确诊后，行药物治疗或清宫术。

（五）阴道后穹窿穿刺

阴道后穹窿穿刺是指在无菌条件下，用穿刺针经阴道后穹窿刺入盆腔，抽取直肠子宫陷凹处积存物，进行观察、化验和病理检查的过程，是妇产科临床常用的辅助诊断方法。

【操作步骤】

1. 向患者及家属解释操作过程、方法和目的，嘱其排空膀胱，监测生命体征。

2. 受术者体位安置　膀胱截石位。

4. 常规消毒外阴后，使用窥阴器充分暴露宫颈及阴道后穹窿并消毒。

5. 确定穿刺部位　后穹窿中央或上偏病变一侧。

6. 穿刺方法　用注射器连接长针头或穿刺针沿阴道后壁黏膜与宫颈后唇交界处下方平行宫颈管刺入子宫直肠陷凹处，当出现落空感后立即抽吸，抽出 3～5ml 液体，判断其性质（图 5-151）。

7. 术毕拔针，若有活动性出血，用无菌棉球压迫片刻，止血后取出窥阴器，常规消毒。

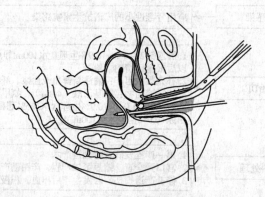

图 5-151　阴道后穹窿穿刺

【护理】

1. 术前护理

（1）术前评估：①适应证：怀疑盆腔内有积脓、积液时，做穿刺确定其性质；盆腔脓肿的穿刺引流及局部注射药物；疑有腹腔内出血如宫外孕、卵巢黄体破裂等；B 超引导下经阴道后穹窿穿刺取卵；B 超引导下卵巢子宫内膜异位囊肿或输卵管妊娠部位注药治疗；②禁忌证：巨大肿块占据直肠子宫陷凹部位；盆腔严重粘连；临床高度怀疑恶性肿瘤者；准备采用非手术治疗的异位妊娠。

（2）术前指导及准备：①向受术者及家属说明操作目的、过程、注意事项，消除受术者紧张情绪取得合作。②嘱其排空膀胱。③器械准备。

2. 术中护理　①病情观察：严密观察患者的生命体征，了解患者的主诉及不适，安慰患者,提供心理支持。②穿刺时注意进针的角度和深度,避免损伤子宫和直肠。③抽液量:3～5ml。④观察抽出液的性状:抽吸液为鲜血,短时间内凝固为血管内血液,血液不凝集为腹腔内血液;若抽出液为不凝固陈旧血,可能为陈旧性宫外孕;若抽出淡红、稀薄液体甚至脓液,多为盆腔炎性渗出液。⑤做好标记并及时送检。确定患者的状态,遵医嘱迅速做好术前准备,联系急诊手术并护送患者去手术室。

3．术后护理　①记录穿刺的时间、抽出液的颜色、性状以及受术者术中状态。②密切观察病情变化,观察生命体征变化,并及时通知医生。③注意观察阴道出血情况,保持外阴清洁。

（六）经腹壁羊膜腔穿刺术

经腹壁羊膜腔穿刺术(amniocentesis)是指在妊娠中晚期,用穿刺针经腹壁、子宫肌壁进入羊膜腔抽取羊水,供临床分析诊断或注入药物。

【操作步骤】

1．向患者及家属解释操作方法和目的,监测生命体征。

2．受术者体位安置　排空膀胱后取仰卧位。

3．确定穿刺部位　①手工定位:固定子宫,宫底下2～3横指中线或两侧囊性感明显的部位;②B超定位:胎盘及羊水暗区避开胎盘,选择羊水最丰富的区域(图5-152)。

4．穿刺方法　常规消毒皮肤,局部麻醉,术者持穿刺针垂直刺入腹壁,出现第一次落空感表示进入腹腔,继续进针,出现第二次落空感时表示已刺入羊膜腔,拔出针芯,有羊水溢出,接注射器抽出所需羊水送检或直接注入药物。

5．术毕将针芯插入穿刺针,迅速拔针,再次消毒并盖无菌敷料,加压5分钟后胶布固定。

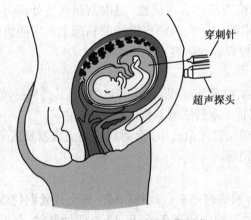

穿刺针

超声探头

图5-152　经腹壁羊膜腔穿刺术

【护理】

1．术前护理

（1）术前评估:①适应证:疑母儿血型不合需给胎儿输血的孕妇;近亲婚配的孕妇;年龄超过35岁的高龄孕妇;羊水过多的孕妇;家族中有遗传病史,胎儿有可能发生遗传病的孕妇;曾经生过畸形儿的孕妇;孕早期接触放射线或应用可能致畸的药物者;血液学筛查检测结果异常的孕妇;B超检查发现胎儿异常的孕妇;怀疑有宫内感

笔记

染的孕妇;产前筛查怀疑有异常胎儿的高危孕妇;需做羊水生化测定者;终止妊娠注药者;注入药物促进胎儿发育者;明确胎儿性别。②禁忌证:孕妇曾有先兆流产;术前1日两次测体温高于37.5℃以上者;穿刺部位皮肤感染者;心、肝、肾病患功能异常或活动期者。

(2)术前指导及准备:①评估孕周是否在16～26周,腹壁的皮肤情况、孕妇的身体状况,判断穿刺时机。②向孕妇及家属说明操作目的、方法、注意事项,消除其紧张情绪取得合作,嘱其排空膀胱。③会阴备皮,准备器械。④查明穿刺部位及胎盘的位置,标记穿刺点。

2.术中护理 ①病情观察:操作过程中应密切观察孕妇的生命体征变化,以判其对穿刺的耐受性。②严格无菌操作,穿刺中注意选择细穿刺针,不可过深或过猛,必要时调整进针角度和深度;若抽出血液,应立即拔针并压迫穿刺点,加压包扎,穿刺次数不超过2次。③穿刺过程中注意观察孕妇有无发绀、呼吸困难等异常,警惕羊水栓塞的发生。

3.术后护理

(1)一般护理:①记录穿刺的时间、抽出的羊水量、颜色、质地以及孕妇术中状态。②密切观察穿刺点、阴道有无流血或液体溢出等。③监测胎心音和胎动的情况,有异常及时通知医生。④指导孕妇术后当天减少活动。

(2)术后并发症处理:①感染多由于无菌操作不严导致,表现为高热、子宫收缩及腹部疼痛等,应积极抗感染治疗。②羊膜腔炎表现为下腹痛、发热等症状,易引起早产,应积极保胎及抗感染治疗。③胎儿刺伤多由于术中操作不当或穿刺过程中胎儿活动误伤,应压迫穿刺点,加压包扎,监测胎心变化。

(七)宫颈活组织检查

子宫颈活体组织检查简称宫颈活检,是取宫颈病变处或可疑病变部位小部分组织进行病理学检查,以确定子宫颈病变性质的临床上常用的方法。临床上常用的取材方法有局部活组织检查和诊断性宫颈锥切术。

【操作步骤】

1.向患者及家属解释操作过程、方法和目的,嘱其排空膀胱,监测生命体征。

2.受术者体位安置 取膀胱截石位。

3.术者先消毒外阴,铺无菌孔巾,而后放置阴道窥器暴露子宫颈,拭净宫颈表面黏液及分泌物后局部消毒。

4.取材方法

(1)点切法:用宫颈活检钳在宫颈外口鳞-柱交接处取材或在特殊病变处、肉眼糜烂较深处取材,可疑宫颈癌应在3、6、9、12点四处取材,怀疑病变在颈管内者,应用小刮匙刮取宫颈管内组织。可在阴道镜下定位取材或在宫颈阴道部涂碘溶液在不着色区取材。填以带有线尾的大棉球或纱布卷局部压迫止血。线尾露出阴道口外。

(2)锥切法:宫颈钳夹持宫颈前唇向外牵引,扩张宫颈管并做宫颈管搔刮术。宫颈涂碘溶液,在病灶外或碘不着色区域外0.5cm处,用尖刀做环形切口,包括宫颈上皮及少许皮下组织,深约0.2cm,而后以30°～50°角向内做宫颈锥形切除。用无菌纱布卷填塞创面压迫止血,必要时缝扎止血。

5.术毕将取下的组织放于盛有10%甲醛溶液的小瓶中固定,送病理检查。整理用物。

【护理】

1. 术前护理

(1) 术前评估:①适应证:a. 局部活组织检查:阴道镜检查时反复可疑阳性或阳性者;宫颈有接触性出血、疑有宫颈癌或慢性特异性炎症,需进一步明确诊断者;宫颈脱落细胞涂片检查巴氏Ⅱ级经抗感染治疗后仍为Ⅱ级者;宫颈脱落细胞涂片检查巴氏Ⅲ级以及Ⅲ级以上者;TBS 分类鳞状上皮细胞异常者。b. 诊断性宫颈锥切术:宫颈活检有重度不典型增生者;可疑早期浸润癌,明确累及程度及手术范围者;宫颈刮片细胞学检查多次检出恶性细胞,而宫颈活检或分段诊刮均未检出者。②禁忌证:阴道、子宫、宫颈、盆腔急性或亚急性炎症者;有凝血功能障碍者;妊娠期或月经期;阴道上药 1 周内者。

(2) 术前指导及准备:①评估患者的状况,有无禁忌证,是否为月经干净后 3~7天,确定是否适宜手术。②向受术者及家属说明操作目的、过程、注意事项,消除受术者紧张情绪取得合作。③备齐用物,协助消毒外阴。

2. 术中护理 ①病情观察:操作过程中应密切观察患者生命体征变化,陪伴在患者身边,并给予心理上支持。锥切术需麻醉后进行,注意观察麻醉后的反应。②锥切法取下的标本应在 12 点的位置做一标记。③术中出现动脉出血,应准备肠线或明胶海绵、凝血酶等。

3. 术后护理

(1) 一般护理:①保持会阴清洁,注意观察阴道出血量并记录,将取出的标本标号后送检。②指导宫颈点切法患者 24 小时后自行取出阴道内带线尾棉球或纱布卷。③指导宫颈点切法患者 1 个月内、锥切法患者 2 个月内禁盆浴及性生活。④锥切法患者常规应用抗生素预防感染,6 周后门诊探查宫颈管有无狭窄或肉芽组织增生。

(2) 术后并发症处理:①出血多见于深部切除病变以及合并感染者。常发生于术后 5~12 天,应根据出血量采用纱布压迫、冷冻、电烧,出血多时重新缝合等。②子宫颈狭窄多见于年龄大及锥切深度超过 2cm 者,患者可出现痛经、月经潴留、以致闭经或月经期出现棕色或黑色阴道点滴出血,可采用子宫颈扩张器扩张宫颈。③盆腔感染可表现为下腹疼痛、发热、寒战、头痛、食欲不振等,应用抗生素治疗。

(八) 诊断性刮宫术

诊断性刮宫(diagnostic curettage)简称诊刮,是诊断宫腔疾病最常用的方法,通过刮取子宫内膜和内膜病灶行活组织检查,做出病理诊断。怀疑同时伴有宫颈管病变时,需对宫颈管和宫腔分别进行诊断性刮宫,简称分段诊刮。

【操作步骤】

1. 向患者及家属解释操作过程、方法和目的,嘱其排空膀胱,对个别较敏感者或子宫颈内口较紧者,酌情使用镇静剂或麻醉剂。

2. 受术者体位安置 取膀胱截石位。

3. 术者先常规消毒外阴,铺无菌孔巾,行双合诊检查,了解子宫大小及位置,而后放置阴道窥器暴露子宫颈,拭净宫颈表面黏液及分泌物后消毒宫颈、宫颈管。

4. 取材方法 用宫颈钳夹持宫颈前唇向外牵引,用探针顺宫腔方向测宫腔深度及方向,用宫颈扩张器扩张宫颈后,将刮匙伸入宫腔,由内向外沿宫腔前壁、侧壁、后壁、宫底和两侧子宫角部刮取一周。分段诊刮时先用小刮匙自宫颈内 - 外环刮宫颈管一周后，再用探针顺宫腔方向测宫腔深度，然后进宫腔刮取内膜。

5. 刮出的组织分别放入盛有 10% 甲醛溶液的小瓶固定，分瓶标记送病理检查。

【护理】

1. 术前护理

（1）术前评估：①适应证：子宫异常出血或阴道排液，需排除或证实宫腔内膜癌、宫颈管癌或其他病变（如子宫内膜炎、流产等）；无排卵性功能失调性子宫出血及或怀疑子宫性闭经，需了解子宫内膜改变和子宫内膜结核；宫腔内有组织残留或功能失调性子宫出血长期多量出血时，彻底刮宫有助于诊断，并有迅速止血效果；了解女性不孕症者有无排卵，并发现有无子宫内膜病变。②禁忌证：急性阴道炎或宫颈炎，急性或亚急性盆腔炎、附件炎；严重全身性疾病及有出血倾向者；术前 1 日两次测体温高于 37.5℃ 以上者。

（2）术前指导及准备：①向孕妇及家属说明操作目的、方法、注意事项，消除其紧张情绪取得合作，必要时应用镇静剂或麻醉剂，嘱其排空膀胱。②先消毒并冲洗外阴，然后消毒液冲洗阴道。③准备器械及盛有 10% 甲醛溶液的小瓶。④准备好各种抢救物品，以备紧急情况时的抢救。

2. 术中护理　①病情观察：操作过程中应密切观察受术者脉搏、面色等变化，以判其对诊刮的耐受性，嘱患者做深呼吸，并提供心理支持。若出现血压下降、面色苍白、大汗等人工流产综合征时应立即停止手术，给予吸氧，必要时实施抢救治疗。②刮出物高度怀疑为癌组织时，为避免出血及癌扩散，应停止刮宫；怀疑子宫内膜结核时，注意刮取两侧宫角部位。③协助术者观察并挑拣刮出的病变组织，宫颈管和宫腔标本分别标记固定并送检，记录。

3. 术后护理

（1）一般护理：①密切观察病情变化，有无腹痛及阴道流血等征象，及时通知医生。②保持外阴清洁，术后 2 周内禁止性生活及盆浴。③嘱患者遵医嘱服用抗生素 3～5 天。④1 周后到门诊复诊并了解病理检查结果。

（2）术后并发症处理：①出血：有些疾病会导致刮宫术中及术后大出血，术前应做好配血、输血、输液及开腹准备，及时止血及补充血容量。②感染：长期有阴道流血者，宫腔内常有感染，刮宫促进了感染的进一步扩散，术前术后应用抗生素治疗，并术中严格无菌操作。③子宫穿孔：哺乳期、绝经后及子宫恶性肿瘤者，应查明子宫的位置、大小后轻柔仔细操作，防止穿孔；子宫穿孔一经发现应立即停止手术，密切观察，应用缩宫素和抗生素，若穿孔大、出血多、怀疑脏器损伤时立即剖腹探查。

（九）胎儿电子监护

胎儿电子监护是用胎儿电子监护仪连续性观察和记录胎心率的动态变化，了解胎动、宫缩对胎心率的影响，评估胎儿在宫内的情况及宫内储备情况。分产前监护和产时监护，包括内监护和外监护两种形式，临床上常用外监护。

【操作步骤】

1. 向患者及家属解释操作过程、方法和目的，保持环境安静，消除紧张心理。

2. 受术者体位安置　排尿后取半卧位。

3. 操作方法　术者先预热电子监护仪，①内监护：将宫口开大 1cm 以上，将单极电极经宫口连接胎头进行监护。②外监护：探头上涂耦合剂后放置于孕妇腹壁胎心音最清楚处，将宫缩压力探头放在子宫底下三横指处，固定。

4. 指导孕妇每胎动时按下胎动描记按钮。若 20 分钟内无胎动，应轻推胎儿使其觉醒，并延长做图 20 分钟。

5. 监测时间不得少于 20 分钟，记录纸运行速度以 3cm/min 为宜。

6. 监护完毕记录孕妇的姓名、孕周等项目，分析监护结果。

【护理】

1. 术前护理

（1）术前评估：①适应证：妊娠 34 周以后，高危妊娠可酌情提前。②禁忌证：有严重出血倾向，血小板明显减少或用肝素、双香豆素等进行抗凝治疗者；大咯血、严重肺结核及肺气肿者；体质衰弱、病情危重者。

（2）术前指导及准备：①向孕妇及家属说明操作目的、过程、注意事项，消除紧张情绪取得合作。②准备胎儿电子监护仪并指导孕妇监护中配合的方法。③嘱孕妇排空膀胱，取半卧位，避免出现仰卧位综合征影响监护。④检测胎儿电子监护仪，保证电压稳定、仪器运行正常。

2. 术中护理　①病情观察：观察孕妇的反应，消除紧张心理；观察有无胎动，必要时用手轻轻推动胎儿，刺激胎动。②若在胎动时孕妇忘记按下胎动描记按钮，根据孕妇的口述在记录纸上做胎动记号。③若需要做缩宫素激惹试验（oxytocin irritability test，OCT）时可采取以下两种方式：a. 静脉滴注缩宫素法：静脉滴注 1∶2000 缩宫素，从 8 滴 / 分开始，逐步增加滴数至每 10 分钟有效宫缩 3 次。b. 乳头刺激法：透过衣服轻轻按摩乳头 2 分钟直至产生宫缩。观察宫缩时胎心变化情况。④注意遮挡与保暖。

3. 术后护理

（1）记录胎儿电子监护的时间，监护的结果。

（2）按程序对胎心电子监护结果进行分析。

1）观察胎心率基线（FHR-baseline，BFHR）：即无胎动和无子宫收缩影响时，10 分钟以上的胎心率平均值，正常值为 110～160bpm。胎心率基线摆动包括胎心率的摆动幅度（正常值 6～25bpm）和摆动频率（正常为≥6 次 / 分），FHR 基线变平提示胎儿储备能力丧失。

2）观察胎心率一过性变化：胎心率受到胎动、宫缩、触诊及声响等刺激时发生的暂时性加快或减慢，随后又恢复至基线水平。短暂的、散发的加速是无害的；早期减速提示宫缩时胎头受压；变异减速提示宫缩时脐带受压兴奋迷走神经；晚期减速提示胎盘功能不良、胎儿缺氧。

3）预测胎儿宫内储备能力：①无宫缩、无外界负荷刺激下，20 分钟内至少 3 次以上胎动，胎心率加速超过 15 次 / 分，持续时间 >15 秒，称为无应激试验有反应，提示胎儿情况良好。②若宫缩时或宫缩后胎心率基线变异正常或胎动后胎心率加快，无晚期减速为 OCT 阴性，提示胎盘功能良好；若多次宫缩后连续重复出现晚期减速，胎心率变异减少，胎动后无胎心率增快为 OCT 阳性，提示胎盘功能减退。

（3）按分析后的结果进行处理。

（十）高危妊娠评分法

高危妊娠评分法是指运用高危妊娠评分指标（修改后的 Nesbitt 评分指标）

（表 5-36）将妊娠中各项危险因素在产前检查时用记分法进行比较和定量，一般妊娠早中晚各评分 3 次，总分 100 分，用总分减去各种危险因素的评分低于 70 分者为高危妊娠。

表 5-36　修改后的 Nesbitt 评分指标

项目	分值	项目	分值
1. 孕妇年龄		**5. 妇科疾病**	
15 岁～19 岁	−10	月经失调	−10
20 岁～29 岁	0	不育史：少于 2 年	−10
30 岁～34 岁	−5	多于 2 年	−20
35 岁～39 岁	−10	子宫颈不正常或松弛	−20
40 岁及以上	−20	子宫肌瘤：大于 5cm	−20
2. 婚姻状况		黏膜下	−30
未婚或离婚	−5	卵巢肿瘤（>6cm）	−20
已婚	0	子宫内膜异位症	−5
3. 产次		**6. 内科疾病与营养**	
0 产	−10	全身性疾病	
1～3 产	0	急性：中度	−5
4～7 产	−5	重度	−15
8 产以上	−10	慢性：非消耗性	−5
4. 过去分娩史		消耗性	−20
流产：1 次	−5	尿路感染：急性	−5
3 次以上	−30	慢性	−25
早产：1 次	−10	糖尿病	−30
2 次以上	−20	慢性高血压：中度	−15
死胎：1 次	−10	重度	−30
2 次以上	−30	合并肾炎	−30
新生儿死亡：1 次	−10	心脏病：心功能 1～2 级	−10
2 次以上	−30	心功能 3～4 级	−30
先天性畸形：1 次	−10	心衰史	
2 次以上	−20	贫血：Hb 10～11g	−5
新生儿损伤：骨骼	−10	Hb 9～10g	−10
神经	−20	Hb<9g	−20
骨盆狭小：临界	−10	血型不合：ABO	−20
狭小	−30	Rh	−30
先露异常史	−10	内分泌疾病	
剖宫产史	−10	垂体、肾上腺、甲状腺疾病	−30
		营养：不适当	−10
		不良	−20
		过度肥胖	−30

注：评分指标的总分为 100 分，当减去各种危险因素的评分后低于 70 分者属高危妊娠。

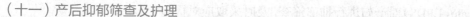

（十一）产后抑郁筛查及护理

产褥期抑郁症（postparturm depression, PPD）是产妇在分娩后出现抑郁、悲伤、沮丧、易激怒、烦躁、甚至有自杀或杀婴倾向等一系列症状为特征的心理障碍，产后抑郁筛查对早期发现和诊断产褥期抑郁症非常有帮助。

【筛查方法】

产褥期抑郁症无统一的诊断标准，目前临床多参照美国精神病学会（1994）在《精神疾病的诊断与统计手册》（DSM-Ⅳ）一书中制定的产褥期抑郁症诊断标准（表 5-37），具备下列标准 5 条或 5 条以上的症状，并且必须具备前两条症状且持续 2 周以上，患者自感痛苦或者患者的社会功能已经受到严重影响即可判定为产后抑郁症。

表 5-37　产褥期抑郁症的诊断标准

1. 在产后 2 周内出现下列 5 条或 5 条以上的症状，并且必须具备前（1）（2）两条

（1）情绪抑郁

（2）对全部或多数活动明显缺乏兴趣或愉悦

（3）疲劳或乏力

（4）体重显著下降或增加

（5）失眠或睡眠过度

（6）精神运动性兴奋或阻滞

（7）遇事皆感毫无意义或自罪感

（8）思维力减退或注意力溃散

（9）反复出现死亡想法

2. 在产后 4 周内发病

【护理】

1. 预防护理

（1）加强孕妇的精神关怀，宣传有关分娩、分娩常识及可能出现的不适感，了解分娩过程及分娩时的放松技术与助产人员的配合方法，减轻孕妇的恐惧、紧张心情，完善孕期保健。

（2）运用心理学、社会学知识在产妇分娩的过程中给予指导、安慰，降低分娩期的恐惧和焦虑。

（3）对分娩时间长、难产或有不良妊娠结局的产妇，应给予重点心理护理，注意保护性医疗，避免精神刺激。

（4）改善分娩环境，鼓励家人多给予陪伴及生活上的照顾，给予心理支持，满足产妇的身心方面的需求。

（5）营造舒适的环境，保证产妇的良好休息及充足睡眠；给予充足的营养支持，保证营养的摄入及乳汁分泌。

（6）倾听产妇的主诉，做好心理疏导；指导产妇与婴儿的交流和接触，提倡母乳喂养，培养自信心。

（7）运用产后抑郁筛查表，如爱丁堡产后抑郁量表（Edinburgh postnatal depression

scale，EPDS）对产妇进行抑郁筛查，及时采取应对措施。

2. 产后抑郁后护理

（1）鼓励产妇倾诉出内心的感受，护理人员运用科学的知识积极有效地做好心理疏导，解除不良的社会、心理因素。

（2）协助产妇参与婴儿的护理，使其尽早适应母亲的角色；对于不良妊娠结局的产妇，减少或避免精神刺激。

（3）向家属介绍产妇产后抑郁的相关问题，营造良好的家庭氛围，调整好家庭中的各种关系，指导家属给予心理上的支持。

（4）抑郁严重的产妇，遵医嘱应用抗抑郁的药物，使用时加强药物管理及观察用药后的反应。

（5）做好安全保护，高度警惕产妇的伤害行为，防止自伤或伤及他人。

三、综合实验与思考

1. 陈女士，58岁。绝经5年，阴道不规则出血3个月。患者绝经后一直无阴道出血及排液。2年前妇科检查无异常，1年前偶有下腹轻痛，近期饮食大小便正常，无体重减轻。既往有多囊卵巢综合征病史。妇科检查：外阴已婚产型；阴道畅，少量咖啡样血液；宫颈光滑；子宫前位，稍大，软，活动；双附件(-)，宫旁组织及骶韧带无增厚。高度怀疑子宫内膜癌，为确认诊断决定为患者做分段诊刮、宫颈刮片、B超等辅助检查。请问：

（1）在诊刮前需与患者进行哪些沟通？

（2）操作结束后应嘱患者注意什么？

（3）在整个操作过程中要注意什么？

2. 吴女士，28岁。阴道自然分娩，会阴侧切，产后1天，检查发现会阴伤口水肿，医嘱：50%硫酸镁溶液会阴湿热敷，每日2次。请问：

（1）在操作前需与患者进行哪些沟通？

（2）在整个操作过程中要注意什么？

（3）操作结束后应嘱患者注意什么？

3. 王女士，46岁。糖尿病史10年，主诉近期外阴瘙痒，白带增多，为豆腐渣样，同时伴有尿频、尿痛及性交痛。查体：小阴唇内侧和阴道黏膜上有白色膜状物附着，擦去后见黏膜红肿，局部有轻度糜烂。实验室检查：阴道分泌物中检出假丝酵母菌。诊断为外阴阴道假丝酵母菌病。医嘱：咪康唑栓剂阴道上药每晚200mg，连用7日。请问：

（1）阴道上药的适用指征是什么？

（2）操作结束后应嘱患者注意什么？

4. 产妇王女士，孕1产1，产后3天。诉乳房胀痛，奶水充足，但婴儿拒绝吸吮乳头。由于孩子的第一餐奶是由奶瓶喂的，已经形成了"奶头错觉"，不愿意再吸吮妈妈的乳头了。护士指导其先用吸奶器吸出乳汁喂哺婴儿，同时用乳头安抚、刺激婴儿，逐步不用奶嘴，在婴儿饥饿之前改为完全乳头喂养。请问：

（1）母乳喂养的好处有哪些？

（2）产妇在喂哺时应注意什么？

5. 产妇杨女士,26 岁,孕 1 产 1,顺产。产后 7 天,自述胃口好,每日进食鸡汤、鱼汤等,宝宝一天吮吸 6 次,乳房胀痛。查体:乳晕及乳头正常,乳房外侧腋窝下有 4cm×5cm 大小硬块。初步诊断为乳汁淤积。医嘱:给予局部热敷后疏通乳腺管,排出淤积的乳汁,指导产妇每天均排空乳房,避免乳汁淤积。请问:

(1) 为患者疏通乳腺管前应该做哪些准备?

(2) 人工乳汁排空的频次及时间有何要求?

6. 孕妇藏女士,23 岁,孕 34 周。正常孕检,对是剖宫产还是顺产,拿不定主意。医生对其进行了产科检查:宫高 34cm,腹围 93cm,胎位 LOA,胎心率 142 次 / 分,腹软,未扪及宫缩。骨盆外测量:24-26-19-8.5cm。告知孕妇其各项指标满足自然分娩的条件,可以自然分娩。请问:

(1) 为患者进行骨盆测量时应注意哪些事宜?

(2) 如何进行宫高测量?

7. 孕妇李女士,25 岁,孕 28 周。正常孕检,护士为其进行胎心音监测,胎心音 104 次 / 分,嘱其变换体位后,复测胎心音为 110 次 / 分,立即给予吸氧,并指导其左侧卧位,并行 B 超检查,了解胎儿宫内发育情况。请问:

(1) 胎心率的正常范围是多少?

(2) 为患者进行胎心听诊前应评估哪些事宜?

8. 孕妇贺女士,24 岁,孕 28 周。正常孕检,孕妇想了解胎位情况、是否已入盆,医生为其进行了四步触诊。请问:

(1) 四步触诊时检查者与孕妇的体位关系是什么?

(2) 为孕妇进行触诊时应该注意什么?

9. 孕妇李女士,27 岁,孕 1 产 0,39 周。夜间出现阵痛,有规律性宫缩,上午 9∶00 来院就诊,办理入院后,医生给予肛门指检了解宫口扩张情况,确定产程。请问:

(1) 如何确定胎头是否下降?

(2) 肛门指检前后应该与患者做哪些交流?

(李淑英)

第五节　儿科护理技术

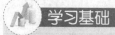 **学习基础**

掌握儿童生长发育的过程、规律及影响因素;了解儿科临床特点及儿科护理的一般原则;明确儿科护士的角色与素质要求。

儿科护理的服务对象是从胎儿到青春期的儿童,他们处于不断生长发育的阶段,具有不同于成人的特征和需要,尤其是小年龄儿童,在临床护理中存在更多的风险。因此,对儿科护理技术精确性的要求更高。本节重点介绍婴幼儿期常见的护理技术操作。

一、一般技术

 案例导入

1998 年 3 月，湖北省某医院婴儿室温箱出现故障导致断电，致使一对刚出生的双胞胎婴儿发生脑瘫。2008 年西安某医院新生儿科在 9 月 5 日—15 日期间，先后有 8 名新生儿死于院内感染；2009 年 11 月 21 日凌晨，该医院产科一位刚刚出生不到 1 天的女婴被盗。

由于婴幼儿身体各组织和器官的功能发育尚未成熟，且不具备对危险事物的识别能力，最容易发生意外伤害事件。尤其是新生儿，对外界环境变化的适应能力和调节能力差，抵抗力弱，感染性和传染性疾病发病率高，病情变化快，死亡率较高。

因此，儿科护理工作者应具备高度的责任心，充分运用先进的医学、护理学等理论知识和熟练的护理技术，为患病儿童提供高质量的护理服务。

实验 1　新生儿 Apgar 评分法

新生儿 Apgar 评分（Apgar scoring for newborn）又称为阿氏评分，或阿普加评分（Apgar score）。以新生儿娩出 1 分钟时的心率、呼吸、肌张力、喉反射及皮肤颜色五项体征，来判断新生儿有无窒息及窒息的严重程度。

【目的】
判断新生儿有无窒息及窒息的严重程度。

【适用指征】
所有新生儿。

【操作资源】
1. 用物　秒表 1 个、听诊器 1 个、一次性吸痰管数根、清洁毛巾 1 个。
2. 环境与设施　红外线辐射保温台、吸引装置、洗手设备及纸巾。

【操作程序】
1. 洗手，戴口罩。
2. 预热红外线辐射台，将清洁毛巾铺于辐射台上。
3. 新生儿出生后立即将其轻放于红外线辐射保温台上，用清洁毛巾擦净身上的羊水，吸出口鼻腔内的黏液及羊水。
4. 评估新生儿心率、呼吸、肌张力、喉反射及皮肤颜色（表 5-38），并记录。

表 5-38　新生儿 Apgar 评分表

体征	0分	1分	2分
每分钟心率	0	<100 次	≥100 次
每分钟呼吸	0	浅慢不规则	佳
肌张力	松弛	四肢稍屈曲	四肢屈曲活动好
喉反射	无	有些动作	咳嗽、恶心
皮肤颜色	全身苍白	躯干红四肢青紫	全身红润

5. 保暖,行新生儿常规护理;如新生儿 Apgar 评分低于正常值,配合医生进行急救处理。

【注意事项】

1. 应提前预热红外线辐射台,使其温度保持在 30~32℃ 之间。

2. 新生儿断脐后应立即将其放于辐射台上,用毛巾擦净身上的羊水,以免过度散热。

3. 掌握评分判断标准及处理原则(表 5-39),配合抢救。对缺氧较为严重的新生儿,应于出生后 5 分钟、10 分钟再次进行评分。

表 5-39 新生儿 Apgar 评分判断标准及处理

总评分	判断	处理
8~10	正常新生儿	结扎脐带等一般处理
4~7	轻度窒息(青紫窒息)	清理呼吸道、人工呼吸、给氧等
0~3	重度窒息(苍白窒息)	清理呼吸道、气管插管、胸外按压等

4. 在为新生儿 Apgar 评分过程中,注意保暖。

5. 掌握操作要领(表 5-40)。

表 5-40 新生儿 Apgar 评分法

流程	正确动作要点
1. 准备	1. 应在新生儿出生前,预热红外线辐射台在 30~32℃ 之间,并铺清洁毛巾于保温台上 2. 备好抢救物品
2. 擦干皮肤	1. 断脐后应立即将新生儿放于辐射台上 2. 用暖干毛巾擦净身上的羊水,防止过度散热
3. Apgar 评分	评估出生后 1 分钟时的心率、呼吸、肌张力、喉反射和皮肤颜色
4. 常规护理	应全程给予保暖

6. 注意神经系统症状,如有异常体征立即报告,避免后遗症的发生。

 知识链接

新生儿 Apgar 评分法的由来和意义

新生儿 Apgar 评分法,又称为阿氏评分法,是 1952 年由美国一名叫 Virginia Apgar 的麻醉科医生发明。她为了评估分娩时麻醉过程对新生儿的影响,设计出这个评分方法,至今仍是全世界对新生儿出生时健康状况评估应用最普遍的一种方法。此评分法以发明者姓氏命名,而 Apgar 评分的五项指标[外观(appearance)、脉搏(pulse)、皱眉动作即对刺激的反应(grimace)、活动(activity)和呼吸(respiration)]的首个字母也恰好组成 Apgar,便于记忆。

呼吸:正常新生儿应有良好的胸廓起伏,并有足够的呼吸频率和呼吸深度。喘息样呼吸属于无效呼吸。

心率:正常新生儿心率应大于 100 次/分。最快最简单的方法是触摸脐带根部的脐动脉搏动,数 6 秒的心率乘以 10 即为每分钟心率。

肤色:正常新生儿口唇和躯干是红润的。如口唇、躯干青紫,为中心性紫绀,提示低氧血症,需要干预。

教师微课堂

【记忆口诀】

外观（appearance）、脉搏（pulse）、对刺激的反应（grimace）、活动（activity）和呼吸（respiration）每个单词的首个字母恰好组成 APGAR，便于记忆。

【实验理解】

模拟案例加深理解：新生儿出生后 1 分钟，皮肤颜色青紫，四肢及口唇明显，四肢稍屈曲，呼吸不规则，清理呼吸道有恶心咳嗽反应，心率 100 次/分。5 分钟，皮肤颜色红润，哭声响亮，四肢稍屈曲，心率 140 次/分。请对新生儿 1 分钟、5 分钟进行评分。

实验 2　儿童体格检查技术

儿童体格检查技术（physical examination technology of children）是评估儿童体格生长发育状况，应选用易于测量，并具有较好人群代表性的指标来表示。常用指标有体重、身高（长）、坐高（顶臀长）、头围、胸围、上臂围和皮下脂肪厚度等。

【目的】

1. 评价儿童各阶段生长发育状况。

2. 利于及早发现问题，及早干预，促进健康。

3. 儿科临床治疗中，多用体重计算给药量和静脉输液量。

【适用指征】

出生至青春前期的儿童，重点为 3 岁以内小儿。

【操作资源】

1. 用物　皮尺、量板、测皮褶卡钳、洗手液或快速手消毒液、一次性床单。

2. 环境与设施　调节室温在 24~26℃；体重秤，身高量具、量床；洗手设备及纸巾。

【操作程序】

1. 操作前洗手，核对腕带及床号、姓名，向家长解释目的。

2. 协助小儿脱去鞋帽及外衣，仅穿内衣裤。

3. 测量并记录。

（1）测体重，以千克为单位，精确至 0.5kg。

（2）测身高（长），以 cm 为单位，精确至 0.1cm。3 岁以内小儿，应仰卧位测量身长，将其置于量床上，头顶床头板，两耳在同一水平线，两腿伸直紧贴床面，移动测量滑板至足底，记录头顶与足底之间内距，即为身长；3 岁以上小儿，可立位测量身高，协助其直立于带有刻度的墙壁前，双足并拢，两眼平视，后枕部、臀部及足跟紧贴于量尺上，使用量板平头顶的直角尖与量尺交汇处为身高。

（3）测坐高（顶臀长），以厘米为单位。测量头顶至坐骨结节的长度；3 岁以下小儿宜取仰卧位测量为顶臀长。

（4）测头围，以厘米为单位，适用于 2 岁以内小儿。测量范围经眉弓上缘、枕骨结节左右对称环绕一周。

（5）测胸围，以厘米为单位。去除内衣，用卷尺平乳头下缘经肩胛角下缘绕胸一周为胸围。

（6）测上臂围，以厘米为单位。经肩峰与鹰嘴连线中点绕臂一周为上臂围。

（7）测皮下脂肪厚度，以厘米为单位，适用于 3 岁以内小儿。多采用腹壁测量法，在左或右锁骨中线平脐处，以拇指和食指相距 3cm 与皮肤表面成直角捏起，应用测皮褶卡钳测量上缘厚度。

4. 为小儿穿好衣物，送回病床交于家长。

5. 整理用物，洗手。

【注意事项】

1. 检查室保持温湿度适宜，并注意为受检儿童保暖，避免着凉。

2. 应保证选用的测量工具的安全性和可靠性，如皮尺应为布制或不易伸缩材料制品，量床禁忌使用热胀冷缩的的材质等，以免划伤皮肤和测量数据不准确。

3. 婴幼儿于量床测量时，应注意防护，测量者不得离开，防止坠落伤。

4. 体重应于晨起空腹排尿后或进食后 2 小时测量为宜，因故不能脱掉外衣者，可于测量后减去外衣重量，力求数据准确。为便于计算儿童用药量和给液量，可用以下公式估计体重（表 5-41）。

表 5-41　正常儿童体重、身高估计公式

年龄	体重（kg）	身高（cm）
12 个月	10	75
1～12 岁	年龄（岁）×2+8	年龄（岁）×7+75

5. 掌握操作要领（表 5-42）。

表 5-42　儿童体格检查技术

流程	正确动作要点
1. 准备	（1）调节室内温湿度适宜 （2）协助小儿脱去外衣，仅穿内衣裤
2. 测量	（1）测量工具宜选用布制或不易伸缩材料制品，量床禁忌使用热胀冷缩的的材质等，以免划伤皮肤和测量数据不准确 （2）动作宜轻柔，测量过程中注意防护 （3）体重应在空腹排尿后或进食后 2 小时测量为宜，因故不能脱掉外衣者，可于测量后减去外衣重量 （4）3 岁以内小儿应仰卧于量床测量身长及顶臀长，3 岁以上则应立位测量身高 （5）2 岁以下小儿测头围，3 岁以内测皮下脂肪厚度有临床意义

知识链接

儿童体格检查相关数据的临床意义

头围测量对于 2 岁以内小儿最有价值。头围<均值 −2SD，提示可能有脑发育不良；<均值 −3SD 以上，则提示脑发育不良；头围增长过速提示脑积水。

上臂围可用于评估 5 岁以下儿童的营养状况，>13.5cm 表示营养状况良好，12.5～13.5cm 为营养中等，<12.5cm 为营养不良。

皮下脂肪厚度也是营养状况的参考指标之一，1cm 以上为正常，对 3 岁以内儿童有诊断价值。

教师微课堂

【记忆口诀】

体检项目及顺序：体重、身高、坐高、头围、胸围、上臂围、皮下脂肪厚度。

【实验理解】

用婴幼儿模型模拟体格检查过程，进行实地演练，加深操作理解。

实验 3 人工喂养法

人工喂养法（artificial feeding）是指婴儿由于各种原因不能进行母乳喂养时，以配方奶或其他代乳品替代母乳喂养的方法，包括奶瓶喂养法、滴管喂养法等。

【目的】

1. 母乳不足或有其他医学指征时，为婴儿提供足够的营养。

2. 为不能吸吮的婴儿获得足够热量。

【适用指征】

1. 滴管喂养法适用于吸吮无力的婴儿。

2. 其他医学指征禁忌母乳喂养的婴儿可给予奶瓶喂养法。

【操作资源】

1. 用物 温度适宜的配方奶适量、喂养器具（根据喂养方式准备：无菌奶瓶和奶嘴、滴管、广口杯、无菌口杯等）、清洁小毛巾或柔软面巾纸、热水适量（保温用）、尿布（备用）、水温计。

2. 环境与设施 室内安静整洁、室温适宜，洗手设备及纸巾。

【操作程序】

1. 备齐用物至婴儿床旁，评估和解释。

2. 核对床号、姓名，查看婴儿尿布，必要时给予更换。

3. 洗手，试温，将备好的奶液滴1～2滴于前臂内侧，以温热（40℃）不烫为宜。

4. 抱起婴儿，使其保持半坐位，或取右侧卧位，头部略抬高；将小毛巾或面巾纸垫于颈部，开始喂哺。

（1）奶瓶喂养法：倾斜奶瓶，待奶嘴充满奶液时，将其放在婴儿舌面上，并轻轻移动奶瓶，促使婴儿吸吮。

（2）滴管喂养法：无菌口杯盛放奶液放于广口杯热水中保温，将滴管吸满奶液，沿婴儿口角慢慢滴入口中，待吞咽后再滴入第二滴。

5. 喂食后将婴儿抱起伏于肩部，或右侧卧位，抬高头肩部，轻拍其背部，驱尽胃内空气。

6. 将婴儿放回床上，取右侧卧位，若未打嗝则抱起，轻拍半个小时。

7. 整理用物，洗手。

8. 记录婴儿喂奶及其他情况。

【注意事项】

1. 应选择软硬度适宜的奶嘴，且奶嘴孔的大小以奶瓶倒置时奶液呈滴状连续滴出为宜。

2. 哺喂前测奶温，不宜过热或过冷。喂奶时保持婴儿体位适宜，不宜抱起者，可将头部抬高侧卧，以防误吸呛咳。

3. 喂奶过程中应集中注意力，注意观察婴儿面色、呼吸、吸吮能力及进乳情况，如有呛咳应暂停哺喂，轻拍其后背，缓解后再喂。

4. 定时喂哺，一般间隔 3～4 小时喂一次，夜间可适当减少喂哺频率。足月新生儿喂奶量按出生天数、公斤体重计算（表 5-43），如新生儿吸吮能力差，胃纳不良，应予少量多次喂哺。

表5-43 足月新生儿喂奶量

出生天数	每天喂奶量（ml/kg）
1 天	30～60
2 天	60～90
3 天	90～120
4～9 天	+10
10 天以后	体重（g）的 1/5

5. 喂哺后，食具应煮沸消毒。如有新生儿腹泻或其他不适，应查找原因更换配方奶。

6. 新生儿喂养或特殊患儿喂养需严格遵循医嘱执行，喂养前密切观察腹部情况，有无腹胀现象等。

7. 掌握操作要领（表 5-44）。

表5-44 人工喂养法

流程	正确动作要点
1. 准备	（1）备齐相关物品和配方奶，注意选择的奶嘴软硬度适宜、奶嘴孔大小适宜 （2）洗手后试奶温，应与体温相似，滴 1～2 滴于前臂内侧，以温热（约 40℃）不烫为宜
2. 摆体位	抱起婴儿，使其保持半卧位；如不宜抱起，给予侧卧位，头部略抬高，防止呛奶
3. 喂哺	（1）奶瓶喂养时，将奶瓶倾斜，待奶嘴和奶瓶前半部充满奶液时，再放入婴儿舌面上，避免吸入空气 （2）滴管喂养时，用无菌口杯盛放奶液放于广口杯热水中保温，将滴管吸满奶液，沿婴儿口角慢慢滴入口中，待吞咽后再滴入第二滴
4. 喂哺后	（1）将婴儿抱起伏于肩部，不宜抱起者右侧卧位，略抬高头肩部，轻拍其背部，驱尽胃内空气后放回床上，予右侧卧位 （2）整理用物，洗手，记录

 知识链接

配方奶的种类

配方奶是以母乳的营养素含量及其组成为依据配制而成的牛乳制品，又称为母乳化奶粉。这种奶粉的各种营养成分虽接近母乳，却不能替代母乳，原因是配方奶中缺乏母乳所含的免疫活性物质和酶。但较鲜奶、全脂奶粉等更容易消化吸收，营养更均衡、全面，冲食即可，操作方便，因此在不能进行母乳喂养时，应首选配方奶粉。

配方奶主要包括：①早产儿奶粉：由于早产儿胃肠消化吸收能力不成熟，需含有较多热量和特殊营养素，如脂肪酸（DHA和ARA）等，有助于早产儿的发育。②婴儿配方奶粉：是对牛乳的改制品，营养接近母乳。③脱敏奶粉：不含乳糖，适用于患有先天缺乏乳糖酶、皮肤病、哮喘等疾病的婴儿。④水解蛋白奶粉：食用后不需经胃肠消化可直接吸收，多用于急性和长期腹泻的婴儿。⑤其他奶粉：如强化铁奶粉、苯丙酮尿症奶粉等。

 教师微课堂

【记忆口诀】

操作顺序：准备、体位、喂哺、拍打。

【实验理解】

用婴儿模型模拟人工喂养，加深操作理解。

实验4　新生儿脐部护理技术

新生儿脐部护理（neonatal umbilical）是预防新生儿脐部感染的一项重要护理措施。由于新生儿脐部是细菌侵入体内的一个特殊门户，如果护理不当，容易引起局部感染和出血，严重者可导致新生儿败血症的发生。

【目的】

1. 保持脐部清洁、干燥，预防感染。

2. 观察有无脐部炎症的发生。

【适用指征】

1. 脐带未脱落的新生儿。

2. 脐部感染的新生儿。

3. 脐带新脱落的新生儿。

【操作资源】

1. 用物　根据新生儿脐部情况选择消毒溶液：0.5%碘伏、75%乙醇、2.5%硝酸银溶液、0.9%氯化钠溶液、3%过氧化氢溶液、液体石蜡等，无菌棉签、无菌纱布、换药包、胶布、清洁尿布。

2. 环境与设施　室内安静整洁，调节室温26～28℃，洗手设备及纸巾。

【操作程序】

1. 备齐用物至床旁，评估新生儿生命体征、脐部情况等和解释。

2. 洗手，戴口罩。

3. 核对床号、姓名。

4. 将新生儿置于仰卧位，打开包被，暴露脐部。

5. 观察脐部状况，有无红肿及异味，消毒脐部。

（1）用无菌棉签蘸取75%乙醇环形擦拭脐轮及脐带残端，直径>7cm。

（2）若脐部有分泌物，可涂0.5%碘伏；若有肉芽组织增生，可用棉签蘸2.5%硝酸银溶液烧灼，再用0.9%氯化钠溶液棉签擦拭；如有感染及时通知医生，使用抗生素。

6. 为新生儿穿好衣物，取舒适卧位。

7. 整理用物，洗手，记录。

【注意事项】

1. 应保持脐部干燥，沐浴时避免沾湿脐带，并于沐浴后进行脐部护理，观察脐周皮肤有无红肿，分泌物有无异味，以防局部感染。

2. 包裹尿布时应低于脐部，如为男婴，应将阴茎朝下，避免尿液浸湿脐部。

3. 掌握操作要领（表5-45）。

表5-45　新生儿脐部护理技术

流程	正确动作要点
1. 准备	(1) 相关物品，调节室温适宜 (2) 核对、评估新生儿情况，向家长解释目的，取得配合 (3) 洗手，戴口罩
2. 摆体位	将新生儿置于仰卧位，打开包被，暴露脐部。动作要轻快，避免过度暴露，防止着凉
3. 观察并消毒	(1) 观察脐周皮肤有无红肿，分泌物有无异味，以防局部感染 (2) 用无菌棉签蘸取 75% 乙醇环形擦拭脐轮及脐带残端。若脐部有分泌物，可涂 0.5% 碘伏使其干燥；若有肉芽组织增生，可用棉签蘸 2.5% 硝酸银溶液烧灼，再用 0.9% 氯化钠溶液棉签擦拭；如有感染及时通知医生，使用抗生素 (3) 以环形消毒局部，一次使用 1 根棉签，不可重复使用
4. 处置后	(1) 穿好衣物，取舒适卧位 (2) 整理用物，洗手，记录

 知识链接

新生儿断脐的方法

脐带是系于胎儿与母亲之间的纽带。在母体宫腔内，脐带的一端连接于胎儿腹壁，另一端附着于胎盘，足月胎儿的脐带长约 30～70cm，直径约 1～3cm，其表面覆盖一层羊膜，内有一条脐静脉和两条脐动脉，具有帮助胎 - 母之间营养和代谢产物交换的功能。

在胎儿娩出后的 1～2 分钟应予断扎脐带：①在距脐根部 15～20cm 处，用两把止血钳相隔 2～3cm 分别夹住脐带，在两钳之间剪断。②用 75% 乙醇消毒脐带根部及周围，在脐根部用无菌气门芯结扎，必要时可给予双重结扎。③距结扎外 0.5cm 处剪断脐带，挤出残余血。④用 2% 碘伏消毒脐带断面，暴露脐根部有利于干燥。正常情况下，脐带结扎后到脐带脱落需要 3～7 天。

 教师微课堂

【记忆口诀】

操作顺序：洗手，戴口罩，核对，评估，消毒，记录。

【实验理解】

用充气球尾端模拟脐部，先涂抹碘伏（模拟分泌物），用 75% 乙醇消毒，加深理解操作。

实验5 新生儿沐浴

新生儿沐浴（neonatal bath）是为了保持新生儿皮肤清洁，促进全身血液循环和皮肤新陈代谢，使新生儿舒适的清洁方法。

【目的】

1. 保持皮肤清洁，促进舒适。

2. 促进全身血液循环和新生儿肢体活动。

3. 利于观察全身皮肤，及时发现异常情况。

4. 促进亲子关系。

5. 协助患儿皮肤排泄和散热。

【适用指征】

生命体征平稳的新生儿。

【操作资源】

1. 用物　干净的浴巾、衣物、包被、大小毛巾、75% 乙醇、棉签、沐浴液、体重秤、尿布、消毒棉签、75% 乙醇、20% 鞣酸软膏和护臀霜、水温计等。

2. 环境与设施　调节室温在 26～28℃，关闭门窗，避免对流风；平整的操作台、沐浴池及流动水设施或沐浴盆盛温水，水温在 38～41℃；洗手设备及纸巾。

【操作程序】

1. 操作前剪短指甲，摘掉手表、戒指等饰物。洗手，松解包布，核对腕带、床号、姓名。

2. 评估新生儿生命体征、环境温度、新生儿身体皮肤状况，向家长解释目的。

3. 脱去衣服，解开尿布，用大毛巾包裹，称量体重并记录。

4. 将新生儿背部以左前臂托住，头颈部托在左手掌中，下肢夹在左腋下，移至沐浴池或沐浴盆旁，用右前臂内侧皮肤试水温。

5. 擦洗面部　①小毛巾浸湿后，由内眦到外眦擦洗双眼，将小毛巾换位置擦洗外耳，更换面巾以同法擦洗另侧；②用棉签清洁鼻孔；③清洗面部，顺序为额部→鼻翼→面部→下颌。

6. 清洗头部　将新生儿双耳廓用左手拇指和中指分别向前折按，右手将头发淋湿，用洗发液清洗头、颈、耳后，流水冲净擦干。

7. 清洗全身　解开大毛巾，将新生儿颈部枕于左侧肘部，左手握住其左侧大腿，淋湿全身，右手涂沐浴液依次洗颈部→上肢→腋下→胸→腹→腹股沟→会阴→下肢；交换手，将右手置于新生儿左腋下，托住其前胸呈前倾状，左手清洗新生儿后颈部、背部和臀部。注意洗净皮肤皱褶处。

8. 洗毕，迅速将新生儿抱至操作台上。①用大毛巾包裹并吸干身上水分；②脐部用干棉签拭干，再用 75% 乙醇棉签擦拭两遍；③观察全身皮肤情况，肛周涂护臀膏；④垫上尿布，穿好衣服；⑤核对腕带、床号、姓名，放回婴儿床。

9. 整理用物，洗手，记录。

【注意事项】

1. 沐浴应在新生儿进食 1 小时后进行。

2. 沐浴时注意观察新生儿全身皮肤及肢体活动等情况，发现异常及时通知医生；

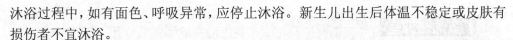

沐浴过程中,如有面色、呼吸异常,应停止沐浴。新生儿出生后体温不稳定或皮肤有损伤者不宜沐浴。

3.动作宜轻柔,勿将水溅入新生儿眼、耳、口、鼻内。注意洗净皮肤皱褶处,尤其是男婴的阴囊。

4.沐浴时注意保暖,以防着凉;注意水温适宜,防止烫伤;不可将新生儿单独放在操作台上,防止坠落伤。

5.新生儿头顶部如有皮脂结痂,不可用力去除,可涂液体石蜡浸润,待结痂软化后再清洗。

6.沐浴过程中,应注视着新生儿,通过语言和非语言方式与新生儿进行情感交流。

7.掌握操作要领(表5-46)。

表5-46 新生儿沐浴

流程	正确动作要点
1.准备	(1)备齐相关物品,调节室温、水温适宜 (2)洗手,核对、评估新生儿,向家长解释目的 (3)脱去新生儿衣物,用毛巾包裹,称体重 (4)将新生儿背部以左前臂托住,头颈部托在左手掌中,下肢夹在左腋下,移至沐浴池或沐浴盆旁,用右前臂内侧皮肤试水温
2.沐浴	(1)沐浴应在喂奶前或喂奶后1小时进行,注意保暖,减少暴露,注意与新生儿的情感交流 (2)擦洗面部:①先擦洗双眼,由内眦到外眦,再擦洗双侧外耳;②用棉签清洁鼻孔;③擦洗面部,顺序为额部→鼻翼→面部→下颌 (3)擦洗头部:注意将新生儿双耳廓用拇指和中指分别向前折按,防止水流入耳内;如头顶部有皮脂结痂,可涂液体石蜡浸润,软化后再清洗,不可用力去除 (4)擦洗全身:按顺序进行,前面由颈部上肢→腋下→胸→腹→腹股沟→会阴→下肢;后面由后颈部→背部→臀部。注意洗净皮肤皱褶处
3.沐浴结束	(1)迅速将新生儿抱至操作台上,擦干身上水分,注意用干棉签拭干脐部,再用75%乙醇棉签擦拭 (2)观察全身皮肤情况,肛周涂护臀膏,穿好衣服,核对后放回婴儿床 (3)整理用物,洗手,记录

 知识链接

新生儿衣物的选用

新生儿的皮肤娇嫩,衣服、尿布和被褥等应选用柔软、吸水性强的浅色棉布制品,不宜使用羊毛织物或合成制品,防止皮肤过敏;且存放新生儿衣物的橱柜不可放置樟脑球,防止引发新生儿溶血。冬季不宜给新生儿穿得过多,不宜包裹过紧,不宜使用带子捆绑,以保证新生儿肢体活动,利于髋关节的发育。

教师微课堂

【记忆口诀】

面部擦洗顺序：眼、额、鼻、耳、面、下颌。

全身沐浴顺序：(前)颈部、上肢、腋下、胸、腹、腹股沟、会阴、下肢。

(后)颈部、背部和臀部。

【实验理解】

将婴儿模型涂上滑石粉，按照沐浴顺序操作，加深沐浴操作理解。

实验6　新生儿抚触

新生儿抚触(neonate touch)是指有技巧地对新生儿进行全身按摩，通过触摸新生儿的皮肤，使温暖柔和的刺激通过皮肤感受器上传到中枢神经系统，促进新生儿身心健康发育的一项护理技术。

【目的】

1. 促进全身血液循环和新陈代谢。

2. 增强机体免疫力，提高应激能力。

3. 促进大脑智力发育。

4. 调节情绪反应，促进安静睡眠。

5. 改善呼吸循环系统功能，呼吸顺畅。

6. 促进胃肠蠕动，改善消化系统功能。

7. 促进亲子关系。

【适用指征】

新生儿出生后1日至1周岁。

【操作资源】

1. 用物　干毛巾、尿片、更换的衣物、婴儿润肤油，根据季节备毛巾被或小棉被。

2. 环境与设施　调节室温在28～30℃以上，使用调温操作台的温度可在32℃左右；环境安静、整洁，播放舒缓的音乐；洗手设备及纸巾。

【操作程序】

1. 核对腕带、床号、姓名，操作前剪短指甲，取下戒指、手表等饰物。评估新生儿情况，向家长解释目的。

2. 洗手，将新生儿仰卧于操作台上，打开包被和衣服。

3. 进行抚触。温暖双手，涂润肤油于掌心，轻轻摩擦双手。抚触顺序是头面部→胸部→腹部→上肢→手→下肢→脚→背部→臀部，每个动作重复做4～6次。

(1)头部：将双手拇指置于新生儿前额，其余四指托住后枕部。①用双手拇指指腹从前额中央向两侧颞部滑动至太阳穴轻压，再从下颌部中央向外、向上推动，使嘴角呈微笑状；②双手掌面从前额发际抚向脑后，避开囟门，止于两耳后乳突部用两中指轻压。

(2)胸部：将双手分别放在新生儿两侧肋缘，呈交叉状交替滑向对侧肩部，注意避开乳头。

笔记

（3）腹部：双手指指腹分别以顺时针方向，从新生儿右下腹向上腹、左下腹呈半圆状滑动，绕开脐部及膀胱。

（4）四肢：①双手上下交替握住新生儿一侧上臂，由近心向远心方向，边挤捏边滑至腕部；②按摩手掌心和手指，并轻轻提拉每个手指。同法抚触对侧上肢、双下肢和双足。

（5）背部：①将新生儿置于俯卧位，头偏向一侧；②双手手掌以脊柱为中线，分别置于背部上端脊柱两侧，由中央向两侧滑动，逐渐下移至臀部；③双手食指与中指并拢，由上至下沿脊柱走行滑动至骶尾部。

（6）臀部：①新生儿俯卧位，头偏向一侧；②双手指指腹分别从骶尾部由内而外呈圆形滑动。

4. 用干毛巾擦净身体，包好尿布、穿衣，安置舒适体位。

5. 整理用物，洗手，记录。

【注意事项】

1. 新生儿出生后 24 小时开始抚触，宜在午睡后或晚睡前，两次喂奶之间，每日 2～3 次，每次 10～15 分钟。

2. 抚触力度适中，以新生儿舒适为宜，避免过轻或过重。

3. 抚触过程中观察新生儿的反应，如果新生儿疲劳、哭闹、饥饿，应暂停或减少抚触时间。

4. 胸部抚触时避开双侧乳头，腹部抚触时避开脐部和膀胱，四肢抚触时，如果新生儿四肢弯曲，不要强迫其伸直，以免关节脱位。

5. 婴儿润肤油不能接触新生儿的眼睛，也不能直接倒在新生儿的身上。

6. 抚触者应怀有愉悦的心情，满怀爱心去抚触新生儿，这样才会将良好的信息传递给新生儿，自然会使其更加安静、舒适。

7. 掌握操作要领（表 5-47）。

表 5-47　新生儿抚触

流程	正确动作要点
1. 准备	（1）备齐相关物品，调节室温适宜 （2）洗手，核对、评估新生儿，向家长解释目的 （3）将新生儿仰卧于操作台上，打开包被和衣服
2. 抚触	（1）宜在午睡后或晚睡前，两次喂奶之间进行。温暖双手，涂润肤油于掌心，轻轻摩擦双手。抚触顺序是头面部→胸部→腹部→上肢→手→下肢→脚→背部→臀部，每个动作重复做 4～6 次，注意润肤油不可接触新生儿的眼睛，也不能直接倒在新生儿的身上 （2）胸部抚触时避开双侧乳头，腹部抚触时避开脐部和膀胱，四肢抚触时，如果新生儿四肢弯曲，不要强迫其伸直，以免关节脱位 （3）抚触过程中注意观察新生儿的反应，如果新生儿疲劳、哭闹、饥饿，应暂停或减少抚触时间
3. 抚触结束	（1）用干毛巾擦净身体，包好尿布、穿衣，安置舒适体位 （2）整理用物，洗手，记录

知识链接

抚触的由来和意义

　　抚触源于英语 touch。1958 年,英国心理学家哈利·哈洛(Harry F.Harlow)在灵长目动物实验中发现,一只饥饿的小猕猴宁愿要一个可以抚摸的母猴替带品——布绒玩具,而不去选择食物。证实了接触与安慰比食物更重要,为抚触研究奠定了基础。实际上,胎儿在宫内和自然分娩的过程中,已经接受了羊水和母体产道的特殊抚触,对婴儿的生长发育是一种良好的刺激,也是婴儿的一种生理和心理需求。婴儿抚触于 1995 年由强生公司引入我国,获得了中华护理学会、中华医学会儿科分会和中华医学会围产学分会的推荐和认可。

 教师微课堂

【记忆口诀】

　　抚触要领:头面部划笑脸,胸部交叉循环,腹部顺时按摩,四肢捏挤提拉,背部分分合合、上上下下。

【实验理解】

　　用婴儿模型,按照抚触要领操作,加深对抚触理解。

实验7　更换尿布法

　　更换尿布法(changing diapers)是预防新生儿红臀,保持清洁舒适的一项护理技术。

【目的】

1.防止尿液、粪便等长时间刺激臀部皮肤,预防红臀。

2.保持臀部皮肤清洁、干燥、舒适。

3.保持小儿舒适,预防皮肤破损,保持个人清洁。

【适用指征】

不能自主控制大小便的婴儿。

【操作资源】

1.用物　小毛巾、小盆盛温水、尿布、尿布桶、护臀霜、棉签。

2.环境与设施　温湿度适宜,洗手设备及纸巾。

【操作程序】

1.洗手,戴口罩。携用物至婴儿床旁,核对腕带、床号、姓名。

2.评估新生儿情况,向家长解释目的。

3.打开包被,松解尿布,一手握住婴儿双脚,轻轻提起,暴露臀部;另一手用尿布前端洁净的部分由前向后轻轻擦拭会阴部和臀部,并遮住尿布污湿的部分垫于臀下。

4.将小毛巾湿润后由前向后擦净臀部皮肤,拭干。

5.用棉签涂药膏于臀部皮肤表面。

6.握住婴儿双脚并提起,抬高臀部,取出污染尿布,放于尿布桶中。

7.将清洁尿布垫于腰部,放下婴儿双脚,平整尿布后系好。

8. 打开污尿片，观察大便。

9. 拉平婴儿衣服，包好包被。

10. 整理用物及床单位，洗手，记录。

【注意事项】

1. 室内禁忌对流风，操作时动作应轻快，避免过多暴露，以免着凉。

2. 擦拭臀部皮肤时，应注意皮肤皱褶部分的清洁，并观察有无臀红，如有异常，及时通知医生。

3. 涂抹护臀膏时，应注意涂抹接触排泄物或皮肤发红的部位。

4. 如新生儿脐带未脱落，包裹纸尿裤时应使脐带残端处于暴露状态，避免发生脐部感染。

5. 尿布以白色为宜，便于观察排泄物；包裹时应松紧适宜，避免过紧擦伤局部皮肤，过松致使排泄物外溢。

6. 掌握操作要领（表 5-48）。

表 5-48　更换尿布法

流程	正确动作要点
1. 准备	（1）备齐相关物品，调节室温适宜 （2）洗手，核对、评估新生儿，向家长解释目的
2. 更换尿布	（1）打开包被，松解尿布，一手握住婴儿双脚轻轻提起，暴露臀部；另一手用尿布前端洁净的部分遮住尿布污湿的部分垫于臀下 （2）将小毛巾湿润后由前向后擦净臀部皮肤并拭干，注意皮肤皱褶部分的清洁，用棉签涂药膏于臀部皮肤表面，应注意涂抹接触排泄物或皮肤发红的部位 （3）取出污染尿布，将清洁尿布垫于腰部，放下婴儿双脚，平整尿布后系好，调整尿裤位置，松紧适宜，使新生儿舒适 （4）如脐带未脱落，包裹尿布时应使脐带残端处于暴露状态，避免发生脐部感染
3. 更换结束	（1）包好包被，安置舒适体位 （2）整理用物，洗手，记录

 知识链接

新生儿红臀发生的原因

新生儿的皮肤娇嫩，厚度约占成人的 2/3，皮脂分泌少，皮肤屏障能力不足，因此，很小的刺激即可引发红臀。红臀，又称为尿布疹，是臀部受到尿液、粪便或不洁净的湿尿布摩擦刺激引起的局部皮肤潮红、表皮剥脱甚至溃烂，严重者继发感染引起败血症。因此，应对新生儿的皮肤悉心护理，预防并发症发生。

 教师微课堂

【记忆口诀】

操作顺序：准备、评估、清洁、更换、保暖。

【实验理解】

用婴儿模型，臀部涂抹大酱（模拟胎便），进行操作，加深理解操作。

实验 8　婴幼儿灌肠法

灌肠法（enema）是将一定量的液体由肛门经直肠灌入至结肠，帮助患儿清洁肠道、减轻腹胀或经肠道给药，达到治疗目的的方法。根据灌肠目的分为保留灌肠和不保留灌肠。

【目的】

1. 刺激肠壁，促进肠蠕动，解除便秘，减轻腹胀。

2. 清洁肠道，为检查、手术做准备。

3. 清除肠道内有害物质，减轻中毒。

4. 镇静、降温。

【适用指征】

1. 便秘或手术前需清理肠道的婴幼儿。

2. 需通过肠道给药治疗的婴幼儿。

3. 有腹胀的婴幼儿。

【操作资源】

1. 用物　①治疗盘、一次性灌肠包（内有灌肠袋、弯盘、肛管、润滑剂棉球、垫巾、手套）、血管钳、量杯、水温计；②根据需要备灌肠注射器；③遵医嘱备灌肠液，温度为39～41℃，降温时28～32℃，中暑4℃；④便器、卫生纸、尿布。

2. 环境与设施　室内温湿度适宜，屏风、输液架，洗手设备及纸巾。

【操作程序】

1. 携用物至床旁，核对腕带、床号及姓名。

2. 评估患儿，解释目的，如为保留灌肠，应排空肠道；关闭门窗，屏风遮挡。

3. 将患儿安置左侧卧位（家长协助），双腿屈曲，脱裤至膝部，臀下垫油布和垫巾，适当盖被保暖；如为保留灌肠，可抬高臀部约10cm。

4. 洗手，戴口罩。

5. 打开灌肠器包，戴手套，将弯盘置于臀边，关闭灌肠袋管夹，向内倒入灌肠溶液；如为保留灌肠，溶液少于50ml，可使用灌肠注射器，连接肛管。

6. 将灌肠袋挂于输液架上，高度距患儿臀部约30～40cm，排尽气体，夹管，润滑肛管前端。

7. 分开臀部，显露肛门，嘱患儿深呼吸，将肛管轻轻插入直肠，婴儿2.5～4cm，幼儿5～7.5cm，固定肛管，打开管夹，溶液缓慢注入，观察患儿反应，同时观察灌肠液进入体内的速度。

8. 灌毕夹管，轻轻拔出肛管连同灌肠袋一起放入弯盘内，嘱家长用手夹紧患儿臀部，保留灌肠液数分钟协助排便，擦净肛门；如为保留灌肠，可抬高肛管尾端，将药液完全注入，保留时间1小时以上并及时更换尿裤，使其舒适。

9. 整理用物，洗手，记录。

【注意事项】

1. 婴幼儿需使用等渗溶液灌肠，灌入液体量应遵医嘱而定，一般6个月以内每次约为50ml，6个月～1岁每次约为100ml，1～2岁每次约为200ml，2～3岁每次约为300ml。

笔记

2. 根据患儿年龄、病情选择粗细适宜的肛管，并给予充分润滑，操作时动作宜轻柔，防止肠黏膜损伤。

3. 保留灌肠宜在排气排便后进行，肠道排空有利于药液吸收，灌入速度宜慢，并注意观察灌肠过程中病情变化，如有面色苍白、异常哭喊或有血性液排出时，应立即停止灌肠，及时通知医生处理。

4. 灌肠后应尽量保留灌肠液，使其在肠道内有足够的作用时间，以达到灌肠目的。不保留灌肠一般为 10 分钟左右，降温时应保留 30 分钟，并于排便后 30 分钟测量体温并记录；保留灌肠应为 1 小时以上，利于肠黏膜吸收。

5. 准确记录灌入量与排出量，是否达到出入量基本持恒或排出量大于灌入量。

6. 急腹症、消化道出血患儿禁忌灌肠；急性心力衰竭患儿忌用生理盐水灌肠；肛门、直肠、结肠手术及大便失禁的患儿，不宜行保留灌肠。

7. 掌握操作要领（表 5-49）。

表 5-49 婴幼儿灌肠法

流程	正确动作要点
1. 准备	（1）备齐相关物品，调节室温适宜 （2）核对、评估患儿，向家长解释目的，如为保留灌肠，应排空肠道 （3）左侧卧位（家长协助），双腿屈曲，脱裤至膝部，臀下垫油布和垫巾，适当盖被保暖；如为保留灌肠，可抬高臀部约 10cm （4）洗手，戴口罩
2. 打开灌肠包	戴手套，将弯盘置于臀边，关闭灌肠袋管夹，向内倒入灌肠溶液；如为保留灌肠，溶液少于 50ml，可使用灌肠注射器，连接肛管。注意婴幼儿需使用等渗溶液灌肠，灌入液体量应遵医嘱而定
3. 润滑并插入肛管	（1）将灌肠袋挂于输液架上，高度距患儿臀部约 30~40cm，排尽气体，夹管，润滑肛管前端。为防止肠黏膜损伤，应根据患儿年龄、病情选择粗细适宜的肛管，并充分润滑，操作时动作宜轻柔 （2）分开臀部，显露肛门，嘱患儿深呼吸，将肛管轻轻插入直肠，婴儿 2.5~4cm，幼儿 5~7.5cm，固定肛管
4. 灌入液体	打开管夹，溶液缓慢注入，观察患儿反应
5. 拔出肛管	（1）灌毕夹管，轻轻拔出肛管连同灌肠袋一起放入弯盘内，嘱家长用手夹紧患儿臀部 （2）保留灌肠液数分钟后协助排便，擦净肛门；如为保留灌肠，可抬高肛管尾端，将药液完全注入，保留时间 1 小时以上
6. 整理用物	洗手，记录

知识链接

为什么灌肠法不宜长期使用？

灌肠法可以帮助婴幼儿解除便秘的问题，一般常用于急性便秘、小儿特发性便秘等治疗，但只可作为临时处理措施，不宜长期使用。这是由于灌肠可产生依赖性，长期使用灌肠通便对人体是不利的，如长期使用肥皂水灌肠，可因肥皂的碱性作用及长链脂肪酸的毒性作用引起结肠炎，也可产生腹泻、脱水等并发症。因此，应准确掌握灌肠的适应证，避免长期使用，并做好相关健康宣教。

教师微课堂

【记忆口诀】

　　灌肠操作要领：物品准备要齐全，注意肛管要适宜；开包接管排好气，充分润滑很关键，轻轻插入免损伤；缓慢灌液留意观察，遇有不适及时停止；灌毕夹管保留效果好。

【实验理解】

　　用模型人进行操作流程的培训，加深理解。

实验9　新生儿窒息护理

　　新生儿窒息（asphyxia of newborn）是指由于多种原因，胎儿娩出后1分钟内无自主呼吸或未建立规律呼吸而发生的缺氧状态，是新生儿伤残和死亡的重要原因之一。及时采取有效的护理措施，可以帮助新生儿畅通气道，建立呼吸，减轻和防止新生儿窒息并发症的发生。

　　【目的】

　　1. 降低新生儿死亡率。

　　2. 预防远期后遗症。

　　【适用指征】

　　1. 有产前或产时危险因素，胎粪污染羊水的新生儿。

　　2. 娩出后呼吸微弱或无呼吸、无哭声，皮肤青紫的新生儿。

　　3. 肌张力不佳的新生儿。

　　4. 未足月的早产儿。

　　【操作资源】

　　1. 用物　清洁大毛巾、一次性吸痰管、氧气面罩、新生儿喉镜、气管内插管、胶布、注射器、抢救药品、听诊器。

　　2. 环境与设施　室内温湿度适宜、整洁明亮，远红外线辐射保暖台、电动负压吸引装置、洗手设备及纸巾。

　　【操作程序】

　　1. 洗手，戴口罩。

　　2. 备好用物，预热远红外线辐射保温台至30～32℃，将清洁大毛巾铺于保温台上。

　　3. 胎儿娩出后，立即配合医生进行复苏抢救，全程保暖。

　　（1）畅通气道：①新生儿断脐后立即将其置于远红外线辐射保温台上，用暖干毛巾拭净身上的羊水；②取仰卧位，用布卷垫高肩部约2～2.5cm，使颈部适度伸仰，使咽后壁、喉和气管呈一直线；③用吸痰管吸出口内及鼻腔内黏液，吸引时间不应超过10秒。

　　（2）建立呼吸：拍打新生儿足底或按摩背部以诱发自主呼吸，如出现自主呼吸，观察心率>100次/分，皮肤颜色渐红润，即为好转；如有呼吸暂停或喘息样呼吸，观察心率<100次/分，应立即进行正压通气和氧饱和度监测，必要时配合气管插管。

笔记

（3）恢复循环：当正压通气 30 秒后，心率仍低于 60 次 / 分，应配合进行胸外心脏按压，按压频率为 90 次 / 分，按压与正压通气之比为 3∶1，30 秒后评估心率恢复情况。

（4）药物治疗：遵医嘱用药。

4. 加强新生儿复苏后的护理。

（1）持续保暖，可于暖箱中护理，使其体温宜维持在 36.5℃左右。

（2）保持呼吸道通畅，密切观察体温、呼吸、心率、血压、尿量、皮肤颜色，以及是否有窒息导致的神经系统症状，如有异常应及时通知医生，配合处理并做好护理记录。

（3）延迟哺乳，以静脉营养为主，应保持静脉输液通畅。

5. 做好新生儿母亲心理安慰，给予情感支持。

【注意事项】

1. 对可能发生新生儿窒息者，应提前做好充分的抢救准备，应在分娩前预热好辐射台，备好各种抢救物品及药品等。

2. 在抢救过程中，应动作迅速、轻柔、准确，密切注意观察新生儿的反应。

3. 应注意全程保暖，使新生儿在 30～32℃ 的远红外线辐射台上，保持肛温在 36.5～37℃，以减少耗氧量。

4. 掌握操作要领（表 5-50）。

表 5-50 新生儿窒息护理

流程	正确动作要点
1. 准备	（1）备齐相关物品，调节室温适宜 （2）预热远红外线辐射保温台至 30～32℃，将清洁大毛巾铺于保温台上 （3）洗手，戴口罩
2. 保暖	新生儿断脐后立即将其置于远红外线辐射保温台上，用暖干毛巾拭净身上的羊水，防止过度散热
3. 摆体位	取仰卧位，用布卷略垫高肩部，使颈部适度伸仰，注意使咽后壁、喉和气管呈一直线
4. 畅通气道	用吸痰管吸出口内及鼻腔内黏液，吸引时间不应超过 10 秒
5. 建立呼吸	拍打新生儿足底或按摩背部，诱发自主呼吸。如出现自主呼吸，观察心率>100 次 / 分，皮肤颜色渐红润，即为好转；如有呼吸暂停或喘息样呼吸，观察心率<100 次 / 分，应立即进行正压通气和氧饱和度监测，必要时配合气管插管
6. 恢复循环	当正压通气 30 秒后，心率仍低于 60 次 / 分，应配合进行胸外心脏按压，按压频率为 90 次 / 分，按压与正压通气之比为 3∶1，30 秒后评估心率恢复情况
7. 药物治疗	遵医嘱用药
8. 复苏后	（1）于暖箱中持续保暖，使体温维持在 36.5℃左右 （2）保持呼吸道通畅，密切观察体温、呼吸、心率、血压、尿量、皮肤颜色，以及是否有窒息导致的神经系统症状，如有异常应及时通知医生，配合处理并做好护理记录 （3）延迟哺乳，以静脉营养为主，应保持静脉输液通畅

笔记

知识链接

新生儿复苏项目的基本概况

　　新生儿窒息是导致新生儿死亡、脑瘫和智力障碍的主要原因之一。据世界卫生组织（WHO）2005年数据统计表明，每年400万新生儿死亡中约有100万死于新生儿窒息，占四分之一。1987年，美国儿科学会（AAP）和美国心脏协会（AHA）共同开发了新生儿复苏项目（NRP），并向全世界推广应用，大大降低了新生儿的死亡率和伤残率。我国于20世纪90年代引进了NRP，在北京、上海等地举办培训班，对新法复苏的广泛应用起到积极的推动作用；2003年我国成立了新生儿窒息复苏项目工作组。

教师微课堂

【记忆口诀】

　　ABCDE[畅通气道（airway），建立呼吸（breathing），恢复循环（circulation），药物支持（drug），评价复苏效果（evaluation）]记住首字母，便于记忆。

【实验理解】

　　用婴儿模型模拟窒息护理过程，加深理解。

实验10　温箱使用法

　　温箱使用法（infant incubator）是以科学的方法，创造一个温湿度适宜的环境，使低体重儿或未成熟儿保持体温恒定，提高存活率，利于高危新生儿生长发育。

【目的】

1. 提供温湿度适宜的环境，保持患儿体温恒定。

2. 提高患儿存活率。

【适用指征】

1. 体重小于2000g的新生儿。

2. 早产未成熟儿。

3. 体温偏低、硬肿症等异常新生儿。

【操作资源】

1. 用物：温箱、蒸馏水、体温计、记录单、笔。

2. 环境与设施：室内温湿度适宜，洗手设备及纸巾。

【操作程序】

1. 检查温箱功能完好，在水槽内加蒸馏水至刻度。

2. 遵医嘱设置温箱温度、湿度。①接通电源，打开开关，设置温湿度；②预热，一般需30~60分钟，使温湿度达到所需标准。温箱湿度通常设置为55%~65%；温度则依据新生儿体重及日龄而定（表5-51）。如新生儿体温不升，可将箱温设置高出其体温1℃。

3. 洗手，戴口罩。

4. 核对腕带及床号、姓名，解释目的。

笔记

表 5-51 不同出生体重及日龄新生儿温箱温度设置参数

出生体重(g)	温箱温度			
	35℃	34℃	33℃	32℃
1000	10天内	10天后	3周内	5周后
1500	—	10天内	10天后	4周后
2000	—	—	2天后	3周后
2500	—	—	2天内	2天后

5. 评估新生儿,了解日龄及出生体重,测量体温并记录。

6. 将新生儿裹好尿布、换上单衣,抱入温箱内。

7. 定时观察与监测,并做好记录。

(1)监测新生儿体温:①初入箱2小时内,应30~60分钟测量一次,待体温稳定,可1~4小时测量一次;②若温箱有肤控模式,一般设置探头肤温在36.2~36.5℃之间,将温度探头固定于患儿腹部平坦处测温。

(2)观察温箱工作状态:①保持温箱各气孔通畅,设置温度适中;②如有报警,应立即查找原因,妥善处理。

8. 当新生儿体重达2000g及以上、体温正常,或体重未达2000g,但情况稳定,在32℃箱内穿单衣能保持正常体温者,可出箱。

9. 整理温箱,进行终末清洁消毒处理,呈备用状态。

10. 洗手,记录。

【注意事项】

1. 定时监测体温,应注意观察是否在适中范围内,一般腋温在36.5~37.5℃之间;如使用肤控模式,应注意探头固定是否可靠,以免出现体温不升的假象。

2. 护理操作应尽量在温箱内集中完成,如喂奶换尿布、观察病情、检查等,可从温箱袖孔伸入进行操作,以保持箱内温湿度恒定。

3. 保证新生儿温箱使用安全。

(1)温箱使用时不宜放置于阳光直射、有对流风或暖气附近,以免影响温箱内温度。

(2)温箱使用过程中,如有报警,应立即查找原因,将新生儿妥善安置。严禁因温箱温度骤然升高,导致新生儿体温上升而发生不良后果。

(3)保持温箱清洁,做到每天清洁、消毒温箱内外,并更换蒸馏水;每周更换温箱;用后彻底清洁消毒,每月细菌培养监测。

(4)严格执行操作规程,定期排查有无故障,保证绝对安全。

4. 掌握操作要领(表5-52)。

表 5-52 温箱使用法

流程	正确动作要点
1. 准备	(1)备齐相关物品,调节室温适宜 (2)检查温箱功能完好,在水槽内加蒸馏水至刻度,遵医嘱设置温箱温、湿度 (3)洗手、戴口罩
2. 评估	(1)核对、评估新生儿,了解日龄及出生体重,测量体温 (2)向家长解释目的,取得配合

续表

流程	正确动作要点
3. 入温箱	将新生儿裹好尿布、换上单衣,抱入温箱内
4. 观察和记录	(1) 监测新生儿体温:①初入箱2小时内,应30~60分钟测量一次,待体温稳定,可1~4小时测量一次;②若温箱有肤控模式,一般设置探头肤温在36.2~36.5℃之间,将温度探头固定于患儿腹部平坦处测温 (2) 观察温箱工作状态:①保持温箱各气孔通畅,设置温度适中;②如有报警,应立即查找原因,妥善处理 (3) 护理操作应尽量在温箱内集中完成,如喂奶换尿布、观察病情、检查等,可从袖孔伸入进行操作,以保持箱内温湿度恒定
5. 出温箱	当新生儿体重达2000g及以上,或体重未达2000g,但情况稳定,在32℃箱内穿单衣能保持正常体温者,可出箱
6. 整理用物	(1) 整理温箱,进行终末清洁消毒处理,呈备用状态 (2) 洗手,记录

 知识链接

新生儿保暖的重要性

新生儿低体温时,体温降至35℃以下,表现为全身冰冷、反应低下,可出现皮肤硬肿、心动过速等,严重者可合并多脏器功能损害,危及生命。主要是由于新生儿体温调节中枢发育不成熟,当环境温度降低而保暖不足、摄入热量过少时,不能通过自身调节产热;新生儿体表面积较大,散热大于产热,寒冷季节保暖不足也会产生低体温。尤其是早产儿、低出生体重儿发生低体温的风险更大。因此,应重视新生儿保暖,采取适宜有效的保暖措施预防新生儿低体温的发生。

 教师微课堂

【记忆口诀】

操作顺序:准备、评估、入箱、观察、记录、出箱、整理。

【实验理解】

用婴儿模型进行温箱操作,体会操作过程。

实验11 光照疗法

光照疗法(phototherapy)是治疗新生儿高胆红素血症的一种辅助方法。其作用机理是通过一定波长的光线照射,使血液中未结合胆红素氧化分解为水溶性异构体,随胆汁和尿液排出,从而降低血液中胆红素浓度。

【目的】

降低新生儿血清胆红素浓度,治疗高胆红素血症。

【适用指征】

高胆红素血症的新生儿。

【操作资源】

1. 用物　光疗箱、蒸馏水、体温计、遮光眼罩、干净尿布,记录单、笔。

2. 环境与设施　室内温湿度适宜,洗手设备及纸巾。

【操作程序】

1. 检查光疗箱清洁、功能完好,在水槽内加蒸馏水至刻度。

2. 打开电源,预热光疗箱至适中温湿度。

3. 洗手,戴口罩。

4. 核对腕带及床号、姓名,向家长解释目的。

5. 脱去新生儿衣物,全身裸露,用尿布遮盖会阴部,并戴上遮光眼罩,将其放入箱内,记录照射开始时间。

6. 单面光疗应每2小时翻身一次。

7. 定时监测体温,每2~4小时测量一次,或根据新生儿情况遵医嘱测量,以此调节箱温,使新生儿体温维持在36~37℃之间。

8. 观察新生儿精神状态、生命体征、皮肤颜色和完整性、大小便情况,以及四肢张力变化、黄疸部位和程度等,做好记录。

9. 光疗结束,关闭电源,为新生儿摘下眼罩,穿好衣物,放回婴儿床。

10. 光疗箱进行终末清洁消毒处理。

11. 洗手,记录出箱时间和灯管使用时间。

【注意事项】

1. 新生儿进行光疗前,应做好皮肤清洁,禁涂爽身粉及油类等,以免降低光疗效果。

2. 为增加皮肤照射面,应尽量缩小尿布面积,以遮挡住会阴部为宜;男婴应注意保护阴囊。

3. 黄疸较重的患儿照射时间较长,以不超过4天为宜。

4. 光疗过程中,注意观察患儿有无发热、腹泻、皮疹、低血钙、贫血、青铜症等不良反应。

(1)监测体温若超过37.8℃或低于35℃,应通知医生暂停光照。

(2)注意观察遮光眼罩、遮盖尿布有无脱落;皮肤有无干燥、发红等;有无意识变化、拒奶、呕吐、腹泻、皮疹等症状,发现异常及时通知医生处置。

5. 每日擦拭灯管及反射板,保持清洁,以免灰尘影响光疗效果。

6. 严格遵照光疗箱使用说明,保持新生儿与灯管的距离安全有效,按规定时限更换灯管等。

7. 掌握操作要领(表5-53)。

表5-53　光照疗法

流程	正确动作要点
1. 准备	(1)备齐相关物品,调节室温适宜 (2)检查光疗箱清洁、功能完好,在水槽内加蒸馏水至刻度,打开电源,预热光疗箱至适中温湿度 (3)洗手、戴口罩

续表

流程	正确动作要点
2. 评估	(1) 核对,评估新生儿皮肤清洁,禁忌涂爽身粉、润肤油等,以免降低光疗效果 (2) 向家长解释目的,取得配合
3. 入光疗箱	(1) 脱去新生儿衣物,全身裸露,用尿布遮盖会阴部,注意应尽量缩小尿布面积,以遮挡住会阴部为宜;男婴注意保护阴囊;戴上遮光眼罩,将其放入箱内,注意保持新生儿与灯管的距离安全有效 (2) 记录照射开始时间
4. 光疗	(1) 单面光疗应每2小时翻身一次,注意观察遮光眼罩、遮盖尿布有无脱落 (2) 定时监测体温,通常每2~4小时测量一次,或根据新生儿情况遵医嘱测量,以此调节箱温,使新生儿体温维持在36~37℃之间;若体温若超过37.8℃或低于35℃,应通知医生暂停光照 (3) 观察新生儿精神状态、生命体征、皮肤颜色和完整性、大小便情况,以及四肢张力变化、黄疸部位和程度;若出现意识变化、拒奶、呕吐、腹泻、皮疹等症状,及时通知医生处置 (4) 每日擦拭灯管及反射板,保持清洁,以免灰尘影响光疗效果
5. 出光疗箱	(1) 关闭电源,为新生儿摘下眼罩,穿好衣物,放回婴儿床 (2) 光疗箱进行终末清洁消毒处理 (3) 洗手,记录出箱时间和灯管使用时间

 知识链接

什么是青铜症?

青铜症是指患儿经过光照疗法后,皮肤、尿液和泪液呈现青铜色改变,可能与胆汁淤积,胆管对胆红素化学反应产物排泄障碍有关。目前发现,当血清结合胆红素高于68.4μmol/L,且有血清谷丙转氨酶、碱性磷酸酶升高时,进行光疗后可使皮肤呈青铜色,但对大脑和脑脊液无影响,无神经系统损害。停止光疗后,青铜症可逐渐消退,约需2~3周的时间,没有明显的后遗症。

 教师微课堂

【记忆口诀】

操作顺序:准备、评估、入箱、光疗、出箱。

【实验理解】

用婴儿模型进行光疗箱操作,体会操作过程。

二、拓展技术

(一)婴儿体温测量法

▲电子鼓膜温度测量仪应用

电子鼓膜温度测量仪(electronic membrane temperature measuring instrument)用于耳鼓膜温度的测量。耳鼓膜与体温调节中枢下丘脑位置最为接近,两者均由颈动脉供血,因此,鼓膜温度也最能反映体核温度,为治疗提供依据,协助诊治。

【操作步骤】

1. 携用物至床旁,核对腕带及床号、姓名,解释目的;患儿取适宜卧位(家长协助配合)。

2. 洗手,检查耳温计清洁、完好,套上保护套,按下启动按钮。

3. 拉直外耳道,将耳温计轻轻探入耳道与鼓膜贴近,按测量钮,听到"滴"声松开按钮。

4. 将耳温计轻轻退出耳道,读显示屏温度值。

5. 协助患儿取舒适卧位,整理用物。

6. 洗手,记录。

【护理】

1. 操作前护理

(1) 评估:①禁忌证:有耳廓、外耳道和鼓膜疾患者禁测耳温;外耳暴露在严寒或炎热环境下,侧卧时耳受压超过 15 分钟不宜测耳温。②了解患儿有无外耳道疾患,有无耳廓受压及环境温度其他影响因素,检查外耳道清洁度。

(2) 向家长解释操作目的、步骤和注意事项。

2. 操作中护理

(1) 测温时拉直外耳道动作宜轻柔,防止造成损伤。

(2) 注意观察患儿面色及呼吸情况,如有异常,及时通知医生处理。

(3) 出生 90 天、3 年以内免疫系统受损和需重点观察体温的婴幼儿,应在同一侧鼓膜测 3 次温度,如读数不一致,以最高读数为准。

3. 操作后护理

(1) 如有发热,及时通知医生对症处理,监测耳温并做好记录。

(2) 做好终末清洁消毒,用棉签蘸 75% 乙醇溶液轻轻擦拭探头,更换保护套备用。

▲肛温测量法

肛温测量法(anal temperature measurement)是将肛表放入直肠内进行体温测量的一种方法。通过体温的动态监测,了解疾病转归,协助诊疗。相对于口表及腋表,肛表的球部较为短粗,可防止插入肛门时折断或损伤黏膜等情况发生,适用于婴幼儿、昏迷及精神异常者。

【操作步骤】

1. 洗手,检查肛表无破损,水银柱应在 35℃以下。备齐用物携至床旁。

2. 核对腕带及床号、姓名,解释目的。

3. 患儿取仰卧位或侧卧位(家长协助配合),脱裤暴露测温部位。

4. 用棉签蘸取少许液体石蜡润滑肛表水银端。

5. 左手固定患儿,右手将肛表轻轻插入肛门,婴儿约 1.25cm,幼儿约 2.5cm,然后将双臀轻轻合拢,固定。

6. 3 分钟后取出肛表,用卫生纸擦净肛门,再擦拭肛表,读数。

7. 将水银柱甩至 35℃以下,放入消毒盒内浸泡消毒。

8. 协助患儿整理衣物,取舒适卧位。

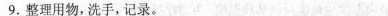

9. 整理用物,洗手,记录。

【护理】

1. 操作前护理

(1) 评估:①适应证:不能配合口温及腋温测量的婴幼儿。②禁忌证:有肛门或直肠手术、腹泻及心脏疾病的婴幼儿。③了解患儿情况,如有坐浴或灌肠等处置,应在处置结束30分钟后再测肛温。

(2) 向家长解释操作目的、步骤和注意事项。

2. 操作中护理

(1) 插入肛表时动作宜轻柔,防止损伤肛门及直肠黏膜。

(2) 加强看护,防止发生意外。

(3) 注意观察患儿面色及呼吸情况,如有异常,及时通知医生处理。

3. 操作后护理

(1) 如有发热,及时通知医生对症处理,监测肛温并做好记录。

(2) 做好终末清洁消毒,用后先放入消毒液中浸泡5分钟,清水冲洗后将水银柱甩至35℃以下,再于另一消毒容器中浸泡消毒30分钟,取出后冲净擦干备用。

(二) 换血疗法

换血疗法(exchange blood transfusion)是指用供血者的血液置换受血者血液的方法,换出受血者血液中致敏红细胞和免疫抗体,降低未结合胆红素,减少体内致病菌及毒素,可阻止继续溶血,防止胆红素脑病的发生,同时也可纠正贫血,防止缺氧及心力衰竭。可用于治疗重度新生儿溶血症、高胆红素血症、新生儿败血症等。主要介绍外周动静脉同步换血方法。

【操作步骤】

1. 核对患儿,向家属解释目的;遵医嘱于术前30分钟肌注苯巴比妥。

2. 将患儿置于辐射保温台上,取仰卧位,固定四肢;连接心电监护仪。

3. 建立动、静脉通路 静脉多选择较粗大血管,动脉首选桡动脉,常规消毒皮肤,留置针置管。

4. 接三通管,采集血标本测定胆红素、生化项目。

5. 打开输血器插入血袋中,应用输液泵输入,调节速度为 $2\sim4ml/(kg\cdot min)$;也可采取全自动注射泵输入。

6. 输入血 20ml 后,由动脉端以相同于输入的速度放血,并于三通管侧孔注入肝素液。

7. 做好观察记录,遵医嘱用药。

8. 备用血余量约 20ml 时,停止放血。

9. 换血结束,协助患儿取舒适卧位,整理用物,洗手,记录。

【护理】

1. 操作前护理

(1) 评估:了解患儿诊断、病史、日龄、体重、生命体征及黄疸程度等。

(2) 准备:①备新鲜血:Rh 血型不合者,宜选择 Rh 血型和母亲相同,ABO 血型和患儿相同的 O 型供血者;ABO 血型不合者,宜采用 O 型红细胞加 AB 型血浆的混合血或 O 型血;血量根据换血目的,新生儿溶血换血量为 150~180ml/kg;备血取回后置于室温下预温,保持在 27~37℃。②备物品、药品:消毒用物、输血器、注射器、连接管、静脉留置针、头皮针、三通管、弯盘、输液泵或注射泵、输液架等,遵医嘱备生理盐水、肝素、10% 葡萄糖酸钙等各种药物。③操作环境须经消毒处理,温湿度适宜,预热辐射保温台。④向患儿家长说明操作目的、过程及注意事项。⑤遵医嘱术前肌注苯巴比妥。

2. 操作中护理

(1)给予心电监护,严密观察患儿生命体征、血氧饱和度变化;遵医嘱监测胆红素、血糖及血气指标;遵医嘱准确用药。

(2)换血时,保持输血及放血的速度均匀,尤其使用注射器抽注时,应避免注射器内吸入空气。

(3)注意保暖。

3. 操作后护理

(1)换血后患儿继续进行光疗,注意保暖,必要时给予氧气吸入。

(2)禁食水 6 小时后,先试喂少许糖水,如无恶心呕吐等不良反应,方可正常喂养。

(3)保持动静脉穿刺处敷料清洁、无感染。

(三)新生儿复苏技术

新生儿复苏技术(neonatal resuscitation technique)是遵循评估、决策、实施的程序,通过对新生儿的快速评估,对需要帮助才能开始呼吸的新生儿按照 A(建立通畅的气道)B(建立呼吸)C(恢复循环)D(用药)的顺序进行一定的复苏,使新生儿顺利完成从宫内到宫外的过渡。

【操作步骤】

1. 快速评估新生儿。

2. 初步复苏 立即置新生儿于辐射保温台,摆正体位,清理呼吸道,擦干全身,给予刺激。

3. 初步复苏 30 秒评估呼吸和心率,如出现自主呼吸,心率>100 次/分,肤色渐红润,给予支持护理;如无自主呼吸或喘息样呼吸,或心率<100 次/分,立即正压人工呼吸,血氧饱和度监测,保持气道通畅,常压给氧。

4. 正压通气 30 秒评估心率,如有改善可行复苏后护理;如心率<60 次/分,矫正通气操作正确有效,胸外按压(按压部位为胸骨下 1/3 处,深度为胸廓前后径 1/3,按压频率 90 次/分,按压与正压通气之比为 3:1),可考虑予气管插管正压通气。

5. 再次评估心率,若仍低于 60 次/分,在继续正压通气、胸外按压的同时使用肾上腺素等药物治疗。

【护理】

1. 操作前护理

(1)评估:①适应证:快速评估新生儿羊水是否清亮、是否有呼吸或哭声、肌张力是否好、是否足月妊娠,如以上指征任何 1 项为"否",即可进入初步复苏程序。②识别产前与产时的高危因素,预测新生儿是否需要复苏。

(2)准备:预热远红外线辐射保温台,并铺好清洁大毛巾;备好抢救物品及药品。

(3)告知产妇新生儿情况,给予安慰。

2. 操作中护理

（1）新生儿断脐后立即将其置于辐射保温台上，摆正体位，吸出口及鼻腔内黏液，用暖干毛巾拭净身上的羊水。

（2）拍打新生儿足底或按摩背部以诱发自主呼吸出现。

（3）如正压通气 30 秒评估心率仍低于 60 次 / 分，应检查通气操作是否正确并及时矫正，对继发性呼吸暂停有效的正压通气常表现为心率迅速恢复；如矫正后心率仍无恢复，可能为通气无效，应做好气管插管的准备和配合，行胸外按压，遵医嘱使用肾上腺素等药物。

（4）监测脉搏氧饱和度，以利于准确给氧。

3. 操作后护理

（1）复苏成功后持续保暖，可于暖箱中护理，使其体温宜维持在 36.5℃ 左右。

（2）保持呼吸道通畅，密切观察体温、呼吸、心率、血压、尿量、皮肤颜色，以及是否有窒息导致的神经系统症状，如有异常应及时通知医生，配合处理并做好护理记录。

（3）延迟哺乳，以静脉营养为主，应保持静脉输液通畅。

（4）做好新生儿母亲心理安慰，给予情感支持。

（四）辐射式新生儿抢救台操作

辐射式新生儿抢救台（radiation type neonatal rescue table）具有远红外线辐射加热、电子控温、计时显示和声光提示等多种功能，床面宽大，形成一个温暖舒适、方便操作的环境，适用于新生儿抢救，促进抢救成功率的提高。

【操作步骤】

1. 通电源，检查辐射式抢救台的性能完好。

2. 打开开关，选择控温模式，设置床温 / 肤温，床温根据患儿体重设置（表 5-54），肤温为 36.5℃。

3. 开始预热，待恒温指示灯亮，表示达到恒温状态。

4. 评估患儿，向家长解释目的。

5. 洗手，核对，抱患儿至抢救台，脱去衣物，裹好尿布。

6. 将测温探头固定于胸腹部，盖被，上床档；监测床温 / 肤温并记录。

7. 停用时先关闭控温开关，再切断电源。

8. 洗手，为患儿穿好衣物，抱回婴儿床。

9. 整理用物，抢救台终末清洁消毒处理。

10. 洗手，记录。

表 5-54　辐射式新生儿抢救台床温设置

新生儿体重（g）	床温（℃）
1000	34～36
1000～1500	32～34
1500～2000	30～32
>2000	28～30

【护理】

1. 操作前护理

（1）评估：①适应证：出生体重<2000g的危重新生儿。②了解患儿日龄、体重及生命体征等。

（2）向患儿家长解释辐射式新生儿抢救台使用的目的、注意事项。

2. 操作中护理

（1）监测抢救台床温并记录，保持床温在恒定状态，如红灯亮，表示超温，应及时调整处理。

（2）测温探头应使用脱敏胶布固定，预防新生儿皮肤损伤；保证探头固定可靠，注意有无脱落，防止发生床温无限制加热情况。

（3）监测肤温并记录，使肤温保持在36.5℃，盖被保暖，避免对流散热。

（4）操作过程中，注意加床档，防止坠落伤。

3. 操作后护理

（1）观察病情，注意呼吸、体温等变化，如有异常，及时通知医生处理，并做好护理记录。

（2）向家长讲解预防新生儿疾病相关知识。

（3）做好终末清洁消毒处理，用消毒清洗剂擦拭台面，更换床单备用。定期检测，保证操作台各项功能完好。

（五）新生儿筛查技术

新生儿筛查（neonatal screening）主要包括听力筛查（hearing screening）和遗传代谢性疾病的筛查（genetic metabolic disease screening），其目的是通过筛查，使患病新生儿得到早期诊断和早期治疗，最大限度改善预后，避免患儿发生智力低下或严重疾病等。根据《新生儿听力筛查技术规范》及《新生儿遗传代谢病筛查技术规范》的要求，护士仅作为筛查人员，对新生儿进行听力仪器检测和血片采集的操作及护理。

▲听力筛查技术

听力筛查（hearing screening）是指应用筛查型耳声发射检测仪对新生儿进行听力筛查，从而对有听力障碍的新生儿及早干预，有效的治疗可以帮助患儿实现"不聋不哑"或"聋而不哑"的梦想。

【操作步骤】

1. 核对新生儿床头卡、身牌、腕带信息，评估生命体征，向家长解释目的。

2. 置新生儿于平卧位或抱于家长怀中。

3. 洗手，清洁外耳道。

4. 将筛查型耳声发射仪开机，输入产妇及新生儿信息。

5. 待新生儿处于安静状态，将发射仪耳塞轻轻插入其外耳道，按确认键开始测试。

6. 仪器自动显示结果：通过或未通过。左右耳交替操作，打印结果，保存于病志中。

7. 协助新生儿取舒适卧位，洗手，记录，宣教。

【护理】

1. 操作前护理

（1）评估：①应于新生儿出生48小时后至出院前完成初筛，筛查结果显示未通过者或漏筛者,应于出生后42天内进行双耳复筛。②评估新生儿日龄、生命体征等。必要时更换尿布,使其处于舒适安静状态。

(2)向家长解释听力检测仪器使用的目的、操作方法和注意事项。

2. 操作中护理

(1)完整、准确输入产妇及新生儿信息。

(2)保持新生儿处于安静状态,操作时动作宜轻柔。

(3)观察新生儿有无异常,如有哭闹先停止操作,查找原因妥善处理后再行测试。

3. 操作后护理

(1)正确记录测试结果。

(2)告知家长如复筛结果仍未通过,应在出生后3个月内转至省级卫生行政部门指定的听力障碍诊治机构进行进一步诊断;筛查未通过的重症新生儿应直接转至听力障碍诊治机构确诊和随访;对于有听力损失高危因素的新生儿,即使测试结果为通过,仍需在3岁以内每年至少要随访1次,在随访过程中疑有听力损失时,应及时到听力障碍诊治机构就诊。

(3)向疑有听力损失的新生儿家长讲解疾病相关知识及干预措施,介绍成功病例,帮助其树立信心,积极配合检查、治疗和随访。

▲遗传代谢性疾病筛查

目前,我国遗传代谢性疾病筛查(genetic metabolic disease screening)主要是对苯丙酮尿症和先天性甲状腺功能减退的筛查。采用国家推荐的实验室方法对新生儿进行滤纸干血片的检测,防治智力发育及体格发育落后。

【操作步骤】

1. 核对新生儿床头卡、身牌、腕带信息,评估其日龄、出生体重及生命体征,向家长解释目的。

2. 置新生儿于平卧位或抱于家长怀中,按摩足跟。

3. 洗手,戴无菌手套,用75%乙醇消毒足跟内侧或外侧皮肤,待干。

4. 用一次性采血针快速刺足跟消毒部位,用无菌棉签拭去第一滴血,从第二滴血开始取样,将滤纸片接触血滴,使血滴自然渗透至滤纸背面,至少采集3个血斑。

5. 用消毒干棉球轻压采血部位。

6. 避开阳光悬空平置血片,待其自然晾干至深褐色,置于密封袋内,密闭保存于2~8℃冰箱内,最好0℃以下保存。

7. 协助新生儿取舒适卧位,洗手,记录。

8. 将新生儿筛查证明交监护人保存,宣教。

【护理】

1. 操作前护理

(1)评估:①正常采血时间为新生儿出生72小时后至7天内,并充分哺乳;对早产儿、低体重儿或正在治疗疾病等各种原因未按时采集者,采血时间不宜超过出生后20天。②评估新生儿日龄、出生体重、生命体征及哺乳情况。

(2)向家长解释血片采集的目的、操作方法和注意事项。

2. 操作中护理

(1)保持新生儿舒适体位,防止溢乳。

（2）针刺足跟时深度不宜超过 3mm，动作熟练快捷。

（3）取血样时，避免滤纸片触及皮肤和重复滴血。

（4）血片采集后，每个血斑的直径应大于 8mm，且滤纸反正面血斑一致；悬空平置血片时，避免阳光、紫外线照射及烘干，防止血片污染。

3. 操作后护理

（1）滤纸干血片应当在采集后及时送检，最迟不超过 5 个工作日。对于特殊传染病标本，如梅毒、艾滋病等应做好标识，单独包装。

（2）复核血片采集相关信息的记录是否完整。

（3）向疑有遗传性代谢病的新生儿家长讲解疾病相关知识及干预措施，介绍成功病例，帮助其树立信心，积极配合检查、治疗和随访。

三、综合实验与思考

1. 李女士，30 岁。因"足月妊娠 39 周，规律宫缩 2 小时"入院待产。入院后 5 小时自然分娩一男活婴，新生儿体重 3200g，无产伤及畸形。新生儿生后 1 分钟皮肤颜色青紫，以四肢及口唇明显，四肢稍屈曲，呼吸不规则且哭声不连续，清理呼吸道有恶心咳嗽反应，听诊心率 100 次 / 分。5 分钟后新生儿肤色红润，哭声响亮，四肢稍屈曲，心率 140 次 / 分。请问：

（1）新生儿 Apgar 评分以哪几项体征为依据？

（2）为该新生儿进行生后 1 分钟及 5 分钟 Apgar 评分，并注明扣分原因。

2. 足月新生儿，体重 3000g，出生 1 分钟 Apgar 评分 10 分，现生后 30 分钟，新生儿哭声响亮，肌张力好，呼吸 50～60 次 / 分，心率 150 次 / 分，拟为新生儿进行体格检查。请问：

（1）儿童体格检查技术都包括哪些具体内容？

（2）在进行体格检查时有哪些注意事项？

3. 初产妇，30 岁。足月妊娠，自然分娩一男活婴，体重 3500g，新生儿 1 分钟 Apgar 评分 10 分。于生后 10 分钟进行皮肤接触、早吸吮，促进乳汁分泌，防止新生儿低血糖。产妇已有少量乳汁分泌，新生儿出现有力的、有节奏的吸吮动作，护士鼓励并指导其正确母乳喂养方法，宣教母乳喂养的好处，增加产妇母乳喂养信心。请问：

（1）母乳喂养正确的哺乳技巧是什么？

（2）虽然母乳喂养对母亲和婴儿有很多益处，但并非每个婴儿都适合用母乳喂养，母乳喂养禁忌证有哪些？

4. 林某，35 岁，初产妇。因"胎膜早破，足月妊娠 40 周"入院，既往患有梅毒病史 3 年，入院后梅毒滴度检测为 1∶16。遵医嘱予以新生儿人工喂养。请问：

（1）人工喂养的具体方法及喂养时间有哪些？

（2）人工喂养新生儿有哪些注意事项？

5. 足月新生儿，生后第 4 日。护士在日常护理中发现新生儿脐周皮肤红肿，脐带已结痂，未脱落，脐周黄色分泌物较多，并伴有轻微臭味，新生儿一般状况尚可，纯母乳喂养，大小便均正常。请问：

（1）此新生儿有可能出现了什么问题？

（2）对此新生儿进行脐部护理，应如何具体操作？

（3）操作结束后如何对家属进行相关知识宣教及护理指导？

6. 足月活婴，生后第 2 日。新生儿口唇及面色红润，哭声响亮，食奶吸吮有力，无呕吐及呛咳，排尿排便均正常。生后已常规接种乙肝疫苗及卡介苗，无明显接种后不良反应。今晨入新生儿沐浴室行新生儿沐浴，20 分钟后沐浴结束，安返母婴同室。请问：

（1）新生儿沐浴前需要做哪些环境准备工作？

（2）为新生儿沐浴的水温应是多少？

（3）在为新生儿沐浴过程中，有哪些注意事项？

7. 足月活婴，生后第 4 日。新生儿全身皮肤略黄染，经皮测黄疸指数在正常范围内，食奶好，二便正常。拟于今日沐浴后行床旁新生儿抚触指导，已向家属解释新生儿抚触目的，并取得家属配合。关闭门窗，调节室温，播放轻音乐以营造舒适放松的操作环境，确认新生儿处于安静状态后开始操作。请问：

（1）护士应如何向家属解释新生儿抚触的目的？

（2）为新生儿抚触的基本顺序是什么？

（3）护士在为新生儿抚触时，有哪些操作要点及注意事项？

8. 王女士，初产妇，30 岁。今日自然分娩一女活婴，体重 3200g，新生儿 1 分钟 Apgar 评分 10 分，观察后随母一同送至母婴同室。入室后护士对新生儿进行常规检查并向王女士进行新生儿护理指导，发现新生儿已排墨绿色胎便，约 50g，为其更换尿布，并向王女士宣教更换尿布操作手法及相关注意事项。请问：

（1）为新生儿更换尿布的目的是什么？

（2）应如何向王女士宣教更换尿布注意事项？

9. 足月女婴，体重 3500g。因其母"产间感染"剖宫产出生，现为生后第 5 日，晨测体温 38.9℃，心率 160 次/分，一般反应可，纯母乳喂养，二便正常。遵医嘱予新生儿降温灌肠。请问：

（1）灌肠液的温度是多少？

（2）在为新生儿灌肠的过程中有哪些注意事项？

（3）灌肠后如何观察及效果评价？

10. 足月男婴，有宫内窘迫史，羊水Ⅱ度污染，经产钳助娩出生。生后 1 分钟四肢青紫，呼吸浅弱，吸痰时稍有恶心动作，刺激时皱眉，四肢稍屈曲，心率每分钟 80 次。请问：

（1）该患儿 Apgar 评分如何？

（2）根据 Apgar 评分结果，此患儿是否存在新生儿窒息？属于何种窒息？

（3）如何为此患儿进行新生儿窒息复苏的流程及复苏后护理？

11. 早产女婴，体重 2400g。生后 1 分钟 Apgar 评分 10 分，保暖观察 2 小时后，体温及心率均正常，送回母婴同室，母乳喂养。生后 12 小时，监测患儿体温持续波动在 35.5～35.7℃之间，医嘱入温箱行新生儿保暖。请问：

（1）新生儿入温箱保暖有哪些注意事项？

（2）新生儿入温箱保暖过程中有哪些护理及观察要点？

12. 女婴，足月顺产，体重 3300g。生后 48 小时出现生理性黄疸，血清总胆红素 297μmol/L，此时最佳治疗方案为进行蓝光照射治疗。请问：

（1）新生儿入光疗箱前需做哪些准备工作？

（2）新生儿在光疗过程中有哪些护理及观察要点？

（3）新生儿进行光疗时的注意事项有哪些？

学习小结

1. 学习内容

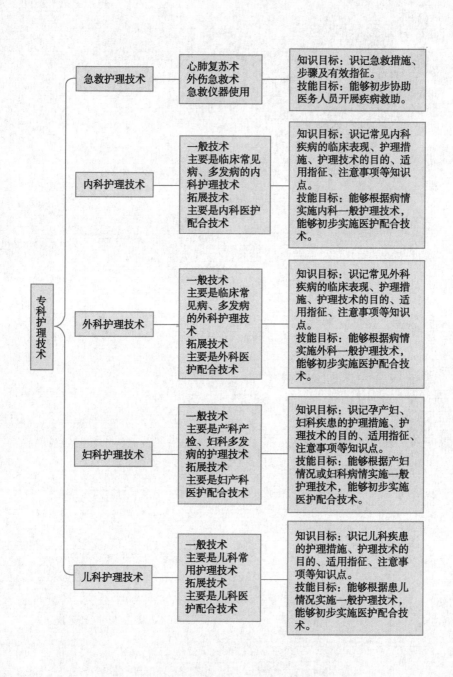

专科护理技术	急救护理技术	心肺复苏术 外伤急救术 急救仪器使用	知识目标：识记急救措施、步骤及有效指征。 技能目标：能够初步协助医务人员开展疾病救助。
	内科护理技术	一般技术 主要是临床常见病、多发病的内科护理技术 拓展技术 主要是内科医护配合技术	知识目标：识记常见内科疾病的临床表现、护理措施、护理技术的目的、适用指征、注意事项等知识点。 技能目标：能够根据病情实施内科一般护理技术，能够初步实施医护配合技术。
	外科护理技术	一般技术 主要是临床常见病、多发病的外科护理技术 拓展技术 主要是外科医护配合技术	知识目标：识记常见外科疾病的临床表现、护理措施、护理技术的目的、适用指征、注意事项等知识点。 技能目标：能够根据病情实施外科一般护理技术，能够初步实施医护配合技术。
	妇科护理技术	一般技术 主要是产科产检、妇科多发病的护理技术 拓展技术 主要是妇产科医护配合技术	知识目标：识记孕产妇、妇科疾患的护理措施、护理技术的目的、适用指征、注意事项等知识点。 技能目标：能够根据产妇情况或妇科病情实施一般护理技术，能够初步实施医护配合技术。
	儿科护理技术	一般技术 主要是儿科常用护理技术 拓展技术 主要是儿科医护配合技术	知识目标：识记儿科疾患的护理措施、护理技术的目的、适用指征、注意事项等知识点。 技能目标：能够根据患儿情况实施一般护理技术，能够初步实施医护配合技术。

2. **学习方法**

（1）在实验室分小组练习，学生互相充当患者，练习内、外、妇、儿科一般护理技术。

（2）观看视频，学习医护配合技术、拓展技术。

（3）医院见习、实习常用护理技术。

（李连红）

第六章

临床决策训练

 学习目的

1. 初级：能正确判读医嘱，明确所需执行的操作；根据护理评估的结果，正确执行操作并评价效果。

2. 中级：能全面准确地分析病情，列出主要的护理诊断，排列护理诊断的优先顺序；能针对首优的护理问题，制定相应的护理措施并执行。

3. 高级：能全面准确地分析案例，明确病情的轻重缓急，列出主要的护理诊断，制定相应的护理措施并执行；明确抢救的程序和方法，能根据病情，配合小组成员，给予即时、准确的抢救措施。

学习要点

1. 初级：针对患者一般症状独立完成基础护理及专科一般护理技术。

2. 中级：针对患者一般病情2～3名护士完成护理技术操作。

3. 高级：针对急危重症患者病情，组建急救小组配合完成护理急救技术。

初级案例

案例1

宋先生，28岁。因腹部不适，黑便2天，呕血1天急诊入院。患者于入院前1天午饭后先感上腹部饱胀不适，随后解柏油便3次，总量约600g，至23点又解暗红色血便多次，不成形，量无法估计，今晨呕咖啡色血性液体约1000ml，自感头昏、四肢无力、心慌、冷汗、恶心。生命体征：T 37.0℃，P 106次/分，R 24次/分，BP 80/40mmHg。医嘱：林格氏液500ml静脉滴注，st!

临床决策与实施导图

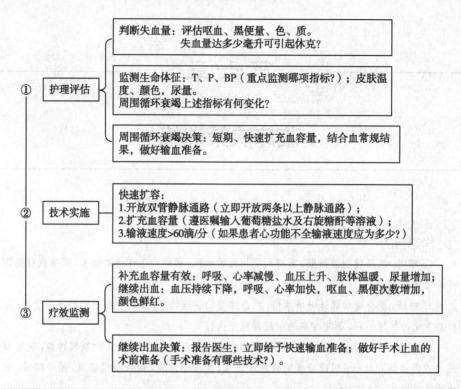

① 护理评估

判断失血量：评估呕血、黑便量、色、质。失血量达多少毫升可引起休克？

监测生命体征：T、P、BP（重点监测哪项指标？）；皮肤温度、颜色，尿量。周围循环衰竭上述指标有何变化？

周围循环衰竭决策：短期、快速扩充血容量，结合血常规结果，做好输血准备。

② 技术实施

快速扩容：
1.开放双管静脉通路（立即开放两条以上静脉通路）；
2.扩充血容量（遵医嘱输入葡萄糖盐水及右旋糖酐等溶液）；
3.输液速度>60滴/分（如果患者心功能不全输液速度应为多少？）

③ 疗效监测

补充血容量有效：呼吸、心率减慢、血压上升、肢体温暖、尿量增加；继续出血：血压持续下降，呼吸、心率加快，呕血、黑便次数增加，颜色鲜红。

继续出血决策：报告医生；立即给予快速输血准备；做好手术止血的术前准备（手术准备有哪些技术？）。

案例2

李先生，18岁。因发热、寒战伴咳嗽、咳痰、胸痛入院。患者2天前淋雨后出现寒战，高热，体温最高达40℃，伴咳嗽、胸痛，咳铁锈色痰。入院检查：神志清楚，呈急性病容，面色潮红，呼吸急促，T 39.7℃，P 102次/分，R 32次/分，BP 100/70mmHg，右下肺部闻及管状呼吸音。X线示：右下肺大片状阴影，呈肺段分布；痰涂片可见肺炎球菌。初步诊断：肺炎球菌性肺炎或大叶性肺炎。医嘱：乙醇拭浴。

临床决策与实施导图

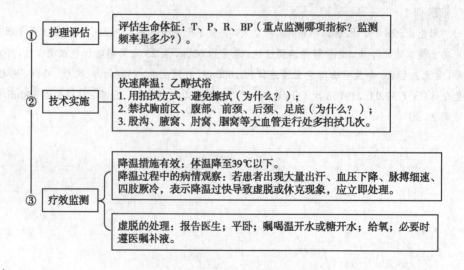

① 护理评估

评估生命体征：T、P、R、BP（重点监测哪项指标？监测频率是多少？）。

② 技术实施

快速降温：乙醇拭浴
1.用拍拭方式，避免擦拭（为什么？）；
2.禁拭胸前区、腹部、前颈、后颈、足底（为什么？）；
3.股沟、腋窝、肘窝、腘窝等大血管走行处多拍拭几次。

③ 疗效监测

降温措施有效：体温降至39℃以下。
降温过程中的病情观察：若患者出现大量出汗、血压下降、脉搏细速、四肢厥冷，表示降温过快导致虚脱或休克现象，应立即处理。

虚脱的处理：报告医生；平卧；嘱喝温开水或糖开水；给氧；必要时遵医嘱补液。

案例 3

陈女士，46 岁。主诉：便血、排便习惯改变 1 年余。患者于 1 年前无明显诱因出现便血，呈鲜红色，后又出现大便次数增多，3～4 次/天，便稀、黏液血便，有排便不尽、肛门下坠感。近 3 个月体重下降约 4kg，为进一步诊治入院。入院后纤维结肠镜检查：距肛缘 5cm 处可见一菜花状肿物，范围 3cm×4cm，表面糜烂有溃疡。病理报告示：直肠腺癌。医生拟行 Miles 手术。医嘱：术前清洁灌肠。

临床决策与实施导图

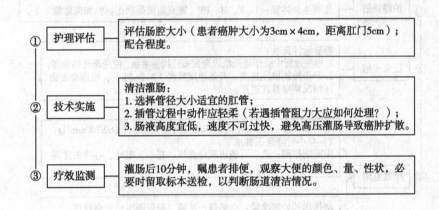

① 护理评估　评估肠腔大小（患者癌肿大小为3cm×4cm，距离肛门5cm）；配合程度。

② 技术实施　清洁灌肠：
1. 选择管径大小适宜的肛管；
2. 插管过程中动作应轻柔（若遇插管阻力大应如何处理？）；
3. 肠液高度宜低，速度不可过快，避免高压灌肠导致癌肿扩散。

③ 疗效监测　灌肠后10分钟，嘱患者排便，观察大便的颜色、量、性状，必要时留取标本送检，以判断肠道清洁情况。

案例 4

王先生，65 岁。患者因下腹胀痛 2 小时，持续不缓解急诊入院。患者于入院前 10 小时与朋友大量啤酒后出现尿频、排尿不畅，入院前 2 小时出现下腹部胀痛难忍，辗转不安，持续不缓解，排尿困难。入院体检：耻骨上膨隆，叩诊实音，压痛明显。患者有前列腺增生病史 10 年。医嘱：导尿。

临床决策与实施导图

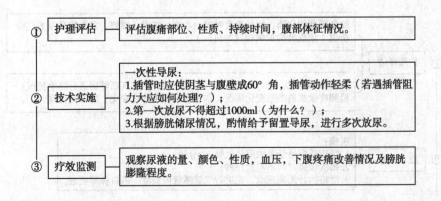

① 护理评估　评估腹痛部位、性质、持续时间，腹部体征情况。

② 技术实施　一次性导尿：
1. 插管时应使阴茎与腹壁成60°角，插管动作轻柔（若遇插管阻力大应如何处理？）；
2. 第一次放尿不得超过1000ml（为什么？）；
3. 根据膀胱储尿情况，酌情给予留置导尿，进行多次放尿。

③ 疗效监测　观察尿液的量、颜色、性质，血压，下腹疼痛改善情况及膀胱膨隆程度。

笔记

案例 5

张女士，60 岁。主诉：视力模糊、头晕 1 天。患者因今晨起床时出现视力模糊，头晕入院治疗。入院检查：T 37℃，P 102 次 / 分，R 22 次 / 分，BP 180/118mmHg，神志清楚，焦虑，两肺底闻及湿啰音，心尖搏动位于左侧第 6 肋间锁骨中线外 1cm，心律齐。有高血压病史 6 年，未规律服药，血压波动较大。初步诊断：原发性高血压 3 级（极高危）、左心衰竭。医嘱：硝普钠 50mg+NS 50ml 静脉推注。

临床决策与实施导图

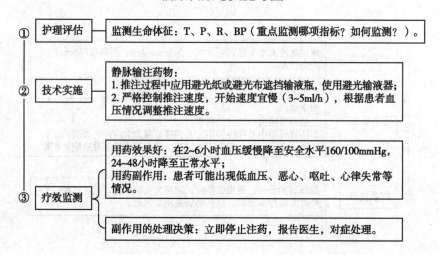

① 护理评估 —— 监测生命体征：T、P、R、BP（重点监测哪项指标？如何监测？）。

② 技术实施 —— 静脉输注药物：
1. 推注过程中应用避光纸或避光布遮挡输液瓶，使用避光输液器；
2. 严格控制推注速度，开始速度宜慢（3~5ml/h），根据患者血压情况调整推注速度。

③ 疗效监测 —— 用药效果好：在2~6小时血压缓慢降至安全水平160/100mmHg，24~48小时降至正常水平；
用药副作用：患者可能出现低血压、恶心、呕吐、心律失常等情况。

副作用的处理决策：立即停止注药，报告医生，对症处理。

案例 6

简先生，65 岁。主诉：呼吸困难 1 个月，加重 3 天。患者 1 个月前无明显诱因出现呼吸困难加重，静息即有喘息，伴口唇、肢体末端发绀，夜间不能平卧，咳嗽咳痰加重。近 3 天出现精神差，嗜睡，呼吸困难加重入院。入院检查：血常规示：白细胞 $10.7×10^9$/L；血气分析 pH 7.13，$PaCO_2$ 123mmHg，PaO_2 56mmHg。诊断为 Ⅱ 型呼吸衰竭，给予机械通气。使用压力控制模式，现显示潮气量明显下降，SaO_2 和 PaO_2 明显下降，请立即给予处理。

临床决策与实施导图

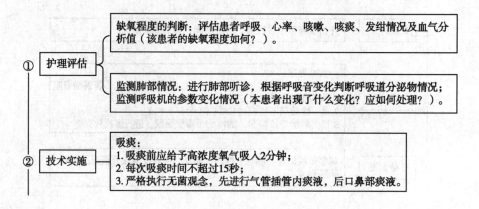

① 护理评估 —— 缺氧程度的判断：评估患者呼吸、心率、咳嗽、咳痰、发绀情况及血气分析值（该患者的缺氧程度如何？）。

监测肺部情况：进行肺部听诊，根据呼吸音变化判断呼吸道分泌物情况；监测呼吸机的参数变化情况（本患者出现了什么变化？应如何处理？）。

② 技术实施 —— 吸痰：
1. 吸痰前应给予高浓度氧气吸入2分钟；
2. 每次吸痰时间不超过15秒；
3. 严格执行无菌观念，先进行气管插管内痰液，后口鼻部痰液。

③ 疗效监测 ┤ 监测：吸出痰液的量、颜色、性质；血气分析值；肺部痰鸣音变化情况。

吸痰效果好：患者呼吸、心率减慢，痰鸣音减少，发绀减轻，潮气量增加，SaO_2和PaO_2上升。

案例 7

赖女士，68 岁。主诉：头痛伴右侧肢体活动障碍 6 小时。患者于 6 小时前因生气突发头痛，伴恶心、呕吐，右侧肢体活动障碍。此后病情迅速加重，出现意识不清，大小便失禁，无抽搐。既往有高血压病史 6 年，不规律服降压药。入院检查：T 36.2℃，P 70 次 / 分，R 14 次 / 分，BP 182/102mmHg，昏迷，双侧瞳孔直径 2mm，等大，对光反射迟钝，右侧鼻唇沟浅，右侧肢体偏瘫，右侧病理征阳性。初步诊断：脑出血。医嘱：口腔护理，Bid。

临床决策与实施导图

① 护理评估 ┤ 评估昏迷程度（该患者的昏迷程度如何？）。

监测口腔卫生情况（有无活动性义齿、溃疡、出血、分泌物情况、气味、湿润程度等）；口腔感染情况（可进行口腔分泌物培养）。

② 技术实施 ┤ 口腔护理：
1. 头偏向一侧，动作应轻柔，取体位时患者头部转动幅度不可过大；
2. 使用开口器协助张口；
3. 禁忌漱口（为什么？）；
4. 清点棉球，棉球干湿合适，以防误吸。

③ 疗效监测 ┤ 监测：口腔卫生和口腔感染情况。

口腔护理效果好：患者未发生误吸，无口臭、溃疡及出血，无异常分泌物，口腔湿润。

案例 8

吴女士，55 岁。主诉：右髋部疼痛不能活动，无法站立 1 天。患者 1 天前骑自行车时不慎摔倒，右侧肢体着地后出现右髋部疼痛难忍，不能活动及站立。X 线示：右股骨颈骨折头下型。今晨在联合硬膜外麻醉下行"右髋关节置换术"。术后第 2 天，护士在交接班时发现伤口渗血渗液，床单污染严重，给予更换。

笔记

临床决策与实施导图

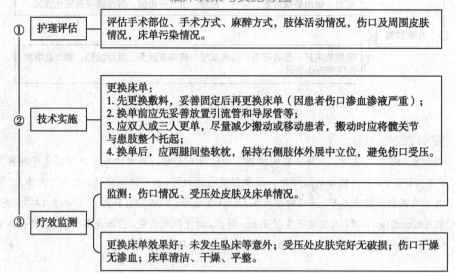

① 护理评估 评估手术部位、手术方式、麻醉方式，肢体活动情况，伤口及周围皮肤情况，床单污染情况。

② 技术实施
更换床单：
1. 先更换敷料，妥善固定后再更换床单（因患者伤口渗血渗液严重）；
2. 换单前应先妥善放置引流管和导尿管等；
3. 应双人或三人更单，尽量减少搬动或移动患者，搬动时应将髋关节与患肢整个托起；
4. 换单后，应两腿间垫软枕，保持右侧肢体外展中立位，避免伤口受压。

③ 疗效监测
监测：伤口情况、受压处皮肤及床单情况。

更换床单效果好：未发生坠床等意外；受压处皮肤完好无破损；伤口干燥无渗血；床单清洁、干燥、平整。

案例 9

刘先生，18 岁。主诉：口干、多饮、多尿、体重减轻 10 个月。患者近 2 天因劳累，食欲减退、恶心、呕吐、腹痛。入院检查：T 36℃，P 98 次 / 分，R 18 次 / 分，BP 100/70mmHg，皮肤干燥。空腹血糖 8.7mmol/L、餐后 2 小时血糖 13.4mmol/L。初步诊断：1 型糖尿病。医嘱：胰岛素 8U，皮下注射，st!

临床决策与实施导图

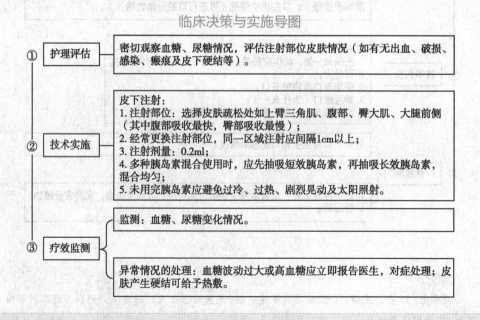

① 护理评估 密切观察血糖、尿糖情况，评估注射部位皮肤情况（如有无出血、破损、感染、瘢痕及皮下硬结等）。

② 技术实施
皮下注射：
1. 注射部位：选择皮肤疏松处如上臂三角肌、腹部、臀大肌、大腿前侧（其中腹部吸收最快，臀部吸收最慢）；
2. 经常更换注射部位，同一区域注射间隔1cm以上；
3. 注射剂量：0.2ml；
4. 多种胰岛素混合使用时，应先抽吸短效胰岛素，再抽吸长效胰岛素，混合均匀；
5. 未用完胰岛素应避免过冷、过热、剧烈晃动及太阳照射。

③ 疗效监测
监测：血糖、尿糖变化情况。

异常情况的处理：血糖波动过大或高血糖应立即报告医生，对症处理；皮肤产生硬结可给予热敷。

案例 10

詹女士，26 岁。与丈夫争吵后自服敌敌畏农药，神志不清，呼之不应，被家人发现急诊入院。入院检查：T 36.2℃、P 88 次 / 分、R 32 次 / 分、BP 160/80mmHg，神志不清，瞳孔呈针尖样改变，大汗淋漓，肌束震颤，两肺闻及湿啰音，口腔闻及蒜臭味。请立即给予处理。

临床决策与实施导图

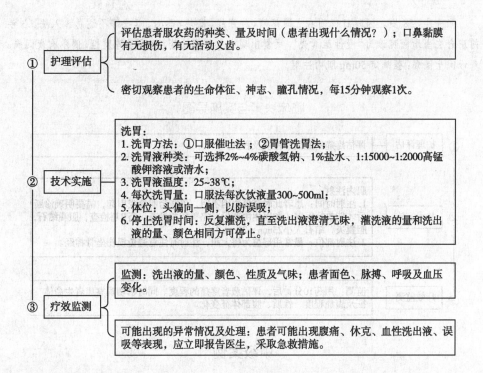

① 护理评估：评估患者服农药的种类、量及时间（患者出现什么情况？）；口鼻黏膜有无损伤，有无活动义齿。

密切观察患者的生命体征、神志、瞳孔情况，每15分钟观察1次。

② 技术实施：洗胃：
1. 洗胃方法：①口服催吐法；②胃管洗胃法；
2. 洗胃液种类：可选择2%~4%碳酸氢钠、1%盐水、1:15000~1:2000高锰酸钾溶液或清水；
3. 洗胃液温度：25~38℃；
4. 每次洗胃量：口服法每次饮液量300~500ml；
5. 体位：头偏向一侧，以防误吸；
6. 停止洗胃时间：反复灌洗，直至洗出液澄清无味，灌洗液的量和洗出液的量、颜色相同方可停止。

③ 疗效监测：监测：洗出液的量、颜色、性质及气味；患者面色、脉搏、呼吸及血压变化。

可能出现的异常情况及处理：患者可能出现腹痛、休克、血性洗出液、误吸等表现，应立即报告医生，采取急救措施。

案例 11

王先生，52岁。因呼吸困难2天入院。患者咳嗽、咳痰，上楼梯、快步行走时感心悸、气促，休息后缓解。反复发作11年，近年加剧，心悸、气促明显，曾在当地医院诊断为"慢性支气管炎、肺气肿、肺心病"，经住院治疗好转。本次因受凉后上述症状加重。实验室检查：红细胞、中性粒细胞均升高，PaO_2 48mmHg、SaO_2 80%、$PaCO_2$ 60mmHg。医嘱：吸氧。

临床决策与实施导图

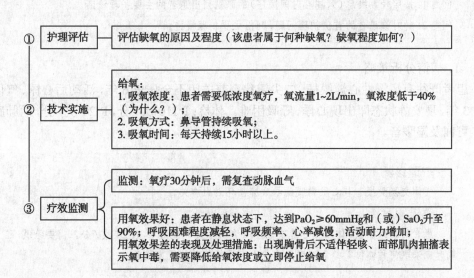

① 护理评估：评估缺氧的原因及程度（该患者属于何种缺氧？缺氧程度如何？）

② 技术实施：给氧：
1. 吸氧浓度：患者需要低浓度氧疗，氧流量1~2L/min，氧浓度低于40%（为什么？）；
2. 吸氧方式：鼻导管持续吸氧；
3. 吸氧时间：每天持续15小时以上。

③ 疗效监测：监测：氧疗30分钟后，需复查动脉血气

用氧效果好：患者在静息状态下，达到PaO_2≥60mmHg和（或）SaO_2升至90%；呼吸困难程度减轻，呼吸频率、心率减慢，活动耐力增加；
用氧效果差的表现及处理措施：出现胸骨后不适伴轻咳、面部肌肉抽搐表示氧中毒，需要降低给氧浓度或立即停止给氧

案例 12

张先生，58 岁。因昨日夜间右上腹疼痛，伴寒战、高热、恶心、呕吐等不适急诊入院。3 年前患者在当地医院诊为"慢性胆囊炎"，反复出现中上腹部绞痛，疼痛呈阵发性，偶尔有夜间痛。急诊医生医嘱：强痛定 50mg 肌内注射。

临床决策与实施导图

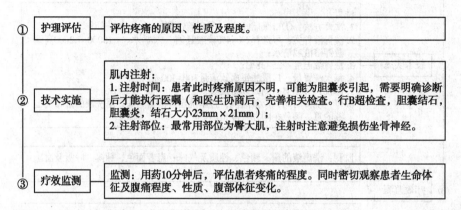

① 护理评估　评估疼痛的原因、性质及程度。

② 技术实施　肌内注射：
1. **注射时间**：患者此时疼痛原因不明，可能为胆囊炎引起，需要明确诊断后才能执行医嘱（和医生协商后，完善相关检查。行B超检查，胆囊结石，胆囊炎，结石大小23mm×21mm）；
2. **注射部位**：最常用部位为臀大肌，注射时注意避免损伤坐骨神经。

③ 疗效监测　监测：用药10分钟后，评估患者疼痛的程度。同时密切观察患者生命体征及腹痛程度、性质、腹部体征变化。

中级案例

案例 1

患者，女，39 岁。因心悸、气促入院。患者原有风湿性心瓣膜病、二尖瓣狭窄兼关闭不全 6 年，活动后心悸、气促 3 年。近一周以来心悸、气促症状加重，不能平卧，双下肢水肿，尿量减少，现安静状态下亦有心悸、呼吸困难。入院检查：T 37℃，P 110 次 / 分，R 24 次 / 分，BP 110/70mmHg，颈静脉怒张，两肺底可闻及湿啰音，啰音的分布可随体位改变而变化，心界向两侧扩大，肝肋下 3cm。初步诊断为：风湿性心瓣膜病、二尖瓣狭窄并关闭不全，全心衰竭，心功能 Ⅳ 级。

问题1：按照轻重缓急（入院后时间顺序）的原则列出患者的主要护理诊断。

问题2：针对该患者的首优护理问题，列出主要护理措施。

1. 病情分析策略

① 患者既往有风湿性心瓣膜病、二尖瓣狭窄兼关闭不全病史 6 年，活动后心悸、气促 3 年，现安静状态即出现心悸、呼吸困难。体检：P 110 次 / 分，R 24 次 / 分，两肺底可闻及湿啰音。

护理诊断 1

气体交换受损　与心脏瓣膜病导致肺循环淤血有关。

情景思考 1

患者的临床症状、体征揭示患者因左心衰竭导致呼吸困难，R 24 次 / 分。需要给氧，给氧时应采取何种体位？给氧浓度是多少？宜选择何种给氧方法？

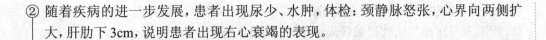

②随着疾病的进一步发展，患者出现尿少、水肿，体检：颈静脉怒张，心界向两侧扩大，肝肋下3cm，说明患者出现右心衰竭的表现。

> **护理诊断2**
> 体液过多　与水钠潴留、体循环淤血有关。
>
> **情景思考2**
> 患者出现水肿、尿少的症状，需要静脉给予强心、利尿、扩张血管的药物。给药过程中应注意哪些问题？

③医疗检查：患者无法平卧，双下肢水肿，医疗诊断：心功能Ⅳ级。

> **护理诊断3**
> 活动无耐力　与心力衰竭、心排血量下降，下肢水肿有关。
>
> **情景思考3**
> 医学诊断提示患者的心功能为Ⅳ级。应如何安排患者的日常活动？

2. 关键的护理措施

（1）病情监测：①呼吸困难有无改善、肺部听诊湿啰音是否减少，密切监测SaO_2，若呼吸加快、SaO_2降低到94%以下，说明病情加重，应立即报告医生。②每天同一时间、同类着装，用同一体重计测量体重；定期于膝关节上20cm、膝关节下15cm测量下肢周径，了解体液变化情况。③密切监测尿量，若尿量少于30ml/h，应立即报告医生。④详细记录24小时出入量，维持体液平衡。

（2）体位与活动：①给予高枕卧位或半卧位以减轻呼吸困难症状。②由于患者心功能Ⅳ级，为减少心肌耗氧量，应指导患者绝对卧床休息，协助满足患者日常生活需要。④经常指导和协助患者进行肢体的被动或主动运动，以防深静脉血栓。⑤加床栏防止坠床。

（3）用药护理：①遵医嘱给予利尿剂，密切监测尿量、电解质情况，若患者出现腹胀、肠鸣音减弱、心电图U波增高，说明出现低钾血症，立即报告医生，必要时口服或静脉补钾；利尿剂宜在早晨或日间使用，避免夜尿过多影响患者休息。②使用强心药物如洋地黄类药，注意密切观察患者的心率、心律、心电图情况，若脉搏低于60次/分或节律不规则，心电图提示室性期前收缩如二联律、三联律或房性期前收缩如房室传导阻滞，说明可能是洋地黄中毒，应立即停药、报告医生。③使用扩张血管的药物如血管紧张素转化酶抑制剂时，应密切观察血压变化，同时注意患者是否出现干咳，一旦发现说明患者不能耐受，应报告医生。

（4）饮食护理：①给予低盐清淡易消化饮食，少量多餐。②食盐摄入量<5g/日，限制含钠盐高的食物，如腌制食品、罐头食品等。③保持大便通畅，避免排便过于用力，增加心肌耗氧量。④服用排钾利尿剂期间注意多补充富含钾的食物，如果汁、深色蔬菜、香蕉等；口服补钾药物宜饭后服，以减轻胃肠道不适。

（5）保护皮肤，预防压疮：①使用气垫床，局部放气减压或定时变换体位，至少每2小时翻身一次。②由于患者全心衰竭、呼吸困难，被迫采取高枕卧位或半卧位，使

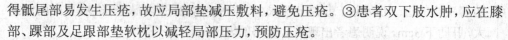

得骶尾部易发生压疮,故应局部垫减压敷料,避免压疮。③患者双下肢水肿,应在膝部、踝部及足跟部垫软枕以减轻局部压力,预防压疮。

3. 护理操作要点

(1)给氧:①抬高床头,给予半坐卧位或高枕卧位,提高吸氧效率。②持续吸氧,氧流量2～4L/min,以减轻呼吸困难、保护心脏功能、减少重要脏器的损害。③结合患者的呼吸情况,用鼻导管吸氧。④密切监测呼吸频率、节律、血氧及神志变化情况。

(2)静脉滴注/推注:①注意严格控制输液量和速度,补液量应以"量出为入"为原则。患者在24小时内输液总量控制在1500ml以内,严格控制输液速度为20～30滴/分。②记录24小时出入量。③避免输入氯化钠溶液,以防引起水钠潴留加重心脏负荷。④静脉推注洋地黄类药物速度宜慢。

(3)心电监护:①患者病情严重需给予持续心电监护,监测生命体征和血氧饱和度情况。②指导患者及家属避免在监护仪附近使用手机,以免干扰波形。③注意观察电极片周围的皮肤情况,若出现瘙痒或痛感,表示皮肤过敏,应立即报告医生。④避免活动幅度过大,以免电极脱落。

案例2

患者,女,70岁。因突发胸闷、恶心、呕吐急诊入院。患者于入院前1天受凉后出现咳嗽、咳痰,今晨突发胸闷,恶心、呕吐,呕吐胃内容物3次,由家人急诊送入院。入院后出现头晕、心悸,精神萎靡、嗜睡,皮肤弹性减退,口唇干燥,尿少。生命体征:T 38.3℃,P 118次/分,R 28次/分,BP 90/62mmHg,SpO$_2$ 98%。快测血糖25mmol/L,血电解质示:Na 140mmol/L,K 3.3mmol/L。血常规示:WBC 13.4×10^9/L,N 85%。患者既往有2型糖尿病病史5年,规律服药,血糖控制良好。

问题1:按照轻重缓急(入院后时间顺序)的原则列出患者的主要护理诊断。

问题2:针对该患者的首优护理问题,列出主要护理措施。

---

1. 病情分析策略

① 患者既往有糖尿病病史5年,于入院前1天受凉后出现咳嗽、咳痰的呼吸道感染症状,加上今晨发生3次呕吐的失液情况,容易诱发糖尿病急性并发症如糖尿病酮症酸中毒、高血糖高渗状态、低血糖等。患者入院后出现精神萎靡、嗜睡,尿少,快测血糖25mmol/L。说明患者出现高血糖高渗状态,需立即处理,以防疾病进一步发展至昏迷的严重状态。

护理诊断1

急性意识障碍 与高血糖、血渗透压增高有关。

情景思考1

根据患者的临床表现,为控制病情,其首要抢救措施是什么?

② 患者今晨呕吐胃内容物3次,表现为皮肤弹性减退,口唇干燥,尿少,BP 90/62mmHg说明患者出现体液不足的表现。

护理诊断2

体液不足　与多次呕吐导致水液代谢失调有关。

情景思考2

糖尿病患者的典型症状为"三多一少"，本案例患者出现了尿少，为什么？应如何处理？

③ 患者于入院前 1 天受凉后出现咳嗽、咳痰感冒症状，T 38.3℃，R 25 次 / 分，SpO_2 98%，血常规：WBC $13.4×10^9$/L，N 85%。

护理诊断3

体温过高　与呼吸道感染有关。

低效性呼吸型态　与呼吸道感染有关。

情景思考3：

患者需要给氧吗？应如何改善呼吸情况？

2. 关键的护理措施

（1）快速补液：快速补液是高血糖高渗状态抢救的首要和关键措施。①补液性质：患者血压较低，血 Na 小于 150mmol/L，应首先用等渗液以恢复血容量和血压。②补液量：由患者的血压、心率、尿量、末梢循环等情况决定，一般在第 1 个 24 小时输液总量为 4000～6000ml，严重失水者可达 6000～8000ml。③补液速度：由患者的心、肾功能决定，按先快后慢的原则。若患者无心力衰竭，应快速补，在 2 小时内输入 1000～2000ml，在 2～6 小时输入 1000～2000ml，必要时根据中心静脉压补液。

（2）病情监测：①密切监测患者的意识状态、生命体征、24 小时出入量、血氧饱和度。②留置导尿管，密切监测尿量变化。③严格记录输液量和输液速度，以防补液过度导致脑水肿。④密切监测血糖、血酮、尿糖、电解质、血气指标。⑤密切监测皮肤脱水情况。

（3）发热护理：T 38.3℃，说明患者处于中度发热状态，应给予降温处理，以减少耗氧量。①密切监测体温变化，每 4 小时测量 1 次。②鼓励多饮水，口服温开水，但由于存在恶心呕吐、嗜睡，摄食和摄水意愿低，可以酌情管喂，每 2 小时 1 次，每次 200ml。③可给予温水擦浴、冰袋降温，若体温超过 39.5℃，应给予冰帽以保护脑组织。④做好口腔护理、皮肤护理，预防感染。

（4）维持有效呼吸：①虽然患者 SpO_2 98% 处于正常状态，但其呼吸急促达 25 次 / 分，存在嗜睡等神经精神损害症状，仍然需要给氧，改善组织供氧，保护脑组织，可给予低流量给氧。②遵医嘱给予抗生素、止咳化痰等药物，密切观察疗效和不良反应。③给予雾化吸入、翻身拍背等，促进排痰，保持呼吸道通畅。

3. 护理操作要点

静脉输液：①快速输入等渗液。因大量等渗液不容易引起溶血，有利于恢复血容量和防止血浆渗透压下降过快导致的脑水肿。②开放 2 条以上的静脉通路，快速补液。③患者血 K 3.3mmol/L，偏低，需要补钾，此患者无法口服，可选用静脉补钾。静脉补钾常用方法是静脉滴入，不可选用静脉推注，以防血钾急剧升高导致心律失常等并发症。

案例3

患儿，男，出生 1 小时。患儿于 1 小时前由妊娠 33 周孕母顺产娩出，娩出后呼吸微弱，心率 60 次/分，躯体红，四肢青紫稍屈曲，弹足底会皱眉，脐血血糖值 2.5mmol/L，出生体重 1800g。母亲妊娠期糖耐量异常。

问题1：按照轻重缓急（出生后时间顺序）的原则列出患儿的主要护理诊断。

问题2：针对该患儿的首优护理问题，列出主要护理措施。

1. 病情分析策略

① 该患儿未满 37 周出生属于早产儿，未及时建立有效呼吸，心率 60 次/分，躯体红，四肢青紫稍屈曲，弹足底会皱眉，以上的评估结果可以得出该患儿 Apgar 评分 5 分，属于轻度窒息状态。

护理诊断 1

自主呼吸障碍 与呼吸中枢发育不成熟、肺发育不良、呼吸肌无力有关。

情景思考 1

根据临床表现，该新生儿是否需要抢救？若需要抢救，应如何进行？

② 该患儿断脐后，测量脐带血血糖值 2.5mmol/L，虽然未达到新生低血糖的诊断标准，但仍低于界限值 2.6mmol/L，需要进行临床处理。

护理诊断 2

营养失调：低于机体需要量 与摄入不足、消耗增加有关。

情景思考 2

该新生儿血糖偏低，应如何处理？

③ 该患儿胎龄 33 周，体温调节功能差，且出生体重只有 1800g，故容易出现体温过低或体温不升。

护理诊断 3

体温过低 与体温调节功能差有关。

情景思考 3

如何为该患者做好保暖？

2. 关键护理措施

（1）保持有效呼吸：①仰卧位时肩下垫软枕，避免颈部弯曲、呼吸道梗阻。②擦干全身，吸球吸净口、咽、鼻黏液，保持呼吸道通畅。③查明发绀原因，给予氧气吸入，保持血氧饱和度在 85%～95%。密切监测血氧饱和度，一旦改善应立即停止氧疗，防止氧疗并发症。④必要时给予气道内负压吸引或气管插管辅助呼吸。

（2）病情观察：①早产儿病情变化快，应密切监测体温、呼吸、脉搏的变化，以及早发现呼吸暂停等生命体征的改变。②观察患儿的进食情况、精神反应、哭声、皮肤、面色、肢端末梢的温度等。③监测酸碱度、电解质、大小便情况。密切监测血糖，防止发生低血糖。

（3）预防新生儿低血糖：因该新生儿属早产儿，其糖原、蛋白质、脂肪储备不足，且母亲妊娠期糖耐量异常，易导致新生儿高胰岛素血症，两个原因导致新生儿容易发生低血糖，因此即使出生时脐带血血糖值正常，此类新生儿都应警惕和预防低血糖的发生。①可能发生低血糖者从生后 1 小时即开始喂奶或鼻饲配方奶，24 小时内每 2 小时喂 1 次。②血糖值界于 2.2～2.6mmol/L，无症状者应静脉滴注葡萄糖溶液，6～8mg/（kg•min），有症状者静滴或静推 10% 葡萄糖溶液。③每小时监测血糖 1 次。

（4）保暖：①调节环境温度：24～26℃。②先将患儿置于婴儿辐射保暖台上进行抢救，待病情稳定后置于温箱保暖。③保持肛温 36.5～37℃。④持续监测体温。

（5）心理护理：耐心向家属解释病情，及时告知家属患儿目前的情况及可能的预后，帮助家属建立信心。

3. 护理操作要点

（1）新生儿窒息复苏术：该患儿为轻度窒息，应立即进入新生儿窒息复苏抢救的流程。①置于预热好的婴儿辐射保暖台上，取鼻吸气体位。②复苏顺序：A（畅通气道）→ B（建立呼吸）→ C（恢复循环）→ D（药物治疗）。③畅通气道：需要在出生后 15～20 秒完成，吸球吸净呼吸道内的黏液，先吸口腔，后吸鼻腔。胎粪吸入者，酌情气管插管。④该患儿心率为 60 次 / 分，应立即给予复苏器加压给氧，监测氧饱和度，根据氧饱和度调节氧浓度，早产儿用 30%～40% 氧气，频率为 40～60 次 / 分，吸呼比为 1:2。⑤30 秒后评估心率，若心率<60 次 / 分，继续人工呼吸并给予胸外按压，方法可用拇指法或中示指法，深度为前后胸直径的 1/3，胸外按压与人工呼吸的比例为 3:1;；若心率>60 次 / 分则继续正压人工呼吸。⑥30 秒后评估心率，若心率<60 次 / 分，进一步药物治疗、气管插管；若心率>60 次 / 分且<100 次 / 分，则需可停止按压，但仍需继续保持正压通气。若心率>100 次 / 分则转入进一步生命支持。

（2）温箱使用：①温箱预热，温度为 34℃，湿度为 60%～80%。若体温不升，则箱温应比体温高 1℃。②取平卧位，抬高上身 15°～30°。③置温度探头在腹部平坦处，最初 2 小时，每 30～60 分钟测量体温 1 次，体温稳定后每 1～4 小时测 1 次。④所有操作尽量在箱内集中进行。

（3）新生儿气道内吸痰：①吸痰压力<100mmHg，吸引时间不超过 10 秒。②该患儿体重<2kg，应选择导管内径为 3.0mm 的吸痰管，插入深度为 8cm。

案例 4

患者，女，40 岁。主诉：右侧颈部肿物 1 年。患者于 3 年前体检时发现右颈部肿物，红枣大小，1 年前出现多食消瘦、性情急躁，失眠，怕热多汗。入院前 1 天出现心悸，心率最高达 140 次 / 分。入院检查：甲状腺扫描示"双侧甲状腺肿大"，T₃ 453ng/dl，T₄ 29ng/dl。入院后给予碘化钾治疗，2 周后 T₃、T₄ 恢复正常，今晨在全麻下行双侧甲状腺叶次全切除。术后 10 小时引流出血性液体 200ml，病人呼吸急促达 40 次 / 分，嘴唇发绀，心率 160 次 / 分，Bp 120/90mmHg，烦躁不安。

问题 1：按照轻重缓急（入院后时间顺序）的原则列出患者的主要护理诊断。

问题 2：针对该患者的首优护理问题，列出主要护理措施。

1. 病情分析策略

① 患者发现右颈部肿物 3 年，1 年前出现多食消瘦、性情急躁，失眠，怕热多汗，入院前 1 天出现心悸，心率最高达 140 次 / 分。入院检查发现 T_3、T_4 增高，其中 T_3 453ng/dl，T_4 29ng/dl，以上症状、体征和相关检查表明患者出现甲亢表现。

> **护理诊断 1**
> 营养失调：低于机体需要量　与甲亢所致代谢需求增高有关。
> **情景思考 1**
> 患者存在双侧甲状腺肿大和甲亢，是否应该立即手术？为什么？

② 患者今晨在全麻下行双侧甲状腺叶次全切除，由于存在手术切口，切口渗血、渗液易使患者出现切口疼痛。

> **护理诊断 2**
> 疼痛　与手术切口有关。
> **情景思考 2**
> 如何预防和处理术后疼痛？

③ 患者在行甲状腺叶次全切除术后 10 小时引流出血性液体 200ml，呼吸达 40 次 / 分，嘴唇发绀，心率 160 次 / 分，BP 120/90mmHg，烦躁不安。表明患者出现了甲状腺手术最危急并发症：呼吸困难和窒息，应立即抢救。

> **护理诊断 3**
> 气体交换受损　与术后切口内出血压迫气管、喉头水肿或喉返神经损伤有关。
> **情景思考 3**
> 术后患者出现了窒息表现，应如何处理？

2. 关键的护理措施

（1）病情监测：①术前病情观察要点：观察脉率、脉压、基础代谢率、T_3、T_4 水平等，若患者脉率<90 次 / 分、脉压正常、基础代谢率<+20%、情绪平稳、T_3、T_4 正常，表示病情控制良好，可以进行手术。②术后病情观察要点：生命体征、发音和吞咽情况，及早发现术后并发症如呼吸困难、窒息、喉返神经损伤、喉上神经损伤、手足抽搐等。

（2）保持呼吸道通畅，改善缺氧：本患者出现呼吸困难、窒息，应立即进行床边抢救。①准备抢救用物，协助医生剪开缝线，敞开伤口，去除血肿，若呼吸仍无改善则协助气管切开、高流量给氧，病情稳定后送手术室进一步处理。②喉头水肿者立即静脉滴入大剂量激素。

（3）用药护理：本患者服用碘剂控制症状，碘剂具有抑制甲状腺素释放的作用，但不能抑制甲状腺素的合成，一旦停服，可致甲状腺球蛋白大量分解，使甲亢症状重新出现，甚至加重，故应嘱患者严格按照医嘱服药，避免停药。

（4）饮食护理：甲亢属于高代谢性疾病，可引起营养不良。①应给予高热量、高

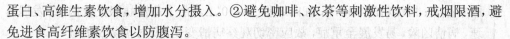

蛋白、高维生素饮食,增加水分摄入。②避免咖啡、浓茶等刺激性饮料,戒烟限酒,避免进食高纤维素饮食以防腹泻。

(5)疼痛护理:①评估疼痛的原因、部位、程度、性质及持续时间。②术前告知患者疼痛的必然性及可能持续的时间。③术后遵医嘱给予镇痛药物。④术后肠功能恢复后给予温凉流质饮食,减轻吞咽疼痛。⑤避免颈部过屈和过快转动,活动时可用手托住头、肩部,避免牵拉疼痛。⑥咳嗽时可用手保护伤口。⑦提供放松疗方法如听音乐、聊天等。

3. 护理操作要点

口服碘化钾:一旦服用,不可停药。①术前口服复方碘化钾,tid。第 1 日每次 3 滴,第 2 日每次 4 滴,每次增加 1 滴,逐日增加至 16 滴,然后维持此剂量,直至甲亢症状得到控制。②术后继续口服复方碘化钾,tid。第 1 日每次 16 滴,逐日每次减少 1 滴,至病情平稳。可将碘剂滴在面包、馒头上,一起服下,以保证剂量准确。

案例 5

患者,男,35 岁。主诉:突发上腹部疼痛伴呕吐 10 小时。患者于 10 小时前与朋友聚会,饮白酒 300ml 后,突发上腹偏左剧烈疼痛,呈持续性胀痛,无法忍受,呕吐数次,呕吐物为胃内容物,呕吐后腹痛无缓解。入院检查:T 37.6℃,P 80 次 / 分,R 20 次 / 分,BP 130/70mmHg。左中上腹部压痛,腹肌紧张,肠鸣音 2 次 / 分。急查血淀粉酶 90U/L,血白细胞 14×10^9/L。B 超:肝区脂质沉积;胰液回声改变,胰周积液。

问题 1:按照轻重缓急(入院后时间顺序)的原则列出患者的主要护理诊断。

问题 2:针对该患者的首优护理问题,列出主要护理措施。

---

1. 病情分析策略

① 患者饮高度白酒后出现左中上腹剧烈疼痛、胀痛,持续性不缓解,无法忍受。体检:左中上腹部压痛,腹肌紧张,肠鸣音 2 次 / 分。血淀粉酶 90U/L,血白细胞 14×10^9/L。B 超:肝区脂质沉积;胰液回声改变,胰周积液。说明患者属急性胰腺炎导致的腹痛,需要立即处理。

护理诊断 1

急性疼痛:腹痛　与胰腺及周围组织炎症有关。

情景思考 1

患者上腹剧烈疼痛,应该如何处理?

② 患者呕吐数次,呕吐物为胃内容物,急性胰腺非手术治疗的处理原则之一是禁食、胃肠减压以减少胰液对胰腺及周围组织的刺激,故患者有可能发生营养失调。

护理诊断 2

营养失调:低于机体需要量　与炎性渗出、呕吐、禁食及消耗增加有关。

情景思考 2

根据疾病特点,应给予患者何种饮食?为什么?

笔记

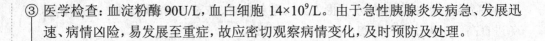

③医学检查：血淀粉酶 90U/L，血白细胞 $14×10^9/L$。由于急性胰腺炎发病急、发展迅速、病情凶险，易发展至重症，故应密切观察病情变化，及时预防及处理。

> **护理诊断 3**
> 潜在并发症　多器官功能不全综合征。
> **情景思考 3**
> 多器官功能不全综合征的表现是什么？如何预防？

2. 关键的护理措施

（1）缓解疼痛：①半卧位，膝关节屈曲，靠近胸部以缓解疼痛。②禁食、持续胃肠减压以减少胰液分泌，减轻腹胀。③遵医嘱给予抑制胰液分泌及抗胰酶药物，如奥曲肽、乌司他丁等。④疼痛剧烈时给予解痉、止痛药，如阿托品、曲马多。⑤转移注意力，如听音乐，腹式呼吸等。

（2）病情观察：密切观察病情变化，以便及早、及时发现并发症。①心电监护，密切监测血压、呼吸、心率、血氧饱和度和体温。②注意有无意识障碍、皮肤弹性下降、口唇黏膜发绀、尿量减少等体液不足表现，一旦出现应立即采取抢救措施。③密切观察腹痛的部位、性质、程度、持续时间，腹胀的程度，肠鸣音的变化情况，以判断腹膜刺激征情况。④观察腹部皮肤有无 Grey-Turner 征（表现为腰部、季肋部和下腹部皮肤出现大片青紫色瘀斑）和 Cullen 征（表现为脐周皮肤出现蓝色改变），出现上述情况说明患者发生急性坏死性胰腺炎，应立即采取抢救措施。

（3）维持营养供给：因患者需禁食、持续胃肠减压，使得营养摄入减少，加上炎症刺激使得消耗增多，易出现营养不良。①密切监测血红蛋白、血浆蛋白情况，以及皮肤弹性、皮褶厚度及体重变化。②禁食期间遵医嘱给予肠外营养，但应避免输入脂肪乳。③待病情稳定、血淀粉酶恢复正常、腹部症状体征消失后，及早进行肠内营养支持，从少量无脂流质饮食，逐步恢复至低脂半流质饮食，严格控制脂肪的摄入，以免刺激胰液分泌，使病情反复。④通过鼻肠管给予肠内营养期间，应做好管道护理，保持通畅，注意喂食的速度、量、间隔时间及食物的温度，预防出现腹泻、腹胀等并发症。

（4）心理护理：患者突然发病，症状严重，病情变化快，病程长，容易出现焦虑、恐惧心理，应及时给予心理护理。①向患者解释发病的原因、病情发展、治疗方法及预后。②评估患者焦虑、恐惧的程度，指导自我调节。③采取有效措施，及时缓解疼痛等症状。④鼓励患者说出有关病情、治疗等方面的问题，及时解释。

（5）预防并发症：胰腺炎发展至重症可出现休克及多器官功能障碍，如早期可见大量失液引发低血容量性休克，晚期合并感染性休克；急性呼吸衰竭可出现呼吸困难和发绀；中枢神经损伤可出现意识障碍。故积极采取措施，减少胰液和防止感染，必要时进行手术处理。

3. 护理操作要点

胃肠减压术：①妥善固定胃管，防止脱落。②定期检查负压装置是否完好，引流是否通畅。③口腔护理，Bid。④由于置管时间长，应密切观察体温变化，定期更换胃管,以防感染。

> **案例6**
>
> 　　患者,男,20 岁。因恶心、呕吐 2 天入院。患者 2 天前聚餐后出现腹痛、恶心、呕吐。呕吐物为胃内容物,味苦,无反酸及烧心感,吐后腹痛减轻。患者两天来频繁呕吐,未进饮食,现全身软弱无力,浑身麻木感,脉搏细速,血压下降,面色苍白,尿少。实验室检查:血清 K 2.4mmol/L,血清 Na 140mmol/L;心电图显示:S-T 段压低,T 波低平和增宽,有 U 波。
>
> 　　问题1:按照轻重缓急(入院后时间顺序)的原则列出患者的主要护理诊断。
>
> 　　问题2:针对该患者的首优护理问题,列出主要护理措施。

　　1. 病情分析策略

① 患者现频繁呕吐,2 天未进饮食,同时全身软弱无力,脉搏细速,血压下降,面色苍白,尿少。

> **护理诊断1**
>
> 体液不足　与大量呕吐导致体液急性丧失有关。
>
> **情景思考1**
>
> 　　根据临床表现,判断患者此时体液丧失约达体重的 5%,此时患者急需补液。补何种液体?等渗,低渗,还是高渗?

② 医学检查:血清 Na 140mmol/L,K 2.4mmol/L,患者全身软弱无力,浑身麻木感,为等渗性脱水、低血钾。S-T 段压低,T 波低平和增宽,有 U 波为低血钾的心电图表现。

> **护理诊断2**
>
> 活动无耐力　与低血钾导致肌无力有关。
>
> **情景思考2**
>
> 　　Na 140mmol/L 是等渗性脱水。等渗性脱水时需要静脉补液,常用等渗溶液如 0.9%Nacl 或平衡盐溶液如乳酸钠溶液。患者此时低血钾,需要要补钾。补钾原则是什么?

③ 患者两天来频繁呕吐,未进饮食,全身软弱无力。

> **护理诊断3**
>
> 有受伤的危险　与软弱无力有关。
>
> **情景思考3**
>
> 　　肌无力是低钾的最早临床表现,补钾的原则是:首先口服补钾,其次 10%KCl 稀释后静脉滴注。需要见尿补钾。补钾速度不超过 20～40mmol/L。

　　2. 关键护理措施

　　(1)用药护理:静脉输液补充水、电解质,纠正电解质失衡。必要时遵医嘱肌内注射止吐药，以减轻呕吐，逐步耐受及增加进食量。

（2）病情监测：心率加快、脉搏细速、血压不稳或降低是血容量不足的表现，输液时要观察生命体征变化。尿量是反映微循环灌注的重要指标，密切关注尿量变化。观察呕吐的特点，记录呕吐的次数、性质、量、颜色和气味。

（3）饮食护理：根据病情采取禁食→流质→半流质→清淡饮食。

3. 护理操作要点

静脉输液：脱水时一般可采用等渗盐水或平衡盐溶液补充血容量，但常用的0.9%NaCl 溶液因 Cl^- 含量高于血清 Cl^- 含量，大量补充有导致高氯性酸中毒的危险。平衡盐溶液因电解质含量与血浆相似，用于治疗将更安全合理，常用的有乳酸钠和复方氯化钠溶液。

高级案例

案例1

患者，男，48 岁。今日凌晨出现胸闷、左胸心前区剧痛，伴大汗、恶心、呕吐，家人拨打 120 急救。患者既往有高血压、冠心病史，平日工作繁忙。2 天前患者胸前时有烧灼感，几分钟可自行缓解，以为胃病发作，未就医治疗。昨晚 22 时就餐时突然再次发生胸闷，胸骨中段压榨性疼痛伴左臂麻木，有濒死感，休息后不能缓解，伴大汗、恶心、呕吐两次。现患者意识逐渐模糊，面唇青紫。

问题1：按照轻重缓急（入院后时间顺序）的原则列出患者的主要护理诊断。

问题2：根据上述所列护理诊断，各列出一项护理抢救措施。

问题3：两位护士协同完成相关护理操作。

1. 急救护理策略

① 院外电话指导：患者胸闷、胸骨中段压榨性疼痛伴左臂麻木，有濒死感，休息后不能缓解。患者此时最可能发生了心肌梗死。

护理诊断1

恐惧　与害怕急性心肌梗死导致死亡有关。

知识缺乏　缺乏心肌梗死急救的知识。

院外抢救1

根据临床表现，判断患者此时发生了心肌梗死需要急救。此时电话告知家属，将患者绝对卧床，避免离床。若患者倒地，应就地平卧，等待急救人员到来。指导舌下含服硝酸甘油或速效救心丸，嚼服阿司匹林 300mg。

② 现场急救：患者意识逐渐模糊，面唇青紫，需要医务人员不耽误抢救的同时完善院前检查。出诊前密切检查急救箱，备齐各种抢救药品及气管插管、呼吸囊等抢救物品。保证心电图、除颤器等仪器完好，处于备用状态。减少因物品准备不齐而延误抢救机会，为抢救患者生命争取宝贵时间。

护理诊断2

疼痛 心前区疼痛 与心肌缺血有关。

院外抢救2

● 紧急评估并行心肺复苏

急救护士到现场后，护士A站立患者右侧迅速判断患者有无气道阻塞、有无脉搏。迅速清除气道异物，保持气道通畅；可采用大管径吸痰、气管切开或插管。护士B站立患者左侧随时准备实施心肺复苏（CPR）。在条件许可下，要立即给予电除颤，在电击前后要尽量避免中断胸外按压，每次电击后立即重新开始CPR。

● 快速评估（<5分钟）

患者生命体征平稳或实施CPR有效后，护士A迅速完成12导联的心电图，简捷而有目地询问病史和体格检查。

● 药物注射

护士A按情况需要完成医嘱用药。常用药物有：

肌注哌替啶50～100mg或吗啡5～10mg止痛。

室性心律失常：利多卡因100mg肌注。

心动过缓，周围循环灌注不足：阿托品0.5mg静脉注射，每5分钟重复1次，总量不超过2mg。

10分钟内

---

③ 转运：患者病情危重。需要边抢救边转运。

护理诊断3

潜在并发症 心源性休克。

院外抢救3

护士B继续途中实施CPR或电除颤，护士A协助完成下列医嘱：

● 绝对卧床休息。

● 高流量吸氧，保持血氧饱和度95%以上。

● 硝酸甘油0.5mg（舌下含化），无效5～20μg/min静脉滴注。

● 胸痛不能缓解则给予吗啡2～4mg静脉注射，必要时重复。

● 建立大静脉通道、监护心电、血压、脉搏和呼吸。

20分钟内

---

④ 院内急救：入院后完善各项检查，并尽快开展溶栓治疗和介入治疗。

护理诊断4

潜在并发症 猝死。

院内抢救：

● 完善医学检查

1. 心电图：重复心电图并回顾初次的12导联心电图。

2. 检查心肌标志物水平、电解质和凝血功能。

3. 必要时床边 X 线检查。

- 溶栓治疗
- 介入治疗

⑤ 出院指导：预防疾病、管理疾病、康复指导。

护理诊断 5

知识缺乏 缺乏控制诱发因素及预防心绞痛发作的知识。

出院指导：

- 预防疾病

指导患者避免诱发因素、日常生活劳逸结合。

- 管理疾病

包括低盐低脂饮食、避免饱食、防止便秘，按医嘱用药。

- 康复指导

进行温和的低强度体育锻炼，根据患者的心功能制定运动计划。

2．关键护理措施

（1）立即平卧：发现患者出现心绞痛、心肌梗死时应立即让患者平卧，减少心肌耗氧量。

（2）用药护理：应用吗啡或哌替啶缓解疼痛时，应注意有无呼吸抑制、脉搏加快、血压下降等不良反应。应用硝酸酯类药物时，应随时监测血压变化，严格控制静脉输液量和滴速。使用溶栓药物前，询问病人有无活动性出血、脑血管病等溶栓禁忌证，检查血常规、凝血时间和血型；溶栓过程中应观察有无过敏反应如寒战、发热、皮疹、低血压和出血等，严重时应立即终止治疗；用药后监测心电图、心肌酶及凝血时间，以判断溶栓疗效。

（3）病情观察：安置病人于冠心病监护病房（CCU），监测心电图、血压、呼吸、意识、皮肤黏膜色泽、心率、心律及尿量等。对于严重心衰者还需监测肺毛细血管压和静脉压。备好除颤器和各种急救药品。若发现心律失常、心力衰竭和休克等早期征象应立即报告医师并协助抢救。

（4）脑复苏：脑组织在人体器官中是最易受缺血伤害的。心脏骤停后引起的无氧性缺血，使脑组织中的 ATP 含量减少 90%。因此心搏停止后最早出现的症状之一是深昏迷。因此，心肺脑复苏的过程中，脑复苏是很重要的一环，为患者预后的生活质量奠定了基础。心跳骤停会直接导致脑缺氧，因此尽早进行脑细胞的保护尤为重要。院前急救条件有限，护士应就地取材，将患者家中冰箱里的冰块用毛巾包裹后围在患者头部，以达到物理降温的目的，减少复苏后脑细胞迅速坏死的可能性。

（5）保持大便通畅：了解病人日常的排便习惯、排便次数及形态，指导病人养成每日定时排便的习惯，多食蔬菜和水果等富含纤维的食物，无糖尿病者可服用蜂蜜水；每日行腹部环形按摩以促进肠蠕动；也可遵医嘱给予缓泻剂，必要时给予甘油灌肠;嘱患者避免排便时过度用力,以防诱发心力衰竭、肺梗死甚至心脏骤停。

(6)饮食护理:在最初2~3日应以流食为主,以后随着症状的减轻而逐渐过渡到低钠、低脂、低胆固醇清淡饮食,提倡少量多餐。

(7)心理护理:疼痛发作时应有专人陪伴,鼓励患者表达内心感受,给予心理支持。向患者讲明住进CCU后,病情的任何变化都在医护人员的严密监护下,并能得到及时的治疗,以缓解病人的恐惧心理。简要地解释疾病过程与治疗配合,说明不良情绪会增加心肌耗氧量,不利于病情的控制。

3.护理操作要点

(1)心肺复苏:①实施人员应在非常短暂的时间内,迅速判断病人有无反应、呼吸及循环体征,评价时间不要超过10秒。②操作顺序:C胸外按压→A开放气道→B人工呼吸。保证胸外按压的频率和深度:频率≥100次/分,胸骨下陷≥5cm。③最大限度地减少中断,将中断时间控制在10秒内。④保证CPR效果:在条件允许情况下,医护人员每2分钟轮换按压。⑤在条件许可下,要立即给予电除颤,在除颤前后要尽量避免中断胸外按压,每次电击后立即以按压重新开始CPR。

(2)吸氧:抢救转运中高流量吸氧,保持血氧饱和度95%以上。病情稳定后持续吸氧,一般采用鼻导管吸氧,氧流量2~5L/min,以减轻心肌缺血缺氧。

(3)电除颤:发生心室颤动或持续多形性室性心动过速时,尽快采用非同步直流电除颤或同步直流电复律。确保电极片和皮肤接触良好,由于除颤器释放的是大电流,只有减少电极和皮肤接触面的阻抗,才能避免皮肤烧伤。另外,当接触不好而导致阻抗增加时,能量的消耗增加而实际作用于心肌的能量减少,这样,除了烧伤皮肤外,也会因心肌得到的能量不够而造成除颤失败,为了保证电极和皮肤的接触良好,通常要求电极的表面积要足够大。尽管皮肤有导电糊保护,但经多次除颤,患者除颤部位皮肤也会发红,向家属做好解释工作,同时保持除颤部位皮肤清洁,避免皮肤摩擦,避开粘贴心电监护的电极片,必要时可用烧伤膏外涂以促进皮肤康复。

(4)转运护理:在搬运过程中要轻抬轻放,使病人平卧于担架上,保持各种管路通畅。使病人处于相对稳定的状态。同时医护人员应随时观察患者的病情变化,发现问题及时解决。在车辆转运途中,应尽量保持车厢的平稳,要密切观察患者病情变化,持续心电、血压、血氧饱和度监护,保证静脉通路、气管插管、氧气管通畅。

案例2

患者,女,85岁。主诉:血肌酐升高10年余,维持性血透1年余,于2015年11月28日平车推入院。既往有高血压病3级(极高危),冠状动脉粥样硬化性心脏病等病史。患者当日行CT检查过程中出现意识不清,气喘加重,无法平卧,伴咳嗽、咳痰。心电监护:HR 30次/分,SpO₂ 50%,BP 85/38mmHg。入院诊断:慢性肾衰竭、尿毒症期,心衰伴肺部感染。

问题1:按照轻重缓急(入院后时间顺序)的原则列出患者的主要护理诊断。

问题2:根据上述所列护理诊断,各列出一项护理抢救措施。

问题3:两位护士协同完成相关护理操作。

1. 病情分析策略

① 患者行常规检查过程中突然出现意识不清，心电监护：HR 30 次 / 分，SpO_2 50%，BP 60/30mmHg。判断此时患者出现意识障碍，心电监护数值提示心动过缓，SpO_2 低，血压低，应立即实施抢救。

> **护理诊断 1**
>
> 意识障碍　与慢性肾衰，毒素蓄积引起脑部损伤有关。
>
> 院内抢救 1
>
> 护士发现患者出现意识不清、心电监护数值存在问题，应立即到床旁查心电监护导联是否存在问题，并再次监测血压情况。排除电源线故障或电极、探头脱落，应左右晃动患者肩部，双侧耳边拍肩呼唤患者，患者无反应。
>
> - 护士 A：呼叫他人同时评估颈动脉搏动。
> - 护士 B：接到呼救立即携带抢救车、按压板至床边并通知医生。
>
> 判断颈动脉搏动消失后，护士 A 和护士 B 协同为患者取平卧位，放置按压板。护士 A 立即行胸外按压。医生到达。
>
> - 医生：行胸外按压，下达医嘱。
> - 护士 A：检查患者有无口鼻腔分泌物，开放气道，行简易呼吸器持续给氧。
> - 护士 B：协助完成用药医嘱及记录。
>
> 升压：肾上腺素 1～2mg，静推。
>
> 严重低血压：去甲肾上腺素 8mg+5% 葡萄糖溶液 42ml，微注泵泵入，5ml/h，根据血压调整速度。

② 患者表现气喘加重，无法平卧，伴咳嗽、咳痰。抢救后，心电监护示：HR 90 次 / 分（复律），SpO_2 82%，BP 102/54mmHg。

> **护理诊断 2**
>
> 清理呼吸道低效或无效　与肺部感染，痰液分泌增多、咳嗽无力有关。
> 气体交换受损　与心衰导致肺水肿、肺部感染有关。
>
> 院内抢救 2：
>
> 生命体征提示患者心率、心律恢复，SpO_2 提示患者仍处于低氧血症状态。
>
> - 医生：行气管插管接呼吸机辅助呼吸，下达用药医嘱。
> - 护士 A：持续简易呼吸器给氧；准备气管插管用物、吸引器；配合医生气管插管、吸痰。
> - 护士 B：准备呼吸机，协助完成用药医嘱及记录。
>
> 吗啡 20mg+ 生理盐水 48ml，微注泵泵入，5ml/h
>
> 咪达唑仑 20mg+ 生理盐水 46ml，微注泵泵入，5ml/h
>
> 患者抢救成功后，两位护士双人核对医嘱，整理床单位及用物，记录补充完整。

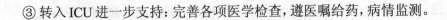

③转入ICU进一步支持：完善各项医学检查，遵医嘱给药，病情监测。

> 护理诊断3
>
> 潜在并发症 猝死、多脏器功能衰竭。
>
> ● 进一步处理
> ● 护士A：协助深静脉置管，鼻饲，导尿。
> ● 护士B：病情监测、协助完成用药医嘱及记录。
>
> 1. 心电图：监测心率、心律。
> 2. 实验室检查：血常规、出凝血、血气分析、电解质、血肌酐、血尿素氮、血蛋白质、降钙素原（PCT）检查等。
> 3. 持续心电监护、呼吸机辅助呼吸护理。
> 4. 遵医嘱给药：化痰、平喘、营养心肌、抗氧化、保护胃黏膜等。

2. 关键护理措施

（1）病情观察：安置病人于中心ICU，监测意识、生命体征、尿量、血氧、中心静脉压（CVP）、电解质、肾功能等。备好除颤器和各种急救药品、设备。若发现猝死、严重心力衰竭、呼吸衰竭、休克等早期征象应立即报告医师并协助抢救。

（2）用药护理：应用去甲肾上腺素类药物时，应随时监测血压变化，根据血压情况调整泵入速度。吗啡及咪达唑仑主要是镇静、镇痛，减少病人自主呼吸肌用功，使呼吸肌群得到有效休息，辅助呼吸更加有效，减少人机对抗的产生。在使用呼吸机时一般不会有呼吸抑制的情况发生，要注意观察有无镇静过深。

（3）机械通气护理：①病情监测：意识状态；血气分析；有无自主呼吸，呼吸频率、节律、深度；呼吸道分泌的情况；胸部X线；心律、心率、血压，体温情况；口腔黏膜、分泌物情况；腹部情况，有无腹胀、呕吐等。②呼吸机的参数和功能的监测：报警参数设置是否恰当，报警的处理。③气道管理：吸入的氧气应加温（温度为32~36℃）、加湿（相对湿度60%~80%）；及时清除呼吸道内分泌物；通过呼吸机本身雾化装置进行雾化吸入；定时翻身，促进痰液引流；注意检查呼吸机管道有无扭曲、受压、打折；及时清除呼吸机管道内积水。④心理护理：机械通气患者常产生无助感，易焦虑而发生人机对抗，故应主动关心患者，多采用非语言沟通方式与患者进行交流，缓解焦虑情绪。

（4）深静脉置管的护理：①正确进行冲管与封管：用20ml生理盐水冲管，脉冲方式冲管（冲—停—冲—停），0~10U/ml肝素盐水正压方式封管。②定期更换穿刺部位敷料：每7天更换一次，如使用纱布辅料，每2天更换一次。若敷料污染、脱落、破损时，应及时更换。③预防并发症：穿刺部位渗血、导管的堵塞、静脉炎、导管异位、导管脱出、导管相关性血流感染等。

（5）饮食护理：饮食治疗对慢性肾衰竭的治疗具有重要意义。①限制蛋白质的摄入：根据肾小球滤过率决定摄入蛋白量，一般为1.2g/（kg·d），其中50%以上为优质蛋白动物蛋白，尽量减少植物蛋白的摄入。②热量：一般为147kJ/（kg·d）。③严格控制液体摄入：每日液体摄入量为前1天尿量加500ml计算。④限制钠、钾、磷：低

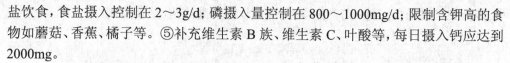

盐饮食，食盐摄入控制在2～3g/d；磷摄入量控制在800～1000mg/d；限制含钾高的食物如蘑菇、香蕉、橘子等。⑤补充维生素B族、维生素C、叶酸等，每日摄入钙应达到2000mg。

3. 护理操作要点

（1）心肺复苏和简易呼吸辅助呼吸（双人）：①立即放平床头，气垫床放气，将患者移至床边，去枕仰卧。②快速判断患者的意识、心跳情况，评估时间不要超过10秒。③操作顺序：C 胸外按压→A 开放气道→B 简易呼吸器辅助呼吸。保证胸外按压的频率和深度：频率100～120次/分，胸骨下陷5～6cm。最大限度地减少中断，将中断时间控制在10秒内。④一人胸外按压，一人配合简易呼吸器辅助呼吸，按压/通气频率为30∶2。⑤简易呼吸器辅助呼吸：准备氧气装置，连接至简易呼吸器氧气接口，高浓度给氧，条件许可，可给予100%纯氧维持通气；面罩应扣紧口、鼻部；每次挤压400～600ml空气入肺；频率保持在10～12次/分。

（2）气管插管：①准备气管插管用物：床边备气管插管用品、呼吸机、抢救车、吸引器、呼吸机用供氧、供气设备。②体位准备：床头移开距墙60～80cm，取下床头板，有利于医生在患者头侧进行插管。患者取平卧位，头后仰，必要时肩下垫小枕。③插管过程中，协助密切监测有无心律失常和误吸。④若呼吸道分泌多影响插管，可协助吸痰。⑤监测插管时间，若>30秒，协助简易呼吸器辅助通气。⑥协助判断气管插管的位置：听诊器听诊，在通气状态下，先听胃部，若无气过水声，再听双肺，判断有无对称性呼吸音，若可以听到则表示插管成功。⑦插管成功，协助放置牙垫，妥善固定插管，记录插管末端至牙齿的距离。

（3）气管内吸痰：①严格执行无菌操作。②每次吸痰前后给予高浓度（FiO_2>70%）吸入2分钟。③吸引器压力为40～53kPa，每次吸痰时间不超过15秒。④气道内分泌黏稠不易吸出者，可先气道内雾化吸入或滴入生理盐水、蒸馏水，湿化稀释痰液。

案例3

患者，男，68岁。主诉：头痛、吞咽困难伴左侧肢体无力1天。患者于1天在体力劳动中突发头痛，伴恶心、呕吐，口齿不清，饮水呛咳，行走向左偏斜，持续不缓解入院治疗。入院检查：T 37.0℃，HR 84次/分，R 20次/分，BP 160/94mmHg，左侧上肢肌力2级，下肢肌力1级。急诊头颅CT示：左侧基底节高密度阴影。既往有高血压病史10年。入院1天后，患者突然出现意识模糊，生命体征：T 38.0℃，P 70次/分，R 14次/分，BP 175/100mmHg，GCS 13分，双侧瞳孔直径3.5mm。入院2天后出现剧烈咳嗽，喷射状呕吐，呕吐胃内容物和暗红色血块，意识不清，无法对答。体检：T 40.0℃，P 60次/分，R 12次/分，BP 198/110mmHg，GCS 6分，瞳孔直径左侧3mm，右侧5mm，右侧对光反射消失。

问题1：按照轻重缓急（入院后时间顺序）的原则列出患者的主要护理诊断。

问题2：根据上述所列护理诊断，各列出一项护理抢救措施。

问题3：两位护士协同完成相关护理操作。

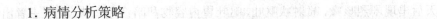

1. 病情分析策略

① 患者于体力劳动中突然出现突发头痛,伴恶心、呕吐,口齿不清,饮水呛咳,行走向左偏斜,持续不缓解。生命体征:BP 160/94mmHg。头颅 CT 显示:左侧基底节高密度阴影。结合以上的症状、体征、CT 检查及高血压病史 10 年,说明患者发生了脑出血,需要立即处理。

> **护理诊断 1**
>
> 疼痛:头痛 与血压过高及脑出血后导致脑水肿、颅内压增高、血液刺激脑膜有关。
>
> 处理要点:
>
> - 医生:询问病史、体格检查、开医嘱、密切观察病情(意识、瞳孔、生命体征等)。
> - 护士:根据患者的病情特点应给予 1 级护理,执行相关医嘱。
>
> ① 绝对卧床休息,摆放良肢位,抬高床头 15°～30°。
> ② 给予心电监护、给氧、开放静脉路、标本采集、导尿。
> ③ 遵医嘱给药及记录。
>
> 20% 甘露醇 125ml,静脉滴注,Bid

② 入院 2 天后,出现剧烈咳嗽,喷射状呕吐,呕吐胃内容物和暗红色血块,意识不清,无法对答。体温升高至 38.0℃,心率减慢至 60 次 / 分,呼吸减慢至 12 次 / 分,BP 升高至 198/110mmHg。GCS 评分由 13 分减少到 6 分,右侧瞳孔变大,对光反射消失,说明患者意识障碍程度由轻度转为重度,出现昏迷。以上的症状、体征表明患者脑出血持续加重,导致脑水肿,颅内高压,需要进行紧急处理。

> **护理诊断 2**
>
> 急性意识障碍 与脑部出血引起颅内高压有关。
>
> 院内抢救:
>
> - 医生:组织抢救,密切观察病情(生命体征、瞳孔等),开立医嘱。
> - 护士 A:密切观察病情(生命体征、瞳孔等);鼻饲;标本采集;遵医嘱给药。
> - 护士 B:通知神经外科医生急会诊;准备药物及记录;安抚家属。
>
> 20% 甘露醇 125ml,静脉滴注,st!
>
> 呋塞米 20mg,静脉注射,st!

③ 患者体温由入院时的 37.0℃ 上升到 40.0℃,且无咳嗽、咳痰等肺部感染症状,说明患者是出现了中枢性高热。

> **护理诊断 3**
>
> 体温过高 与颅内高压导致体温调节中枢受损有关。
>
> 处理要点:
>
> - 密切监测体温,q4h。
> - 降温:温水擦浴,冰袋及冰帽降温。
> - 定期翻身、拍背预防肺部感染。

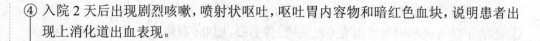

④ 入院2天后出现剧烈咳嗽,喷射状呕吐,呕吐胃内容物和暗红色血块,说明患者出现上消化道出血表现。

> **护理诊断4**
> 上消化出血　与急性脑损伤导致消化道应激性溃疡有关。
> 处理要点:
> ● 禁食。
> ● 胃肠减压,密切观察鼻饲管通畅情况及胃内容物情况。
> ● 遵医嘱给药。
> 止血药:6-氨基乙酸、氨甲环酸等。
> 抑制胃酸分泌:西咪替丁、奥美拉唑等。
> 保护胃黏膜:枸橼酸铋钾等。
> 出血严重:冰盐水加去甲肾上腺素鼻饲止血。

2. 关键的护理措施

（1）降低颅内压:一般情况下脑出血后48小时脑水肿达到高峰,维持3～5天后逐渐降低,颅内高压可引起脑疝,导致患者死亡,所以积极控制脑水肿,降低颅内压是脑出血患者首要且关键的措施。①绝对卧床休息,抬高床头15°～30°,变换体位时尽量减小头部摆动的幅度。②遵医嘱正确给药,达到快速降颅压的目的。③避免剧烈咳嗽、用力排便、大量快速输液等引起颅内压增高的因素,保持大便通畅。

（2）预防并发症:脑水肿可使颅内压增高导致脑疝,是导致患者死亡的直接原因,故应警惕脑疝先兆,一旦发生迅速采取急救措施。脑疝的先兆表现是剧烈头痛、喷射状呕吐、烦躁不安、意识障碍进行性加重、双侧瞳孔不等大、血压升高、脉搏减慢、呼吸不规则等。本患者已经出现了脑疝先兆,宜立即采取抢救措施。吸氧（4L/min）,快速静脉滴注甘露醇和呋塞米。备好抢救物品:气管插管或气管切开包、呼吸机、抢救物品等,做好术前准备。

（3）降温:本患者出现了中枢性高热,其特点是躯干温度高,肢体温度次之,解热镇痛药无效,而物理降温有效。①局部降温:冰袋降温;冰帽降温可以降低颅内压,减轻脑水肿,促进神经功能恢复,故越早应用越好。②全身降温:温水擦浴以促进舒适和降温,每日1次,高热患者可以给予乙醇拭浴。

（4）上消化道出血的护理:①出血时禁食。②出血停止后给予清淡易消化无刺激的流质饮食,少量多餐。③密切观察患者呕血、黑便、上腹部症状等。④做好鼻饲管的护理,每次喂食前观察胃液量及颜色,判断有无继续出血。⑤做好口腔护理。

（5）药物护理:遵医嘱准确、及时给药,密切观察药物的副作用。①甘露醇可导致肾衰竭,应密切观察尿量和尿色,定期复查电解质。②呋塞米是排钾利尿剂,应密切观察尿量和电解质情况,注意补钾。③奥美拉唑可使转氨酶升高,应密切监测肝功能。④枸橼酸铋钾可使大便变黑,应注意与消化道溃疡出血进行鉴别。

3. 护理操作要点

（1）静脉输液:迅速建立至少两条静脉通道。静脉滴注甘露醇时速度应快,争取在15～30分钟内滴完,密切观察注射部位的皮肤和感觉,避免药液外渗。

（2）冰帽、冰袋降温：①冰袋降温：将冰袋置于腋窝、腹股沟、颈部两侧大动脉走行处地方，提高降温效果。②冰帽降温：用干毛巾保护后颈和双耳廓以防冻伤，维持肛温在33℃左右，不得低于30℃。降温时间应小于30分钟，间隔1小时后再反复使用。

（3）观察瞳孔：正常的瞳孔是直径2～5mm，等大等圆，对光反射灵敏。本患者瞳孔直径左侧3mm，右侧5mm，右侧对光反射消失，出现脑疝先兆，应密切观察。

学习小结

1. 学习内容

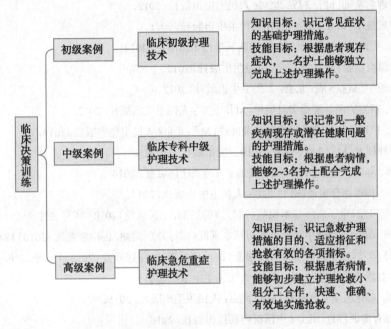

2. 学习方法

（1）病案学习法：教师提供病例，学生在实验室分小组训练，学生互相充当患者，练习基础护理和专科一般护理技术。

（2）讨论学习法：教师提供病例，根据病情学生分组讨论护理措施和各项护理技术注意事项。

（3）医院急诊科见习临床常用急救护理技术。

（邓丽金）

主要参考书目

1. 李小寒, 尚少梅. 基础护理学[M]. 4版. 北京: 人民卫生出版社, 2013.

2. 姜安丽. 新编护理学基础[M]. 2版. 北京: 人民卫生出版社, 2012.

3. 李晓松. 基础护理技术[M]. 2版. 北京: 人民卫生出版社, 2011.

4. 杨巧菊, 熊振芳. 护理学基础[M]. 湖南: 湖南科学技术出版社, 2013.

5. 姜小鹰. 护理学综合实验[M]. 北京: 人民卫生出版社, 2012.

6. 尤黎明. 内科护理学[M]. 5版, 北京: 人民卫生出版社, 2012.

7. 叶旭春, 姜安丽. 新编护理学基础实习指导[M]. 北京: 人民卫生出版社, 2012.

8. 吴惠萍, 罗伟香. 护理操作技术并发症预防及处理[M]. 北京: 人民卫生出版社, 2014.

9. 张少羽. 基础护理技术[M]. 2版. 北京: 人民卫生出版社. 2014.

10. 周春美, 张连辉. 基础护理学[M]. 3版. 北京: 人民卫生出版社. 2014.

11. 张美琴, 邢爱红. 护理综合实训[M]. 北京: 人民卫生出版社, 2014.

12. 国家卫计委关于印发《电子病历基本规范(试行)》的通知, 卫医政发〔2010〕24号文件.

13. 国家中医药管理局关于印发《中医电子病历基本规范(试行)》的通知, 国中医药发〔2010〕18号文件.

14. 国家卫计委关于印发《电子病历系统功能规范(试行)》的通知, 卫医政发〔2010〕114号文件.

15. 张展, 迟玉香. 健康评估[M]. 2版. 北京: 人民卫生出版社, 2015.

16. 周建军, 顾润国. 临床医学实践技能[M]. 北京: 人民卫生出版社, 2015.

17. 周谊霞. 护理综合实训[M]. 北京: 中国医药科技出版社, 2015.

18. 尹志勤, 王瑞莉. 健康评估[M]. 2版. 北京: 人民卫生出版社, 2015.

19. 许虹. 急救护理学[M]. 北京: 人民卫生出版社, 2014.

20. 高忻洙, 胡玲. 中国针灸学词典[M]. 南京: 江苏科学技术出版社, 2010.

21. 程爵棠. 耳穴疗法治百病[M]. 北京: 人民军医出版社, 2010.

22. 张思云. 图解常见病经穴按摩疗法[M]. 天津: 天津科技翻译出版社, 2010.

23. 王国强, 中医医疗技术手册[M]. 北京: 国家中医药管理局, 2013.

24. 中华中医药学会. 中医护理常规技术操作规程[M]. 北京: 中国中医药出版社, 2006.

25. 孙秋华. 中医护理学[M]. 北京: 人民卫生出版社, 2012.

26. 苏友新, 冯晓东. 中国传统康复技能[M]. 北京: 人民卫生出版社, 2012.

27. 郭海英, 章文春. 中医养生康复学[M]. 北京: 人民卫生出版社, 2012.

28. 朱京慈. 胡敏, 急危重症护理技术[M]. 北京: 人民卫生出版社, 2011.

29. 高玉芳. 临床实用护理技术[M]. 北京: 人民军医出版社, 2010.

30. 吴志华. 护理技术操作流程图解[M]. 北京: 科学出版社, 2013.

31. 张波, 桂丽. 急危重症护理学[M]. 北京: 人民卫生出版社, 2012.

32. 万学红, 卢雪峰. 诊断学[M]. 8版. 北京: 人民卫生出版社, 2015.

33. 赵佛容,温秀贤,邓立梅. 临床护理技术操作难点及对策[M]. 北京:人民卫生出版社,2015.

34. 张京燕. 临床护理案例分析外科护理技能[M]. 北京:人民卫生出版社,2015.

35. 高志清. 普通外科临床经验手册[M]. 北京:人民军医出版社,2014.

36. 李乐之. 外科护理学[M]. 5版. 北京:人民卫生出版社,2013.

37. 中华人民共和国卫生部,中国人民解放军总后勤部卫生部. 临床护理实践指南[M]. 2011版. 北京:人民军医出版社,2011.

38. 李乐之,路潜. 外科护理学实践与学习指导[M]. 北京:人民卫生出版社,2012.

39. 谷俊霞,刘月梅,刘建霞. 常见护理技术操作流程与评分标准[M]. 北京:军事医学科学出版社,2014.

40. 何冰娟,陈海花,张洪钿,等. 实用颅脑损伤护理手册[M]. 北京:人民军医出版社,2013.

41. 蔡学联. 疾病个案护理程序应用范例[M]. 北京:军事医学科学出版社,2010.

42. 高国丽,王生峰. 外科护理技术实训[M]. 武汉:华中科技大学出版社,2014.

43. 胡敏,朱京慈,李晓玲,等. 临床护理技术图解丛书——外科护理技术[M]. 北京:人民卫生出版社,2011.

44. 邢凤梅,李建民. 综合临床护理操作常规. 北京:人民卫生出版社,2010.

45. 李晓玲,白阳静. 外科护理技术[M]. 北京:人民卫生出版社,2011.

46. 陈孝平,杨为民,张传汉,等. 临床"三基"训练指南与习题集丛书——外科分册[M]. 北京:人民卫生出版社,2012.

47. 郑修霞. 妇产科护理学[M]. 5版. 北京:人民卫生出版社,2013.

48. 谢幸,苟文丽. 妇产科学[M]. 8版. 北京:人民卫生出版社,2013.

49. 单伟颖. 妇产科护理学[M]. 北京:人民卫生出版社,2012.

50. 丰有吉,沈铿. 妇产科学[M]. 2版. 北京:人民卫生出版社,2011.

51. 王卫平. 儿科学[M]. 8版. 北京:人民卫生出版社,2013.

52. 王席伟. 助产学[M]. 北京:人民卫生出版社,2013.

53. 崔焱. 儿科护理学[M]. 5版. 北京:人民卫生出版社,2014.

54. 张敏. 儿科护理技术实训[M]. 北京:人民军医出版社,2014.

55. 张新宇,张秀平. 妇产科护理学[M]. 3版. 北京:人民卫生出版社,2013.

全国中医药高等教育教学辅导用书推荐书目

一、中医经典白话解系列

黄帝内经素问白话解(第2版)	王洪图 贺娟
黄帝内经灵枢白话解(第2版)	王洪图 贺娟
汤头歌诀白话解(第6版)	李庆业 高琳等
药性歌括四百味白话解(第7版)	高学敏等
药性赋白话解(第4版)	高学敏等
长沙方歌括白话解(第3版)	聂惠民 傅延龄等
医学三字经白话解(第4版)	高学敏等
濒湖脉学白话解(第5版)	刘文龙等
金匮方歌括白话解(第3版)	尉中民等
针灸经络腧穴歌诀白话解(第3版)	谷世喆等
温病条辨白话解	浙江中医药大学
医宗金鉴·外科心法要诀白话解	陈培丰
医宗金鉴·杂病心法要诀白话解	史亦谦
医宗金鉴·妇科心法要诀白话解	钱俊华
医宗金鉴·四诊心法要诀白话解	何任等
医宗金鉴·幼科心法要诀白话解	刘弼臣
医宗金鉴·伤寒心法要诀白话解	郝万山

二、中医基础临床学科图表解丛书

中医基础理论图表解(第3版)	周学胜
中医诊断学图表解(第2版)	陈家旭
中药学图表解(第2版)	钟赣生
方剂学图表解(第2版)	李庆业等
针灸学图表解(第2版)	赵吉平
伤寒论图表解(第2版)	李心机
温病学图表解(第2版)	杨进
内经选读图表解(第2版)	孙桐等
中医儿科学图表解	郁晓微
中医伤科学图表解	周临东
中医妇科学图表解	谈勇
中医内科学图表解	汪悦

三、中医名家名师讲稿系列

张伯讷中医学基础讲稿	李其忠
印会河中医学基础讲稿	印会河
李德新中医基础理论讲稿	李德新
程士德中医基础学讲稿	郭霞珍
刘燕池中医基础理论讲稿	刘燕池
任应秋《内经》研习拓导讲稿	任廷革
王洪图内经讲稿	王洪图
凌耀星内经讲稿	凌耀星
孟景春内经讲稿	吴颢昕
王庆其内经讲稿	王庆其
刘渡舟伤寒论讲稿	王庆国
陈亦人伤寒论讲稿	王兴华等
李培生伤寒论讲稿	李家庚
郝万山伤寒论讲稿	郝万山
张家礼金匮要略讲稿	张家礼
连建伟金匮要略方论讲稿	连建伟
李今庸金匮要略讲稿	李今庸
金寿山温病学讲稿	李其忠
孟澍江温病学讲稿	杨进
张之文温病学讲稿	张之文
王灿晖温病学讲稿	王灿晖
刘景源温病学讲稿	刘景源
颜正华中药学讲稿	颜正华 张济中
张廷模临床中药学讲稿	张廷模
常章富临床中药学讲稿	常章富
邓中甲方剂学讲稿	邓中甲
费兆馥中医诊断学讲稿	费兆馥
杨长森针灸学讲稿	杨长森
罗元恺妇科学讲稿	罗颂平
任应秋中医各家学说讲稿	任廷革

四、中医药学高级丛书

中医药学高级丛书——中药学(上下)(第2版)	高学敏 钟赣生
中医药学高级丛书——中医急诊学	姜良铎
中医药学高级丛书——金匮要略(第2版)	陈纪藩
中医药学高级丛书——医古文(第2版)	段逸山
中医药学高级丛书——针灸治疗学(第2版)	石学敏
中医药学高级丛书——温病学(第2版)	彭胜权等
中医药学高级丛书——中医妇产科学(上下)(第2版)	刘敏如等
中医药学高级丛书——伤寒论(第2版)	熊曼琪
中医药学高级丛书——针灸学(第2版)	孙国杰
中医药学高级丛书——中医外科学(第2版)	谭新华
中医药学高级丛书——内经(第2版)	王洪图
中医药学高级丛书——方剂学(上下)(第2版)	李飞
中医药学高级丛书——中医基础理论(第2版)	李德新 刘燕池
中医药学高级丛书——中医眼科学(第2版)	李传课
中医药学高级丛书——中医诊断学(第2版)	朱文锋等
中医药学高级丛书——中医儿科学(第2版)	汪受传
中医药学高级丛书——中药炮制学(第2版)	叶定江等
中医药学高级丛书——中药药理学(第2版)	沈映君
中医药学高级丛书——中医耳鼻咽喉口腔科学(第2版)	王永钦
中医药学高级丛书——中医内科学(第2版)	王永炎等